体外生命支持进展
2024

主　编　侯晓彤　尚　游　杜中涛

副主编　赖　巍　郑俊波　程　晔

U0282340

科学出版社

北　京

内 容 简 介

本书由中国医师协会体外生命支持专业委员会组织编写，内容涵盖成人循环支持、成人呼吸支持、成人体外生命支持（ECLS）管理和儿童ECLS等，以具体问题为导向，围绕最新的研究报道，介绍相关技术研究进展和观点。此外，书中还讨论了体外膜氧合（ECMO）患者的心理健康、临终决策与关怀，ECMO团队工作流程、模拟培训及研究模型等热点问题。

本书紧跟学科前沿，内容新颖，观点独特，可供从事体外生命支持的专业医务人员阅读。

图书在版编目（CIP）数据

体外生命支持进展. 2024 / 侯晓彤，尚游，杜中涛主编. —北京：科学出版社，2024.6
　ISBN 978-7-03-078681-4

Ⅰ. R654.1

中国国家版本馆 CIP 数据核字第 2024E5K816 号

责任编辑：马晓伟　路　倩 / 责任校对：张小霞
责任印制：肖　兴 / 封面设计：黄华斌

科学出版社 出版
北京东黄城根北街 16 号
邮政编码：100717
http://www.sciencep.com
北京中科印刷有限公司印刷
科学出版社发行　各地新华书店经销

＊

2024 年 6 月第　一　版　　开本：787×1092　1/16
2024 年 6 月第一次印刷　　印张：22 1/2
字数：510 000

定价：**150.00** 元
（如有印装质量问题，我社负责调换）

主编简介

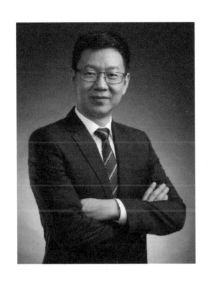

侯晓彤 医学博士、教授、主任医师、博士研究生导师，首都医科大学附属北京安贞医院副院长。中国医师协会体外生命支持专业委员会主任委员，中国生物医学工程学会体外循环分会主任委员，中国医师协会重症医学医师分会常务委员，北京医学会重症医学医师分会常务委员，亚太体外生命支持组织理事。

长期从事重症医学及机械循环辅助相关临床及研究工作，在体外生命支持领域深耕，并大力推广体外生命支持标准化管理与质量控制，在全国范围内组织培训，建立了较为完善的中国体外生命支持继续教育体系。

主持国家级及省部级课题 20 余项，以第一完成人获得北京医学科技奖一等奖、北京市科技进步奖二等奖、华夏医学科技奖二等奖；获评第十届"国家卫生健康突出贡献中青年专家"，获第十二届"中国医师奖"，北京市卫生系统高层次卫生技术人才培养计划学科带头人。在 *Thorax*、*Critical Care*、*Eur J Cardio Thorac Sur*、*EurJ Anaesthesiol* 等期刊发表论文 80 余篇，累计影响因子高达 400 余分，在国内核心期刊发表论文 100 余篇。牵头/参与起草了多部国内、国际专家共识，为国际 ECMO 共识参编人。主编《ECMO：体外膜氧合》（第 2 版）、《体外生命支持理论与实践 2017》等著作。

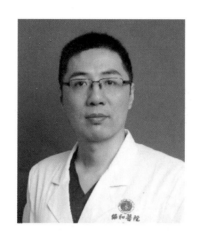

尚　游　医学博士、教授、主任医师、博士研究生导师，华中科技大学同济医学院附属协和医院重症医学科主任。中国医师协会体外生命支持专业委员会青委会副主任委员，中华医学会重症医学分会委员，湖北省医学会重症医学分会副主任委员/候任主委。

长期从事重症医学的临床、科研和教学工作，组织开展多项 ECMO 相关的临床研究，牵头制定 ECMO 临床诊疗共识，积极推动学会开展 ECMO 的规范化教育工作。

主持或参与国家自然科学基金、科技部重点研发计划项目 10 余项。在 *Lancet Respiratory Medicine*、*Immunity*、*National Science Review*、*Critical Care* 等期刊发表论文 100 余篇，被引用超过 1 万次，连续四年入选爱思唯尔中国高被引学者。入选"长江学者奖励计划"（特聘教授）、湖北省医学青年拔尖人才（第一层次）；被授予"全国抗击新冠肺炎疫情先进个人"、"中国好医生"等荣誉称号，荣获"湖北省五一劳动奖章"。

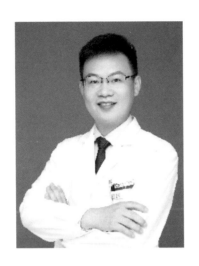

杜中涛 医学博士、副主任医师、副教授，硕士研究生导师，首都医科大学附属北京安贞医院心外危重症中心ICU副主任、ECMO团队组长。中国医师协会体外生命支持专业委员会青委会副主任委员，北京急诊医学学会生命支持分会副主任委员，中国非公立医疗机构协会重症医学专业委员会常务委员。

从事心脏重症患者循环呼吸功能支持与心脏围术期患者重症管理和治疗等临床工作，多次参与公共卫生事件重症救治、重症产妇救治等任务，成功应用ECMO技术救治患者。

主持及参与多项国家级及省部级课题，发表论文20余篇，发明及实用新型专利7项，成果转化1项。入选北京市高层次公共卫生技术人才培养项目。2023年获"首都卫生健康青年榜样"称号，获得北京医学科技奖一等奖、北京市科技进步奖二等奖等省部级奖项4项。

《体外生命支持进展 2024》
编 者 名 单

主　编　　侯晓彤　尚　游　杜中涛
副主编　　赖　巍　郑俊波　程　晔
编　者　　（按姓氏笔画排序）

马新华　中南大学湘雅医院
王　义　西安交通大学附属儿童医院
王　淼　中国医学科学院阜外医院
王　睿　首都医科大学附属北京朝阳医院
王正凯　新疆医科大学第一附属医院
王春乐　中南大学湘雅二医院
支永乐　天津市第三中心医院
卢俊宇　广西医科大学第二附属医院
卢剑海　南方医科大学顺德医院
田仁斌　遵义医科大学附属医院
田加坤　吉林大学白求恩第二医院
史婧奕　上海交通大学医学院附属儿童医院
白玉龙　广西医科大学第一附属医院
司立宁　青海大学附属医院
朱瑞凯　中山大学附属第一医院广西医院
任乐豪　华中科技大学同济医学院附属协和医院
向淑麟　广西医学科学院·广西壮族自治区人民医院
刘　云　南京医科大学第一附属医院
刘　念　安徽医科大学第一附属医院
刘占国　南方医科大学珠江医院
刘秉宇　浙江医院

刘学松　广州医科大学附属第一医院

刘颖悦　中国人民解放军总医院第七医学中心

江　瑜　首都医科大学附属北京安贞医院

安　欣　中国医科大学附属第一医院

安　辉　保定市第一中心医院

许红阳　无锡市人民医院

许智晶　河南省直第三人民医院

杜中涛　首都医科大学附属北京安贞医院

李　佳　南京医科大学附属苏州医院

李　敏　北京中日友好医院

李　鑫　漳州市第三医院

李双磊　中国人民解放军总医院

李呈龙　首都医科大学附属北京安贞医院

李绪言　首都医科大学附属北京朝阳医院

杨　妮　中国医科大学附属盛京医院

杨从山　东南大学附属中大医院

杨寅愉　上海交通大学医学院附属上海儿童医学中心

何　萍　陆军军医大学西南医院

何怀武　中国医学科学院北京协和医院

余　愿　华中科技大学同济医学院附属协和医院

辛　萌　首都医科大学附属北京安贞医院

张　胜　浙江省台州医院

张根生　浙江大学医学院附属第二医院

陈　瑾　武汉亚洲心脏病医院

邵　强　南昌大学第一附属医院

苑志勇　青岛大学附属医院

范　震　宁波大学附属第一医院

范骁钦　中国科学技术大学附属第一医院

尚　游　华中科技大学同济医学院附属协和医院

呼邦传　浙江省人民医院

周天罡　山东第一医科大学第一附属医院

周荣华　四川大学华西医院

於江泉　江苏省苏北人民医院

郑俊波　哈尔滨医科大学附属第二医院

赵　林　重庆医科大学附属第一医院

须　欣　浙江大学医学院附属第二医院

俞文桥　浙江大学医学院附属第一医院

姜雪松　哈尔滨医科大学附属第二医院

贺宏丽　四川省人民医院

袁海云　广东省人民医院

袁燕红　华中科技大学同济医学院附属协和医院

原艳丽　河南省儿童医院

徐　颢　厦门大学附属第一医院

徐静媛　东南大学附属中大医院

高　恺　大连市中心医院

郭　燕　郑州大学第二附属医院

郭海鹏　山东大学齐鲁医院

基　鹏　四川大学华西医院

黄晓佩　河南省人民医院

崔晓磊　河北医科大学第二医院

屠国伟　复旦大学附属中山医院

韩佃明　临沂市人民医院

韩俊燕　首都医科大学附属北京世纪坛医院

程　周　中山市人民医院

程　晔　国家儿童医学中心 复旦大学附属儿科医院

裘佳培　上海交通大学医学院附属瑞金医院

赖　巍　四川大学华西医院

雷　鹏　兰州大学第一医院

蔡书翰　武汉大学中南医院

审校者　邹晓静　舒化青　李瑞婷　余　愿
华中科技大学同济医学院附属协和医院

李呈龙　辛　萌　王粮山　胡　耀
首都医科大学附属北京安贞医院

杨　浩
四川大学华西医院

姜雪松
哈尔滨医科大学附属第二医院

前　言

体外生命支持（extracorporeal life support，ECLS）起源于体外循环技术，是指在体外利用气体交换和血液驱动设备，在较长时间内支持机体呼吸和循环的技术，目前主要包括体外膜氧合（extracorporeal membrane oxygenation，ECMO）和体外二氧化碳清除（extracorporeal carbon dioxide removal，$ECCO_2R$）等方式。

当前 ECLS 在危重患者救治中的应用日益广泛，新的观点和技术不断涌现。我国接受 ECLS 治疗的患者数量迅速增加，为帮助 ECLS 领域的医护工作者在最短时间内掌握相关技术前沿和进展，从而更好地救治危重患者，中国医师协会体外生命支持专业委员会经讨论商议，决定编写本书。本书涵盖了成人循环支持、成人呼吸支持、成人 ECLS 管理和儿童 ECLS 等内容，以具体问题为导向，围绕最新的研究报道，介绍研究进展及相关观点。另外，还讨论了 ECLS 的人文、培训及研究模型等热点问题。

为了将 ECLS 领域的最新进展呈现给全国同道，中国医师协会体外生命支持专业委员会的全体青年委员高效地完成了本书的编写工作，使得本书能够体现出"新"这一特色。本书的成功出版也与科学出版社编辑的辛勤工作密不可分，在此向他们表示诚挚的谢意！由于编写时间紧、编者水平有限，书中存在诸多不足之处，恳请各位读者谅解，不吝赐教。

最后，衷心感谢读者的支持和关注，希望本书能够帮助读者了解和掌握 ECLS 的最新进展，以便更好地造福患者。

侯晓彤　尚　游　杜中涛

2024 年 4 月

目　　录

第一篇　成人循环支持

第三篇　成人 ECLS 管理

第四篇　儿童 ECLS

第五篇　ECLS 其他问题

第一篇

成人循环支持

第一章

V-A ECMO 在心源性休克中的应用

第一节　ECLS-SHOCK 研究分析解读

首都医科大学附属北京安贞医院　李呈龙

在目前的临床试验和登记研究中，急性心肌梗死（acute myocardial infarction，AMI）合并心源性休克（cardiogenic shock，CS）患者在进行冠状动脉血运重建手术后的 30 天死亡率接近 50%[1]。对于尽管采取了复苏措施，但仍存在持续血流动力学障碍和器官低灌注的患者，机械循环辅助（mechanical circulatory support，MCS）有可能改善全身和心肌灌注，降低心室负荷，并为经皮冠脉介入术（percutaneous coronary intervention，PCI）提供循环支持[2]。在可用的经皮机械循环辅助装置中，体外生命支持（extracorporeal life support，ECLS），如静脉-动脉体外膜氧合（veno-arterial extracorporeal membrane oxygenation，V-A ECMO）是一种潜在的治疗选择，因为它可以立即改善血流动力学，同时在急性心肺功能衰竭中提供呼吸支持。然而，这是一种昂贵且侵入性强的治疗策略，需要较粗的血管通路，并可能导致严重并发症，包括出血、肢体缺血和卒中[3]。

一、以往研究进展

尽管高质量证据不足，但在心肌梗死（MI）患者中，V-A ECMO 的应用仍然显著增加。过去一年中，已经有两项随机对照试验评估了 ECMO 在 MI 患者中的疗效和安全性。ECMO-CS 研究在捷克的四个中心招募了 122 名患者[4]，报告了 ECMO 患者的 30 天全因死亡率、心搏骤停成功复苏或经皮 MCS 装置的置入等主要复合终点与对照组并无差异。该研究的样本量并不足以区分终点的差异，并且入组应用的 CS 定义并未在 ECMO 人群中得到验证（研究期间），且对照组有过多的患者在早期交叉接受了 MCS 的干预。

EURO-SHOCK 研究对接受初始 PCI 后仍持续 CS 的 33 名患者进行了随机分组，但在招募完成之前研究就已被终止[5]。结果显示各组间在死亡率方面没有显著性差异，但 ECMO 组的血管和出血并发症更多。因此，以往的 CS 患者试验均不足以评估 ECMO 支持是否能降低死亡率。

二、ECLS-SHOCK 研究

（一）研究设计

ECLS-SHOCK 旨在评估在 AMI 合并 CS 患者中，早期再灌注（PCI 或冠状动脉旁路移植术）和常规医疗管理及 ECMO 的有效性和安全性[6]。

ECLS-SHOCK 是一项国际性、多中心、开放标签的随机对照研究。研究纳入年龄在 18～80 岁、出现 ST 段抬高心肌梗死（STEMI）或非 ST 段抬高心肌梗死且合并 CS 的患者。CS 的定义包括动脉血乳酸浓度＞3mmol/L，收缩压＜90mmHg（1mmHg=0.133kPa）超过 3min 或使用血管活性药物使收缩压恢复至 90mmHg 以上，并且器官灌注不足（意识改变、皮肤湿冷或尿量＜30ml/h，至少有 1 项）。排除标准包括复苏时间超过 45min、MI 机械并发症、CS 持续时间超过 12h、非心脏原因引起的休克及预期寿命不足 6 个月。

患者被随机分配到 ECMO 加药物治疗及再血管化治疗组，或药物治疗加再血管化治疗组，如有必要可升级至其他经皮 MCS 装置[主动脉内球囊反搏（IABP）、Impella™或 TandemHeart™]。转换至另一种经皮 MCS 装置的标准包括：①严重血流动力学不稳定，有即将发生血流动力学崩溃的危险（复苏或过度使用血管活性药物）；②6h 内乳酸浓度增加＞3mmol/L；③血管活性药物剂量增加≥50%，以维持平均动脉压＞65mmHg。PCI 优先选择开通罪犯血管，未来可以对非罪犯血管进行二期治疗。对于不适合 PCI 的患者，可以考虑冠状动脉旁路移植术。

主要结局为 30 天全因死亡率。次要临床终点包括血流动力学稳定时间、重症监护病房（ICU）住院时间、急性肾损伤需要肾脏替代治疗、再发 MI 及因充血性心力衰竭再次入院。安全性终点包括需要经皮或外科干预的外周血管并发症、出血学术研究会（Bleeding Academic Research Consortium，BARC）3～5 级出血及卒中（缺血性和出血性）或全身栓塞。

该研究计划样本量为 420 名患者（包括 6% 的退出率），具有 80% 的统计功效来检测在 ECLS 组中 14% 的绝对死亡率降低。所有终点事件由对治疗分组不知情的临床事件委员会进行裁决。数据安全监测委员会负责监督研究的安全性。

（二）研究结果

该研究纳入了来自 44 个中心的 420 名患者，最终研究对象为 417 名。参与者的中位年龄为 63 岁，其中 81% 为男性，中位乳酸浓度为 6.8mmol/L，52% 的患者被归类为美国心血管造影和介入学会（SCAI）休克 C 期。共 78% 的研究对象经历了心肺复苏（CPR），恢复自主循环的中位时间为 20min。

总体而言，被分配到 ECLS 组的患者中，92% 进行了置管，其中 52% 在再灌注后进行 ECMO 辅助，5.8% 进行了左心室卸负荷。对照组中，12.5% 的患者转为接受 ECMO 治疗，另外 15.4% 接受了其他形式的临时 MCS 支持。

ECLS 组主要结局发生率为 47.8%，对照组为 49.0% [相对风险（RR）为 0.98，95% 置信区间（CI）：0.80～1.19，$P=0.81$]。在将死亡率按年龄（≥65 岁或＜65 岁）、性别、乳酸浓度（＞6mmol/L 或≤6mmol/L）或是否提供 CPR 进行分层时，未观察到关键亚组之间的显著交互作用。在血流动力学稳定时间、重症监护和住院时间、肾衰竭发生率方面也未观察到差异。ECLS 组的中位机械通气时间比对照组长 1 天（95% CI：0～2 天）。出血发生率（23.4% *vs.* 9.6%，RR 2.44，95% CI：1.50～3.95）和需要干预的周围血管并发症发生率（11.0% *vs.* 3.8%，RR 2.86，95% CI：1.31～6.25）在 ECLS 组中显著增加。未观察到两组间卒中或全身栓塞的发生率有显著性差异（3.8% *vs.* 2.9%，RR 1.33，95% CI：0.47～3.76）。

（三）研究解读

参与 ECLS-SHOCK 试验的患者具有不良预后的高风险，并被认为最有可能从 MCS 支持中受益：77.7% 的患者在随机分组前接受了 CPR；血中位 pH 为 7.2，中位乳酸浓度为 6.9mmol/L，中位左室射血分数为 30%。根据美国 SCAI 休克分期标准，试验中 48.4% 的患者的病情被归类为恶化（D 期）或极度危急（E 期），并且 47.7% 的患者在再灌注过程中或之前启动了 ECLS。

然而，在多个亚组分析中均未发现死亡率的明显改善，包括根据性别、年龄、是否有糖尿病、STEMI 或非 STEMI、前壁 MI、乳酸水平超过 6mmol/L 及接受 CPR 与否进行的分析。值得注意的是，根据休克严重程度分期的亚组分析未被包括在内。本试验中 ECLS 未显示出对死亡率的改善，这与其他 MI 和 CS 患者机械循环支持设备的随机试验结果一致。

ECLS-SHOCK 研究进行了严格而有力的随机对照试验，尽管结果令人失望，但提供了高质量的临床证据，可能影响到当前的临床实践。鉴于缺乏有效的临床结局获益、增加费用和资源利用，以及出血和周围血管并发症的风险，研究结果不支持所有 MI 相关 CS 患者常规使用 ECMO。早期再灌注策略对于 AMI 合并 CS 的益处在很早已得到确认，并可显著降低死亡率[7]。ECLS-SHOCK 研究结果提醒我们，在 MI 相关 CS 患者中，进一步改善临床获益难度极大。尽管可靠的经皮 MCS 装置已经发展成熟，且其应用率呈指数级增长，但仍缺乏令人信服的临床获益证据。ECLS-SHOCK 研究人员向我们展示了在这个具有挑战性的患者人群中进行高质量临床试验是可行的，并且可以完成，使得未来 CS 相关临床研究有望获得进一步成果，以形成高质量的循证医学证据。

三、后 续 分 析

在《柳叶刀》杂志上，Uwe Zeymer 及其同事使用四项随机对照试验的个体患者数据进行了一项荟萃分析，以评估 V-A ECMO 与常规治疗相比是否能提高 MI 相关 CS 患者的 30 天生存率[8]。这项荟萃分析纳入了 567 名患者；患者的中位年龄为 64 岁[四分位距（IQR）57～71 岁]，其中 458 名（81%）为男性，68% 患有 STEMI，60% 的梗死由左主干或左前降支病变引起。与之前的证据一致，该队列中的整体 30 天死亡率为 47%。

综合结果显示，与常规治疗组相比，接受 V-A ECMO 的患者 30 天死亡率没有降低（V-A ECMO 组为 46%，常规治疗组为 48%）。相比之下，V-A ECMO 显著增加了出血风险（V-A ECMO 组为 25%，常规治疗组为 12%）和外周缺血并发症发生风险（V-A ECMO 组为 11%，常规治疗组为 4%）。尽管在对照组 283 名参与者中有 35 人（12%）转为接受 V-A ECMO

治疗，但结果在意向性分析（intention-to-treat analysis）和符合研究方向分析（per-protocol analysis）及多个预先指定的亚组中保持一致。

该研究的优点包括使用了个体患者数据，分析中纳入的患者也反映了 MI 相关 CS 患者的严重程度（67%在随机分组前 24h 内需要 CPR，66%在入院时乳酸水平≥5mmol/L）。综上所述，该基于个体患者数据的荟萃分析提供了强有力且具有普遍适用性的证据，即早期常规使用 V-A ECMO 对于 MI 相关 CS 患者的 30 天生存率没有改善作用。

该研究的局限性包括，在对照组 244 名未接受 V-A ECMO 的患者中，有 37 人（15%）接受了非 ECMO 机械循环支持，而 261 名接受 V-A ECMO 的患者中，只有 17 人（6.5%）接受了左心室减负策略。这两个因素可能削弱了干预组观察到的效果。此外，由于早期随机对照试验纳入的患者数量较少，合并结果在很大程度上倾向于最近发表的 ECLS-SHOCK 试验。另一个局限性是不清楚患者是否有远端灌注导管，这可能会影响外周缺血事件的发生率。最后，只有 19%的女性患者，尽管注册数据和随机对照研究数据显示男性 CS 的发病率较高，但女性患者出血和与心血管操作相关的血管并发症的风险更高。考虑到接受 V-A ECMO 的患者中出现这些并发症的比率，这一点尤为重要。应将更多女性纳入 CS 的未来研究中，以更好地了解不同患者人口统计学特征之间的治疗异质性。

尽管这项研究提供了有力的证据表明非选择性使用 V-A ECMO 治疗 MI 相关 CS 并不能改善患者预后，但对于特定的 CS 人群，仍然可能需要使用 V-A ECMO。CS 是一种异质性综合征，需要更详细的分型来更好地理解何时使用 V-A ECMO 可能会有益。例如，V-A ECMO 显然无法改善那些只需通过常规治疗就能存活的患者的生存率。在其余患者中，可能存在一部分非常严重患者的亚组，无论是否进行干预，都无法存活。对于这个亚组的患者来说，V-A ECMO 不仅是徒劳无益的，还可能有害。然而，仍然存在一部分 MI 相关 CS 患者可能从 V-A ECMO 中受益。

本节汇集了来自多个随机对照试验的实用数据，旨在阐明 V-A ECMO 在 MI 相关 CS 中的作用。本节的分析结果显示 V-A ECMO 并未降低死亡率及减少出血和血管并发症，不支持在这种情况下常规使用 V-A ECMO。尽管可能有患者从这种治疗中受益，但这些强有力的数据提醒我们启动 V-A ECMO 治疗 MI 相关 CS 时要深思熟虑。未来的研究应该尝试分析哪些 CS 患者最有可能从 V-A ECMO 中受益，以改善患者预后。

参 考 文 献

[1] Samsky MD, Morrow DA, Proudfoot AG, et al. Cardiogenic shock after acute myocardial infarction: a review. JAMA, 2021, 326（18）: 1840-1850.

[2] Henry TD, Tomey MI, Tamis-Holland JE, et al. Invasive management of acute myocardial infarction complicated by cardiogenic shock: a scientific statement from the American Heart Association. Circulation, 2021, 143（15）: e815-e829.

[3] Combes A, Price S, Slutsky AS, et al. Temporary circulatory support for cardiogenic shock. Lancet, 2020, 396（10245）: 199-212.

[4] Ostadal P, Rokyta R, Karasek J, et al. Extracorporeal membrane oxygenation in the therapy of cardiogenic shock: results of the ECMO-CS randomized clinical trial. Circulation, 2023, 147（6）: 454-464.

[5] Banning AS, Sabate M, Orban M, et al. Venoarterial extracorporeal membrane oxygenation or standard care in patients with cardiogenic shock complicating acute myocardial infarction: the multicentre, randomised EURO SHOCK trial. EuroIntervention, 2023, 19（6）: 482-492.

[6] Thiele H, Zeymer U, Akin I, et al. Extracorporeal life support in infarct-related cardiogenic shock. N Engl J Med, 2023, 389（14）: 1286-1297.

[7] Hochman JS, Sleeper LA, Webb JG, et al. Early revascularization in acute myocardial infarction complicated by cardiogenic shock. SHOCK Investigators. Should we emergently revascularize occluded coronaries for cardiogenic shock. N Engl J Med, 1999, 341（9）: 625-634.

[8] Zeymer U, Freund A, Hochadel M, et al. Venoarterial extracorporeal membrane oxygenation in patients with infarct-related cardiogenic shock: an individual patient data meta-analysis of randomised trials. Lancet, 2023, 402（10410）: 1338-1346.

第二节　V-A ECMO 在心源性休克中的应用

首都医科大学附属北京安贞医院　杜中涛

心源性休克（CS）是心血管疾病导致循环功能衰竭、低灌注和终末器官功能障碍进展的共同途径。成人 CS 患者的短期死亡率随着时间的推移而呈下降趋势，但总体死亡率依然高达 40%～50%[1, 2]。需要早期识别和有效治疗 CS，以防止休克急剧进展而导致死亡。CS 治疗在很大程度上仍然是由专家共识推动的，很少有充分的随机对照试验（RCT）证明 CS 患者的生存率有改善。近期有部分 CS 患者应用 ECMO 的 RCT 结果发表，本节主要就相关临床试验进行回顾和讨论。

一、心源性休克流行病学

急性冠脉综合征（acute coronary syndrome，ACS）是 CS 最常见的病因，占所有病例的 80%[3]。在药物治疗和介入策略取得进展之前，急性心肌梗死（AMI）后 CS 的院内死亡率达到 80%，其中近一半发生在住院 24h 内[4]。尽管强调最佳药物治疗，使用机械循环辅助（MCS）和广泛采用早期血运重建策略使得死亡率显著下降，但与 ACS 相关的 CS 死亡率仍然高达 30%～50%[1, 2, 5]。由于 AMI 历来是 CS 最常见的病因，几乎所有已发表的 CS 随机对照试验均只纳入了 AMI 合并 CS 患者，而关于其他病因 CS 患者的随机对照试验很少。

二、心源性休克定义

CS 被广泛定义为由于心输出量下降而导致的组织和器官灌注不足，可能由心肌功能障碍或其他原因（如心脏压塞、心律失常）引起。传统的 CS 临床和研究定义包括低血压三联征（如收缩压<90mmHg）、尽管液体负荷充足但心输出量减低、灌注不足（如意识状态

改变、四肢湿冷或皮肤花斑、少尿、乳酸水平升高等）。在一些有代偿机制保留的早期 CS 患者中可能没有低血压，这些患者被标记为血压正常的 CS。因心输出量低而出现低血压但灌注正常的患者被归类为休克前患者。休克前患者预后较正常血压 CS 患者更好，而低血压正常灌注 CS 患者预后优于低血压异常灌注 CS 患者，这突出了早期识别和逆转低灌注的重要性，以促进及时稳定灌注[6]。最近的研究强调了低灌注指标（特别是血清乳酸水平升高），而不是血压或血流动力学指标，在决定治疗结果方面的重要性。

三、心源性休克分类

CS 严重程度分类：根据 SCAI 识别 CS 严重程度，可将休克分为五类，即病程变化的 5 个阶段。血流动力学稳定的急性心血管疾病患者被标记为 SCAI 休克 A 期（"危险"），血流动力学不稳定的患者被标记为 SCAI 休克 B 期（"开始"或休克前），在液体复苏之外需要干预的低灌注患者被归类为休克其他期（SCAI 休克 C 期、D 期和 E 期）。

SCAI 休克分类为临床沟通和研究提供了一个有用的工具。验证性研究一致表明，SCAI 休克分类与预后相关，增加一个 SCAI 休克期，死亡率相应增高[7]。修订后的 SCAI 休克分类强调了在每个 SCAI 休克阶段存在的 CS 严重程度和死亡风险。在休克前（SCAI 休克 B 期）和轻度或正常血压的 CS（SCAI 休克 C 期）患者中观察到的死亡风险并非低到可忽略不计，这强调了在疾病过程中早期识别 CS 的重要性。

四、ECMO 治疗心源性休克相关研究结果

（一）ECMO 治疗心源性休克：ECMO-CS 随机临床试验结果

来自 ECMO-CS 随机临床试验的研究结果于 2022 年 11 月发表，该研究是一项多中心、随机、研究者发起的学术性临床试验，纳入的患者为病情迅速恶化或严重的 CS 患者。患者被随机分为立即使用 V-A ECMO 组和不立即使用 V-A ECMO 组，并根据当前的医疗标准进行诊断和治疗。在早期保守组中，如果血流动力学状态恶化，可以后续使用 V-A ECMO。主要终点包括任何原因导致死亡、发生复苏后的循环停止和在 30 天内实施另一种 MCS 组合。

该研究共有 122 名患者被随机分组，由于没有知情同意书排除了 5 名患者，共有 117 名受试者纳入了分析，其中 58 名患者被随机分配到立即使用 V-A ECMO 组，59 名患者被随机分配到不立即使用 V-A ECMO 组。主要复合终点在立即使用 V-A ECMO 组和不立即使用 V-A ECMO 组分别发生于 37 名患者（63.8%）和 42 名患者（71.2%）[风险比（HR）0.72，95%CI：0.46～1.12，P = 0.21]。23 名（39%）不立即使用 V-A ECMO 组患者使用了 V-A ECMO。立即使用 V-A ECMO 组和不立即使用 V-A ECMO 组在 30 天内复苏后心搏骤停发生率[10.3% $vs.$13.6%；风险差异−3.2，95%CI：−15.0～8.5），全因死亡率（50.0% $vs.$47.5%；风险差异 2.5，95%CI：−15.6～20.7），严重不良事件发生率（60.3% $vs.$61.0%；风险差异 −0.7，95%CI：−18.4～17.0），以及脓毒症、肺炎、卒中、下肢缺血和出血发生率均没有显著性差异。

与早期保守策略（即在血流动力学状态恶化的情况下允许后续使用 V-A ECMO 的早期保守策略）相比，在快速恶化或严重 CS 患者中立即实施 V-A ECMO 并不能改善患者临床结果[8]。

（二）心源性休克合并急性心肌梗死患者的 V-A ECMO 或标准治疗：EURO-SHOCK 试验

EURO-SHOCK 试验旨在确定早期使用 V-A ECMO 是否可以改善直接经皮冠脉介入术（PPCI）后持续性 CS 患者的预后。

这项多中心试验将罪犯血管 PPCI 后 30min 持续 CS 的患者随机分组，分别接受 V-A ECMO 或继续标准治疗。主要结局指标是意向性分析中的 30 天全因死亡率。次要终点包括 12 个月的全因死亡率和 12 个月的全因死亡率或心力衰竭再住院率的复合终点。

由于新型冠状病毒感染（COVID-19）的影响，在 35 名患者随机分组（标准治疗组 $n=18$，V-A ECMO 组 $n=17$）后，该试验在招募完成前停止。随机接受 V-A ECMO 治疗的患者 30 天全因死亡率为 43.8%，随机接受标准治疗的患者 30 天全因死亡率为 61.1%（HR 0.56，95%CI：0.21～1.45，$P=0.22$）。V-A ECMO 组的 1 年全因死亡率为 51.8%，标准治疗组为 81.5%（HR 0.52，95%CI：0.21～1.26，$P=0.14$）。V-A ECMO 组血管和出血并发症发生率更高（分别为 21.4% $vs.$0 和 35.7% $vs.$5.6%）[9]。

由于招募参加试验的患者数量有限，因此无法从现有数据中得出明确的结论。本研究证明了将患有急性心肌梗死的 CS 患者随机分组的可行性，但也说明了研究充满挑战。

（三）V-A ECMO 用于心肌梗死相关 CS 患者：一项随机对照试验的荟萃分析

尽管缺乏有充分统计学意义的随机临床试验证据，V-A ECMO 仍被越来越多地用于 CS 患者，但迄今报道的几项临床试验均未提示生存率获益。一项基于个体患者的荟萃分析评估了 V-A ECMO 对其 30 天死亡率的影响[10]。

通过检索 MEDLINE、CENTRAL（Cochrane Central Register of Controlled Trials）、Embase 和试验注册系统，查找截至 2023 年 6 月 12 日的比较心肌梗死相关 CS 患者早期常规使用 V-A ECMO 与单纯最佳药物治疗的随机临床试验。如果研究报道了院内随机分组后患者的 30 天全因死亡率，并且试验研究者同意合作（即提供个体患者数据），则纳入试验。采用 Logistic 回归模型将比值比（OR）作为主要结局指标进行汇总。该研究已在 PROSPERO 注册（CRD42023431258）。

该荟萃分析纳入 4 项试验（$n=567$；V-A ECMO 组 284 例，对照组 283 例）。结果显示，与单纯最佳药物治疗组相比，早期使用 V-A ECMO 并没有显著降低 30 天全因死亡率（OR 0.93，95%CI：0.66～1.29）。在严重出血方面，V-A ECMO 组的出血并发症发生率较高（OR 2.44，95%CI：1.55～3.84），并且外周缺血性血管并发症发生率较高（OR 3.53，95%CI：1.70～7.34）。亚组分析结果也一致，不论患者年龄、性别、ST 段是否抬高、缺血区域是前壁还是非前壁、是否合并糖尿病，均未显示 V-A ECMO 有任何益处（组间 $P \geqslant 0.079$）。

与单纯最佳药物治疗相比，V-A ECMO 未能降低心肌梗死相关 CS 患者的 30 天全因死亡率，且出血和血管并发症发生率增加。

（四）多学科心源性休克团队改善了接受短期机械循环辅助的难治性心源性休克患者的长期预后

短期机械循环辅助（STMCS）可作为一种治疗难治性 CS 的进阶策略。然而，随着技术不断发展，在正确的时间做出正确的选择变得具有挑战性。一项来自 CS 救治团队的研究，对参与治疗的多学科团队进行了分析[11]。该研究的参与者于 2013 年 1 月成立了一个休克团队（包括 1 名心脏麻醉监护师、1 名介入心脏病专家和 1 名心脏外科医生）。此后，一旦有患者被诊断为 CS，则会启动基于常规治疗流程的多学科团队。本研究旨在比较休克团队成立之前（2007～2013 年）和之后（2013～2019 年）CS 的 STMCS 决策过程。

研究比较了 2013 年 4 月至 2019 年 12 月期间由该休克团队连续管理的患者（休克团队组）与 2007 年 1 月至 2013 年 1 月期间在标准管理下的 24 名类似患者队列（历史对照组）的结果，排除心脏手术后发生难治性 CS 的患者。研究者收集了在 STMCS 装置置入前或置入后 48h 的生物学参数，计算了从症状出现到经皮冠脉介入治疗结束的时间（"PCI时间"）。主要结局是 1 年生存率，次要结局包括 30 天生存率、出院和转出 ICU、3 个月和 6 个月的生存率，成功脱离 STMCS 及并发症情况（新发卒中、肢体缺血、严重出血需要大量输血、脓毒症、需手术止血及 STMCS 装置功能障碍需要更换）。使用 Kaplan-Meier 方法进行生存分析。

该研究共纳入 250 名成年患者（历史对照组 84 名，休克团队组 166 名）。基线资料上，两组之间的 CardShock 评分差异无统计学意义[5（3～5）vs. 5（4～6），$P=0.323$]。与历史对照组相比，休克团队组的 1 年生存率显著提高（59% vs. 45%，$P=0.043$）。经过 Cox 回归分析，休克团队组干预与 1 年生存率的显著提高独立相关（HR 0.592，95%CI：0.398～0.880，$P=0.010$）。接受 STMCS 治疗的 CS 患者基于多学科休克团队的决策，具有更高的 1 年生存率。

五、小结和展望

尽管采用了机械循环辅助装置治疗，但 CS 患者的死亡率依然很高。目前发表的一些研究结果未能揭示 ECMO 在救治 CS 患者方面较传统治疗显著获益。在这种情况下，有必要仔细评估 V-A ECMO 治疗的适应证与启动时机。但是无论选择何种血流动力学支持策略，都必须尽可能快速和完全地逆转患者低灌注状态，以避免进行性地进入终末器官衰竭期。休克严重程度分类结合多学科团队的策略可以实现患者个体化治疗，实施更一致的治疗标准，包括具有循证 CS 方案的多学科休克团队，休克团队连续管理的患者生存率高于非休克团队管理的患者。

V-A ECMO 应用于 CS 患者治疗的大量随机对照试验目前仍在进行，随着样本量的增加、启动时机的变化及治疗策略的优化，未来将扩大相关证据基础。未来，不仅有必要探索其他可改变疾病预后的治疗措施，同时可能找出能从 ECMO 支持治疗中获益的患者，以进一步改善该类患者的预后。

参 考 文 献

[1] Chioncel O，Parissis J，Mebazaa A，et al. Epidemiology，pathophysiology and contemporary management of cardiogenic shock—a position statement from the Heart Failure Association of the European Society of Cardiology. Eur J Heart Fail，2020，22（8）：1315-1341.

[2] Osman M，Syed M，Patibandla S，et al. Fifteen-year trends in incidence of cardiogenic shock hospitalization and in-hospital mortality in the United States. J Am Heart Assoc，2021，10（15）：e021061.

[3] Harjola VP，Lassus J，Sionis A，et al. Clinical picture and risk prediction of short-term mortality in cardiogenic shock. Eur J Hear Fail，2015，17（5）：501-509.

[4] Chioncel O，Mebazaa A，Harjola VP，et al. Clinical phenotypes and outcome of patients hospitalized for acute heart failure：the ESC Heart Failure Long-Term Registry. Eur J Heart Fail，2017，19（10）：1242-1254.

[5] Aissaoui N，Puymirat E，Tabone X，et al. Improved outcome of cardiogenic shock at the acute stage of myocardial infarction：a report from the USIK 1995，USIC 2000，and FAST-MI French nationwide registries. Eur Heart J，2012，33（20）：2535-2543.

[6] Lawton JS，Tamis-Holland JE，Bangalore S，et al. 2021 ACC/AHA/SCAI guideline for coronary artery revascularization：executive summary：a report of the American College of Cardiology/American Heart Association Doint Committee on Clinical Practice Guidelines. Circulation，2022，145（3）：e4-e17.

[7] Naidu SS，Baran DA，Jentzer JC，et al. SCAI SHOCK stage classification expert consensus update：a review and incorporation of validation studies：this statement was endorsed by the American College of Cardiology（ACC），American College of Emergency Physicians（ACEP），American Heart Association（AHA），European Society of Cardiology（ESC）Association for Acute Cardiovascular Care（ACVC），International Society for Heart and Lung Transplantation（ISHLT），Society of Critical Care Medicine（SCCM），and Society of Thoracic Surgeons（STS）in December 2021. J Am Coll Cardiol，2022，79（9）：933-946.

[8] Ostadal P，Rokyta R，Karasek J，et al. Extracorporeal membrane oxygenation in the therapy of cardiogenic shock：results of the ECMO-CS randomized clinical trial. Circulation，2023，147（6）：454-464.

[9] Banning AS，Sabaté M，Orban M，et al. Venoarterial extracorporeal membrane oxygenation or standard care in patients with cardiogenic shock complicating acute myocardial infarction：the multicentre，randomised EURO SHOCK trial. EuroIntervention，2023，19（6）：482-492.

[10] Zeymer U，Freund A，Hochadel M，et al. Venoarterial extracorporeal membrane oxygenation in patients with infarct-related cardiogenic shock：an individual patient data meta-analysis of randomised trials. Lancet，2023，402（10410）：1338-1346.

[11] Hérion FX，Beurton A，Oddos C，et al. Multidisciplinary cardiogenic shock team approach improves the long-term outcomes of patients suffering from refractory cardiogenic shock treated with short-term mechanical circulatory support. Eur Heart J Acute Cardiovasc Care，2023，12（12）：821-830.

第三节　心源性休克启动 ECMO 时机与病变血管处理

首都医科大学附属北京安贞医院　江　瑜

心源性休克（CS）是由于原发性心功能障碍造成血流动力学受损，从而导致组织低灌注、低氧乃至威胁生命的一种低心输出量状态，是最常见的休克类型，具有较高的发病率和死亡率[1, 2]。面对传统策略治疗无效的难治性心源性休克（refractory cardiogenic shock, RCS），静脉-动脉体外膜氧合（V-A ECMO）能够代替心脏和肺脏，提供满足机体需求的氧输送，为心脏功能的恢复和治疗提供时机，近年在全球的应用逐渐增多[3, 4]。本节将聚焦CS 患者 V-A ECMO 启动的时机问题，探讨影响临床预后的指标及 ECMO 启动后的原发病治疗策略。

一、毛细血管再充盈时间对心源性休克预后的影响

（一）微循环指标

心源性休克通常有血压降低、左室射血分数下降、心指数降低等一系列低心输出量的表现，且这些宏观大循环的指标变化与患者的预后密切相关[5-7]，然而，越来越多的研究证实，外周组织灌注的微循环障碍引起的终末器官功能障碍，更应该引起重视[8-10]。微循环系统由微脉管、小动脉、毛细血管和小静脉构成，是组织器官内运送氧气和营养物质、排出二氧化碳的"终极网络"。当心源性休克发生时，微循环会根据不同器官的氧需重新分配微血管床的氧供，从而参与调节血压和组织的灌注[11]。

反映微循环的指标有皮肤温度和温度梯度、皮肤花斑、乳酸水平、毛细血管再充盈时间（capillary refill time，CRT）、外周灌注指数（peripheral perfusion index，PPI）、组织氧饱和度（tissue oxygen saturation，StO$_2$）、舌下微循环、经皮氧分压（transcutaneous oxygen pressure，TcPO$_2$）等[10, 12, 13]。有些微循环指标可通过肉眼或直接观察获得，如皮肤温度和温度梯度、皮肤花斑等，有些需要借助手持显微镜设备，如正交偏振光谱（OPS），侧流暗场（SDF）或入射暗场（IDF）成像技术或组织激光多普勒成像来观察，如舌下微循环等。另外，乳酸和中心静动脉二氧化碳分压差（central venous-arterial carbon dioxide difference，ΔPCO$_2$）则可通过实验室检查揭示[10, 12, 14]。

（二）毛细血管再充盈时间与休克预后的关系

CRT 是指压迫患者右手示指指尖（或膝盖中央）15s，施加的压力刚好足以去除医生指甲尖处的血液，使医生指甲下面出现一个薄薄的白色远端新月（变白），随后用秒表记录患者指尖（或膝盖中央）恢复至正常肤色的时间。为避免误差，CRT 通常要记录 2~3 次，取平均值[15]。

在感染中毒性休克的研究中，CRT 被认为是反映组织灌注的一项可靠的综合性临床指标，CRT 测量简便易行，不依赖任何辅助设备即可对周围组织的灌注情况进行评估，被认为是休克患者早期死亡率的有力预测因子[16]。当组织灌注不足、微循环发生障碍时，CRT 会不同程度地延长，参照感染中毒性休克，对于心源性休克患者也将 CRT 大于 3s 定义为异常。在复苏过程中，CRT 的变化对复苏成功十分敏感，间断地测量 CRT 有助于评估复苏效果，可在院前或院内的急救过程中指导治疗[17]。

尽管在 ANDROMEDA-SHOCK 研究中，以 CRT 恢复正常为目标的复苏管理策略并没有表现出比血乳酸目标管理更多的优势，但经贝叶斯法再次分析后发现，外周灌注导向的复苏可能死亡率更低，器官功能恢复更快[17, 18]。2022 年的一项多中心观察性研究中，

Merdji 等[15]分别记录了大循环和微循环的各项指标,通过比较发现,CRT 与休克发生初期的大循环参数如血压、射血分数(EF)等相关性较差,但与乳酸水平、皮肤花斑和 ΔPCO_2 等微循环指标表现出变化的一致性。研究证实,死亡者或需 V-A ECMO 支持的患者各时间段内的 CRT 值均明显高于对照组,早期 CRT 大于 3s 是心源性休克患者死亡或转为 V-A ECMO 辅助的独立危险因素,CRT 的加入提升了 CardShock 评分的真实性和有效性[19]。

(三)其他微循环指标对心源性休克预后的影响

除了 CRT,皮肤花斑、ΔPCO_2 和中心-足趾温差也是反映微循环血流变化的有效指标。皮肤花斑是指零星的皮肤不着色,是外周血流减少后的典型表现,被认为是休克的标志之一,通常由膝盖部位开始出现,花斑的出现和内脏器官血管收缩具有相关性,花斑或许反映了肠道、肝脾和肾血流灌注不足[20]。Bourcier 等[21]的研究发现,足趾-环境温度梯度反映了患者组织灌注情况,与 CRT、血乳酸水平等指标相关性好,是严重感染性休克患者死亡率的有效预测因子。ΔPCO_2 又可写作 $P_{v-a}CO_2$,是静脉与动脉血 CO_2 分压的差值,在休克早期复苏阶段,ΔPCO_2 能够反映微血管血液是否充盈,是又一项可以在床旁进行的微循环状态评估方法[14]。

二、血管活性-正性肌力药物评分用于心源性休克患者启动 V-A ECMO 时机的评估

为了维持足够的血压和组织灌注,心源性休克患者通常需要缩血管药物或正性肌力药物的支持,而当传统的复苏和药物手段无效时,应该考虑机械循环辅助。多数研究显示,V-A ECMO 可以改善心源性休克患者临床结局[22],然而 V-A ECMO 的最佳启动时机一直是临床十分关注却很难界定的问题。早期,人们对于起始舒张压、脉压、机械通气时间等指标十分关注,认为这些是决定患者预后的关键因素,可以提示 V-A ECMO 介入的时机。随着研究的深入,乳酸水平、血管活性药使用情况逐渐受到重视。

在儿科和成人心血管外科手术后、心脏移植及其他成人心源性休克中,血管活性-正性肌力药物评分(vasoactive-inotropic score, VIS)均表现出了较强的预测作用[23-25]。VIS 是由不同血管活性药物和正性肌力药物的校正剂量累加构成的:多巴胺[μg/(kg·min)]+多巴酚丁胺[μg/(kg·min)]+100×肾上腺素 [μg/(kg·min)]+100×去甲肾上腺素[μg/(kg·min)]+10 000×血管升压素 [U/(kg·min)]+10×米力农[μg/(kg·min)]。由于药物使用的差异性,不同的中心计算 VIS 的方式有所不同。2013 年,Favia 等[26]在公式中引入左西孟旦[单位 μg/(kg·min),校正系数 50];同年,Nguyen 等[27]引入去氧肾上腺素[单位 μg/(kg·min),校正系数 10]到 VIS 计算中;也有学者在 VIS 计算中加入依诺昔酮[单位 μg/(kg·min),校正系数 1],并且认为依诺昔酮的效力比米力农强 10 倍[28, 29];Yamazaki 等则把磷酸二酯酶-3(PDE-3)抑制剂奥普力农也加入 VIS 的计算公式中,单位 μg/(kg·min),校正系数为 10,也有学者认为其校正系数应为 25[30]。尽管如此,对大多数

中心而言，最常用的还是第一个公式。

2021 年，韩国对 12 家中心 1247 例注册患者的研究显示，VIS 作为连续变量与 IABP、ECMO 等机械循环辅助患者的死亡率存在密切联系，VIS 高的患者住院死亡率与随访死亡率高[6]。2022 年，Hyun 等检验了 VIS 预测 V-A ECMO 辅助的难治性心源性休克患者临床结局的有效性，结果发现，ECMO 前的 VIS 预测住院死亡率的曲线下面积（area under the curve，AUC）为 0.6。VIS 高于 32 的患者住院死亡风险高于 VIS 低于 32 的患者，但这种差别仅在非缺血性病因的心源性休克中存在，原因可能是缺血性疾病患者心搏骤停的比例更高，且多在紧急状态下安装 V-A ECMO，VIS 评分可能被低估，因此在一定程度上降低了 VIS 的预测作用[31]。

目前大多数的研究仍是回顾性、观察性研究，为进一步说明 VIS 的作用，需要更多的随机对照研究，或增加样本量。为此，许多学者开展了一系列的研究，甚至建立了各种模型，寻找影响患者预后的有效指标。重症医学中常见的序贯器官衰竭估计（sequential organ failure assessment，SOFA）[32]和欧洲心脏手术风险评估系统（European system for cardiac operative risk evaluation，EuroSCORE）[33]中就把 VIS 作为关键指标之一纳入考量。2019 年，Wang 等[34]又针对冠状动脉旁路移植术后 V-A ECMO 辅助（绝大部分是心源性休克）患者提出了 REMEMBER 评分，认为 VIS 高于 75 是患者住院死亡的独立危险因素，并将其列为模型中 6 个赋分项目之一。综上所述，VIS 在相当程度上反映了 V-A ECMO 启动时患者病情的轻重，可以作为患者住院死亡的预测因子，事实上，V-A ECMO 撤除后 24h VIS 同样也是患者结局的预测因子[34]。

三、ECMO 后病变血管处理

众所周知，V-A ECMO 在危重患者治疗中的作用主要是支持与过渡至下一步决策，或是等待患者心/肺功能的恢复，对于难治性心源性休克患者，ECMO 支持的目的是为再血管化、治疗原发病争取时间。然而面对复杂多变的冠脉梗死情况及 ECMO 安装后不可避免的出血等风险，如何处理病变血管是亟须解答的临床问题。

2017 年，欧美数十家医疗中心联合开展了一项大型的心源性休克随机对照研究——CULPRIT-SHOCK，纳入了 706 例多支血管病变急性心肌梗死、同时存在心源性休克的患者，结果提示与仅处理罪犯血管组相比，立即行多支血管 PCI 组患者 30 天内死亡或严重肾衰竭导致肾脏替代治疗（renal-replacement therapy，RRT）的风险更高[35]。据此，2018 年欧洲心脏病学会（ESC）/欧洲心胸外科协会（EACTS）修订的心脏再血管化指南中，将常规对心源性休克患者非梗死相关血管进行再血管化的治疗列为Ⅲ级推荐（B 类证据），即不推荐在初次 PCI 中对非罪犯血管进行干预[36]。

然而随着对不同类型患者的深入研究，人们发现上述结论似乎并不适用于所有人群。2023 年，Choi 等汇总了 RESCUE 研究和 SMC-ECMO 注册，纳入了其中多支血管病变急性心肌梗死合并心源性休克且需要 ECMO 辅助的 315 例患者，分为只处理罪犯血管组和立即行多支血管 PCI 组，主要的结局终点是 30 天死亡和 RRT 风险，次要终点为 12 个月全因死亡率。结果发现，与只处理罪犯血管组相比，立即行多支血管 PCI 组患者 30 天死亡或 RRT 的风险大大降低，12 个月全因死亡率也降低。所有患者都是在 PCI 前实施 ECMO 辅助的。由此可见，在特定情况下心源性休克患者初次行 PCI 时是可以立即进行非罪犯血管干预的，这其中包括 PCI 前就不得不使用 ECMO 辅助的严重心源性休克患者[37]。

无独有偶，同年欧洲发表了一项多中心随机对照的非劣性研究，多支冠状动脉病变的 ST 段抬高心肌梗死（STEMI）患者分别进行立即多支血管 PCI 或只处理罪犯冠脉血管，比较两组患者的 1 年全因死亡率、非致命心肌梗死、卒中、计划外缺血导致的再血管化及因心力衰竭住院等临床结局发现，多支血管 PCI 不比只处理罪犯血管的效果差[38]。值得注意的是，与 CULPRIT-SHOCK 和 Choi 等的研究不同，该研究面向的是另一类急性心肌梗死人群——循环稳定的 STEMI 患者。虽然以此质疑 CULPRIT-SHOCK 的结论显得武断与论据不足，但也提示我们，针对不同类型的心源性休克，尤其是急性心肌梗死患者人群，血管的处理策略应根据循证医学证据和当时当地的情境慎重选择。同时也呼吁同行开展更多的随机对照研究，找出最合适的治疗策略。

四、小结和展望

对于严重心源性休克患者采用 V-A ECMO 进行辅助是否能获得良好的结局，ECMO 的启动时机至关重要。以 CRT 为代表的微循环指标对心源性休克患者的预后具有重要提示意义，VIS 可评估患者休克的阶段和严重程度，再结合年龄、ECMO 安装前乳酸水平等因素，综合考量 V-A ECMO 介入的时机是否恰当。在此基础上，选择合适的原发病治疗策略，如多支病变急性心肌梗死需 ECMO 辅助的患者可以考虑一次性处理多支冠脉，也许能获得较为满意的临床效果。

参 考 文 献

[1] Van Diepen S，Katz J，Albert N，et al. Contemporary management of cardiogenic shock：a scientific statement from the American Heart Association. Circulation，2017，136（16）：e232-e268.

[2] Jentzer JC，Ahmed AM，Vallabhajosyula S，et al. Shock in the cardiac intensive care unit：changes in epidemiology and prognosis over time. Am Heart J，2021，232：94-104.

[3] Alba AC，Foroutan F，Buchan TA，et al. Mortality in patients with cardiogenic shock supported with VA-ECMO：a systematic review and meta-analysis evaluating the impact of etiology on 29，289 patients. J Heart Lung Transplant，2021，40（4）：260-268.

[4] Kowalewski M，Zielinski K，Brodie D，et al. Venoarterial extracorporeal membrane oxygenation for postcardiotomy shock-analysis of the extracorporeal life support organization registry. Crit Care Med，2021，49（7）：1107-1117.

[5] Rihal CS，Naidu SS，Givertz MM，et al. 2015 SCAI/ACC/HFSA/STS clinical expert consensus statement on the use of percutaneous mechanical circulatory support devices in cardiovascular care：endorsed by the American Heart Assocation，the Cardiological Society of India，and Sociedad Latino Americana de Cardiologia Intervencion；Affirmation of value by the Canadian Association of Interventional Cardiology-Association Canadienne de Cardiologie d'intervention. J Am Coll Cardiol，2015，65（19）：e7-e26.

[6] Choi KH，Yang JH，Park TK，et al. Differential prognostic implications of vasoactive inotropic score for patients with acute myocardial infarction complicated by cardiogenic shock according to use of mechanical circulatory support. Crit Care Med，2021，49（5）：770-780.

[7] Tonna JE，Barbaro RP，Rycus PT，et al. On the academic value of 30 years of the extracorporeal life support organization registry. ASAIO J，2021，67（1）：1-3.

[8] Wijntjens G，Fengler K，Fuernau G，et al. Prognostic implications of microcirculatory perfusion versus macrocirculatory perfusion in cardiogenic shock：a CULPRIT-SHOCK substudy. Eur Heart J Acute Cardiovasc Care，2020，9（2）：108-119.

[9] Jung C，Ferrari M，Rödiger C，et al. Evaluation of the sublingual microcirculation in cardiogenic shock. Clin Hemorheol Microcirc，2009，42（2）：141-148.

[10] Mongkolpun W，Orbegozo D，Cordeiro C，et al. Alterations in skin blood flow at the fingertip are related to mortality in patients with circulatory shock. Crit Care Med，2020，48（4）：443-450.

[11] Guven G，Hilty M，Ince C. Microcirculation：physiology，pathophysiology，and clinical application. Blood Purif，2020，49（1-2）：143-150.

[12] De Backer D. Is microcirculatory assessment ready for regular use in clinical practice? Curr Opin Crit Care，2019，25（3）：280-284.

[13] Jung C. Assessment of microcirculation in cardiogenic shock. Curr Opin Crit Care，2019，25（4）：410-416.

[14] Ospina-Tascón GA，Umaña M，Bermúdez WF，et al. Can venous-to-arterial carbon dioxide differences reflect microcirculatory alterations in patients with septic shock? Intensive Care Med，2016，42（2）：211-221.

[15] Merdji H，Curtiaud A，Aheto A，et al. Performance of early capillary refill time measurement on outcomes in cardiogenic shock：an observational，prospective multicentric study. Am J Respir Crit Care Med，2022，206（10）：1230-1238.

[16] Ait-Oufella H，Bige N，Boelle PY，et al. Capillary refill time exploration during septic shock. Intensive Care Med，2014，40（7）：958-964.

[17] van Genderen ME，Engels N，van der Valk RJ，et al. Early peripheral perfusion-guided fluid therapy in patients with septic shock. Am J Respir Crit Care Med，2015，191（4）：477-480.

[18] Hernández G，Kattan E，Ospina-Tascón G，et al. Capillary refill time status could identify different clinical phenotypes among septic shock patients fulfilling Sepsis-3 criteria：a post hoc analysis of ANDROMEDA-SHOCK trial. Intensive Care Med，2020，46（4）：816-818.

[19] Lawlor MK，Hamid N，Kampaktsis P，et al. Incidence and predictors of cardiogenic shock following surgical or transcatheter tricuspid valve intervention. Catheter Cardiovasc Interv，2022，99（5）：1668-1678.

[20] Brunauer A，Koköfer A，Bataar O，et al. Changes in peripheral perfusion relate to visceral organ perfusion in early septic shock：a pilot study. J Crit Care，2016，35：105-109.

[21] Bourcier S，Pichereau C，Boelle PY，et al. Toe-to-room temperature gradient correlates with tissue perfusion and predicts outcome in selected critically ill patients with severe infections. Ann Intensive Care，2016，6（1）：63.

[22] Khorsandi M，Dougherty S，Bouamra O，et al. Extra-corporeal membrane oxygenation for refractory cardiogenic shock after adult cardiac surgery：a systematic review and meta-analysis. J Cardiothorac Surg，2017，12（1）：55.

[23] Na SJ，Chung CR，Cho YH，et al. Vasoactive inotropic score as a predictor of mortality in adult patients with cardiogenic shock：medical therapy versus ECMO. Rev Esp Cardiol（Engl Ed），2019，72（1）：40-47.

[24] Gaies MG，Jeffries HE，Niebler RA，et al. Vasoactive-inotropic score is associated with outcome after infant cardiac surgery：an analysis from the Pediatric Cardiac Critical Care Consortium and Virtual PICU System Registries. Pediatr Crit Care Me，2014，15（6）：529-537.

[25] Chen F，Wang L，Shao J，et al. Survival following venoarterial extracorporeal membrane oxygenation in postcardiotomy cardiogenic shock adults. Perfusion，2020，35（8）：747-755.

[26] Favia I，Vitale V，Ricci Z. The vasoactive-inotropic score and levosimendan：time for LVIS? J Cardiothorac Vasc Anesth，2013，27（2）：e15-e16.

[27] Nguyen HV，Havalad V，Aponte-Patel L，et al. Temporary biventricular pacing decreases the vasoactive-inotropic score after cardiac surgery：a substudy of a randomized clinical trial. J Thorac Cardiovasc Surg，2013，146（2）：296-301.

[28] Zangrillo A，Alvaro G，Pisano A，et al. A randomized controlled trial of levosimendan to reduce mortality in high-risk cardiac surgery patients（CHEETAH）：rationale and design. Am Heart J，2016，177：66-73.

[29] Landoni G，Lomivorotov VV，Alvaro G，et al. Levosimendan for hemodynamic support after cardiac surgery. N Engl J Med，2017，376（21）：2021-2031.

[30] Maeda T，Toda K，Kamei M，et al. Impact of preoperative extracorporeal membrane oxygenation on vasoactive inotrope score after implantation of left ventricular assist device. Springerplus，2015，4：821.

[31] Hyun J，Kim AR，Lee SE，et al. Vasoactive-inotropic score as a determinant of timely initiation of venoarterial extracorporeal membrane oxygenation in patients with cardiogenic shock. Circ J，2022，86（4）：687-694.

[32] Vincent J，Moreno R，Takala J，et al. The SOFA（Sepsis-related Organ Failure Assessment）score to describe organ dysfunction/failure. On behalf of the Working Group on Sepsis-Related Problems of the European Society of Intensive Care Medicine. Intensive Care Med，1996，22（7）：707-710.

[33] Nashef SA，Roques F，Sharples LD，et al. EuroSCORE Ⅱ. Eur J Cardiothorac Surg，2012，41（4）：734-744；discussion 744-745.

[34] Wang LS，Yang F，Wang XM，et al. Predicting mortality in patients undergoing VA-ECMO after coronary artery bypass grafting：the REMEMBER score. Crit Care，2019，23（1）：11.

[35] Thiele H，Akin I，Sandri M，et al. PCI strategies in patients with acute myocardial infarction and cardiogenic shock. N Engl J Med，2017，377（25）：2419-2432.

[36] Neumann FJ，Sousa-Uva M，Ahlsson A，et al. 2018 ESC/EACTS Guidelines on myocardial revascularization. Eur Heart J，2019，40（2）：87-165.

[37] Choi KH，Yang JH，Park TK，et al. Culprit-only versus immediate multivessel percutaneous coronary intervention in patients with acute myocardial infarction complicating advanced cardiogenic shock requiring venoarterial-extracorporeal membrane oxygenation. J Am Heart Assoc，2023，12（10）：e029792.

[38] Stähli BE，Varbella F，Linke A，et al. Timing of complete revascularization with multivessel PCI for myocardial infarction. N Engl J Med，2023，389（15）：1368-1379.

第四节　高危患者选择性冠脉介入治疗期间 ECMO 的预防性应用

兰州大学第一医院　雷　鹏

我国自 20 世纪 80 年代开展第一例经皮冠脉介入术（PCI）以来，冠脉介入技术经过数十年的发展和几代人的努力，目前已在县级及以上医院普及，现在每年完成的冠脉介入治疗达数十万例，其中复杂及高危 PCI 占比有明显增高的趋势。急性冠脉综合征

（ACS）在世界范围内仍有较高的发病率和死亡率，是较严重的冠心病类型，随着中国胸痛中心工作的不断推进和开展，使 ACS 患者能得到更有效的救治，PCI 便是其主要救治手段之一，但对于一部分重症 ACS 合并心源性休克患者，仅施行急诊 PCI 手术并不都能或完全得到心源性休克临床结果的改善。近 20 年来随着冠脉介入新技术和新器械的出现，介入心脏病学快速发展，介入医生能够处理更为复杂、高危和更具挑战的案例，一部分复杂、高危、有介入治疗指征的患者（complex high-risk and indicated patients，CHIP）也因外科手术风险高及并发症概率高而未行外科手术治疗，但该类患者进行 PCI 治疗同样具有　极高的风险。对于上述两类患者，即 ACS 合并心源性休克患者和 CHIP，在行冠脉介入治疗时，机械循环辅助（MCS）包括体外膜氧合（ECMO）可以为其提供一定的帮助。本节主要讨论高危患者选择性 PCI 治疗期间 ECMO 预防性应用的适应证、应用时机及如何使用的问题。

一、高危患者预防性应用适应证

（一）高危患者的定义

心源性休克（CS）是由低心输出量引起的终末器官灌注不足状态，CS 中最常见的结果是急性心肌梗死（AMI）。可使用以下标准诊断 CS：收缩压＜90mmHg，心指数＜2.2L/（min·m^2），心输出功率＜0.6W，或乳酸酸中毒[1]。虽然这些标准提供了一个框架，但 CS 存在于一个范围内。CS 有许多定义，严重程度可能因病因不同而不同。患者可表现为双心室衰竭、灌注不足和终末器官衰竭，或者可能表现为所谓的休克前期，即尽管器官灌注不足，但代偿性血管收缩仍能维持正常血压，所以低血压并不总是 CS 的特征。美国心血管造影和介入学会（SCAI）开发了一个五阶段分类系统，可以更准确地区分患者亚型。阶段 A："处于风险中"的 CS，此类患者没有出现 CS 的体征或症状但处于其发展的风险中。该阶段患者可能看起来很好，并且可能具有正常的实验室和体格检查结果。既往 MI 患者及失代偿性收缩或舒张性心力衰竭患者可能属于该阶段，该阶段患者相当广泛。一般而言，前壁和大面积分布的梗死具有较高的风险，但一些患者在既存左心室功能不全的情况下可能表现出休克伴较小的梗死。阶段 B："开始期"CS（预休克/代偿性休克），描述了具有相对低血压或心动过速的临床证据而没有灌注不足的患者。低血压定义为收缩压（SBP）＜90mmHg 或平均动脉压（MAP）＜60mmHg 或从基线下降超过 30mmHg。灌注不足由临床体征定义，如皮肤湿冷、四肢夹紧、尿量少、精神错乱等。B 阶段患者的体格检查可能显示轻度容量超负荷，实验室检查可能正常。阶段 C："经典"CS，是具有低灌注的患者，其需要超出容量复苏的初始干预（正性肌力药、升压药、机械支持或 ECMO）以恢复灌注。这些患者通常表现为相对低血压，大多数为 MAP≤60mmHg 或 SBP≤90mmHg 的经典休克表型，伴有灌注不足。实验室检查结果可能包括肾功能受损，乳酸盐、脑钠肽和（或）肝酶升高。有创血流动力学（如适用）显示与 CS 相关的经典心指数降低。阶段 D："恶化期"CS，描述了尽管最初进行了大量初始努力但仍未能稳定的患者，并且需要进一步升级。此阶段要求患者已接受一定程度的适当治疗。此外，至少经过 30min，但患者的低血压状态及终末器官灌注不足的情况未得到改善。递增是指增加静脉治疗的次数或强度以解决灌注不足，或在观察和治疗的初始阶段后增加 MCS。阶段 E：“终末期”CS，是循环衰竭患者经常在顽固性心搏骤停中进行心肺复苏（CPR）或正在接受多种同时急性干预[包括 ECMO 辅助 CPR（ECPR）]支持。对于上述分型中的阶段 C，即经典的 CS 阶段，SCAI 建议可以考虑 ECMO 辅助，但在更早的阶段 B（开始期 CS），ECMO 的使用存在争议[2, 3]。

目前对 CHIP 的确切定义仍有争议，以至于最新的国际指南中并未明确提出 CHIP-PCI。当 CHIP 第一次被提出时，共有三个方面可用来解释它。①患者因素：活动期的恶性肿瘤、肝硬化、透析、肺部疾病、既往脑梗死、免疫抑制剂使用等；②复杂性心脏病：左室射血分数小于 40%、血流动力学不稳定、瓣膜疾病等；③复杂 PCI：左主干病变、慢性完全闭塞病变（chronic total occlusion，CTO）、三支病变、术中用到轨道旋切或旋磨术。日本学者研究发现，与可能的 CHIP（具备以上两方面）和非 CHIP 相比，明确的 CHIP（具备以上三方面）有更高的 CHIP-PCI 并发症发生率及更差的长期预后[4]。但是，现在仍无一种明确的评价系统来对 CHIP 进行危险分层及评估 PCI 术中是否需要 ECMO 辅助。笔者所在医院正在尝试使用多项评分系统（SOFA、STS、SYNTAX 等）对拟进行 PCI 的 CHIP 进行分类归纳。也有欧洲的单中心研究得出结论，经 V-A ECMO 支持的 PCI，在大多数采用经皮穿刺和局部麻醉的患者中，成功施行血管重建术，其住院期间和出院后前 60 天内并发症发生率在可接受水平[5]。但现在仍缺乏更大规模的前瞻性研究来确认 ECMO 支持在择期高危 PCI 中的益处，并将 ECMO 与其他 MCS 设备进行比较。

（二）预防性应用适应证

现行美国心脏病学会（ACC）指南对 IABP 在 AMI-CS 中的使用给予了Ⅱb 类建议（有用性/有效性尚不明确）。同时，对于难治性心源性休克患者，可考虑使用替代 MCS 器械（Ⅱb 级，证据等级 C）。相反，欧洲心脏病学会将 IABP 在 AMI 中的使用降为Ⅲ级（伤害）。相反，现行 ESC 指南建议在某些患者中考虑使用经皮 MCS，这取决于患者年龄、合并症和神经功能，特别是在难治性 CS 中，没有任何器械选择偏好（Ⅱa 级，证据等级 C）。由前文所述，阶段 C 经典 CS 可能是使用 ECMO 辅助的一个指证，而阶段 C 经典 CS 也是由需要 ECMO 在内的机械辅助来定义的。其主要特点如下。①体格检查：面色苍白，惊恐，容量超负荷，广泛啰音，心功能分级 Killip 3 级或 4 级，皮肤湿冷，精神状态急性改变，尿量<30ml/h；②生化指标：乳酸≥2mmol/L，肌酐升高 2 倍或肾小球滤过率（GFR）下降 50%，肝功能相关指标升高及脑钠肽水平升高；③血流动力学：SBP<90mmHg 或 MAP<60mmHg 或者相对基线值下降超过 30mmHg，心指数<2.2，肺毛细血管楔压（PCWP）>15mmHg，右心房压（RAP）/PCWP≥0.8，肺动脉搏动指数（PAPI）<1.85，心脏输出功率≤0.6W[2]。

虽然 V-A ECMO 的使用在过去 10 年中有所增加，但支持其使用的证据主要限于少数病例研究。ECLS-SHOCK 研究将 42 例 AMI-CS 患者随机分配至 V-A ECMO 组或药物治疗组。终点为 30 天时的左室射血分数（LVEF）。观察到两组之间无显著性差异，两个患者队列的 LVEF 均较高。研究认为各组间的高 LVEF 继发于与院前复苏相关的全心肌缺血患者，并且随后在未进行特定治疗的情况下消退。该研究还注意到不同队列之间的患者死亡率在数值上具有差异，但在统计学上差异不显著[6]。这突出了进行以全因死亡率为主要研究终点的 ECMO 相关临床研究的需求，此类研究已在欧洲进行[7]。

对于 CHIP，除了需要明确 CHIP 亚型外[4]，重症医学科医生和心内科介入医生更需要同时关注患者术中的情况，及时修正 MCS 策略。

ACC、SCAI 曾于 2015 年发表了高风险 PCI 的专家共识，给予了Ⅱb 级（证据等级 C）建议，即选择性插入适当的血流动力学支持器械作为高风险患者 PCI 的辅助治疗，以及作为难治性 CS 患者的机械循环辅助。共识指出，在确定使用哪种器械（如有）时，应考虑 PCI 时患者的血流动力学状况、手术期间血流动力学损害的预期风险及血运重建后的血流动力学支持需求。

二、高危患者预防性应用时机

（一）ACS 合并 CS 患者

ACS 患者需要遵循"时间就是心肌"的理念，尽快处理罪犯血管，其中 STEMI 患者比非 STEMI-ACS 患者更需要早期处理血管，因为 ACS 是 CS 的重要原因之一，如不能有效改善心肌缺血，CS 在常规手段下较难纠正，所以 ACS 患者通常需要行急诊 PCI 处理罪犯血管。这时对于 ACS 合并 CS 患者就存在先处理血管还是先行机械辅助后处理血管的争论，晚些应用 ECMO 辅助易进入 ECPR 的境地，而早些应用 ECMO 则有过度治疗之嫌。以下为美国学者就这一问题的建议，供读者参考。①在 AMI 期间，医疗团队应首先确定患者是否进展为难治性 CS：a.如果是难治性 CS 则先行 ECMO 后行 PCI；b.如果患者未经历难治性 CS，则继续步骤②。②对于未发生心搏骤停的患者，团队应评估患者是否会发生 CS：a.如果患者未进入 CS，则团队应继续进行 PCI；b.如果患者进入轻度 CS 则团队应自行决定是否进行 PCI 或插入 IABP 并进行 PCI；c.如果患者进入中至重度 CS，则继续步骤③。③对于进入中至重度 CS 的患者，团队应自行决定患者是否应接受 Impella™/ TandemHeart 器械或患者是否应接受 V-A ECMO，置入适当的 MCS 器械后，团队应继续 PCI。④PCI 后，团队应重新评估患者是否应开始 MCS（如需要）或改变/升级当前 MCS 疗程（如已放置）[8]。

（二）CHIP 患者

CHIP 患者往往行择期 PCI，术前有充分的时间进行评估，ECMO 上机的时机问题不如 CS 患者迫切。如有近期冠脉血管影像则评估后于 PCI 术前上机，如无则于冠状动脉造影后再决定是否应用 ECMO 辅助。但 CHIP 与 CS 患者并非两种截然不同的分类，两者存在交集，这就需要重症医学科医生与心内科介入医生进行术前和术中讨论，共同决定 ECMO 辅助策略。

三、高危患者预防性应用方式

对于进行冠脉介入治疗的高危患者，ECMO 辅助时常采用 VA 模式，与其他类型患者相比，大致需要就以下几个问题进行讨论，但目前均没有定论。

（一）MCS 支持或联用方式

V-A ECMO 的血流动力学获益包括 MAP 升高和心指数升高。因为左心室（LV）必须克服增加的 MAP，所以 V-A ECMO 会增加后负荷和 PCWP，这可导致肺充血。在存在心肌功能障碍的情况下，心室将需要排空以使 PCWP 的升高最小化。可以使用 Impella^{TM} 或通过放置在左心房、肺静脉或直接放置在 LV 中并连接到 ECMO 静脉端[8]。在应用 ECMO 辅助期间，可考虑使用满足机体需要的最小流量以尽可能减少 LV 后负荷的增加及减轻 LV 血流淤滞的程度。

（二）ECMO 辅助时间

ACS 合并 CS 患者 ECMO 辅助时间依心功能恢复的时间而定，这往往与心肌顿抑和残存心肌的活性相关。对于 CHIP 患者，要尽可能缩短 ECMO 辅助时长以尽量减少并发症的发生，现在国内各家中心的辅助时间均不相同，但据笔者了解均在 1～3 天。

（三）ECMO 辅助期间抗凝强度

对于 CS 患者，通过 ECMO 或 Impella^{TM} 进行主动机械支持治疗是出血的主要风险因素[9]。PCI 患者本身被予以抗血小板治疗，ECMO 辅助期间联用抗凝治疗理论上会进一步增加出血风险，可酌情调整抗凝强度。

参 考 文 献

[1] Tehrani BN，Truesdell AG，Psotka MA，et al. A standardized and comprehensive approach to the management of cardiogenic shock. JACC Heart Fail，2020，8（11）：879-891.

[2] Kapur NK，Kanwar M，Sinha SS，et al. Criteria for defining stages of cardiogenic shock severity. J Am Coll Cardiol，2022，80（3）：185-198.

[3] Baran DA，Grines CL，Bailey S，et al. SCAI clinical expert consensus statement on the classification of cardiogenic shock：this document was endorsed by the American College of Cardiology（ACC），the American Heart Association（AHA），the Society of Critical Care Medicine（SCCM），and the Society of Thoracic Surgeons（STS）in April 2019. Catheter Cardiovasc Interv，2019，94（1）：29-37.

[4] Fujimoto Y，Sakakura K，Fujita H. Complex and high-risk intervention in indicated patients（CHIP）in contemporary clinical practice. Cardiovasc Interv Ther，2023，38（3）：269-274.

[5] Griffioen AM，Van Den Oord SCH，Van Wely MH，et al. Short-term outcomes of elective high-risk PCI with extracorporeal membrane oxygenation support：a single-centre registry. J Interv Cardiol，2022：7245384.

[6] Brunner S，Guenther SPW，Lackermair K，et al. Extracorporeal life support in cardiogenic shock complicating acute myocardial infarction. J Am Coll Cardiol，2019，73（18）：2355-2357.

[7] Whitehead E，Thayer K，Kapur NK. Clinical trials of acute mechanical circulatory support in cardiogenic shock and high-risk percutaneous coronary intervention . Curr Opin Cardiol，2020. 35（4）：332-340.

[8] Manian N，Thakker J，Nair A. The use of mechanical circulatory assist devices for ACS patients with cardiogenic shock and high-risk PCI. Curr Cardiol Rep，2022，24（6）：699-709.

[9] Freund A，Jobs A，Lurz P，et al. Frequency and impact of bleeding on outcome in patients with cardiogenic shock. JACC Cardiovasc Interv，2020，13（10）：1182-1193.

第五节　ECMO 在肺栓塞治疗中的应用

天津市第三中心医院　支永乐

肺栓塞（pulmonary embolism，PE）是由内源性或外源性栓子阻塞肺动脉引起肺循环和右心功能障碍的临床综合征，包括肺血栓栓塞、脂肪栓塞、羊水栓塞、空气栓塞、肿瘤栓塞等。肺血栓栓塞症（pulmonary thromboembolism，PTE）是最常见的急性肺栓塞类型，部分高危或中危患者表现为致命性 PTE，即以心搏骤停、休克、晕厥、严重呼吸困难、难以纠正的低氧血症为表现的急性临床综合征。

一、急性肺栓塞患者的 ECMO 流行病学

PE 具有非常高的发病率及病死率，已成为威胁人类生命健康的第三大心血管疾病。在美国，PE 的年发病率为 115/10 万，每年可导致约 10 万人死亡。在 2019 年 COVID-19 住院患者中，有 2.6%～8.9% 的 PE 患者和高达 1/3 的患者需要入住重症监护病房[1]。在我国，PE 患者的住院率从 2007 年的 1.2/10 万上升至 2016 年的 7.1/10 万，住院病死率从 8.5% 下降至 3.9%[2]。其中，高危 PE 是指导致右心室衰竭和血流动力学不稳定的大栓塞，占所有 PE 的 5% 左右，由于循环衰竭，它对 PE 的总体死亡率有显著影响。在血流动力学不稳定的急性 PE 患者中，30 天死亡率为 16%～46%，一旦患者恶化为心搏骤停，30 天死亡率接近 52%～84%[3]。

目前的指南建议，对于高危 PE 患者，全身溶栓（systemic thrombolysis，ST）是挽救生命的一线治疗策略[4]。然而，许多表现为急性大面积 PE 的患者并不是全身溶栓的候选者。Stein 等使用了美国 1999～2008 年全国住院患者样本数据，用以验证溶栓治疗是否可降低不稳定 PE 的死亡率，结果显示溶栓治疗可显著降低不稳定 PE 的死亡率（15% *vs.*47%，P<0.0001）[5]。然而，只有 30%（21 390/72 230）的急性 PE 患者接受了溶栓治疗。更新的欧洲心脏病学会（ESC）急性 PE 管理指南建议在 ECMO 支持下通过手术或使用基于导管的方法进行机械肺动脉血栓清除（Ⅱb 级）[4]。ECMO 可以通过提供全机械循环辅助和给循环血液充氧，为患有难治性心源性休克或心搏骤停的危重 PE 患者提供呼吸和血流动力学支持，作为康复的桥梁[6]。

考虑到血流动力学衰竭，这些患者通常需要静脉-动脉（V-A）ECMO 支持，而不是静脉-静脉（V-V）ECMO 支持。随着 ECMO 技术的发展与普及，ECMO 在急性 PE 患者中的应用逐年增多，在欧美等发达国家进行了 ECMO 在急性 PE 患者中应用的研究与汇总。在德国，Hobohm 等[7]对全国诊断为 PE 的住院患者进行了回顾性分析。从 2005 年至 2018 年，共有 1 172 354 名 PE 患者住院，其中 2197 名（0.2%）患者接受 ECMO 支持，相应的 ECMO 支持率为每 1000 例 PE 患者 1.9 例，PE 患者使用 ECMO 的情况逐年持续增加[β^* 2.912（2.744～3.079），P<0.001]。与未接受 ECMO 的患者相比，ECMO 患者更年轻（55 岁 *vs.* 72 岁，P<0.001）。接受 ECMO 的患者更常见的表现为心动过速（14.5% *vs.*

---

*β 意为 PE 患者每增加 10%，ECMO 患者增加 12.912%。

2.8%，*P*＜0.001）、右心室功能障碍（55.0% *vs.* 28.4%，*P*＜0.001）、休克（55.5% *vs.* 3.8%，*P*＜0.001）、需要心肺复苏（45.2% *vs.* 6.5%，*P*＜0.01）。美国国家住院患者样本（NIS）数据库包含美国 47 个州和哥伦比亚特区每年 700 万住院患者的数据，占美国人口的 97%。美国学者 Nasser 等[8]检索了该数据库 2015 年 10 月至 2018 年的数据，共确定了 38 035 例高危 PE 住院患者，其中 820 例使用了 ECMO（2.16%）。开展 ECMO 治疗的医院大多为城市大型医院（82%），通常有学术教学任务（96%）。慢性疾病在未接受 ECMO 患者组更为常见，包括慢性缺血性心脏病（22%）、糖尿病（32%）、高血压（68%）、高脂血症（35%）、慢性肾脏病（19%）和肥胖（33%）。相反，ECMO 患者组的心力衰竭和心脏压塞发生率更高（分别为 46.3% 和 2.4%）。近期两项荟萃分析也进行了该方面的统计，其中一项检索了 1992～2020 年发表的 1002 篇文章，纳入了 11 篇回顾性研究[9]。其中，8 篇是单中心研究，2 篇是多中心研究，1 篇来自心血管外科数据库，涉及 538 家医院。11 项研究中有 4 项在美国发表，3 项在亚洲发表，4 项在欧洲发表，共纳入 791 名大面积 PE 患者，其中 270 人接受了 ECMO。ECMO 组和非 ECMO 组的心搏骤停发生率分别为 64%（95%CI：44%～80%）和 49%（95%CI：22%～77%）。将 ECMO 作为挽救性治疗的患者的合并比例为 90%。另一项荟萃分析检索了 2010 年 1 月至 2020 年 12 月的文献，纳入了 17 项研究，包括 327 名需要 ECMO 置入的高危急性 PE 患者[10]。其中，140 名患者（42.8%）置入 ECMO 治疗难治性休克，187 名患者（57.2%）置入 ECMO 治疗心搏骤停，124 名患者（37.9%）在再灌注治疗前接受了 ECMO。

　　以上数据表明，在急性 PE 患者中，接受 ECMO 治疗的患者更年轻。ECMO 治疗主要发生在城市大型医疗机构。ECMO 应用比例呈逐年上升趋势，但仍较低。ECMO 治疗组病情更危重，心搏骤停、心源性休克患者比例更高。ECMO 治疗多为挽救性治疗，即当其他治疗不成功时，以及当患者仍被认为具有 PE 早期死亡的高风险时，才应用 ECMO。

二、ECMO 对急性肺栓塞患者预后的影响

　　随着 ECMO 技术在急性 PE 中应用越发广泛及规范，我们更加关注 ECMO 对于急性 PE 患者预后的影响，近期发表的全国性研究及荟萃分析汇总了近 20 年 ECMO 应用对于急性 PE 患者预后的影响，并对影响因素进行分析。

（一）ECMO 对急性肺栓塞患者病死率的影响

　　德国的全国数据显示[7]，在 14 年的观察性研究期间，PE 患者使用 ECMO 的情况逐年持续增加[*β* 2.912（2.744～3.079），*P*＜0.001]，而住院病死率逐年下降[*β* 0.731（−0.751～0.711），*P*＜0.001]。该研究还对比了 ECMO 作为单独治疗或作为多管齐下再灌注治疗的一部分对病死率的影响，栓子切除联合 ECMO 治疗者的病死率最低（64.0%），其次是全身溶栓联合 ECMO（69.7%）及单独使用 ECMO 的患者（72.7%），单独接受全身溶栓治疗者病死率最高（83.3%）。在对混杂因素如年龄、性别和合并症进行校正后，单独接受 ECMO 治疗的患者住院病死率仍然较低[OR 0.68，95%CI：0.57～882，*P*=0.001]，溶栓联合 ECMO[OR 0.60，95%CI：0.43～0.85，*P*=0.003]，栓子切除联合 ECMO[OR 0.50，95%CI：0.41～0.61，*P*＜0.001]。单独溶栓

与较低的死亡率无关[OR 1.04，95%CI：0.99～1.01，P=0.116]。这与 Chopard 等[10]进行的荟萃分析结果一致，接受手术治疗的高危 PE 患者的病死率[22.4%（95%CI：14.2%～32.5%）]低于溶栓组[43.0%（95%CI：36.4%～49.8%）]，合并 OR 为 0.368（95%CI：0.185～0.733）（P=0.004；I^2=32.9%），支持 ECMO 下再灌注治疗可改善高危急性 PE 患者病死率。

美国的全国性数据显示[8]，33%的非 ECMO 患者死亡，而 ECMO 组的病死率为 40%（P=0.3）。ECMO 使用对于病死率的独立危险因素的 OR 值为 1.32±0.39（95%CI：0.74～2.35，P=0.35）。该研究未显示高危急性 PE 患者应用 ECMO 存在生存获益。这与 Kaso 等[9]进行的荟萃分析结果相似，ECMO 组和非 ECMO 组的住院病死率分别为 46%（95%CI：31%～61%）和 40%（95%CI：25%～58%），OR 值为 1.24（95%CI：0.63～2.44），病死率没有显著性差异（P=0.54）。分析原因，美国全国性数据显示 ECMO 组患者的心力衰竭和心脏压塞发生率更高（分别为 46.3%和 2.4%），病情更重，在 ECMO 之前已经处于病危状态，ECMO 多为挽救性治疗，如果不使用 ECMO，这些患者的死亡率可能更高。

以上数据支持在循环衰竭或心搏骤停患者中，当全身溶栓失败或存在禁忌时使用 ECMO 的临时辅助。单独使用 ECMO 或与其他再灌注策略联合使用可以降低住院病死率。先前的数据已经证明，心肺复苏患者不能单独从全身溶栓中获益[3]。在循环衰竭的情况下，由于心搏骤停，溶栓剂不会接触到血栓的表面区域，因此暂时使用机械心肺支持似乎是有用的，这也是 ECMO 使这些患者获益的可能解释。

（二）ECMO 对急性肺栓塞患者并发症的影响

美国的全国性数据显示，ECMO 患者的上消化道出血（11%）、腹膜后血肿（7%）和输血（23%）发生率更高[8]。德国的全国性数据显示，住院病死率的独立预测因素包括住院并发症，如血气胸（OR 1.40，95%CI：1.02～1.94，P<.001）[7]。Vandenbriele 等[11]报道，40%～70%的 ECMO 患者出现出血并发症，出血增加与死亡风险增加有关。通过绕过肺循环，尤其是在心脏功能低下的患者中，它会导致肺循环中的血液停滞，导致血栓形成。此外，ECMO 与管路诱导的血管内凝血样病理有关，其中血小板和凝血因子因剪切力而消耗，从而导致出血和血栓形成相关并发症。危重症或全身溶栓治疗导致的活化部分凝血活酶时间（aPTT）和活化凝血时间（ACT）的改变可能会导致监测和滴定普通肝素的困难，从而导致 ECMO 患者出血增加[12]。

三、急性肺栓塞患者应用 ECMO 辅助的时机

目前的指南建议全身溶栓以改善高危患者的急性右心衰竭，然而绝大多数的高危 PE 患者存在溶栓禁忌[13]。这些高危 PE 患者通过 ECMO 稳定下来，就可以采取辅助再灌注策略进一步治疗。ECMO 可以作为侵入性治疗或恢复的桥梁。2019 年的 ESC 指南将 ECMO 推荐为Ⅱb 级，作为高危 PE 患者外科栓子切除术或导管导向治疗的桥梁[3]。值得注意的是，接受导管导向治疗或外科栓子切除术的患者通常分别需要适度的镇静和全身麻醉，这会降低预负荷，并可能在 PE 的情况下引发心源性休克。Kucher 等学者的研究也证实，在接受药物而非 ECMO 支持的导管导向治疗患者中，3/7 的患者在手术过程中出现血流动力学恶化，导致心搏骤停或需要在血栓切除术完成前紧急放置 ECMO[13]。因此，在手术前为这些

患者启动 ECMO 可能会产生最大的获益。

四、小结和展望

近年来,ECMO 被越来越多地应用于急性大面积 PE 的治疗,尽管这很有前景,但对 ECMO 在急性大面积 PE 治疗中的作用和获益的认识还存在很大差距。需要开展进一步的研究,评估 ECMO 在高危急性 PE 中的作用,并特别关注大面积 PE 亚组、出血风险极高的亚组,如心搏骤停和心源性休克患者。随着 ECMO 技术日臻成熟,未来研究的潜在转化率将非常高。

参 考 文 献

[1] Sakr Y, Giovini M, Leone M, et al. Pulmonary embolism in patients with coronavirus disease-2019 (COVID-19) pneumonia: a narrative review. Ann Intensive Care, 2020, 10 (1): 124.

[2] Zhang Z, Lei JP, Shao X, et al. Trends in hospitalization and in-hospital mortality from VTE, 2007 to 2016, in China. Chest, 2019, 155 (2): 342-353.

[3] Keller K, Hobohm L, Ebner M, et al. Trends in thrombolytic treatment and outcomes of acute pulmonary embolism in Germany. Eur Heart J, 2020, 41 (4): 522-529.

[4] Konstantinides SV, Meyer G, Becattini C, et al. 2019 ESC Guidelines for the diagnosis and management of acute pulmonary embolism developed in collaboration with the European Respiratory Society (ERS). Eur Heart J, 2020, 41 (4): 543-603.

[5] Stein PD, Matta, F. Thrombolytic therapy in unstable patients with acute pulmonary embolism: saves lives but underused. The American Journal of Medicine, 2012, 125 (5): 465-470.

[6] Lorusso R, Shekar K, MacLaren G, et al. ELSO interim guidelines for venoarterial extracorporeal membrane oxygenation in adult cardiac patients. ASAIO J, 2021, 67 (8): 827-844.

[7] Hobohm L, Sagoschen I, Habertheuer A, et al. Clinical use and outcome of extracorporeal membrane oxygenation in patients with pulmonary embolism. Resuscitation, 2022, 170: 285-292.

[8] Nasser MF, Jabri A, Sharma S, et al. Outcomes with use of extra-corporeal membrane oxygenation in high-risk pulmonary embolism: a national database perspective. Thromb Thrombolysis, 2023, 55 (3): 499-505.

[9] Kaso ER, Pan JA, Salerno M, et al. Venoarterial extracorporeal membrane oxygenation for acute massive pulmonary embolism: a meta-analysis and call to action. J Cardiovasc Transl Res, 2022, 15 (2): 258-267.

[10] Chopard R, Nielsen P, Ius F, et al. Clinical use and outcome of extracorporeal membrane oxygenation in patients with pulmonary embolism. Journal of the American College of Cardiology, 2022, 79 (9): 1789.

[11] Vandenbriele C, Arachchillage DJ, Frederiks P, et al. Anticoagulation for percutaneous ventricular assist device-supported cardiogenic shock: JACC review topic of the week. J Am Coll Cardiol, 2022, 79 (19): 1949-1962.

[12] Vandenbriele C, Van Edom C, Tavazzi G. Anticoagulant management for transition from failed thrombolysis to extra-corporeal membrane oxygenation in patients with high-risk pulmonary embolism: a thoughtful approach. Int J Cardiol, 2023, 370: 378-380.

[13] Kucher N, Ouda A, Voci D, et al. Percutaneous large-bore aspiration embolectomy with veno-arterial extracorporal membrane oxygenation support or standby in patients with high-risk pulmonary embolism and contraindications to thrombolysis: a preliminary single centre experience. Eur Heart J Acute Cardiovasc Care, 2023, 12 (4): 232-236.

第六节　ECMO 在急性心肌炎中的应用

四川大学华西医院　基　鹏

急性心肌炎是心肌的一种急性炎症反应，通常分为急性非暴发性心肌炎和急性暴发性心肌炎（acute fulminant myocarditis，AFM）。尽管病因往往难以确定，但病毒感染、直接损伤、药物、中毒或自身免疫反应等都可能导致心肌炎。AFM 常常快速出现心脏相关临床表现，并迅速进展为严重心力衰竭和心源性休克，出现致命性心律失常、双室收缩和舒张功能障碍[1]。AFM 的治疗包括全面、积极的支持治疗，如气管插管、机械通气、镇痛镇静、去甲肾上腺素维持血压等，并且常常通过积极使用强心药物（如米力农、左西孟旦、多巴酚丁胺）来改善心脏泵血功能。部分危重患者甚至需要机械循环辅助，如 ECMO、心室辅助装置、IABP 和左心辅助装置（如 Impella）等来纠正快速恶化的血流动力学和器官灌注[2]。近些年来，应用 ECMO 辅助的 AFM 患者的院内死亡率呈下降趋势，远低于因为其他病因接受 V-A ECMO 辅助的患者，大约 2/3 的患者能够存活出院[3]。

综上，本节拟从 ECMO 在急性心肌炎患者中的流行病学、急性心肌炎患者 ECMO 辅助的时机，以及 ECMO 对急性心肌炎患者预后的影响几方面展开讨论，并对该研究领域中值得探索的问题进行介绍，以期更好地服务临床。

一、ECMO 在急性心肌炎患者中的流行病学

全球范围内，急性心肌炎的年发病率约为 22/10 万，其中 0.5%～4.0% 的病例会出现心力衰竭。虽然发病率尚未准确确定，但对急性心肌炎住院患者的研究表明，约 30% 的成人患者和超过 1/3 的儿童患者被诊断为 AFM。在儿童患者中，AFM 的死亡率约为 48%[4]。

AFM 需要借助心内膜心肌活检（endomyocardial biopsy，EBM）、临床、影像、组织病理学和血流动力学参数等相关检查共同诊断。虽然 EBM 是诊断的金标准，但由于其存在非特异性、并发症风险和取材误差等缺点，因此仅限于不明原因快速进展性心力衰竭的高危患者使用。美国心脏协会（AHA）发表的一份报告指出，AFM 患者往往伴随血清肌钙蛋白、红细胞沉降率和 C 反应蛋白升高，但上述生物标志物的水平正常也不能排除 AFM。超声心动图中此类患者可表现为心室壁增厚、心包积液、室壁节段性运动异常、心室血栓或右心室功能障碍，心脏磁共振成像（MRI）也可用于此类患者，进行心肌水肿、瘢痕或活动性炎症的检测。

由于临床数据与长期预后间的相关性较差，AFM 患者的预后很难判断。然而，心肌内检测到病毒、心室功能障碍、肺毛细血管楔压大于 15mmHg、心肌纤维化，以及淋巴细胞性、巨细胞性和肉芽肿性心肌炎的死亡率更高，需要进行心脏移植的可能性也更大。预后相对较好的类型是淋巴细胞性心肌炎，最为致命的类型为嗜酸性粒细胞性心肌炎和巨细胞性心肌炎[5]。

2023 年《循环》（Circulation）上发表了一篇基于体外生命支持组织（ELSO）数据库

的文章,这是目前为止针对急性心肌炎患者应用 V-A ECMO 支持的最大规模的多中心研究。该研究共纳入 850 名患者，发现过去 10 年以来，因为急性心肌炎行 ECMO 支持的患者数量逐渐增加，占所有 V-A ECMO 支持病例的 2%～3%，该占比在历年数据中相对稳定。ECMO 置管时的平均年龄为（40.9±14.6）岁，男性患者略多（51.6%）。ECMO 启动时的平均血压为（64±17）mmHg，pH 为 7.27±0.17。其中有 247 名患者（29.1%）同时使用了机械性左心室减压装置，190 名患者（22.4%）使用了主动脉内球囊反搏，57 名患者（6.71%）使用了经皮心室辅助装置。V-A ECMO 支持的中位时间为 6 天（3.5～9.5 天），ECMO 辅助的急性心肌炎患者死亡率为 34.9%，1.8% 过渡到心脏移植，2.4% 需要过渡到左心室辅助装置，整体而言比例较低，并且在进行了左心减压的患者中该比例更低[6]。另外一篇纳入了 54 项研究的系统评价发现，ECMO 支持的 AFM 患者中，活检阳性病例中 65% 为淋巴细胞性心肌炎。32% 的患者在启动 ECMO 前发生心搏骤停，其中 1/3 发生在院外，19% 接受了糖皮质激素治疗，出院时平均左室射血分数为 49%[7]。而基于中国医师协会体外生命支持专业委员会（CSECLS）注册数据库的研究发现，我国大陆地区接受 V-A ECMO 支持的 AFM 患者预后较好，84.2% 的患者成功撤离 ECMO，71.9% 的患者存活出院。中位年龄为 38 岁，男性占 52%。出血仍然是主要不良事件，其次是感染[8]。

二、急性心肌炎患者 ECMO 辅助的时机

近 20 年 ECMO 的使用指征和管理有了巨大的进步，ECMO 装置本身也在不断迭代优化，因此患者的预后和并发症情况也在随之改善。对药物治疗抵抗的难治性心源性休克的 AFM 患者可以将 ECMO 作为临时机械循环辅助手段，尤其是血流动力学不稳定和全身脏器灌注不足时，ECMO 可作为 AFM 的一线机械循环辅助手段，并且可为后续实施移植或者等待心脏功能康复提供桥梁作用。ECMO 可以通过降低室壁张力、增加冠状动脉灌注压、恢复心脏传导和保证全身灌注及氧供、减少强心药物剂量以降低心肌耗氧量等方面来促进心室恢复[9]。

AFM 患者行 ECMO 支持的时机是至关重要的。两项仅在心搏骤停的 AFM 患者中使用 ECMO 支持的研究发现，患者平均存活率仅为 50%。对于使用 ECMO 后心功能仍无改善的患者，应根据其年龄、临床器官功能状态，考虑过渡到心室辅助装置或心脏移植[10]。目前尚无研究对 AFM 患者应当何时启动 ECMO 支持提出具体的参考标准，但是难治性心源性休克、体循环灌注不足、恶性心律失常和高度房室传导阻滞往往提示患者可能需要 ECMO 辅助。尽早启动，避免患者发生呼吸、心搏骤停可能对改善此类患者预后发挥重要作用。

三、ECMO 对急性心肌炎患者预后的影响因素

影响 AFM 患者预后的 ECMO 启动前危险因素包括慢性肾衰竭、较大的年龄、较大的体重、亚裔、ECMO 启动前延长的机械通气时间、心搏骤停、心外器官功能衰竭、持续低血压、心源性休克的病因、较高的吸气峰压、较低的血清碳酸氢盐水平、ECMO 启

动前较低的 pH、心律失常、ECPR、合并脓毒症和入院时左心室后壁厚度增加等。肌钙蛋白水平达峰时间是预测心肌恢复的关键因素。Kanaoka 等称，高龄和 ECMO 相关并发症是 AFM 患者预后不良的预测因素。未来需要进一步研究明确此类患者心肌恢复的预测因素[11]。

AFM 患者经常出现血流动力学不稳定的恶性心律失常，包括完全性房室传导阻滞或室性心动过速，并最终导致死亡，而 ECMO 能够缩短此类患者恢复窦性心律的时间。一项针对 18 名 AFM 儿童的回顾性研究显示，ECMO 支持下所有患儿最终均不需要安置永久起搏器或进行心脏移植，并且 ECMO 组的心律恢复时间比非 ECMO 组短（1.7 天 *vs.* 7.3 天）。ECMO 提高了患儿的总体存活率（78%），并且在 6 个月随访时患儿心功能正常[12]。

ECMO 运行中，影响 AFM 患者预后的危险因素包括迁延持续的心律失常和心肌损伤、ECMO 启动时和支持 24h 后持续升高的乳酸水平、高血清肌钙蛋白峰值水平、高胆红素血症、急性肾损伤和需要肾脏替代治疗等[13]。此外，ECMO 运行期间还可能出现一系列并发症，包括出血、多器官功能不全、肢端缺血坏死、溶血、神经系统并发症、感染等，严重影响患者预后，其中死亡患者的出血相关并发症尤其突出。一项针对 ELSO 数据库的研究发现，急性心肌炎行 ECMO 辅助的非存活患者中，脑出血发生率为 7.4%，置管部位出血发生率为 10.1%，肺出血发生率为 4.0%，消化道出血发生率为 6.7%，均显著高于存活患者[14]。

四、未来的研究方向

目前针对急性心肌炎患者行 ECMO 辅助的研究多数为单中心病例回顾，不同的研究在患者特征、诊疗规范、数据收集标准、主要终点指标等方面均存在较大异质性，更重要的是，需要确定哪些患者更可能从 ECMO 中获益，明确 ECMO 启动的恰当时机和适应证人群。

参 考 文 献

[1] Ammirati E，Veronese G，Bottiroli M，et al. Update on acute myocarditis. Trends Cardiovasc Med，2021，31（6）：370-379.

[2] Mody KP，Takayama H，Landes E，et al. Acute mechanical circulatory support for fulminant myocarditis complicated by cardiogenic shock. J Cardiovasc Transl Res，2014，7（2）：156-164.

[3] Ammirati E，Cipriani M，Lilliu M，et al. Survival and left ventricular function changes in fulminant versus nonfulminant acute myocarditis. Circulation，2017，136（6）：529-545.

[4] Sharma AN，Stultz JR，Bellamkonda N，et al. Fulminant myocarditis：epidemiology，pathogenesis，diagnosis，and management. Am J Cardiol，2019，124（12）：1954-1960.

[5] Ammirati E，Veronese G，Cipriani M，et al. Acute and fulminant myocarditis：a pragmatic clinical approach to diagnosis and treatment. Curr Cardiol Rep，2018，20（11）：114.

[6] Nunez JI，Grandin EW，Reyes-Castro T，et al. Outcomes with peripheral venoarterial extracorporeal membrane oxygenation for suspected acute myocarditis：10-year experience from the extracorporeal life support organization registry. Circ Heart Fail，2023，16（7）：e010152.

[7] Vishram-Nielsen JKK，Foroutan F，Rizwan S，et al. Patients with fulminant myocarditis supported with veno-arterial extracorporeal membrane oxygenation：a systematic review and meta-analysis of short-term mortality and impact of risk factors. Heart Fail Rev，2023，28（2）：347-357.

[8] Hao T，Jiang Y，Wu C，et al. Clinical outcome and risk factors for acute fulminant myocarditis supported by venoarterial extracorporeal membrane oxygenation：an analysis of nationwide CSECLS database in China. Int J Cardiol，2023，371：229-235.

[9] Ostadal P，Rokyta R，Karasek J，et al. Extracorporeal membrane oxygenation in the therapy of cardiogenic shock：results of the ECMO-CS randomized clinical trial. Circulation，2023，147（6）：454-464.

[10] Lorusso R，Centofanti P，Gelsomino S，et al. Venoarterial extracorporeal membrane oxygenation for acute fulminant myocarditis in adult patients：a 5-year multi-institutional experience. Ann Thorac Surg，2016，101（3）：919-926.

[11] Kanaoka K，Onoue K，Terasaki S，et al. Features and outcomes of histologically proven myocarditis with fulminant presentation. Circulation，2022，146（19）：1425-1433.

[12] Lee EP，Chu SC，Huang WY，et al. Factors associated with In-hospital mortality of children with acute fulminant myocarditis on extracorporeal membrane oxygenation. Front Pediatr，2020，8：488.

[13] Chou HW，Wang CH，Lin LY，et al. Prognostic factors for heart recovery in adult patients with acute fulminant myocarditis and cardiogenic shock supported with extracorporeal membrane oxygenation. J Crit Care，2020，57：214-219.

[14] Rali AS，Garry JD，Dieter RA，et al. Extracorporeal life support for cardiogenic shock in adult congenital heart disease—an ELSO registry analysis. ASAIO J，2023，69（11）：984-992.

第七节　ECMO 在终末期心肺衰竭桥接治疗中的应用

中山市人民医院　程　周

对于终末期心肺衰竭患者，救治关键是早期、快速干预，而药物治疗的效果通常非常有限。心肺移植作为终末期心肺衰竭患者的最佳治疗方案仍面临众多问题，其中以供体资源的短缺最为突出。优化供体分配和延长受者等候时间对提高终末期心肺衰竭患者生存率具有重要意义。根据 ELSO 数据，近 15 年来，体外膜氧合（ECMO）用于心源性休克病例数量增加了 1180%，ECMO 中心的数量由 2007 年的 135 个增至 2019 年的 463 个[1]。ECMO 作为终末期心肺衰竭患者心肺移植或其他机械循环辅助（MCS）的桥接策略被越来越广泛地应用于临床。

一、ECMO 在终末期心力衰竭桥接治疗中的作用

（一）ECMO 桥接心脏移植

1. ECMO 桥接心脏移植受者结局　终末期心力衰竭患者常合并组织灌注严重不足、器官功能受损，V-A ECMO 可提供充分的循环和呼吸支持，改善低氧血症和组织灌注，并可在床边迅速启动，为等候合适的供体进行移植或桥接至其他长期 MCS 赢得时间。自 2018 年 10 月器官共享联合网络（United Network For Organ Sharing，UNOS）将 ECMO 支持的

心脏移植候选人分配为移植的最高优先级以来，ECMO 桥接至心脏移植或人工心脏的受者数量显著增加。

曾报道 ECMO 桥接心脏移植有居高不下的死亡率：30 天死亡率为 27.4%～34%，1 年存活率为 53%～57.8%；多变量分析表明，移植前的 ECMO 桥接是受体移植后死亡的独立危险因素[2]。这些结果不禁使人怀疑，是否浪费了供体资源。随着 UNOS 新的器官分配优先级调整，终末期心力衰竭患者管理方面的临床实践发生了较大转变。Gonzalez 等[2]对 2018 年移植分配政策前后的心脏移植受者预后研究发现，新政策后 ECMO 桥接心脏移植更为积极，增加了 2.8 倍，受者 6 个月生存率显著增高，由 74.6% 升至 91.2%。一项对 26 918 例受者的 16.7 年限制平均生存时间分析表明，心脏移植前接受 ECMO 辅助的患者比未接受 MCS 的患者生存时间仅短 16.6 个月，但 V-A ECMO 组患者病情分层危重率为 74.4%，明显高于非 MCS 组（25.2%）[3]。Acharya 等[4]对 2016～2021 年 ELSO 数据库 17 087 例 ECMO 患者进行分析，提示 2018 年新分配制度之后 ECMO 用于桥接心脏移植或左心室辅助装置（left ventricular assist device，LVAD）受者数量和出院存活率增加，并呈现出 ECMO 支持前 pH 较高、血压更高和氧分压更高等特点；这部分受者出血，感染，神经系统、肺部和肾脏等并发症的发生率均降低。ECMO 桥接心脏移植患者生存率的提高与上机及时、并发症更少相关。

2. ECMO 联合主动脉内球囊反搏（IABP）桥接心脏移植　IABP 在心脏舒张期球囊充气，增加冠状动脉灌注压和氧供，可改善冠状动脉侧支及外周灌注，收缩期球囊放气，降低后负荷，增强主动脉瓣开放，降低左心室后负荷和左心室壁张力，一定程度弥补了外周 V-A ECMO 对心脏的不良影响。但是，ECMO 桥接心脏移植患者联合应用 IABP 是否获益存在争议。一项多中心研究显示，心脏移植前行 IABP 联合 V-A ECMO 辅助与单独应用 V-A ECMO 相比，ECMO 辅助期间的死亡率、移植后住院死亡率、1 年死亡率未见显著性差异，而 IABP 联合 V-A ECMO 组患者出血事件显著多于单独 ECMO 组（45.2% vs. 25%）[5]。另一项对 3815 例 V-A ECMO 辅助的心源性休克患者的回顾性研究显示，V-A ECMO 联合 IABP 患者住院率、7 天和 30 天死亡率明显低于单独使用 V-A ECMO 的患者[6]。

3. ECMO 辅助治疗移植后原发性移植物衰竭（primary graft dysfunction，PGF）　PGA 作为心脏移植后 30 天受者死亡的主要原因，目前尚缺乏特异性治疗方法。Paulo 等[7]研究表明，V-A ECMO 辅助用于移植后 PGF，受者顺利脱机率为 65%，存活出院率为 53%，且存活患者长期生存期不受影响。最近的一项研究显示，相比于传统的直接 ECMO 置管和管理方式，尽早识别和启动 ECMO，并应用人工血管桥接至腋动脉、头臂干或升主动脉的动脉插管方式联合 2～3L/min 的 ECMO 流量（非全流量辅助），PGF 受者顺利脱机率可从 61% 升至 100%，出院存活率由 39% 升至 76%，很大程度提高了 PGF 患者的早期生存率[8]。

（二）ECMO 桥接至人工心脏

在大多数国家，接受 ECMO 桥接心脏移植的候选者被分配到考虑接受移植的最高优先地位，但随着 ECMO 支持时间的延长，终末脏器功能障碍的发生率逐渐增加，即使接受 ECMO 支持的终末期心力衰竭患者也可能在等候移植过程中死于相关并发症。据报道，

ECMO 辅助计划移植/LVAD 但未能实施的等候者中，仍有 42% 的患者在脱机后死亡或预后极差[4]。将接受 ECMO 支持的患者过渡到其他 MCS 策略可为后续治疗提供选择。

1. ECMO 桥接至 LVAD　ELSO 注册数据显示，2010～2019 年 ECMO 用于桥接心脏移植或 LVAD 的数量由 1.7% 升至 22.2%[1]。Mastoris 等[1]最近发表的一项回顾性研究指出，无论 ECMO 桥接至 LVAD 还是心脏移植，两组受者间全因死亡率类似，分别为 29.1% 和 28.7%，但两者住院死亡的预测因子不同：呼吸衰竭和连续性肾脏替代治疗与心脏移植死亡率增加相关，而年龄、手术和插管出血与 LVAD 死亡率相关。最新一项对急性失代偿性心力衰竭相关心源性休克患者桥接策略的研究指出，8777 例患者中，2802 例（31.9%）进行了心脏移植，5975 例（68.1%）进行了长期 LVAD，其中经 V-A ECMO 桥接的受者死亡率和不良事件发生率最高。V-A ECMO 桥接至长期 LVAD 的患者大出血和脓毒症或肺炎发生率显著高于桥接至心脏移植的患者，分别为 40%、33% 和 22%、21%[9]，这可能与 LVAD 组患者年龄大、合并症多、病情重有关。Mastoris 等[1]研究指出，LVAD 置入的独立预测因子包括患者体重增加、心源性休克表现、既往 LVAD、呼吸衰竭和米力农输注。除此之外，如果受者存在肺动脉压高，可能导致右心室衰竭的发生率较高而死亡率增加，这种情况下，LVAD 治疗可作为首选。LVAD 被证明可以使肺动脉压正常化，从而重新引入未来进行心脏移植的资格。

2. ECMO 桥接至临时全人工心脏（temporary total artificial heart，TAH-t）　ECMO 机械支持患者的真正挑战是确保最佳的全身灌注和终末器官功能的恢复，当 ECMO 支持的心脏移植候选者不适用 LVAD 时，TAH-t 是一种可能的替代选择。Noly 等[10]分析置入 ECMO 和 TAH-t 顺序桥接心脏移植的患者与仅在移植前接受 TAH-t 桥接患者在心脏移植术后的结局情况，发现 ECMO-TAH-t 组与 TAH-t 组患者整体术后存活率未见显著性差异。值得注意的是，存在肝损害的患者置入 TAH-t 预后较差，严重肝损害可能是 TAH-t 或心脏移植的禁忌。对于双心室衰竭可能面临非常高的死亡风险、需要继续 ECMO 支持且不能及时移植的患者，桥接至 TAH-t-心脏移植策略是合理有效且可行的选择。

二、ECMO 右心室辅助装置桥接右心室心力衰竭至肺移植

肺移植已成为非恶性终末期肺部疾病患者的最佳治疗方法。由于供者的短缺，世界范围内肺移植的等待时间越来越长，许多等待肺移植的患者需要机械通气和 ECMO 支持治疗，详见第十章第一节"肺移植的 ECMO 支持进展"。本部分介绍 ECMO 右心室辅助装置桥接右心室心力衰竭至肺移植。

ECMO 辅助下等待肺移植的时间经常不可预测。长期的静脉-静脉（V-V）ECMO 支持可能导致右心室心力衰竭（right ventricular heart failure，RVHF），进而导致血流动力学不稳定。如果治疗不及时，可能不再是移植的合适候选患者，且生存率较低。这种潜在的致命并发症需要心脏和呼吸同时支持。

V-V ECMO 患者合并 RVHF 时，可通过增加动脉插管转至 V-A ECMO 模式或 VAV-ECMO 模式以提供循环支持。Lee 等[11]研究表明，可以考虑在第二肋间隙行左前开胸术，采用端侧吻合术将再灌注插管插入肺动脉主干，再联合 V-V ECMO 或 VA / VAV-ECMO

进行 RVHF 的支持治疗，该方法可防止右心室扩张，保留经肺血流，防止外周动脉插管并发症和南北综合征及减少血栓栓塞并发症，利于患者康复。值得注意的是，该方法可能使流向肺的血流增加，导致肺动脉压升高，出现肺出血和水肿，对于严重肺动脉高压患者要慎重，因此流量控制需要格外关注。

三、小结和展望

对于终末期心肺衰竭患者，在出现多器官功能衰竭前积极进行机械辅助桥接治疗是提高患者生存率的有效措施。由于我国中、长期机械辅助装置应用尚处于起步阶段，以 ECMO 为主的短期机械辅助支持仍是终末期心肺衰竭患者的主要辅助手段。当前国内外研究多为回顾性，患者异质性大，未来尚需证据等级更高的临床研究来明确最佳桥接策略。

参 考 文 献

[1] Mastoris I，Tonna JE，Hu J，et al. Use of extracorporeal membrane oxygenation as bridge to replacement therapies in cardiogenic shock：insights from the extracorporeal life support organization. Circ Heart Fail，2022，15（1）：e008777.

[2] Gonzalez MH，Acharya D，Lee S，et al. Improved survival after heart transplantation in patients bridged with extracorporeal membrane oxygenation in the new allocation system. J Heart Lung Transplant，2021，40（2）：149-157.

[3] Carter KT，O'Brien R，Larson SB，et al. Venoarterial extracorporeal membrane oxygenation is a viable option as a bridge to heart transplant. J Thorac Cardiovasc Surg，2022，163（1）：140-147. e4.

[4] Acharya D，Manandhar-Shrestha N，Leacche M，et al. Extracorporeal membrane oxygenation as a bridge to advanced heart failure therapies. J Heart Lung Transplant，2023，42（8）：1059-1071.

[5] Barge-Caballero G，Castel-Lavilla MA，Almenar-Bonet L，et al. Venoarterial extracorporeal membrane oxygenation with or without simultaneous intra-aortic balloon pump support as a direct bridge to heart transplantation：results from a nationwide Spanish registry. Interact Cardiovasc Thorac Surg，2019，29（5）：670-677.

[6] Nishi T，Ishii M，Tsujita K，et al. Outcomes of venoarterial extracorporeal membrane oxygenation plus intra-aortic balloon pumping for treatment of acute myocardial infarction complicated by cardiogenic shock. J Am Heart Assoc，2022，11（7）：e023713.

[7] Paulo N，Prunet H，Armoiry X，et al. Outcome of primary graft dysfunction rescued by venoarterial extracorporeal membrane oxygenation after heart transplantation. Arch Cardiovasc Dis，2022，115（8-9）：426-435.

[8] Guo A，Kotkar K，Schilling J，et al. Improvements in extracorporeal membrane oxygenation for primary graft failure after heart transplant. Ann Thorac Surg，2023，115（3）：751-757.

[9] Varshney AS，Berg DD，Zhou G，et al. Bridging strategies and cardiac replacement outcomes in patients with acute decompensated heart failure-related cardiogenic shock. Eur J Heart Fail，2023，25（3）：425-435.

[10] Noly PE，Moriguchi J，Shah KB，et al. A bridge-to-bridge approach to heart transplantation using extracorporeal membrane oxygenation and total artificial heart. J Thorac Cardiovasc Surg，2021，165（3）：1138-1148. e1.

[11] Lee JG，Pak C，Oh DK，et al. Right ventricular assist device with extracorporeal membrane oxygenation for bridging right ventricular heart failure to lung transplantation：a single-center case series and literature review. J Cardiothorac Vasc Anesth，2022，36（6）：1686-1693.

第八节　V-A ECMO 在特殊患者中的应用

遵义医科大学附属医院　田仁斌

近年来，随着体外生命支持材料的革新，以及诊疗技术与管理水平的提高，V-A ECMO 在急性危重症循环衰竭患者中的支持取得长足进步和可喜的成绩，但是绝大多数患者的支持依然停留在原发病灶位于心肺系统的情况，针对其他系统疾病引起的心肺衰竭，ECMO 应用缺乏足够的证据。本节主要介绍 V-A ECMO 在特殊患者中应用的最新临床证据及实施价值。

一、V-A ECMO 在药物中毒患者中的应用

有毒物质进入人体达到一定剂量会导致机体发生器质性改变，甚至死亡。毒物所具有的心脏毒性易引起循环衰竭，严重时发生心搏骤停，是患者死亡的主要原因之一。

2022 年，Matteo Pozzi 等发表了一项 V-A ECMO 救治中毒患者的单中心、14 年经验回顾性研究，32 例中毒患者（其中难治性心源性休克 25 例，心搏骤停 7 例）接受 V-A ECMO 支持，其中 7 例（21.9%）患者在支持期间发生远端缺血，26 例（81.3%）患者支持（2.9±1.3）天后成功撤离 ECMO，1 例（3.1%）患者撤机后因多器官衰竭死亡，住院生存率达到78.1%，远高于 ELSO 总体 V-A ECMO 患者的住院生存率；该项研究还提到，性别、毒物类型在生存率方面差异没有统计学意义[1]。同年，Duburcq 等对比 22 例严重药物中毒患者 V-A ECMO 救治后幸存者与死亡患者的回顾性研究显示，总体生存率达 45.5%（10/22），心搏骤停患者（25%，3/12）较难治性休克患者生存率更低（70%，7/10，P=0.08），这可能与低灌注及 ECMO 建立时间延长有关；中毒患者 SAVE 评分分级为Ⅱ/Ⅲ级的患者存活，而Ⅳ/Ⅴ级的患者有 85.7%（12/14）死亡，文章还提到低流量时间＞60min、乳酸水平＞9mmol/L、SAVE 评分分级是预测预后不良的因素[2]，这是药物中毒引起循环衰竭或心搏骤停患者实施 ECMO 时需要考虑的预后指标。

药物中毒患者历经常规医疗救治，一部分患者病情仍然不能改善，呈现循环衰竭、危及生命的血流动力学不稳时，ECMO 的建立无疑可以改善循环状态，稳定脏器灌注，维持其正常功能，为毒物代谢及消除毒物对机体的损害提供更多恢复的时间与可能。一旦排除不可逆的神经系统并发症及影响预后的合并症，把握时机，有序对此类患者进行 ECMO 支持，就有可能提高救治成功率。

二、V-A ECMO 在肝移植手术中的应用

肝移植是终末期肝脏疾病患者治疗的金标准，围手术期往往因为严重的并发症和（或）

合并症导致移植手术失败，如急性心肺衰竭、肾衰竭，采取必要的干预措施显得尤为重要。当患者出现急性循环衰竭或者肺动脉高压危象时，常用的药物处理并不尽如人意。近年来，在重症终末期肝脏疾病患者肝移植过程中，一部分单位采用机械循环辅助 ECMO 支持已有越来越多的成功案例报道。

2023 年 Yoon 等[3]对 109 例原位肝移植期间 V-A ECMO 支持超过 24h 的患者的回顾性研究结果显示，其围移植期 30 天内 ECMO 撤机成功率达 50.98%，存活出院率为 47.1%；移植超过 30 天的患者 ECMO 撤机成功率为 51.72%，存活率为 39.7%，1 年后总体存活率为 42.6%。15 例（13.8%）患者经历 18 次 ECMO 相关并发症，12 例（11.0%）患者在同一住院时间内撤机后再次运用 ECMO；通过多因素变量分析发现并存脓毒症、高胆红素血症是住院患者死亡的独立危险因素。2022 年 Trista 等纳入过去 20 年 ECMO 在成人肝移植领域的 41 项研究进行分析，围手术期肝移植受者 ECMO 比例为 33.3%，V-A ECMO 比例为 49.2%（$n=30$），其中外周插管 27 例，中心插管 3 例；感染和多器官功能衰竭是移植后死亡的主要原因，与 ECMO 相关的并发症少见。经历 ECMO 的移植患者 90 天死亡率为 45.9%，其中 V-A ECMO 患者 12 例，生存率与其他 V-A ECMO 患者没有明显差别[4]。

笔者建议在重症肝移植患者中，有计划的、预防性的 ECMO 支持可以维持重要脏器功能，减轻合并症的不利影响，最终促进恢复，这是应用于移植领域的一项新兴技术，需要更多关于这一主题的证据来指导治疗选择。

三、V-A ECMO 在溺水患者中的应用

溺水是导致意外死亡的常见原因，也是全世界关注的公共安全问题。溺水患者的症状，包括一般性咳嗽到严重呼吸、循环衰竭，甚至心搏骤停。2021 年欧洲复苏委员会指南指出，ECMO 应被视为预防或治疗溺水直接导致的心搏骤停的抢救疗法[5]。一些针对溺水患者 ECMO 支持的证据应值得关注。

2023 年 Thomas 等对德国 12 354 例溺水住院患者进行回顾性分析，其中 237 例（1.9%）接受了 ECMO 支持；总住院死亡率达 74.7%（$n=177$），其中 V-A ECMO 患者死亡率为 59.89%（$n=106$），V-V ECMO 死亡率为 40.11%（$n=71$），住院死亡率与性别、年龄差异无统计学意义。V-A ECMO 死亡率的增加与院前和院内心肺复苏呈正相关，但令人惊讶的是，ECMO 期间并发卒中的患者死亡率并未增加，这与既往研究结果不符[6]，在过去的研究中，ECMO 期间缺血性和（或）出血性卒中的发生与死亡率增加有关，患者死亡率接近 80%[7]。

在溺水患者循环衰竭或发生难治性心搏骤停时，实施 V-A ECMO 是有必要的。限于现有的研究纳入病例数少，且多是回顾性研究，为溺水患者实施 ECMO 干预的有效性和预后预测因素均有待进一步研究证实。

四、V-A ECMO 在意外低温救治中的应用

意外低体温并不常见，但严重的低体温会引起血流动力学不稳定或心搏骤停，危及

患者生命，发生这种情况时，2021 年欧洲复苏委员会推荐应用 ECMO[8]。2023 年日本学者 Takauji 对到达急诊室测体温＜32℃且血流动力学不稳定或心搏骤停时采用 ECMO 支持的成人患者的一项多中心前瞻性研究（ICE-CRASH）显示，ECMO 组与低体温心搏骤停患者良好的 28 天生存率和神经系统预后相关，而对于未发生心搏骤停的患者，ECMO 组并没有明显优势，相反其出血的风险会增加，另外 ECMO 支持的患者复温效率更高。该项研究中由初诊医师决定其复温方式，可能存在一定的偏倚，但不可否认，作为目前针对低体温 ECMO 支持的全球唯一一项前瞻性研究，证明了低体温患者采取复温策略也影响着患者的预后，这可能会对未来制定指南有一定的作用[9]。2023 年 Prekker 等[10]对急诊室接诊的 44 例严重低体温（核心温度＜28℃）患者应用 ECMO 复温和传统方法复温进行回顾性分析，结果显示 ECMO 组复温效率明显高于传统组（2.3℃/h *vs.* 1.5℃/h），两组住院生存率相似，但两组间发生心搏骤停的患者中，ECMO 组生存率明显高于传统组（71% *vs.* 29%），在严重低体温发生心搏骤停的患者中，ECMO 组生存率也明显高于传统组。在所有低体温患者中，ECMO 与传统方法相比可更快地恢复体温，这与 ICE-CRASH 研究结果一致。

V-A ECMO 可能是治疗低体温导致血流动力学不稳定或者心搏骤停的方法，但仍需要更多的证据支持。

五、V-A ECMO 在羊水栓塞患者中的应用

羊水栓塞是一种极其凶险的产科急危重症病症，可引起严重的心肺功能衰竭和凝血系统紊乱，一旦发生往往是灾难性的，发生率为（1.9～2.5）/10 万产妇，产妇死亡率为 11%～43%。2022 年 Aissi James 等[11]报道了 10 例羊水栓塞患者采取 V-A ECMO 救治的研究，其中 7 例患者在 ECMO 前发生心搏骤停，2 例接受 ECPR。ECMO 前患者血流动力学严重紊乱，强心药评分 370（55～1530）μg/（kg·min），LVEF 14%（0～40%），乳酸 12mmol/L（2～30mmol/L）；尽管 ECMO 前患者病情危重和大量输注血液制品，凝血功能紊乱，但仍有 70%（*n*=7）的患者存活出院。需要强调的是，这项研究纳入数据的单位年 ECMO 例数均超过 100 例[11]，而我国 60%开展 ECMO 的单位年 ECMO 例数不超过 10 例，一旦对这类患者施救，务必考虑团队的经验、经济成本，以患者为中心进行治疗选择。

六、小结和展望

随着 ECMO 技术的普及，ECMO 设备、材料的迭代更新，以及相关政策的制定，ECMO 在一些特殊领域如高龄、创伤、肿瘤等中的应用也会越来越多，目前主要仍以抢救治疗为主，未来一些高质量的研究结果会为 ECMO 应用的合理性提供证据支持，很多现存问题也会得到进一步解决。

参 考 文 献

[1] Pozzi M, Buzzi R, Hayek A, et al. Veno-arterial extracorporeal membrane oxygenation for drug intoxication: a single center, 14-year experience. J Card surg, 2022, 37（6）: 1512-1519.

[2] Duburcq T, Goutay J, Preau S, et al. Venoarterial extracorporeal membrane oxygenation in severe drug intoxication: a retrospective comparison of survivors and nonsurvivors. ASAIO J, 2022, 68（7）: 907-913.

[3] Yoon YI, Lim JH, Lee SG, et al. Role of extracorporeal membrane oxygenation as a salvage therapy for liver transplantation recipients in a high-volume transplant center. Liver Transpl, 2023, 29（1）: 67-79.

[4] Reid TD, Kratzke IM, Dayal D, et al. The role of extracorporeal membrane oxygenation in adult liver transplant patients: a qualitative systematic review of literature. Artif Organs, 2022, 46（4）: 578-596.

[5] Perkins GD, Graesner JT, Semeraro F, et al. European Resuscitation Council Guidelines 2021: executive summary. Resuscitation, 2021, 161: 1-60.

[6] Jasny T, Kloka J, Old O, et al. Results from 237 extracorporeal membrane oxygenation runs with drowned patients: a nationwide retrospective study. Crit Care, 2023, 27（1）: 293.

[7] Jouffroy R, Vivien B. Comment on: results from 237 extracorporeal membrane oxygenation runs with drowned patients. Crit Care, 2023, 27（1）: 326.

[8] Lott C, Truhlář A, Alfonzo A, et al. European Resuscitation Council Guidelines 2021: cardiac arrest in special circumstances. Resuscitation, 2021, 161: 152-219.

[9] Takauji S, Hayakawa M, Yamada D, et al. Outcome of extracorporeal membrane oxygenation use in severe accidental hypothermia with cardiac arrest and circulatory instability: a multicentre, prospective, observational study in Japan（ICE-CRASH study）. Resuscitation, 2023, 182: 109663.

[10] Prekker ME, Rischall M, Carlson M, et al. Extracorporeal membrane oxygenation versus conventional rewarming for severe hypothermia in an urban emergency department. Acad Emerg Med, 2023, 30（1）: 6-15.

[11] Aissi James S, Klein T, Lebreton G, et al. Amniotic fluid embolism rescued by venoarterial extracorporeal membrane oxygenation. Crit Care, 2022, 26（1）: 96.

第二章

ECMO 在心搏骤停中的应用

第一节　院外心搏骤停 ECMO 救治效果

中山大学附属第一医院广西医院　朱瑞凯

院外心搏骤停（out-of-hospital cardiac arrest，OHCA）是指在医院外发生的心搏骤停，其发生率逐年上升，已经成为全球范围内的公共卫生问题。心搏骤停的救治需要争分夺秒，而 OHCA 由于环境的复杂性和救治条件的有限性，更是对医疗救治工作的极大挑战。过去10 年间，体外心肺复苏（extracorporeal cardiopulmonary resuscitation，ECPR）的概念逐渐兴起，目前已成为全球许多中心难治性 OHCA 的综合救治方法之一[1]。

一、院外心搏骤停的流行病学

OHCA 的潜在原因很多，包括心血管疾病、神经系统疾病、电解质紊乱、药物中毒等。其中，冠心病是 OHCA 的主要病因，其他高危因素包括高血压、呼吸系统疾病、糖尿病、肥胖、吸烟、酗酒及家族病史等。

OHCA 的抢救成功率相对较低。据统计，每年全球范围内有数以百万计的心搏骤停（cardiac arrest，CA）事件发生。由于多种因素的影响，不同国家 OHCA 患者救治后存活的比例不尽相同：欧美国家约 15%，我国仅 1%，而且全球范围内，保留良好神经功能预后的患者还不足 1%[2-4]。这一现状表明，OHCA 的抢救仍然面临许多挑战。针对目前 OHCA 救治瓶颈，ECMO 作为一种体外循环支持技术，具有改善抢救效果的潜力。随着技术的进步和抢救策略的优化，ECMO 在 OHCA 抢救中的地位可能会进一步提高。

二、院外心搏骤停 ECMO 应用救治策略

（一）早期启动

在 OHCA 救治中，ECMO 的快速启动是一个重要的策略。Lamhaut 等[5]的研究中对比

了 OHCA 患者在不同时间点实施 ECPR 的结果：经对比两组患者（人口统计学变量上没有明显差异），一组是在早期启动 ECPR（即心搏骤停 30min 内启动）的患者，60min 内启动泵流；另一组是延迟启动 ECPR（即心搏骤停 30min 后启动）的患者。研究结果显示，早期实施 ECPR 的患者生存率和神经功能恢复率较高，与晚期实施 ECPR 的患者相比差异有显著统计学意义。研究认为，早期实施 ECPR 可以最大限度地减轻心搏骤停后的缺血再灌注损伤，提供更好的治疗效果。因为在 OHCA 情况下，每一秒都至关重要，心脏和脑部组织会因缺血而受到损害。启动 ECMO 的目标是尽快提供持续的心肺支持，从而最大限度地缩短缺血时间并保护患者的生命。

因此，在 OHCA 期间，如果医护人员认为患者可能适合进行 ECPR，应尽快启动 ECMO，而不是长时间等待评估心肺复苏成功与否。这是因为 ECMO 的建立过程包括插管、环路预充等程序，需要额外的时间。根据不同 ECMO 中心的报告[6]，从 OHCA 发生到 ECMO 建立之间的时间差异非常大。因此，尽早启动 ECMO 可以节约时间，尽早为患者提供心肺支持，以提高患者的生存率和改善预后。

（二）快速转运

快速转运是 OHCA 患者应用 ECMO 救治策略的关键环节，包括救治前急救人员快速到达患者所在地及患者快速转运至专科医院两方面。首先，在接到 OHCA 的急救电话后，急救人员应立即启动应急响应机制，与大型综合医院专科或专科医院联系，告知患者情况。经专科医院评估无 ECPR 禁忌证后立即启动 ECMO 团队，携带设备及药品快速到达患者所在地。其次，ECMO 成功建立后应尽快将患者转运至具备心搏骤停原发病救治能力的医疗机构，为确保患者在转运过程中的生命安全，在选择转运路线时，要充分考虑路况、交通状况、距离等因素，尽量缩短转运时间。同时，在转运过程中，应始终保持患者的稳定，密切监测生命体征，并及时采取相应的救治措施。

（三）综合救治

在大型综合医院或专科医院进行抢救时，应采用综合救治策略。除了 ECMO 循环支持外，还应根据患者的具体情况采取积极的药物治疗、电除颤和介入手术等措施。此外，还应密切监测患者的心电图、血流动力学指标和生化指标等，及时调整抢救策略，以提高抢救成功率。

三、院外心搏骤停 ECMO 应用效果分析

（一）早期稳定血流动力学

ECMO 通过建立体外循环，将患者的血液引出体外，经过膜肺对血液进行氧合和二氧化碳清除后再泵回体内，维持机体氧合，并提供血流动力学支持，使心脏在恢复过程中得到充分休息。

（二）生存率提高

ELSO 实时注册登记数据显示，近 5 年登记 ECPR 有 14 704 例，占同期 ECMO 总例数（103 429 例）的 14.2%，ECMO 在心肺复苏治疗中得到一定程度的认可和接受。Rob 等对 Prague OHCA 试验进行二次分析研究，纳入 256 例 OHCA 患者，分为院前传统的胸外心脏按压，即传统心肺复苏（CCPR）后恢复自主循环（return of spontaneous circulation，ROSC）、CCPR 后未恢复自主循环和未恢复自主循环接受 ECPR 三组，结果显示相对于 CCPR，ECPR 在 180 天生存率方面更具优势[7, 8]。另外一项荷兰多中心、随机对照试验[9]显示，相对于 CCPR，ECPR 可以改善 OHCA 和院内心搏骤停（in-hospital cardiac arrest，IHCA）患者的生存率。总而言之，根据现有研究数据，随着 ECPR 技术逐渐成熟，ECPR 对于 OHCA 的抢救较 CCPR 可以改善患者生存率，降低致残率。

（三）神经功能预后改善

早期启动 ECMO 可以减轻脑缺血再灌注损伤，并提供更好的氧合和血流，降低神经功能障碍的风险。关于 ECMO 在 OHCA 患者中的应用，已有多项研究对其效果进行了评估。荷兰的一项多中心、随机对照试验，将 OHCA 患者分为早期 ECPR 组和 CCPR 组，结果显示早期 ECPR 组具有较高神经功能恢复率[9]。另一项前瞻性研究显示，ECMO 的应用时间和患者的神经功能恢复时间存在一定的相关性，即早期应用 ECMO 支持的患者，其神经功能恢复时间更短，恢复程度也更好[10]。这一结果提示，在 OHCA 患者中，早期应用 ECMO 对于神经功能的恢复具有重要意义。

四、小结和展望

经过数十年的发展，ECMO 在 OHCA 治疗中的应用已经得到广泛认可和接受，并发挥了重要的作用。多项研究表明，OHCA 患者早期使用 ECMO 可以改善患者的生存率和神经功能预后[5-9]。ECMO 通过提供呼吸和循环支持，使心搏骤停患者获得原发病诊断及治疗的时间窗，为心脏功能恢复创造条件。然而，ECPR 的开展也面临较多困难和挑战，如时间、地点的不确定性，患者生存率仍较低，并发症发生率仍较高等。目前，只有训练有素、技术成熟、人力资源充足的 ECMO 中心能够提供这一技术，还需要更多研究为 ECPR 的时机和模式选择提供可靠的依据。

未来，随着科学技术及互联网技术的发展，ECMO 设备将更加便捷、技术将更加先进，医务人员与患者的联系将更加紧密，有可能在改善治疗效果和降低并发症风险方面取得突破。

参 考 文 献

[1] Richardson ASC, Tonna JE, Nanjayya V, et al. Extracorporeal cardiopulmonary resuscitation in adults. Interim Guideline Consensus Statement From the Extracorporeal Life Support Organization. ASAIO J, 2021, 67（3）：221-228.

[2] Feng XF，Hai JJ，Ma Y，et al. Sudden cardiac death in mainland china：a systematic analysis. Circ Arrhythm Electrophysiol，2018，11（11）：e006684.

[3] American Heart Association，American Academy of Pediatrics. 2005 American Heart Association（AHA）guidclines for cardiopulmonary resuscitation（CPR）and emergency cardiovascular care（ECC）of pediatric and neonatal patients：neonatal resuscitation guidelines. Pediatrics，2006，117（5）：e1029-e1038.

[4] Wang CH，Huang CH，Chang WT，et al. Associations between body size and outcomes of adult in-hospital cardiac arrest：a retrospective cohort study. Resuscitation，2018，130：67-72.

[5] Lamhaut L，Hutin A，Puymirat E，et al. A pre-hospital extracorporeal cardio pulmonary resuscitation（ECPR）strategy for treatment of refractory out hospital cardiac arrest：an observational study and propensity analysis. Resuscitation，2017，117：109-117.

[6] Grunau B，Hornby L，Singal RK，et al. Extracorporeal cardiopulmonary resuscitation for refractory out-of-hospital cardiac arrest：the state of the evidence and framework for application. Can J Cardiol，2018，34（2）：146-155.

[7] Belohlavek J，Smalcova J，Rob D，et al. Effect of intra-arrest transport，extracorporeal cardiopulmonary resuscitation，and immediate invasive assessment and treatment on functional neurologic outcome in refractory out-of-hospital cardiac arrest：a randomized clinical trial. JAMA，2022，327（8）：737-747.

[8] Rob D，Smalcova J，Smid O，et al. Extracorporeal versus conventional cardiopulmonary resuscitation for refractory out-of-hospital cardiac arrest：a secondary analysis of the Prague OHCA trial. Crit Care，2022，26（1）：330.

[9] Suverein MM，Delnoij TSR，Lorusso R，et al. Early extracorporeal CPR for refractory out-of-hospital cardiac arrest. N Engl J Med，2023，388（4）：299-309.

[10] Bougouin W，Dumas F，Lamhaut L，et al. Extracorporeal cardiopulmonary resuscitation in out-of-hospital cardiac arrest：a registry study. Eur Heart J，2019，41（21）：1961-1971.

第二节　成人心搏骤停患者体外心肺复苏
与传统心肺复苏的比较

吉林大学白求恩第二医院　田加坤

心搏骤停（CA）由于其高死亡率和高致残率，严重威胁着人类的生命健康。据统计，在美国每年院内心搏骤停（IHCA）和院外心搏骤停（OHCA）发病人数大约为 20 万和 35 万[1]。CA 致病原因很多，主要包括急性冠脉综合征、肺栓塞、高钾/低钾血症、呼吸衰竭、心脏压塞、张力性气胸、中毒、败血症、低血容量、出血。虽然传统心肺复苏（CCPR）相关指南不断更新，但对于 CA 患者的救治成功率仍不理想，OHCA 患者生存率仅为 2%～11%[2, 3]，而 IHCA 患者的平均生存率也仅为 23.7%[3, 4]。在我国，CA 患者的生存率更低，OHCA 患者仅为 1.3%，而 IHCA 患者也仅为 9.1%[5]。对于 CA 患者，由于 CA 开始至有效胸外心脏按压的无血流时间过长，且 CCPR 仅能提供 CA 前心输出量的 25%～40%，因而难以恢复其自主循环及多脏器功能衰竭，这是 CA 患者死亡的主要原因。另外，神经功能受损同样是影响患者预后的关键因素，CCPR 时间越长，患者神经功能损伤程度越重，预示预后不良越严重。所以，临床工作中进一步提高 CA 患者的生存率，一方面需要加强社会急救体系建设、提高公众的急救意识和技能，另一方面也需要医务人员在 CCPR 基础上提高效能，从而提高 CA 患者的救治成功率。

体外心肺复苏（ECPR）是指在潜在的、可逆病因能够去除的前提下，对已使用 CCPR 不能恢复自主心律或反复 CA 而不能维持自主心律的患者，快速实施 V-A ECMO 以提供暂时的循环及氧合支持的技术。由于 ECMO 可提供紧急呼吸、循环支持，ECPR 能够快速稳定 CA 患者的血流动力学，保证心脑等重要器官灌注，促进 CA 后自主循环恢复，避免缺氧损伤，改善神经功能预后，从而提高救治存活率。本节主要探讨能否通过 ECPR 技术提高心肺复苏（CPR）效能，改善 CA 患者预后。由于 IHCA 和 OHCA 存在较大差异，下面将分别对其 ECPR 与 CCPR 的复苏效果进行对比分析。

一、心搏骤停 ECMO 与传统心肺复苏效果分析

20 世纪 70 年代 ECMO 开始应用于 CPR，该技术被称为"体外膜氧合辅助心肺复苏"。由于 ECMO 可为全身脏器提供充足灌注，对于应用 ECPR 的 CA 患者，与 CCPR 相比，ECPR 能够提高冠状动脉灌注压、自主呼吸循环恢复率及除颤成功率，并且能够改善血流动力学状态，降低缺血缺氧性脑病的发生风险。近年来，ECPR 技术的应用呈逐年增多趋势，ELSO 数据显示，截至 2022 年 10 月，ELSO 注册的成人 ECPR 病例共 12 125 例，其中 42% 的患者能成功撤除 ECMO，30% 能够出院或者等待至器官移植。

2020 年美国心脏协会（AHA）指出，当 CCPR 无效时，可考虑对可逆病因的 CA 患者进行机械心肺支持（Ⅱb 级推荐，C-LD 类证据）[6]。其依据同样基于 ECPR 可以迅速维持器官灌注，缩短了低流量时间，从而减少了 CA 后的多器官衰竭、心血管功能不稳定和脑损伤。最近的一项荟萃分析数据显示[7]，ECPR 提高了 CA 患者短期和长期生存率，并且有良好的长期（≥90 天）神经学预后。此外，由于许多患者的 CA 源于缺血性原因，ECPR 提供了稳定的全身灌注和快速的冠状动脉造影机会，为治疗 CA 的潜在病因提供了桥梁，提高了心脏功能恢复率和生存率[8]。

目前，有足够的数据支持在可逆性 CA 患者中启动 ECPR，可更有效地稳定患者生命体征，提供时间来识别和逆转 CA 的潜在病因，有望显著改善 CA 患者的低存活率并促进其神经功能恢复。尽管研究表明使用 ECPR 有好处，但仍有部分患者临床预后较差，存在严重并发症，这主要与年龄、CPR 质量、CPR 持续时间、基础疾病严重程度、CA 的致病原因是否可逆及 ECMO 技术本身引起的并发症等有关，其中 32%～70% 接受 ECPR 的患者出现出血并发症，这些并发症严重影响了这部分 CA 患者的预后。

二、院外、院内心搏骤停 ECMO 与传统心肺复苏效果对比

（一）院内心搏骤停

近年来，随着医疗技术的发展，ECPR 技术的临床应用逐年增加。然而，目前 CA

患者接受 ECPR 救治的相关研究仍主要是单中心回顾性临床经验报道或匹配分析类文章，存在较大的异质性。相关研究结果显示，IHCA 患者实施 ECPR 是可行的，出院存活率达到了 20%～46%。

Chen 等[9]进行了一项里程碑式的单中心前瞻性研究，显示 135 例 CPR 失败 10min 后接受 ECPR 的患者的总生存率为 34.1%。CPR 开始至 ECMO 平均持续时间为（55.7±27）min，决定 ECPR 后 ECMO 建立时间为 10～30min。在低灌注 30min、60min 和 90min 时，存活率分别为 50%、30%和 10%。为了评估 ECPR 相对于 CPR 单独使用的潜在益处，相同的研究人员进行了倾向评分匹配分析，比较了心脏原因发生 CA 的患者，接受 10min 以上的 CPR。ECPR 患者生存率为 23.7%，而 CCPR 患者生存率为 10.6%，$P=0.02$。接受 ECPR 的患者出院生存率显著提高（HR 0.51，95% CI：0.35～0.74，$P<0.0001$）。更多的 ECPR 患者接受了随后的经皮冠脉介入术（PCI）（17.4% vs. 6.5%），这可能反映了治疗偏倚，或 ECPR 能使患者有更长时间进行 PCI 治疗。

在 Blumenstein 等[10]的一项共纳入 353 例 IHCA 病例的回顾性研究中，同样按照 1:1 匹配 ECPR 组和 CCPR 组患者各 52 例，同样发现 ECPR 在改善患者短期生存率和长期预后方面较 CCPR 存在明显优势（分别为 27% vs. 17%、23% vs. 11.5%）。Gravesteijn 等对 IHCA 患者使用 ECPR 的研究进行了荟萃分析，结果显示该人群的平均生存率为 30%。在存活的患者中，84%获得了良好的神经功能预后[11]。最近，Low 等[7]的荟萃分析中共汇总了 11 篇高质量 ECPR 研究文献，其中涉及 IHCA 的文献 5 篇，结果仍然表明 ECPR 在提高生存率和改善神经功能预后方面效果更佳。

（二）院外心搏骤停

在全球范围内，OHCA 患者实施 ECPR 的比例正在迅速增加，但 ECPR 对于 OHCA 患者的有效性尚无定论。理论上，OHCA 患者往往年龄较轻、多无基础疾病、CA 病因以心源性为主，立即启动 ECPR 可能存活率更高。一项来自荷兰的多中心、随机对照试验（RCT）分析了 134 名 CPR 患者，其中 70 名被分配接受 ECPR，64 名接受 CCPR[12]，结果显示在难治性 OHCA 患者中，ECPR 和 CCPR 对存活及神经系统恢复良好的影响相似。最近的三项随机试验（ARREST 试验、Prague OHCA 研究、INCEPTION 试验）探讨了 OHCA 患者 ECPR 的临床益处，结果各不相同。ARREST 是第一项 ECPR 领域的 RCT 研究，为明尼苏达大学医学院心血管科进行的一项单中心试验，结果表明，与接受 CCPR 的患者相比，早期 ECMO 辅助复苏显著改善了 OHCA 和难治性心室颤动患者的出院存活率，并且早期 ECMO 辅助复苏组出院后 3 个月、6 个月功能状态恢复良好[13]。作为一项单中心研究，ARREST 试验结果显示早期 ECMO 辅助复苏 OHCA 患者存在一定的可行性，但其有一定的局限性，ARREST 试验是由一个组织良好、经验丰富的团队实施的。Prague OHCA 研究是捷克进行的一项规模更大的单中心、随机对照研究，在 7 年内纳入了 256 名 OHCA 患者，结果发现，OHCA 患者与标准复苏组相比，早期转运、ECPR 和侵入性评估治疗并没有显著改善其 180 天的神经功能预后（31.5% vs. 22%，$P=0.09$）[14]。最近有研究对其试验进行二次分析，结果发现 ECPR 与院前未恢复自主循环的难治性 OHCA 患者的 180 天生存改善相关，另外大部分 ECPR 幸存者被证实有更好的神经系统预后[15]。INCEPTION 试验是荷兰

10 家医院进行的一项多中心 RCT，研究结果显示 ECPR 组和对照组相比 30 天生存率无差异。一项最新的荟萃分析[7]汇总了 11 篇高质量的 ECPR 研究，其中 OHCA 相关文章 6 篇，结果表明 ECPR 对 OHCA 患者的神经系统结局有不同的影响（短期 OR 1.24，95%CI：0.65～2.36，P=0.51；长期 OR 1.96，95%CI：1.02～3.79，P=045），ECPR 不能提高 CA 患者生存率（OR 0.76，95%CI：0.54～1.07，P=0.12）。

对于 OHCA 患者，接受 ECMO 辅助前的 CCPR 至关重要，启动初始 CPR 是否及时、旁观者 CPR 质量、初始心律是否为除颤心律等，这些因素决定着 ECMO 是否上机及患者是否有较好的神经学预后。

三、小结和展望

越来越多的系统性回顾或荟萃分析表明，ECPR 可以使成人 CA 患者获益，约30%的患者最终能够出院或过渡到心脏移植，并有良好的神经学预后。因此，选择合适的患者、尽早开始 ECPR 救治是取得较好临床效果的保障，ECPR 有望显著改善 CA 患者的低存活率和恢复神经系统长期预后。目前，有足够的数据支持在可逆性 CA 患者中启动 ECPR，甚至在低灌注时间更长的 CA 患者中，IHCA 较 OHCA 有更大的益处。而 OHCA 患者的死亡率则无明显下降，这可能与 CA 过程中长时间的无血流或低血流有关。对于 OHCA 患者，还应该进一步探讨 ECPR 的未来应用。总之，加强公众急救意识，确保公共场所旁观者能尽快开始 CPR 和电除颤，进一步加强 ECPR 规范化和标准化，才能最大限度地提高患者生存率。

参 考 文 献

[1] Benjamin EJ，Blaha MJ，Chiuve SE. Heart disease and stroke statistics-2017 update：a report from the American Heart Association. Circulation，2017，135（10）：e146-e603.

[2] Yan SJ，Gan Y，Jiang N，et al. The global survival rate among adult out-of-hospital cardiac arrest patients who received cardiopulmonary resuscitation：a systematic review and meta-analysis. Crit Care，2020，24（1）：61.

[3] Kim H，Cho YH. Role of extracorporeal cardiopulmonary resuscitation in adults. Acute Crit Care，2020，35（1）：1-9.

[4] Fuchs A，Käser D，Theiler L，et al. Survival and long-term outcomes following in-hospital cardiac arrest in a Swiss university hospital. A prospective observational study. Scand J Trauma Resusc Emerg Med，2021，29（1）：115.

[5] Xu F，Zhang Y，Chen YG. Cardiopulmonary resuscitation training in China：current situation and future development. JAMA Cardiology，2017，2（5）：469-470.

[6] Merchant RM，Topjian AA，Panchal AR，et al. Part 1：executive summary：2020 American Heart Association guidelines for cardiopulmonary resuscitation and emergency cardiovascular care. Circulation，2020，142（16_suppl_2）：S337-S357.

[7] Low CJW，Ramanathan K，Ling RR，et al. Extracorporeal cardiopulmonary resuscitation versus conventional cardiopulmonary resuscitation in adults with cardiac arrest：a comparative meta-analysis and trial sequential

analysis. Lancet Respir Med, 2023, 11 (10): 883-893.

[8] Inoue A, Hifumi T, Sakamoto T, et al. Extracorporeal cardiopulmonary resuscitation for out-of-hospital cardiac arrest in adult patients. J Am Heart Assoc, 2020, 9 (7): e015291.

[9] Chen YS, Lin JW, Yu HY, et al. Cardiopulmonary resuscitation with assisted extracorporeal life support versus conventional cardiopulmonary resuscitation in adults with in hospital cardiac arrest: an observational study and propensity analysis. Lancet, 2008, 372 (9638): 554-561.

[10] Blumenstein J, Leick J, Liebetrau C, et al. Extracorporeal life support in cardiovascular patients with observed refractory in-hospital cardiac arrest is associated with favourable short and long-term outcomes: a propensity-matched analysis. Eur Heart J Acute Cardiovasc Care, 2016, 5 (7): 13-22.

[11] Gravesteijn BY, Schluep M, Disli M, et al. Neurological outcome after extracorporeal cardiopulmonary resuscitation for in-hospital cardiac arrest: a systematic review and meta-analysis. Crit Care, 2020, 24 (1): 505.

[12] Suverein MM, Delnoij TSR, Lorusso R, et al. Early extracorporeal CPR for refractory out-of-hospital cardiac arrest. N Engl J Med, 2023, 388 (4): 299-309.

[13] Yannopoulos D, Bartos J, Raveendran G, et al. Advanced reperfusion strategies for patients with out-of-hospital cardiac arrest and refractory ventricular fibrillation (ARREST): a phase 2, single centre, open-label, randomised controlled trial. Lancet, 2020, 396: 1807-1816.

[14] Belohlavek J, Smalcova J, Rob D, et al. Effect of intra-arrest transport, extracorporeal cardiopulmonary resuscitation, and immediate invasive assessment and treatment on functional neurologic outcome in refractory out-of-hospital cardiac arrest: a randomized clinical trial. JAMA, 2022, 327 (8) 737-747.

[15] Rob D, Smalcova J, Smid O, et al. Extracorporeal versus conventional cardiopulmonary resuscitation for refractory out-of-hospital cardiac arrest: a secondary analysis of the Prague OHCA trial. Crit Care, 2022, 26 (1): 330.

第三节　院外心搏骤停 ECMO 辅助不同实施方法的效果

河北医科大学第二医院　崔晓磊

在世界范围内，院外心搏骤停（OHCA）的生存率仍然很低。国内一项前瞻性研究共纳入了 92 913 例 OHCA 患者，其出院生存率仅为 1.15%，取得良好神经系统预后者仅为 0.83%[1]。欧洲各地 OHCA 的发病率、特征和结果存在很大差异，有研究纳入了 28 个国家的数据，总人口为 178 879 118 人，共确认 37 054 例 OHCA，其中 1/3 的病例能够恢复自主循环（ROSC），出院生存率为 8%[2]。在心搏骤停（CA）期间，通过手动或机械按压进行传统心肺复苏（CCPR）是循环支持的主要方式，然而，CCPR 只能提供正常心输出量的 15%～25%，从而导致重要器官缺血性损伤。体外心肺复苏（ECPR）是指在心肺复苏的同时实施 ECMO，研究表明 OHCA 患者可以通过 ECPR 获益[3, 4]。对 OHCA 患者进行 ECMO 辅助时有不同的实施方法，是应用人工胸外按压还是机械按压，应用何种气道管理方式，是否进行气管插管，这些措施是否对患者预后产生影响，本节将就上述问题进行论述。

一、院外心搏骤停机械胸外按压 ECMO 辅助效果

（一）心搏骤停人工胸外按压与机械胸外按压比较

患者发生心搏骤停后，最有效的方法就是心肺复苏，如立即实施正确的心肺复苏，可能有一定的概率可以恢复自主循环。人工胸外心脏按压是传统心肺复苏方法，也是目前临床应用最多的方法，其操作简单，不需要任何器械，且不受时间、地点和环境条件等因素的影响，适用于 OHCA 患者，但实施人员必须熟练掌握相关操作，准确把握按压位置、按压频率、按压深度，以免影响复苏成功率。人工胸外按压通常需要多名医护人员轮流按压，需耗费大量体力，按压质量和医务人员操作水平直接相关，对医务人员技术、经验及体力等均有较高要求，医务人员由于疲劳或更换人员容易出现按压中断、按压质量下降等情况，导致复苏质量降低。

机械胸外按压是应用心肺复苏机来代替人工实施心肺复苏，可很大程度缓解医护人员压力，减少人员数量和体力消耗，心肺复苏机可持续进行复苏，减少按压中断，且可通过调整按压深度和频率，避免出现人工按压深浅难以掌握的情况，同时医护人员能够集中精力抢救患者，保证抢救措施的连贯性，在心肺复苏的同时完成气管插管、申除颤等操作，有助于提高心肺复苏效果。尤其是在抢救 OHCA 患者时，由于人员有限，机械胸外按压很大程度上节省了人力。在很多研究中也推荐应用机械胸外按压[5, 6]。

（二）ECPR 患者应用人工胸外按压与机械胸外按压比较

OHCA 受环境、人员、器械、药品数量等影响，传统心肺复苏成功率低。国际复苏联络委员会于 2022 年 11 月发表心肺复苏与心血管急救科学和治疗建议国际共识[7]，建议施救者在现场进行心肺复苏，不建议复苏过程中进行转运，以免影响心肺复苏质量，除非有转运的指征，如进行 ECMO。在转运过程中，受救护车空间小、车辆颠簸等因素的影响，如进行人工胸外按压，医务人员很难准确把握按压位置、按压频率及按压深度，无法保证心肺复苏质量，也无法保障医务人员安全。机械胸外按压克服了上述障碍，可以保证心肺复苏质量，确保患者在转运过程中有足够的脑灌注，为进一步进行体外生命支持提供帮助。在 ECMO 置管过程中，如进行人工胸外按压，很难保障规律的按压频率和深度，给置管带来更大难度，按压人员频繁更换也无法严格保证无菌。机械胸外按压相比人工胸外按压有很多优势，可以避免医护人员疲劳、为患者周围提供更多的空间，并在置管期间减少患者因为按压造成的活动[8]。在很多 OHCA 患者应用 ECPR 的研究中，机械胸外按压是研究方法中的基本条件[3, 9, 10]，这也说明了机械胸外按压在 ECPR 中的重要作用。一项来自意大利米兰的观察性、回顾性研究[11]，评估了 2013～2016 年当地所有 12～75 岁 OHCA 患者，研究纳入了 1366 例 OHCA 患者，其中 305 例接受机械胸外按压，1061 例接受人工胸外按压，研究发现机械胸外按压较人工胸外按压更容易实现 ROSC，机械胸外按压是 ECMO 成功救治难治性 OHCA 患者的关键因素。但在 ECPR 中应用机械胸外按压也存在风险，有研究表明机械胸外按压相对于人工胸外按压，更容易出现并发症，如按压所致的创伤及出血[12]。因此，机械胸外按压

较人工胸外按压虽然有很多优势，但也要警惕并发症，需规范使用心肺复苏机，注意按压位置、深度等。

二、心搏骤停复苏期间气管插管对 ECMO 患者预后的影响

（一）心搏骤停复苏期间气道管理方式

气道管理是心搏骤停复苏期间的重要组成环节，可选择的通气方式包括球囊面罩（bag valve mask，BVM）、口咽通气道、口-面罩、声门上气道（supraglottic airway，SGA）、气管内插管（endotracheal intubation，ETI）、气管切开等，其中球囊面罩、声门上气道、气管内插管是复苏期间常用的气道管理方式。球囊面罩便于携带，价格低廉，操作简便，对患者损伤小、并发症少，具有较高的应用价值，但对于呕吐或者气道分泌物多的患者，球囊面罩风险较高，有胃胀气、误吸等可能，在转运过程中也可能会发生移位导致通气中断。声门上气道包括喉罩、喉管，既可进行通气，又可引导气管内插管，相比气管内插管更为简单、快速，往往不需要严格训练，在气管内插管成功率低或气管内插管不熟练的情况下，声门上气道可用于成人 OHCA 患者。迅速建立有效的人工气道是心肺复苏的关键，气管内插管是目前解决通气困难最有效的手段，同时可以清除气道内分泌物，预防误吸，并为后续机械通气提供便利，但气管内插管技术要求较高，一旦气管内插管失败可能影响心肺复苏效果。研究表明，OHCA 复苏过程中气管内插管次数的增加与神经系统良好结果的减少有关[13]。因此，气管内插管相关操作人员需要进行专业培训，从而提高气管内插管成功率，减少并发症。

（二）心搏骤停复苏期间不同通气方式的比较

2020 年 AHA 心肺复苏指南指出，球囊面罩与气管内插管均可用于心搏骤停患者的通气[14]。在一项研究中，球囊面罩组和气管内插管组比较，尽管 ROSC 和 72h 生存率相似，但与成功的气管内插管组患者相比，球囊面罩组出院生存率和神经系统良好率更高[15]。2020 年一项荟萃分析纳入了 11 项研究，包括 7361 例接受气管内插管的患者、7475 例接受声门上气道治疗的患者、1201 例接受球囊面罩的患者，结果显示气管内插管、声门上气道和球囊面罩在患者出院前的生存率方面没有显著性差异，与气管内插管和球囊面罩相比，声门上气道可提高自主循环恢复率，与球囊面罩相比，气管内插管可提高自主循环恢复率[16]。另一项研究也得出了不同的结果，COVID-19 流行期间 OHCA 发生率升高，气管内插管率下降，声门上气道使用率上升，患者心肺复苏成功率下降、病死率增加，提示气管内插管相比于声门上气道，可能降低了病死率[17]。当前在心搏骤停复苏期间进行何种气道方式的研究结果不同，根据现有研究很难确定复苏期间的最佳通气方式。

（三）心搏骤停复苏期间不同通气方式对 ECMO 患者的影响

2023 年发表的一项研究回顾性分析了 420 名 ECPR 患者，比较了接受气管内插管和声

门上气道患者的预后，与接受声门上气道的患者相比，接受气管内插管的患者氧合和通气情况更好，更有可能符合 ECMO 的标准，在符合 ECMO 条件的患者中，接受气管内插管的患者与接受声门上气道的患者相比，明显有更高的神经系统良好率[18]。因此在心搏骤停复苏期间，气管内插管效果优于声门上气道，更适合进一步行 ECMO 治疗。

三、小结和展望

机械胸外按压较人工胸外按压有很多优势，如可以保证复苏质量、更容易实现 ROSC，但也要警惕创伤、出血等并发症，需规范使用心肺复苏机。在心搏骤停复苏期间进行何种气道管理方式的研究结果不同，气管内插管可能对 ECMO 患者更有益，可以提高患者神经系统良好率，但必须考虑到气管内插管失败的风险。气管内插管需要相关人员进行专业培训以提高成功率、减少并发症。

参 考 文 献

[1] Xie X，Zheng J，Zheng W，et al. Efforts to improve survival outcomes of out-of-hospital cardiac arrest in China：basic-OHCA. Circ Cardiovasc Qual Outcomes，2023，16（2）：e008856.

[2] Gräsner JT，Wnent J，Herlitz J，et al. Survival after out-of-hospital cardiac arrest in Europe - Results of the EuReCa TWO study. Resuscitation，2020，148：218-226.

[3] Suverein MM，Delnoij TSR，Lorusso R，et al. Early extracorporeal CPR for refractory out-of-hospital cardiac arrest. N Engl J Med，2023，388（4）：299-309.

[4] Holmberg MJ，Granfeldt A，Guerguerian AM，et al. Extracorporeal cardiopulmonary resuscitation for cardiac arrest：an updated systematic review. Resuscitation，2023，182：109665.

[5] Primi R，Bendotti S，Currao A，et al. Use of mechanical chest compression for resuscitation in out-of-hospital cardiac arrest-device matters：a propensity-score-based match analysis. J Clin Med，2023，12（13）：4429.

[6] Rupp SL，Overberger RC. Manual vs mechanical cardiopulmonary resuscitation for out-of-hospital cardiac arrest on a ski slope：a pilot study. Wilderness Environ Med，2023，34（3）：289-294.

[7] Wyckoff MH，Greif R，Morley PT，et al. 2022 International consensus on cardiopulmonary resuscitation and emergency cardiovascular care science with treatment recommendations：summary from the basic life support；advanced life support；pediatric life support；neonatal life support；education，implementation，and teams；and first aid task forces. Circulation，2022，146（25）：e483-e557.

[8] Richardson ASC，Tonna JE，Nanjayya V，et al. Extracorporeal cardiopulmonary resuscitation in adults. interim guideline consensus statement from the extracorporeal life support organization. ASAIO J，2021，67（3）：221-228.

[9] Yannopoulos D，Kalra R，Kosmopoulos M，et al. Rationale and methods of the advanced R^2Eperfusion STrategies for refractory cardiac Arrest（ARREST）trial. Am Heart J，2020，229：29-39.

[10] Puolakka T，Salo A，Varpula M，et al. Hospital-administered ECPR for out-of-hospital cardiac arrest：an observational cohort study. Emerg Med J，2023，40（11）：754-760.

[11] Mistraletti G，Lancioni A，Bassi G，et al. Mechanical chest compression and extracorporeal life support for out-of-hospital cardiac arrest. A 30-month observational study in the metropolitan area of Milan，Italy. Resuscitation，2023，182：109659.

[12] Gaisendrees C，Gerfer S，Ivanov B，et al. Outcomes after mechanical versus manual chest compressions in eCPR patients. Expert Rev Med Devices，2021，18（10）：1023-1028.

[13] Murphy DL，Bulger NE，Harrington BM，et al. Fewer tracheal intubation attempts are associated with improved neurologically intact survival following out-of-hospital cardiac arrest. Resuscitation，2021，167：289-296.

[14] Panchal AR，Bartos JA，Cabañas JG，et al. Part 3：adult basic and advanced life support：2020 American Heart Association Guidelines for Cardiopulmonary Resuscitation and Emergency Cardiovascular Care. Circulation，2020，142（16_suppl_2）：S366-S468.

[15] Lupton JR，Schmicker RH，Stephens S，et al. Outcomes with the use of bag-valve-mask ventilation during out-of-hospital cardiac arrest in the pragmatic airway resuscitation trial. Acad Emerg Med，2020，27（5）：366-374.

[16] Wang CH，Lee AF，Chang WT，et al. Comparing effectiveness of initial airway interventions for out-of-hospital cardiac arrest：a systematic review and network meta-analysis of clinical controlled trials. Ann Emerg Med，2020，75（5）：627-636.

[17] Lim ZJ，Ponnapa Reddy M，Afroz A，et al. Incidence and outcome of out-of-hospital cardiac arrests in the COVID-19 era：a systematic review and meta-analysis. Resuscitation，2020，157：248-258.

[18] Bartos JA，Clare Agdamag A，Kalra R，et al. Supraglottic airway devices are associated with asphyxial physiology after prolonged CPR in patients with refractory out-of-hospital cardiac arrest presenting for extracorporeal cardiopulmonary resuscitation. Resuscitation，2023，186：109769.

第四节　不同 ECPR 患者人群治疗效果

首都医科大学附属北京安贞医院　辛　萌

相较传统心肺复苏（CCPR），体外心肺复苏（ECPR）可以降低难治性心搏骤停患者死亡率，改善其神经系统预后[1-3]。虽然该项技术应用逐渐成熟，但患者的死亡率仍较高且很难明显降低[4, 5]。除此之外，还有一部分患者因家庭原因而死于体外生命支持（ECLS）或因预期死亡而撤除 ECLS，被认为是停止生命维持治疗（WLST）。本节旨在阐述 ECPR 在不同患者人群中的治疗效果。

一、年龄、性别对 ECPR 的影响

随着年龄的增长，患者常合并其他基础疾病，且身体机能逐渐减退，在常规心肺复苏中，高龄被认为是死亡的高危因素。随着 ECMO 技术的发展和人们对其认识的加深，ECPR 患者的年龄也有上升趋势[6]。但尽管如此，多项研究证实年龄仍是 ECPR 死亡的高危因素[7-9]。这可能是由于年龄与 ECMO 相关并发症（如出血、插管远端并发症等）的发生有关，且超过 75 岁的患者，神经系统预后更差[10]。虽然有研究发现女性的 CCPR 死亡率较高，但在 ECPR 相关研究中并未发现预后与性别相关[11]。

二、患者初始心律对 ECPR 的影响

患者在 ECPR 前的初始心律对其预后有一定影响。一般将初始心律分为可电击复律心律、无脉电活动及心脏停搏。出院时神经系统预后良好率和出院存活率，均为可电击复律心律最高，心脏停搏最低（图 2-4-1）[11]。

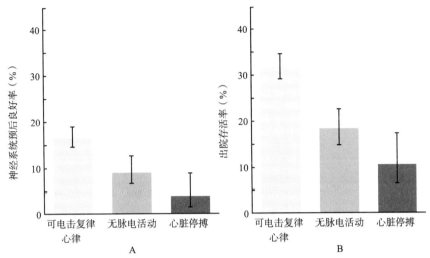

图 2-4-1　不同初始心律患者出院时神经系统预后良好率（A）和出院存活率（B）比较

三、不同疾病类型对 ECPR 的影响

需要进行 ECPR 的病因有多种，其中绝大多数为急性冠脉综合征，还包括难治性心律失常、心肌炎、心肌病、肺栓塞及其他心源性或非心源性病因造成的心脏停搏。急性冠脉综合征的 ECPR 效果取决于冠状动脉病变的情况，是否存在心肌梗死及其面积、罪犯血管处理情况及开通时间，以及心肌梗死合并的严重并发症如室间隔穿孔、乳头肌断裂等。

暴发性心肌炎起病较急，病程凶险，严重时可造成难治性心源性休克、严重的心律失常及心搏骤停，可能需要 ECPR 治疗。由于其易患人群较为年轻、进展较快、多数可在短期内恢复的特点，预后可能相对较好，但受低血流灌注时间及患者合并基础疾病影响。

四、院内和院外心搏骤停的 ECPR 效果

注册信息显示院内心搏骤停 ECMO 更倾向应用于有主要心脏合并症的年轻患者。有研究报道院内心搏骤停 CCPR 10min 不成功后启动 ECPR 的存活率超过 30%[12]。从心肺复苏到运转 ECMO 的平均时间为（55.7±2.7）min，一旦做出 ECPR 决定，建立 ECMO 需要 10～

30min。低流量 30min、60min 和 90min 时，存活至出院的概率分别为 50%、30% 和 10%。

但相比于院内心搏骤停，院外心搏骤停的 ECPR 预后相对较差。欧洲较大规模的多中心回顾性研究报道的院内和院外心搏骤停死亡率分别是 9% 和 34%。改善院外心搏骤停 ECPR 结果的尝试包括更早地识别有利的候选者、强调休克心律[13]，以及在到达医院后快速启动 ECMO[14]。除此之外，由紧急的医疗服务团队识别潜在的 ECPR 候选人、全天的 ECMO 转运团队、ECMO 区域化诊疗制度、集中 ECMO 重症监护管理及优化 ECPR 复苏后护理对预后尤为重要。

五、院外心搏骤停 ECPR 与 CCPR 的预后预测

目前，已有不少研究验证了院外心搏骤停患者接受 ECPR 和 CCPR 后神经系统预后的预测因子，如表 2-4-1 所示。

表 2-4-1　院外心搏骤停患者 ECPR 与 CCPR 神经系统预后预测因子

	ECPR	CCPR
体格检查	入院时瞳孔直径≥6mm	瞳孔对光反射、角膜反射及疼痛的反应缺失，肌阵挛状态
影像学	转机后 1h CT 灰质白质比≤1	CT 和 MRI 灰质白质比（表观扩散系数）
电生理学	低温治疗时近红外光谱法（NIRS）局部氧合度脑电双频指数（BIS）＜30	双侧躯体感觉诱发电位消失，脑电图无反应性或持续癫痫状态
实验室检查	动脉 pH，血清乳酸水平	神经元特异性烯醇化酶显著增加
其他	启动 ECPR＞58min	

六、小结和展望

尽管 ECMO 已被广泛应用，技术逐渐成熟，但 ECPR 患者的预后仍然较差，而由于伦理的限制，目前仍缺乏相关的随机对照试验。如何提高 ECPR 成功率及改善患者神经系统预后，仍是有待解决的热点问题。

参 考 文 献

[1] Beyea MM，Tillmann BW，Iansavichene AE，et al. Neurologic outcomes after extracorporeal membrane oxygenation assisted CPR for resuscitation of out-of-hospital cardiac arrest patients：a systematic review. Resuscitation，2018，130：146-158.

[2] Inoue A，Hifumi T，Sakamoto T，et al. Extracorporeal cardiopulmonary resuscitation for out-of hospital cardiac arrest in adult patients. J Am Heart Assoc，2020，9（7）：e015291.

[3] Yannopoulos D，Bartos J，Raveendran G，et al. Advanced reperfusion strategies for patients with out-of-hospital cardiac arrest and refractory ventricular fibrillation（ARREST）：a phase 2，single centre，open-label，randomised controlled trial. Lancet，2020，396（10265）：1807-1816.

[4] Richardson AS，Schmidt M，Bailey M，et al. ECMO cardio-pulmonary resuscitation（ECPR），trends in survival from an international multicentre cohort study over 12-years. Resuscitation，2017，112：34-40.

[5] Thiagarajan RR，Barbaro RP，Rycus PT，et al. Extracorporeal life support organization registry international report 2016. ASAIO J，2017，63（1）：60-67.

[6] Richardson AS，Schmidt M，Bailey M. ECMO cardio-pulmonary resuscitation（ECPR），trends in survival from an international multicentre cohort study over 12-years. Resuscitation，2017，112：34-40.

[7] Okada Y，Kiguchi T，Irisawa T，et al. Development and validation of a clinical score to predict neurological outcomes in patients with out-of-hospital cardiac arrest treated with extracorporeal cardiopulmonary resuscitation. JAMA Netw Open，2020，3（11）：e2022920.

[8] Miyamoto Y，Matsuyama T，Goto T，et al. Association between age and neurological outcomes in out-of-hospital cardiac arrest patients resuscitated with extracorporeal cardiopulmonary resuscitation：a nationwide multicentre observational study. Eur Heart J Acute Cardiovasc Care，2022，11（1）：35-42.

[9] Inoue A，Hifumi T，Sakamoto T，et al. Extracorporeal cardiopulmonary resuscitation in adult patients with out-of-hospital cardiac arrest：a retrospective large cohort multicenter study in Japan. Crit Care，2022，26（1）：129.

[10] Miyamoto Y，Matsuyama T，Goto T，et al. Association between age and neurological outcomes in out-of-hospital cardiac arrest patients resuscitated with extracorporeal cardiopulmonary resuscitation；a nationwide multicentre observational study. Eur Heart J Acute Cardiovasc Care，2022，11（1）：35-42.

[11] Wernly B，Büter S，Masyuk M，et al. Sex-specific outcomes of patients treated with extracorporeal cardiopulmonary resuscitation. J Invasive Cardiol，2020，32（11）：422-426.

[12] Chen YS，Yu HY，Huang SC，et al. Extracorporeal membrane oxygenation support can extend the duration of cardiopulmonary resuscitation. Crit Care Med，2008，36（9）：2529-2535.

[13] Pozzi M，Koffel C，Armoiry X，et al. Extracorporeal life support for refractory out-of-hospital cardiac arrest：should we still fight for? A single-centre，5-year experience. Int J Cardiol，204：70-76.

[14] Bartos JA，Grunau B，Carlson C，et al. Improved survival with extracorporeal cardiopulmonary resuscitation despite progressive metabolic derangement associated with prolonged resuscitation. Circulation，2020，141（11）：877-886.

第三章

V-A ECMO 患者的管理

第一节　V-A ECMO 左心室减压适应证与人群

复旦大学附属中山医院　屠国伟

静脉-动脉体外膜氧合（V-A ECMO）主要用于严重的心源性休克或难治性心搏停止患者，以维持其循环和呼吸功能。虽然 V-A ECMO 能为终末器官提供充足的灌注，但可能对心肌恢复产生不利影响。根据既往研究，在外周置管的 V-A ECMO 支持期间，右心引流不足、主动脉瓣反流、心肌收缩功能障碍、ECMO 逆向血流等原因，可能导致左心室后负荷大幅增加，左心室舒张末压（left ventricular end-diastolic pressure，LVEDP）升高，左心室内径增加，称为左心室扩张。左心室扩张的主要表现：难治性低氧血症；桡动脉监测无脉；心脏超声提示左心室内径增加，左心室血液淤滞，主动脉瓣开放困难；胸部 X 线片（胸片）提示肺水肿；肺动脉导管（pulmonary artery catheter，PAC）监测肺动脉舒张压（pulmonary artery diastolic blood pressure，PADBP）大于 25mmHg 等。严重的左心室扩张可能进一步导致心脏血栓、心律失常、心肌缺血等并发症。由于 V-A ECMO 支持期间左心室扩张的定义尚未统一，因此不同研究之间的比较存在困难。据文献报道，在 V-A ECMO 支持的心源性休克患者中，左心室扩张的发生率为 15%～30%，大约 7% 的 V-A ECMO 支持患者需要进行左心室减压[1]。

一、左心室后负荷生理

左心室后负荷是对心肌在收缩期间所承受的机械负荷的间接反映。心脏的机械负荷也可以称为心室壁应力，左心室壁负荷是整个心动周期的连续测量值，与左心室腔内压力成正比，与心室壁厚度成反比。通过连续测量左心室腔内压力和容积，可以生成左心室压力-容积（pressure-volume，PV）环，可以通过动脉弹性等指标来评估后负荷。通过收缩末期的心室收缩压与每搏输出量的比值可以估计动脉弹性，并反映动脉的负荷。动脉负荷与心脏后负荷密切相关。如果动脉负荷增加，即使心肌收缩力和舒张末期容积保持不变，也会通过减少每搏输出量来降低心输出量[2]。

在病理情况下，后负荷显著增加常伴有静脉淤血和较高的前负荷。而较高的前负荷表现为左室舒张末容积（left ventricular end-diastolic volume，LVEDV）的增加，根据 Frank-Starling 定律，每搏输出量也会增加，这称为前负荷储备。收缩力的增加是左心室维持每搏输出量的一种代偿机制，但这是以增加 PV 环的面积和心肌耗氧量为代价的，可能会对心肌恢复产生潜在的不利影响。在心源性休克期间，左心室通常缺乏前负荷和收缩储备以克服与 V-A ECMO 相关的后负荷增加，这将会增加心肌耗氧量。

二、V-A ECMO 左心室后负荷增加原因及其影响

根据 Frank-Starling 定律，左心室舒张末容积与左心室功能密切相关。在正常状态下，左心室舒张末期心肌纤维达到预定的长度，从而在左心室充盈压和心肌顺应性之间达到平衡。然而，一旦这种平衡被破坏，左心室会进行性扩张，导致重构并降低收缩功能。

实际上，ECMO 辅助的目标是为心源性休克患者提供最大程度的器官组织灌注，降低心脏负荷，减少心肌做功，使衰竭的心脏得到充分休息。然而，在出现心室扩大和使用大剂量正性肌力药物的情况下，ECMO 的机械辅助就无法达到这个目标[3]。

在外周 V-A ECMO 中，缺氧血从右心房引出（通过下腔静脉或上腔静脉），含氧血通过股动脉、腋动脉、主动脉或颈动脉插管注入。ECMO 回路中的血液因此绕过了右心室、肺循环、左心房和左心室。

这种转流方式会导致非生理性的逆向血流，引发显著的血流动力学变化。ECMO 对心脏功能的主要不良影响是后负荷增加和（或）血流淤滞导致左心室壁应力增加。经肺血流量的减少降低了左心室前负荷，但主动脉逆向血流量增加了平均动脉压和左心室后负荷，这显著增加了心肌耗氧量。在存在严重左心室功能障碍时，左心室无法承受这种后负荷的增加，从而导致每搏输出量的急剧下降。在心肌收缩能力严重受损的患者中，左心室甚至可能完全停止射血。左心室血液除经腔静脉、右心进入的血液外，其他来源有肺动静脉分流、主动脉瓣反流、支气管循环和心最小静脉。尽管 V-A ECMO 有足够的静脉引流，但通常仍有部分血液流经肺血管床进入左心。在这种情况下，如果没有射血，左心室舒张末容积和左心室舒张末压可能会逐渐增加。肺毛细血管楔压（PCWP）升高，导致肺淤血。此外，左心室扩张增加左心室壁张力，可能损害心内膜下冠状动脉灌注，进一步损害左心室功能。最后，左心室收缩力下降，收缩期主动脉瓣开放减小甚至无法打开，可导致左心室严重淤血，促进血栓形成。因此，在 V-A ECMO 支持过程中，需要仔细评估左心室有效搏出、主动脉瓣有效开放，从而明确早期血流的变化[4]。

综上所述，V-A ECMO 支持期间，在没有恶性心律失常的情况下，左心室扩张的发生原因主要有以下三个：①容量过负荷；②左心室功能受损，收缩力降低；③左心室后负荷升高导致主动脉瓣无法开放。在临床决策中需要根据心源性休克的不同病因进行评估，选择不同的左心室减压策略。

左心室减压的目的是减少 PV 曲线的面积，从而降低心肌耗氧量。最近有证据表明，左心室减压还有可能抑制炎性细胞因子表达。在急性心肌梗死的猪模型中，左心室减压减

少了梗死面积，基因组研究确定了基因表达层面的心脏保护机制，因其保持了线粒体的完整性。

三、左心室扩张的诊断

在 V-A ECMO 支持期间，早期识别左心室扩张对于患者的治疗具有重要意义。左心室扩张的危险因素包括潜在的心源性休克病因（如心肌炎、心脏术后、心肌缺血）、心肌功能障碍（需要心肺复苏）、动脉搏动减弱、主动脉瓣反流、动脉平均压升高、静脉引流不良及 ECMO 开始时出现肺水肿等。诊断左心室扩张的金标准是直接测量左心室舒张末压，即通过外周动脉通路将导管插入左心室，直接测量左心室充盈压，但该方法在手术室或导管室之外很少使用。在重症监护病房，可通过若干临床指标来监测和识别高危患者[5]。

（一）病史和体格检查

在 ECMO 支持过程中，应分辨不同疾病的病理生理过程。病史和体格检查对于明确心源性休克的病因具有重要意义。在 V-A ECMO 支持下，患者出现急性心源性肺水肿时，气管导管内可见大量白色或粉红色泡沫状痰，胸部听诊出现吸气相双肺广泛的中、小湿啰音伴哮鸣音及心脏杂音（主动脉瓣持续关闭，主动脉瓣听诊区第二心音消失），需注意与原发性心脏疾病的体征进行鉴别。肺水肿导致肺顺应性降低，压力控制通气时出现潮气量降低，或在容量控制通气时气道压力增加（假设气道阻力不受影响）。动脉脉压用于监测主动脉瓣开放，随着 ECMO 流量的增加，平均动脉压增加，但若脉压和每搏输出量降低，可反映主动脉瓣开放减小。动脉搏动减弱是 V-A ECMO 患者后负荷增加的指标。脉压＜15mmHg 往往提示自体心输出量＜1L/min；脉压＜20mmHg 与患者生存率的降低有关。当肺水肿加重时，肺氧合功能受损，可能出现上半身循环缺氧（如可以通过右手血氧饱和度监测或脑氧监测来评估）。此外，由于静脉插管产生的抽吸作用，中心静脉压难以反映真实的容量状态[6]。

（二）影像学检查

病史、体格检查和血流动力学参数能够提示左心室扩张，同时结合胸片表现，包括肺纹理增多、透亮度降低、肺门蝴蝶状或肺内斑片状阴影等新发或加重肺水肿的证据，是最常用的确认标准。当然，影像学检查结果需与其他疾病进行鉴别，如急性呼吸窘迫综合征或肺部感染。

（三）超声心动图

经胸超声心动图可以对左心室的形状及功能状态进行无创监测，并建议进行连续评估。应重点评估主动脉瓣开放情况和左心室流出道速度时间积分。对于经胸超声心动图成像窗有限的患者，可考虑进行经食管超声心动图检查。

在实施 V-A ECMO 之前测得的左室射血分数（LVEF）可预测后负荷敏感性：较低的 LVEF 与 PCWP 增加和每搏输出量减少有关。左心室流出道速度时间积分可用于估计每搏输出量和心输出量。左心室流出道速度时间积分<10cm 反映了自体心输出量不足，从而预测 V-A ECMO 撤机失败及对后负荷增加的敏感性。

超声心动图也可用于监测血液淤滞、左心室血栓或主动脉瓣开放不全等并发症。不断加重的二尖瓣关闭不全可能反映了左心室压力升高，是发生肺水肿的早期标志。

（四）肺动脉导管

在临床实践中，左心室扩张程度通常通过左心室舒张末压来评估。最佳的左心室舒张末压替代指标是通过放置肺动脉导管（pulmonary artery catheter，PAC），测量肺动脉舒张压或肺动脉楔压（pulmonary artery wedge pressure，PAWP）。因此，PAC 是评估左心室负荷和肺水肿严重程度的直接、敏感的监测方法。有专家建议，在条件允许的情况下接受 V-A ECMO 支持的患者需留置 PAC 监测。美国心脏协会（AHA）/美国心脏病学会（ACC）的指南也建议在复杂的心源性休克情况下使用 PAC 进行监测。

对使用 V-A ECMO 之前 PCWP 就较高的患者，由于其前负荷储备已耗竭，这使其不易耐受增加的后负荷。如果在 V-A ECMO 启动时 PCWP>15mmHg，提示可以进行左心室减压，但也有学者建议阈值应为 18mmHg。当使用左心室减压装置时，如果 LVEDP 为 12～18mmHg，提示左心室可能已经充分卸负荷。

四、左心室减压的适用人群

由左心室后负荷引发的并发症的持续进展是进行左心室减压相对明确的指征。然而，如果没有明确的并发症，就需要权衡使用左心室减压装置所带来的益处和风险，因为这可能会导致严重的出血、血管并发症及凝血功能紊乱。是否使用左心室减压装置、何时使用及使用何种装置，应根据患者的个体化治疗目标来决定。血流动力学、超声心动图和临床特征可能有助于识别有并发症发生风险的患者。

对于合并心肌梗死的休克患者，左心室压力升高会导致心内膜下灌注减少，从而加剧心肌缺血并进一步损害心室功能。一项涵盖 62 项研究（共 7581 名患者）的荟萃分析数据显示，当休克继发于急性心肌梗死时，进行左心室减压可以最大限度地降低死亡率，并可将其风险降低 6.65%。

慢性心力衰竭患者通常在基线时 PCWP 就已升高，这使他们更容易受到后负荷增加的影响，因为其前负荷储备即将耗尽。在慢性心力衰竭急性发作引起的休克中，使用主动脉内球囊反搏（IABP）可以显著降低全身血管阻力，并将心输出量增加 23%，而在急性心肌梗死患者中则可增加 10%。由于这类患者易受后负荷增加的影响，预防性减压可能是有益的，通过减轻后负荷和降低肺水肿的发生率，可以明显增加心输出量[7]。

参 考 文 献

[1] Ezad SM, Ryan M, Donker DW, et al. Unloading the left ventricle in venoarterial ECMO: in whom, when, and how? Circulation，2023，147（16）：1237-1250.

[2] Grandin EW, Nunez JI, Willar B, et al. Mechanical left ventricular unloading in patients undergoing

venoarterial extracorporeal membrane oxygenation. J Am Coll Cardiol, 2022, 79 (13): 1239-1250.

[3] Thevathasan T, Kenny MA, Krause FJ, et al. Left-ventricular unloading in extracorporeal cardiopulmonary resuscitation due to acute myocardial infarction—A multicenter study. Resuscitation, 2023, 186: 109775.

[4] Delmas C, Vallee L, Bouisset F, et al. Use of percutaneous atrioseptotosmy for left heart decompression during veno-arterial extracorporeal membrane oxygenation support: an observational study. J Am Heart Assoc, 2022, 11 (17): e024642.

[5] Donker DW, Burkhoff D, Mack MJ. ECMO: we need to vent about the need to vent!. J Am Coll Cardiol, 2022, 79 (13): 1251-1253.

[6] Lüsebrink E, Binzenhöfer L, Kellnar A, et al. Venting during venoarterial extracorporeal membrane oxygenation. Clin Res Cardiol, 2023, 112 (4): 464-505.

[7] Ricarte Bratti JP, Cavayas YA, Noly PE, et al. Modalities of left ventricle decompression during VA-ECMO therapy. Membranes (Basel), 2021, 11 (3): 209.

第二节　V-A ECMO 左心室减压时机与方法

中国人民解放军总医院　李双磊

体外膜氧合（ECMO）是一种用于重症心肺衰竭患者的临时性呼吸和循环支持技术。在 ECMO 治疗中，主要包括静脉-动脉（V-A ECMO）模式和静脉-静脉（V-V ECMO）模式。在 V-A ECMO 治疗中，通过从右心房引出血液，并通过机械泵驱动将氧合后的血液重新注入体内，可以减轻心脏的前负荷，并提供有效的氧合和血流支持。然而，在某些情况下，ECMO 的流量过高可能会导致左心室的过度充盈和左心室后负荷的增加，进而加重心脏负担。为了避免这种情况，左心室减压被引入 ECMO 治疗中。对于 V-A ECMO 模式下存在严重左心功能衰竭的患者，左心室减压是一项关键的治疗策略。

一、左心室减压的时机

已发现正性肌力药物可以通过改善血流动力学参数来增加心输出量和降低心腔充盈压力，但对于严重左心室功能障碍患者，即使使用正性肌力药物，V-A ECMO 仍不能完全放空左心室，并且在某些情况下，可使左心室后负荷显著增加，导致左心室扩张，进而引起严重的肺水肿。因此，需要辅助策略来卸载左心室。左心室减压通常通过机械循环辅助（MCS）的方式实现，其可以减轻左心室负荷，改善心输出量并降低肺淤血的风险。机械循环辅助的应用，可以通过增加血流量和平均动脉压来提供循环支持，降低心室压力和容积来减少左心室壁压力[1, 2]，从而改善心源性休克患者的预后。然而，目前关于左心室减压的最佳时机仍存在一些争议。一些研究认为，在 ECMO 治疗开始后尽早实施左心室减压可以避免心脏过度扩张和心力衰竭的进一步发展。

在 V-A ECMO 辅助过程中，经肺血流量的减少降低了左心室前负荷，但主动脉逆行血流量也增加了平均动脉压和左心室后负荷，而这显著增加了心肌耗氧量。在心功能正常的情况下，心脏可以对 ECMO 产生的后负荷进行有效代偿，正常的心肌收缩力及心室肌功能完全可以通过增加每搏输出量和心肌收缩力来抵抗增加的后负荷，从而可以实现一个完整的心动周期即心脏的射血，因此不需要考虑左心室减压。

但是在严重左心室功能障碍的情况下，左心室不能承受这样的后负荷增加，导致左心室射血量急剧下降，甚至在心肌收缩力严重受损的患者中，左心室可能完全停止射血。首先，患者静脉回流超过体外血流量，则部分静脉血进入右心室，通过肺循环，促进左心房和左心室充盈。左心室血液回流的其他来源有肺动静脉分流、主动脉反流、支气管循环和底比斯（Thebesian）静脉。尽管 V-A ECMO 有较为充分的静脉引流，但通常仍有一些血液流过肺血管床，并在左心房有一部分血液回流。在这种情况下，如果左心室没有射血，左心室舒张末容积和左心室舒张末压均可能逐渐增加。PCWP 升高，导致肺充血，进而逆着血流到肺中央动脉从而导致肺中央动脉高压[3]。其次，左心室扩张增加左心室壁张力，可能影响心内膜下冠状动脉灌注，进一步损害左心室功能；冠状动脉灌注不足，可能会引发冠脉痉挛及心肌缺血缺氧，甚至能够引发急性心肌梗死。此外，如果 V-A ECMO 维持的主动脉平均动脉压不能被左心室收缩压克服，主动脉瓣不能在每次跳动时打开，可能会导致左心室腔或主动脉根部形成血栓，这可能引起致命的血栓栓塞并发症。虽然主动脉有更多的生理顺行血流，但中心插管（右心房-升主动脉）的 V-A ECMO 的不良后果仍有待确定[4, 5]。

综上，V-A ECMO 减压的时机包括：①超声心动图提示左心室过度充盈，合并严重肺水肿。②超声心动图提示左心室过度充盈，主动脉瓣开放受阻。③心脏超声提示左心室内慢血流，有血栓形成或存在血栓形成风险。

二、左心室减压的方法和效果

考虑到上述后负荷增加的影响及潜在心脏和（或）全身病理的异质性，选择量身定制的左心室减压策略是成功个体化 V-A ECMO 支持的重要挑战。常见的左心室减压方式包括主动脉内球囊反搏、房间隔造瘘、Impella、Tandem 泵，以及肺动脉主干、左心房、左心室插管。

（一）主动脉内球囊反搏

主动脉内球囊反搏（IABP）和 ECMO 常用于高危患者冠脉血管重建后的血流动力学支持。通常情况下，IABP 为低心输出量状态下左心室辅助的首选，因为它具有较好的临床效果和较小的侵入性。收缩期时，IABP 通过收缩产生脉冲同步收缩负压来减少左心室后负荷；舒张期时，球囊充气增加冠状动脉和旁路移植血管的血供。Aso 等发现，接受 V-A ECMO 支持联合 IABP 的患者（n=533）与单独接受 V-A ECMO 的患者（n=533）相比，28 天死亡率和住院死亡率显著降低（分别为 48.4% vs. 58.2%，P=0.001；55.9% vs. 64.5%，P=0.004）[6]。一项对未接受连续性肾脏替代治疗的患者的亚组分析发现，联合 IABP 组的生存获益更为显著（28 天死亡率：42.6% vs. 56.1%，P<0.001）。另外，联合 IABP 组 V-A ECMO 脱机率更高（82.6%），联合 IABP 组 V-A ECMO 脱机率为 67%，单独 V-A ECMO 组为 53%。Lin 等没有观察到 V-A ECMO 开始后 14 天的生存获益（n=529），但单独 V-A ECMO 组和联合

治疗组之间基线特征的显著差异，可能强烈影响了这一结果[3, 6]。

与生理性搏动血流不同，非搏动血流模式存在器官灌注不足和组织氧交换不足等缺点。关于非搏动血流对器官功能恢复和激素水平的影响存在广泛争议。而 IABP 可以在 ECMO 辅助中提供搏动血流。有研究显示，将 IABP 与非搏动泵（如滚柱泵或离心泵）结合使用所产生的搏动性，可能在器官灌注和恢复方面更有效[5, 6]。IABP 的另一个优点是存在较少的禁忌证，这些禁忌证是一般机械循环辅助装置所固有的，如左心室血栓[7]。

综上所述，IABP 可作为一种较低并发症风险和成本下的左心室减压方式。

（二）房间隔造瘘

房间隔造瘘是通过房间隔缺损将血液从负荷过重的左心房转移到右心房，其目的是减少左室前负荷，从而避免左心室扩张。

房间隔通道可通过经皮球囊扩张或支架置入来实现。文献报道，对于经房间隔穿刺，大多数情况下使用 Brockenbrough 针或房间隔穿刺针（Cook Medical）。球囊扩张可通过增加球囊尺寸进行连续性扩张，或使用 Inoue 球囊（Toray）进行。对于成人，可根据患者个体选择直径 24mm、26mm，甚至 30mm 的球囊。对于儿科患者，合适的球囊尺寸范围从婴儿的 18mm 到儿童的 28mm[3, 5]。Byrne 等使用超声心动图成像评估了儿科患者的房间隔分流尺寸，发现缺陷与最大球囊直径之比为 0.26。在一份病例报告中，Haynes 等将 Palmaz 4010 支架（Johnson &Johnson）安装在 16mm 球囊（NuMED）上，随后球囊被置入房间隔，用于紧急左心室减压。

与 IABP 不同，房间隔造瘘需要在导管室内进行操作，中间涉及 ECMO 的转运及多学科协作，但亦可作为目前常用的左心室减压方法。

（三）Tandem 泵

Tandem 泵又称为串联心脏系统，是一种经皮左心室辅助装置，可通过颈内静脉通路，经房间隔穿刺进入左心房进行引流；也可经股动脉通路，或通过手术经腋动脉通路[6, 7]进入左心室进行引流。离心泵可提供 7500 次/分的最大泵速和 4.0L/min 的最大流量。有文献表明，在 V-A ECMO 辅助的难治性心室颤动和左心室血栓患者中，将 Tandem 泵通过经皮经间隔穿刺置于左心房，并通过"Y"形接头连接到 V-A ECMO 环路中，与原有 V-A ECMO 一起形成双心房引流，经食管超声心动图证实可降低双心室充盈压力和舒张末期容积。

因此，Tandem 泵同样需要在导管室内进行操作，操作较房间隔造瘘更为复杂，但其可作为一种侵入性的左心室减压方式。

（四）Impella

Impella 是目前开发的最小的 MCS 系统之一，由一个位于直径约 6mm 的导管内的血泵组成。Impella 设备型号不同，最大型号的 Impella 设备每分钟可提供多达 5L 的血液。在需要时，可经股动脉或心尖置入，穿过主动脉瓣，通过向升主动脉输送非搏动性血液来卸载左心室。Impella 一般用于高危 PCI 治疗和 CS[7-9]。在 V-A ECMO 辅助过程中，Impella 可将血液从左心室顺向推入主动脉，有效、精确地排空左心室，降低舒张末压；并且增加冠状动脉血流量峰值，使肌氧的供给和需求达到良好的平衡，从而改善左心室血流动力学[9]，是左心室减压手段中效能最高的解决策略。

然而，Impella 的应用有一定的局限性。①高昂的价格是其首先面临的问题。②其使用存在一定的禁忌证，包括左心室血栓、机械性主动脉瓣、严重的外周动脉疾病、室间隔缺损等。③使用 Impella 也会引起一定的并发症，如血小板聚集减少、机械性溶血、获得性血管性血友病综合征及与股动脉插管相关的并发症等[8, 9]。

虽然 Impella 具有上述缺点，但其因良好的血流动力学改善效果，仍可作为左心室减压策略的选择。

（五）直接插管引流

在 V-A ECMO 支持期间，可以通过直接插管引流的方式，降低左心室前负荷，达到左心室减压的目的。直接插管引流方式包括肺动脉插管、左心房插管和左心室心尖部插管。

左心房（LA）和左心室（LV）直接插管引流，可通过在左肺静脉和左心室心尖部置入单一静脉引流管，引流左心房及左心室血液，并整合到 V-A ECMO 环路中，从而达到良好的放空左心室的效果。肺动脉（pulmonary artery，PA）插管引流，可经皮或手术通过颈内静脉或股静脉进入 PA，并将 PA 引流整合到 V-A ECMO 环路中，减少肺血管系统的循环血容量，从而减少左心室容量和左心室前负荷。

直接插管引流需要在手术室或其他洁净环境下进行，需心外科医生配合，并且在一定程度上存在感染风险，但此方式可直接减低左心的前负荷，具有较好的左心室减压效果，因而目前仍为很多单位常用的左心室减压方式。

三、小结和展望

左心室减压是在 V-A ECMO 辅助过程中，用于治疗严重心力衰竭时降低左心室充盈压和减少心肌耗氧量的治疗策略。国内外研究中虽缺乏相关 RCT 证据，但已有多项动物实验、回顾性研究和荟萃分析来评估这一技术的有效性和安全性。根据已有研究结果，左心室减压可以减轻心力衰竭患者的症状，降低心脏负荷，并提示可使患者有更好的生存获益[10-12]。根据最新的荟萃分析结果，左心室减压能显著降低心力衰竭患者的死亡率和再住院率，并改善患者心功能。医生应该根据患者的具体情况，选择目前现有的合适的左心室减压策略，把控风险和获益。

相信未来会有更多的临床研究证实左心室减压的有效性，并且会有成本更低、操作更简便、并发症最少的左心室减压手段。

参 考 文 献

[1] Xie A，Forrest P，Loforte A. Left ventricular decompression in veno-arterial extracorporeal membrane oxygenation. Ann Cardiothorac Surg，2019，8（1）：9-18.

[2] Desai SR，Hwang NC. Strategies for left ventricular decompression during venoarterial extracorporeal

membrane oxygenation—a narrative review. J Cardiothorac Vasc Anesth，2020，34（1）：208-218.

［3］Lin YN，Chen YH，Wang HJ，et al. Atrial septostomy for left atrial decompression during extracorporeal membrane oxygenation by inoue balloon catheter. Circ J，2017，81：1419-1423.

［4］Allen CT，Litton E. Left ventricular decompression using a percutaneous transvalvular microaxial ventricular assist device in patients receiving VA ECMO. J Cardiothorac Vasc Anesth，2019，33（5）：1479，1480.

［5］Jung JJ，Kang DH，Moon SH，et al. Left ventricular decompression by transaortic catheter venting in extracorporeal membrane oxygenation. ASAIO J，2021，67（7）：752-756.

［6］Aso S，Matsui H，Fushimi K，et al. The effect of intraaortic balloon pumping under venoarterial extracorporeal membrane oxygenation on mortality of cardiogenic patients：an analysis using a nationwide inpatient database. Crit Care Med，2016，44：1974-1979.

［7］Ricarte Bratti JP，Cavayas YA，Noly PE，et al. Modalities of left ventricle decompression during VA-ECMO therapy. Membranes（Basel），2021，11（3）：209.

［8］Patel SM，Lipinski J，Al-Kindi SG，et al. Simultaneous venoarterial extracorporeal membrane oxygenation and percutaneous left ventricular decompression therapy with Impella is associated with improved outcomes in refractory cardiogenic shock. ASAIO J，2019，65（1）：21-28.

［9］Kotani Y，Chetan D，Rodrigues W，et al. Left atrial decompression during venoarterial extracorporeal membrane oxygenation for left ventricular failure in children：current strategy and clinical outcomes. Artif Organs，2013，37（1）：29-36.

［10］Lüsebrink E，Binzenhöfer L，Kellnar A，et al. Venting during venoarterial extracorporeal membrane oxygenation. Clin Res Cardiol，2023，112（4）：464-505.

［11］Hill JD，O'Brien TG，Murray JJ，et al. Prolonged extracorporeal oxygenation for acute post-traumatic respiratory failure（shock-lung syndrome）. N Engl J Med，1972，286（12）：629-634.

［12］Marasco SF，Lukas G，McDonald M，et al. Review of ECMO（extra corporeal membrane oxygenation）support in critically ill adult patients. Heart Lung Circ，2008，17：S41-S47.

第三节　V-A ECMO 期间氧分压与二氧化碳分压管理

青岛大学附属医院　苑志勇

随着医学的发展，ECMO 在重症领域的应用越来越广泛，V-A ECMO 通过将静脉血引流至体外经膜肺氧合后泵入动脉系统，增加全身血流，从而改善患者脏器的灌注及氧供。对于难治性心源性休克患者，V-A ECMO 可以提供强大的机械循环支持，从而为心脏功能的恢复提供时间，或者为难以恢复的心力衰竭患者争取时间桥接至心脏移植或者其他方式的机械循环辅助，大量数据证明 V-A ECMO 的应用显著提高了心源性休克患者的生存率及预后[1]。经外周 V-A ECMO 动脉插管最常见部位为股动脉，这使患者的全身组织灌注及氧供分别由自身心肺循环和 V-A ECMO 循环提供。这些病理生理变化也使 V-A ECMO 治疗患者氧分压及二氧化碳分压的管理变得复杂。本节主要讨论经股动脉 V-A ECMO 治疗患者氧分压及二氧化碳分压对患者治疗及预后的影响，并讨论氧分压及二氧化碳分压管理中的问题。

一、V-A ECMO 期间动脉血氧分压管理

（一）V-A ECMO 期间低氧血症与预后

V-A ECMO 多采用股动脉插管，此时 ECMO 的血流由股动脉经髂动脉逆行注入主动脉，ECMO 血流与左心室射出的血液在主动脉某处相遇并混合，此处也称为分水岭或者血流混合区（mix zone，M zone），混合区的位置由 ECMO 流量和患者自身心功能共同决定，此时全身组织的灌注及氧输送由两个循环提供，在混合区近端区域也就是上半身，其氧供主要依赖自身的肺功能、心输出量及血红蛋白水平，混合区远端区域也就是下半身，其氧输送主要与膜肺功能、气体浓度、ECMO 流量及血红蛋白水平相关。当由肺部感染、急性呼吸窘迫综合征（acute respiratory distress syndrome，ARDS）等原因导致患者肺功能严重下降时，上半身由自身氧饱和度低的血流灌注，导致上半身缺氧，而下半身由高氧的 ECMO 灌注，这种现象称为差异性低氧，又称南北综合征或者丑角综合征[2]。

Rupprecht 等在一项纳入 720 例 ECMO 患者的单中心研究中发现，差异性低氧血症发生率为 8.8%。差异性低氧血症可导致大脑和冠状动脉缺氧，并与不良临床结果的发生率增加有关，包括神经系统并发症和死亡率增加[3]。ELSO 专家建议 V-A ECMO 期间应避免低氧血症发生，但他们没有定义低氧血症阈值。目前尚缺乏接受 V-A ECMO 治疗期间动脉血氧饱和度（SaO_2）及动脉血氧分压（PaO_2）的相关研究。在未接受 ECMO 的重症患者中，有指南建议在机械通气期间 SaO_2 维持在 92% 以上，在 ARDS 患者中甚至可以容忍更低的下限（$SaO_2 \geqslant 88\%$）[4]。然而最近几项关于氧合目标的随机研究显示，PaO_2 低于 70mmHg 可能是有害的[5]。关于脓毒症患者的 ICU-ROX 试验的事后（post-hoc）分析显示，与常规治疗相比保守氧合（SaO_2 目标：90%～96%）组患者的死亡率更高。同样在针对 ARDS 患者的 $LOCO_2$ 试验中也发现，低氧合组（PaO_2 55～70mmHg）在 90 天内的死亡率更高。最后，HOT-ICU 研究的二次分析显示，在去甲肾上腺素患者亚组中，低氧合组（PaO_2 60mmHg）的死亡率较高。因此，V-A ECMO 治疗期间也应避免低氧血症，不管是 ECMO 循环还是自身循环氧分压尽量不要低于 70mmHg。

（二）V-A ECMO 期间差异性低氧血症的处理

差异性低氧血症的原因与其不良预后相关，目前对于 V-A ECMO 期间低氧血症的处理主要有以下几种方式：

（1）将经外周 V-A ECMO 原来的下腔静脉插管位置上移，转换为上腔静脉引流，可以使 V-A ECMO 供血区域相对富氧的下腔静脉血液回流至右心室，而相对乏氧的上腔静脉血则经过 V-A ECMO 膜肺后重新氧合。例如，Falk 等[6]研究发现，在调整静脉引流位置后 SaO_2 由 54%±6.6% 上升至 86%±6.6%，乳酸水平明显下降。尽管这种方式相对简单，但对于差异性低氧血症患者的动脉氧饱和度改善作用有限。

（2）Wickramarachchi 等[2]通过计算机模拟发现，通过将动脉插管尖端位置向主动脉弓位置移动，可以使血流混合区向近心端移动，使 V-A ECMO 提供的血流更多地灌注到脑部及冠脉，从而改善脑及冠脉氧输送，另外动脉插管位置的改变并没有影响心脏的后负荷。

目前已有个案报道通过改变动脉插管尖端位置可以有效改善差异性低氧血症，但目前对于此方法的安全性及有效性仍缺少相关临床研究。

（3）将经股动脉 V-A ECMO 模式转换为其他模式的 V-A ECMO。一项关于经中心插管 V-A ECMO 与经外周插管 V-A ECMO 并发症比较的研究发现，经中心插管可以产生顺行灌注，不会产生差异性缺氧[7]。但中心插管需要开胸进行，出血及感染的风险相对较高。另外经腋动脉插管也是改善差异性缺氧的有效方法。

（4）此外，还可以将 V-A ECMO 模式转换为 V-AV ECMO 模式[8]，通过额外增加颈内静脉灌注管，可以将氧合后的血液重新通过上腔静脉泵入右心房，从而有效改善差异性低氧血症，这种方法相比其他方法，对于 SaO_2 的改善更为明显，操作相对简单，但是由于动脉和静脉之间压力不同，如何分配动脉灌注管及颈内静脉灌注管之间的流量仍是面临的难题，通过 Hoffman 夹的方式控制两者之间的流量是常用办法，但是其可能进一步激活凝血，加重血栓形成及红细胞的破坏。近来有研究提出通过在静脉端增加二级离心泵来分配两者流量的方法，这种方法可以更加精确地分配流量，并可减少凝血激活及血红细胞破坏的影响[9]。

（三）V-A ECMO 期间的高氧血症与预后

在 V-A ECMO 过程中，高氧血症可能会促进氧自由基（ROS）的产生及再灌注损伤。一项动物实验发现，当 PaO_2 大于 300mmHg 时，肿瘤坏死因子-α（TNF-α）和白细胞介素-6（IL-6）水平显著升高。在一项对 V-A ECMO 支持猪的实验研究中，肠黏膜损伤和肠通透性随着 ECMO 时间的延长而逐渐增加，这可能与高氧血症暴露时间的延长有关。这些研究表明，V-A ECMO 期间的高氧血症会增强全身炎症，导致器官功能障碍加重[5]。

多项观察性研究报道了 V-A ECMO 患者高氧血症与预后之间的关联[5]，其中包括两项儿科研究。研究发现严重的高氧血症（被定位为 $PaO_2 \geq 300mmHg$）与不良预后显著相关。最近，一项对 ELSO 数据库 7488 例体外心肺复苏（ECPR）患者的回顾性分析显示，ECMO 前至 ECMO 开始后 24h PaO_2 升高与院内死亡率相关[10]。Celińska-Spodar 等[11]对 179 名接受 V-A ECMO 治疗的心源性休克患者的回顾性研究发现，高氧血症与患者全因死亡率增加有关，该研究还发现当 $PaO_2 < 115mmHg$ 时死亡率最低，$PaO_2 > 144mmHg$ 时死亡率最高。上述研究进一步证实了重症监护患者高氧血症的已知毒性，接受 V-A ECMO 治疗患者尤其要注意高氧血症。另外，高氧血症的暴露时间也可能是影响患者预后的重要因素，对患有心血管疾病的特定人群体外循环期间的随机对照研究显示，尽管 PaO_2 高达 500mmHg，但其与心血管、肾脏和神经系统预后没有明显相关性[12]。

在 V-A ECMO 支持期间，可靠的体外氧合数据应包括膜后氧分压（postoxygenator PO_2，$P_{POST}O_2$）和自身心脏供血区域 PaO_2（大多可用右侧桡动脉氧分压代替）。V-A ECMO 支持期间往往容易忽视 $P_{POST}O_2$，目前也没有专门针对 $P_{POST}O_2$ 的研究。相关文献显示，V-A ECMO 混合气体氧浓度设置大多在 60%～100%，这也意味着患者的 $P_{POST}O_2$ 高达 300～500mmHg。鉴于高氧血症对预后可能的不良影响，最近的 ELSO 成人心脏病患者静动脉体外膜氧合临时指南建议"应避免过度的低氧血症和高氧血症"。尽管缺乏证据，但他们进一步建议"混合气体氧浓度设置应使 $P_{POST}O_2$ 保持轻度高氧血症（150mmHg）"[13]。

二、V-A ECMO 期间动脉血二氧化碳分压管理

已知动脉血二氧化碳分压（$PaCO_2$）对血管张力、器官灌注和预后有显著的生物效应。然而，对于循环衰竭接受 V-A ECMO 治疗期间最佳的 $PaCO_2$ 水平仍然是未知的。V-A ECMO 期间患者 $PaCO_2$ 水平可以通过 V-A ECMO 混合气体流速设置快速调整[14]。一项纳入 4918 例患者的回顾性队列研究发现，V-A ECMO 前 $PaCO_2$ 过高（>60mmHg）或者过低（<30mmHg）与患者的死亡率独立相关，另外 V-A ECMO 期间 $PaCO_2$ 的急剧变化（>20mmHg）会明显增加神经系统的并发症[15]。另外一项对心搏骤停 ECPR 患者的研究也发现，在 V-A ECMO 后，相对不变的 $PaCO_2$ 水平与患者的生存率相关[10]。虽然目前 ELSO 及相关指南并未对 V-A ECMO 期间 $PaCO_2$ 水平提出建议，但是在 V-AECMO 期间应当避免二氧化碳水平过大过快的变化。

三、小结和展望

V-A ECMO 期间高氧血症及低氧血症均与患者死亡率相关，在治疗中应避免过高的 PaO_2（>150mmHg）及过低的 PaO_2（<70mmHg）。同样，$PaCO_2$ 水平尤其是 $PaCO_2$ 水平短时间内过快的变化（>20mmHg），可能增加 V-A ECMO 治疗期间的并发症，需要特别关注。目前对于 V-A ECMO 期间最佳的 PaO_2 及 $PaCO_2$ 水平仍没有定论，后期需要更多的临床随机对照试验进一步研究探讨。

参 考 文 献

[1] Celińska-Spodar M，Kuśmierczyk M，Zieliński T，et al. Current applications and outcomes of venoarterial extracorporeal membrane oxygenation based on 6 years of experience：risk factors for in-hospital mortality. Pol Arch Intern Med，2021，131（12）：16145.

[2] Wickramarachchi A，Burrell AJC，Stephens AF，et al. The effect of arterial cannula tip position on differential hypoxemia during venoarterial extracorporeal membrane oxygenation. Phys Eng Sci Med，2023，46（1）：119-129.

[3] Rupprecht L，Lunz D，Philipp A，et al. Pitfalls in percutaneous ECMO cannulation. Heart Lung Vessel，2015，7（4）：320-326.

[4] Gottlieb J，Capetian P，Hamsen U，et al. German S3 guideline：oxygen therapy in the acute care of adult patients. Respiration，2022，101（2）：214-252.

[5] Winiszewski H，Guinot PG，Schmidt M，et al. Optimizing PO$_2$ during peripheral veno-arterial ECMO：a narrative review. Crit Care，2022，26（1）：226.

[6] Falk L，Hultman J，Broman LM. Differential hypoxemia and the clinical significance of venous drainage position during extracorporeal membrane oxygenation. Perfusion，2023，38（4）：818-825.

[7] Radakovic D，Hamouda K，Penov K，et al. Central versus peripheral arterial cannulation for veno-arterial extracorporeal membrane oxygenation in post-cardiotomy patients. ASAIO J，2021，67（1）：67-73.

[8] Kukielski C，Jarrett Davis C，Saberi A，et al. Veno-arteriovenous（V-AV）ECMO configuration：a single-

center experience. J Card Surg，2022，37（5）：1254-1261.

[9] Contento C，Battisti A，Agrò B，et al. A novel veno-arteriovenous extracorporeal membrane oxygenation with double pump for the treatment of harlequin syndrome. Perfusion，2020，35（1_suppl）：65-72.

[10] Tonna JE，Selzman CH，Bartos JA，et al. The association of modifiable mechanical ventilation settings，blood gas changes and survival on extracorporeal membrane oxygenation for cardiac arrest. Resuscitation，2022，174：53-61.

[11] Celińska-Spodar M，Załęska-Kocięcka M，Banaś S，et al. Arterial hyperoxia and mortality in patients undergoing venoarterial extracorporeal membrane oxygenation. Shock，2023，59（1）：20-27.

[12] Abou-Arab O，Huette P，Martineau L，et al. Hyperoxia during cardiopulmonary bypass does not decrease cardiovascular complications following cardiac surgery：the CARDIOX randomized clinical trial. Intensive Care Med，2019，45（10）：1413-1421.

[13] Lorusso R，Shekar K，MacLaren G，et al. ELSO interim guidelines for venoarterial extracorporeal membrane oxygenation in adult cardiac patients. ASAIO J，2021，67（8）：827-844.

[14] Andrei S，Nguyen M，Berthoud V，et al. Determinants of arterial pressure of oxygen and carbon dioxide in patients supported by veno-arterial ECMO. J Clin Med，2022，11（17）：5228.

[15] Diehl A，Burrell AJC，Udy AA，et al. Association between arterial carbon dioxide tension and clinical outcomes in venoarterial extracorporeal membrane oxygenation. Crit Care Med，2020，48（7）：977-984.

第四节　不同温度管理对接受 V-A ECMO 患者的影响

南京医科大学附属苏州医院　李　佳

人体体温的相对恒定是维持机体内环境稳定、保证新陈代谢等生命活动正常进行的必要条件。体温过高或过低均会影响人体众多酶的活性，导致细胞、组织、器官功能紊乱，最终危及生命。而 20 世纪 50 年代后期，重症医师重拾低温的保护作用，并对其进行了研究和描述，再次指出治疗性低温在临床中的应用。而目标体温管理（targeted temperature management，TTM）在 V-A ECMO 患者中的临床应用尚存在争议，本节主要讨论不同温度管理对于因各种原发病接受 V-A ECMO 治疗的患者预后及器官功能的影响，并探讨治疗性低温（therapeutic hypothermia，TH），也就是 TTM 在上述患者中的可行性及具体实施。

一、不同体温对各系统功能及代谢的影响

人体体温的相对恒定是维持人体生命活动正常进行的前提。体温每升高 1℃，代谢会加快 10%，而随着新陈代谢加快，体内热量产生也会相应增加，导致体温升高，形成恶性循环。

体温升高，可伴随出现呼吸急促、出汗、烦躁不安等症状，耗氧量增加，产生呼吸性及代谢性酸中毒，增加呼吸和心脏做功，同时由于蒸发出汗过多，容易造成血容量减少和电解质紊乱。血容量下降可引起红细胞和血浆渗透压升高，从而造成全血黏度增高，且会引起红细胞脱水，影响红细胞的变形能力，均不利于血液保护。体温升高后，血液流变学将出现明显改变，由于体温升高导致血流加速，红细胞在血管内流动加快，红细胞之间很

难聚集，因而表现出红细胞聚集性下降，变形能力增强，导致血液黏度降低。随着体温升高时间延长，机体应激代偿能力减退，出现红细胞聚集性增强，变形能力下降，表现为低、中、高切血液黏度增高。体温继续升高，则可能导致微循环负荷加重，红细胞在微血管中流动不畅，容易造成堵塞，从而影响微循环灌流，最终导致组织细胞缺血缺氧，出现一系列严重的代谢紊乱，影响各器官功能。

（一）低体温对于各系统功能的影响

有针对性的温度管理可通过多种机制改变全身缺血后发生的有害代谢、细胞和分子变化的级联，可能改善神经系统结局并降低死亡率。

1. 低温对代谢的影响　核心体温每降低 1℃，代谢率会线性降低 5%～7%。氧合血红蛋白解离曲线左移会降低组织氧的利用率，并可能导致代谢性酸中毒，耗氧量和二氧化碳产生量同样减少。这可能导致脑血管收缩，脑血管阻力增加，脑血流量减少。接受低温治疗的患者可能会发生药物代谢的药代动力学和药效学改变，亦可能导致胰岛素敏感性降低和胰岛细胞分泌胰岛素减少。

2. 低温的脑保护作用　低温作用的三个主要温度依赖性病理过程是缺血性脑损伤、再灌注损伤和继发性脑损伤[1]。低温会使代谢率降低，这是其保护作用的主要机制之一，因为缺氧和乳酸及其他无氧代谢废物的积累是缺血性脑细胞死亡进展的核心。低温亦可减少自由基的产生并抑制全身缺血再灌注后发生的各种炎症过程，进而减轻炎症引起的脑损伤。具体途径：降低脑代谢，恢复损伤脑组织中脑血液的平衡；降低颅内压；减少脑细胞凋亡的发生；减少乳酸和兴奋性毒性化合物如谷氨酸盐在局部的释放，这与脑缺血时钙稳态的改变有关；减少脑组织炎症反应和全身炎症反应综合征；减少自由基的产生；限制脑缺血时血管和细胞膜的渗透性[2]。

3. 低温对于心血管系统的影响　核心温度的降低会激活体温调节机制，包括交感神经刺激引起的外周血管收缩和儿茶酚胺产生增加。体温过低还可能引起冠状血管收缩，增加心肌梗死的风险。但在治疗性低温所使用的温度（32～34℃）下很少发生严重的心律失常，并且治疗性低温可能通过减少心脏缺血再灌注损伤来改善患者预后，治疗性低温还可以降低无氧代谢中的乳酸水平，减少细胞酸中毒。

4. 低温的不良影响

（1）肾功能及电解质：低温可能导致血管收缩而使静脉回流增加、心房钠尿肽（ANP）增加、抗利尿激素（ADH）减少和肾小管功能障碍，共同引起利尿反应。如果不及时治疗，可能会导致血容量不足、电解质紊乱和血液浓缩。同时，可能合并肾小管功能障碍和细胞内离子转移，导致镁、钾和磷酸盐水平降低。低镁血症可能引起脑血管和冠状血管收缩，并可能加剧再灌注损伤。低钾血症和低磷血症可能会导致危及生命的快速性心律失常和呼吸肌无力，从而增加呼吸道感染和停止机械通气的风险。低温治疗的复温阶段也可能与电解质紊乱有关。由于细胞内钾的释放，此阶段经常发生高钾血症，并可能导致心律失常。

（2）免疫系统：低温可抑制各种炎症反应，损害促炎性细胞因子的分泌并抑制白细胞迁移和吞噬作用。体温过低时经常发生的高血糖和外周血管收缩也会导致感染风险增加。长时间低温会增加感染并发症的发生风险。

（3）寒战：是对体温过低的一种体温调节反应，当核心体温降至 36.5℃以下时就会发生。寒战通过骨骼肌的节律性收缩和舒张产生热量，从而增加耗氧量、能量消耗和诱导时间。这些变化抵消了低温治疗的许多有益效果。

（二）TTM 在 V-A ECMO 相关疾病中的应用

Kohlhauer 等[3]在动物实验中发现，缺血开始时诱导的低温是一种有效的实验性心肌梗死心脏保护策略，能够有效减少心肌梗死的面积，并且与再灌注氧化速率无关。

2019 年 Lascarrou 等[4]发表的一项纳入 581 例心搏停止或无脉性电活动所致心搏骤停患者救治的研究中，与靶向常温治疗组相比，33℃ 24h 的中度治疗性低温治疗组在第 90 天以良好的神经系统预后存活的患者比例更高。

（三）TTM 在 V-A ECMO 相关疾病中的指南推荐

由于低温治疗的器官保护作用，全球范围内多项指南推荐在心肺脑复苏过程中，有选择地应用 TTM。2021 年欧洲复苏委员会和欧洲重症监护医学学会指南推荐在自主循环恢复后的院内外心搏骤停患者中应用低温治疗，但对于具体目标温度尚无充足的临床证据[5]。法国 2017 年关于重症监护病房 TTM 的专家共识指出，建议在心搏骤停、创伤性脑损伤、卒中及难治性癫痫持续状态患者中应用 TTM，但文中仅针对难治性癫痫持续状态患者需将 TTM 的温度设定在 35℃以下[2]。

二、V-A ECMO TTM 的可行性

2023 年的一篇荟萃分析[6]探讨了低温治疗与 V-A ECMO 治疗的成人患者死亡率及神经系统预后的相关性，得出了低温治疗与较差的短期预后及良好的神经系统预后的相关性。但遗憾的是在近几年的相关研究中，关于上述相关性并未得到一致的结果。

在上述荟萃分析中，Bian 等[6]通过系统检索 PubMed、Embase、Web of Science 和 Cochrane Library 数据库(检索时间为最早可查日期至 2022 年 12 月 31 日)得出 V-A ECMO 患者的主要结局指标是出院或 28 天死亡率和良好的神经系统预后，次要结局指标是 V-A ECMO 患者的出血风险。结果表明，持续至少 24h 的低温（33～35℃）可显著降低出院或 28 天死亡率（OR 0.45，95%CI：0.33～0.63，$I^2=41\%$），并显著改善神经系统预后（OR 2.08，95%CI：1.66～2.61，$I^2=3\%$）。但该研究中纳入的大多数为观察性研究，且绝大多数研究对象为院内外心搏骤停者，故存在一定的局限性。此外，研究的主要结局为 28 天死亡率，未追踪远期预后，对于 ECMO 治疗患者，不能完全代表患者预后的指标。

日本急诊医学协会（JAAM）也进行了类似的研究[7]，该研究利用了日本一个多中心的全国性前瞻性数据库，有 103 家提供急诊救治的机构参与。该研究回顾性纳入了 2014 年 6 月至 2019 年 12 月期间，年龄≥18 岁且需要 ECMO 合并 TTM 的院外心搏骤停（OHCA）患者。主要终点是 30 天生存率，神经系统预后良好，根据目标体温将患者分为两组：常温 TTM（n-TTM）组（35～36℃）和低温 TTM（h-TTM）组（32～34℃）。而该研究的结果则提示在 OHCA 患者中，上述两个目标的体温管理与患者的 30 天预后并不相关，而这一

研究的特殊点在于两组体温控制均低于正常人体温度。而韩国的一项回顾性研究也得出了类似的结果[8]，该研究纳入 245 例实施 ECPR 的患者，分为 TTM 组与非 TTM 组，两组在良好的神经系统预后和住院生存率方面没有差异，而两组在实施 ECPR 后的前 24h 内，平均体温分别为 33.4℃和 35.6℃。

另外，Levy 等[9]最近的一项前瞻性临床研究表明，早期应用中低温（33～34℃）24h 并不能显著提高 V-A ECMO 辅助下心源性休克患者的生存率。该研究的对象为心源性休克患者，不同的是次要结局指标将随访时间延长至 180 天，最终结果提示 30 天中低温组有 71 例（42%）患者死亡，常温组有 84 例（51%）患者死亡[校正优势比 0.71（95%CI：0.45～1.13），P = 0.15；风险差异-8.3%（95%CI：-16.3%～0.3%）]。对于死亡、心脏移植、升级至左心室辅助装置置入或第 30 天卒中的复合结局，调整后的优势比为 0.61（95%CI：0.39～0.96，P = 0.03），与常温组比较，风险差异为-11.5%（95%CI：-23.2%～0.2%）。该研究中观察到的中低温组 30 天死亡率降低 9%的数据没有统计学意义（低于在计算样本量时假设的预期降低 15%），不排除与该研究的局限性有关：该研究纳入的心源性休克患者存在一定的异质性，且纳入的为接受机械通气治疗的患者，样本量有限，进一步扩大样本量或调整纳入标准后的结论尚未可知。

可见，对于 V-A ECMO 治疗患者，TTM 的可行性尚无定论，而其研究结果的差异，可能与原发病不同、目标体温的设定不同有关，也可能与各项研究方法的差异相关。而多年来，也有不少研究另辟蹊径，为今后的研究提供了许多思路。其中一项纳入 128 例 V-A ECMO 治疗相关患者的回顾性研究结果提示，在 ECMO 支持的前 24h 内，较长的轻度低温持续时间与神经系统预后改善显著相关[10]。而另一项纳入 48 例患者的小样本临床回顾性研究中提到，非干预性低体温 ECPR 患者的临床预后及神经系统预后均较正常体温及目标控制性体温患者明显变差[11]。

随着技术的进步，近年来 TTM 的具体实施也颇受关注，有文献提出，"高质量 TTM" 更有利于患者获益，甚至可能是多项研究未能得出阳性结果的原因，而高质量 TTM 建议进行有规划的、温度恒定的、缓慢复温的 TTM，而对于温度的管理建议应用有温度反馈系统的自动化设备[12, 13]。

综上所述，接受 V-A ECMO 治疗的患者建议选择性有序实施 "有规划的、温度恒定的、缓慢复温的高质量 TTM" 治疗，而选择的焦点在于原发病、目标体温及控温时间，目前尚缺乏足够的依据制订高质量的 TTM 方案，低于 34℃的低温治疗暂无临床依据，过低的温度目标可能由于相关副作用影响临床治疗效果，建议谨慎选择。对于上述焦点，期待更多高质量临床研究提供诊疗依据，以完善 TTM 在接受 V-A ECMO 治疗患者中的应用。

参 考 文 献

[1] Schmitt KR，Tong G，Berger F. Mechanisms of hypothermia-induced cell-protection in the brain. Mol Cell Pediatr，2014，1（1）：7.

[2] Cariou A，Payen JF，Asehnoune K，et al. Targeted temperature management in the ICU：guidelines from a French expert panel. Ann Intensive Care，2017，7（1）：70.

[3] Kohlhauer M，Pell VR，Burger N，et al. Protection against cardiac ischemia-reperfusion injury by

hypothermia and by inhibition of succinate accumulation and oxidation is additive. Basic Res Cardiol，2019，114（3）：18.

[4] Lascarrou JB，Merdji H，Le Gouge A，et al. Targeted temperature management for cardiac arrest with nonshockable rhythm. N Engl J Med，2019，381（24）：2327-2337.

[5] Nolan JP，Sandroni C，Böttiger BW，et al. European Resuscitation Council and European Society of Intensive Care Medicine guidelines 2021：post-resuscitation care. Intensive Care Med，2021，47（4）：369-421.

[6] Bian W，Bian W，Li Y，et al. Hypothermia may reduce mortality and improve neurologic outcomes in adult patients treated with VA-ECMO：a systematic review and meta-analysis. Am J Emerg Med，2023，70：163-170.

[7] Watanabe M，Matsuyama T，Miyamoto Y，et al. The impact of different targeted temperatures on out-of-hospital cardiac arrest outcomes in patients receiving extractorporeal membrane oxygenation：a nationwide cohort study. Crit Care，2022，26（1）：380.

[8] Kim YS，Cho YH，Sung K，et al. Target temperature management may not improve clinical outcomes of extracorporeal cardiopulmonary resuscitation. J Int-ensive Care Med，2019，34（10）：790-796.

[9] Levy B，Girerd N，Amour J，et al. Effect of moderate hypothermia vs normothe-rmia on 30-day mortality in patients with cardiogenic shock receiving venoar-terial extracorporeal membrane oxygenation：a randomized clinical trial. JAMA，2022，327（5）：442-453.

[10] Al-Kawaz M，Shou B，Prokupets R，et al. Mild hypothermia and neurologic outcomes in patients undergoing venoarterial extracorporeal membrane oxygenation. J Card Surg，2022，37（4）：825-830.

[11] Ryu JA，Park TK，Chung CR，et al. Association between body temperature patterns and neurological outcomes after extracorporeal cardiopulmonary resuscitation. PLoS One，2017，12（1）：e0170711.

[12] Taccone FS，Picetti E，Vincent JL. High quality targeted temperature management（TTM）after cardiac arrest. Crit Care，2020，24（1）：6.

[13] Huang H，Wang Y，Wang R，et al. Clinical observation of different targeted temperature management methods in patients with cardiac arrest. Am J Transl Res，2022，14（4）：2436-2442.

第五节　V-A ECMO 与主动脉内球囊反搏联合应用

陆军军医大学西南医院　何　萍

外周置管 V-A ECMO 救治心源性休克（CS），产生向左心室的逆行主动脉血流。随着 V-A ECMO 支持程度的增加，心脏左心室后负荷增大，导致左心前向射血受限，左心功能受限可能诱发左心室扩张（left ventricular dilatation，LVD）、心室内血栓形成、肺毛细血管后压力升高等，不利于心脏功能恢复。V-A ECMO 支持下患者 LVD 发生率为 10%～60%，延迟干预者的存活率较早期干预显著降低。

主动脉内球囊反搏（IABP）单独使用时是循环支持装置，与 V-A ECMO 联合应用时则作为左心减压装置，通过减少心脏后负荷和改善冠状动脉灌注优化 V-A ECMO 期间的血流动力学状态。近 20 年来，IABP 一直应用于 V-A ECMO 的左心室减压（left ventricle unloading，LVU），尤其是 ECMO 支持时急性心功能障碍弥漫性室壁运动障碍、主动脉开放受限患者。IABP 的这些有益作用可以弥补 V-A ECMO 的部分局限性。

一、ECMO 与 IABP 联合应用的适应证、时机

（一）IABP 左心减压的机制

外周 V-A ECMO 治疗期间主动脉血流逆行，逆行血流缺点：左心室扩张，继发性肺充血。联合 IABP 是 LVU 的一种方式，IABP 通过与心脏同步，在心脏舒张期球囊充盈、收缩期球囊减压，以达到心脏舒张期主动脉根部充足灌注、收缩期 LVU、主动脉开放的目的，维持心肌氧供需平衡的同时，可有效降低 LVD 相关并发症风险。因此，在接受 V-A ECMO 支持的患者中，该装置被认为是一种主动、间接的 LVU 选择。

（二）联合应用的适应证和时机

目前报道的 ECMO 联合 IABP 用于相关原发病包括急性心肌梗死（acute myocardial infarction，AMI）、心外科术后心源性休克（postcardiotomy shock，PCS）、致心律失常性右心室心肌病（arrhythmogenic right ventricular cardiomyopathy，ARVC）、心肌炎、A 型主动脉夹层、乳头肌破裂、心内膜炎、缺血性心肌病、非缺血性心肌病、移植后移植物功能障碍、扩张型心肌病、心搏骤停、瓣膜性心脏病、应激性心肌病、原发性心肌病、肺栓塞等[1]。

ECMO 辅助期间尽可能每日由固定的经验丰富的超声医师对患者进行超声心动图检查，观察和评估左心功能状态。观察指标包括左心室大小、主动脉瓣开闭情况及瓣上流速、左心室壁运动情况、是否合并二尖瓣中、重度关闭不全和心包积液等，以及通过胸片或肺部超声进行动态评估。

VA-ECMO 与 IABP 联合应用的时机取决于左心后负荷的变化。ECMO 期间 LVU 的时机：左心室壁运动幅度低，左心室胀满，主动脉瓣处于不能开放状态，胸片提示肺水肿进行性加重。在充分减轻液体负荷及调整血管活性药物的情况下，仍然进行性加重的患者，可以联合 IABP 治疗。

（三）AMI 合并心源性休克患者联合应用时机

AMI 合并心源性休克（acute myocardial infarction with cardiogenic shock，AMICS）患者，30 天死亡率高达 40%～45%。V-A ECMO 支持期间，AMICS 患者左心后负荷加重，积极内科处理无明显改善时可联合 IABP 进行 LVU。此外，AMICS 患者接受 V-A ECMO 在左心后负荷加重时，冠状动脉造影可见主动脉窦处有明显造影剂滞留，心脏超声有左心室血流淤滞或自发显影增加等表现，也是左心减压的指征。

对于实施 VA-ECMO 支持前已出现左心功能不全表现的 AMICS 患者，建议 ECMO 上机后即刻置入 IABP，或 ECMO 上机后快速评估，如果患者有左心后负荷加重的临床客观证据，应尽快联合 IABP，而不必待出现左心后负荷加重的临床表现后再被迫联合 IABP。VA-ECMO 和 IABP 的联合一般有间隔时间，Schrage 等[2]发现 CS 患者置入 VA-ECMO 后 2h 内给予左心减压可改善患者预后，提示 AMICS 患者实施 VA-ECMO 支持前后经快速评估，一旦有 IABP 的联合指征，应尽可能缩短两者置入的时间间隔。

二、ECMO 与 IABP 联合应用的效果

尽管理论上 ECMO 联合 IABP 优势明显，但实际临床报道中，其有效性和安全性仍有争议。V-A ECMO 同期联合 IABP 存在出血、感染、血栓、卒中、下肢缺血及急性肾损伤等并发症，影响患者预后。

Bréchot 等[3]证明 IABP 可减轻 CS 患者应用 V-A ECMO 期间出现的肺水肿。回顾性分析和荟萃分析表明，IABP 与 V-A ECMO 治疗患者的死亡率降低。针对日本全国数据库 1650 例患者的回顾性队列研究中，Aso 等[4]采用 1∶1 倾向匹配分析发现，与单独接受 V-A ECMO 支持者相比，接受 V-A ECMO 联合 IABP 的患者 28 天全因死亡率和住院死亡率显著降低，联合 IABP 在提升病患生存率、ECMO 脱机比例方面均有显著优势。我国阜外医院的研究结果也表明，ECMO 联合 IABP 可提高心脏手术后 CS 患者的生存率[5]。

但是也有一些研究提示，ECMO 联合 IABP 效果不显著，Piechura 等[6]回顾性分析了 IABP 用于 LVU 的 V-A ECMO 患者（非匹配），大多数患者在开始 V-A ECMO 时联合了 IABP 的 LVU，但仍然有 25% 的患者需要额外的 LVU，提示 IABP 作用有限。一项荟萃分析回顾了 16 项研究中 1517 例患者，发现 V-A ECMO 联合 IABP 并未改善患者整体生存率。IABP 减压有改善 ICU 死亡率的趋势，但没有达到显著性差异。与单独 V-A ECMO 组相比，IABP 组胸片肺水肿征象更少。与此一致的是，Tepper 等[7]发现，在 60 例心内直视术后患者队列中，V-A ECMO+IABP 组患者较单纯 V-A ECMO 组 30 天死亡率降低，但两组间无显著性差异，而 V-A ECMO+IABP 组撤机率（67%）高于单纯 V-A ECMO 组（53%）。也有报道单独 V-A ECMO 组和联合 IABP 治疗组之间，V-A ECMO 开始后 14 天的生存获益也无显著性差异。另外，AMICS、心脏外科术后合并 CS 及心搏骤停患者，联合 IABP 的生存率均无明显改善。

有文献报道，对于 AMICS 患者，与单独使用 V-A ECMO 相比，IABP 联合 V-A ECMO 可降低 AMICS 患者的死亡率，而在其他病因所致 CS 患者中，该策略未见明显获益[8]。纳入 3815 例接受 PCI 治疗的 AMICS 患者的回顾性研究中，2964 例（77.7%）患者使用 V-A ECMO 联合 IABP 支持，851 例（22.3%）患者单独使用 V-A ECMO 支持，结果提示 V-A ECMO 联合 IABP 支持策略较单独 V-A ECMO 支持策略，明显降低了 AMICS 患者院内、1 周及 30 天内的死亡率，且没有增加卒中、大出血、颅内出血和胃肠道出血等不良事件[9]。

总之，优选患者联合 IABP 治疗可能会显著改善预后，如患者筛选不当，不仅治疗效果差，患者还会面临不必要的相关风险。现有研究提示，对于左心室功能更差、左心室功能受损更严重的患者，提供更充分的 LVU 和联合 IABP 可能获益最大。

三、ECMO 与 IABP 联合应用对血流的影响

体外模拟发现，心力衰竭状态下左心室体积和压力随 ECMO 流量增加而增加，联合 IABP 后可降低 3%～7% 的左心室舒张末压（LVEDP），以及 1%～10% 的左心室舒张末容积（LVEDV）。IABP 对脑血流量的影响最小（0～7%），但对冠状动脉血流量的影响不同，舒张期冠状动脉血流增加 23%～50%，但平均冠状动脉血流减少高达 30%。IABP 与心室收缩性密切相关，在 ECMO 时需要谨慎选择 IABP 患者。

（一）体外模拟的血流动力学

1. 左心室减压　在心力衰竭的情况下加入 ECMO，所有状态下的 LVEDV 和 LVEDP 均增加，反映了心室的加压和扩张。在双心室心力衰竭的情况下，IABP 对 LVEDP 的影响在心室功能较弱时更为明显，并随着心室收缩力的增加而减弱。与此同时，LVEDV 的相对降低在所有心肌收缩力下都是相似的。然而，随着收缩力的增加，舒张末期容积（EDV）的绝对减少量持续减少。

2. 灌注、冠状动脉和脑血流　体外模拟条件下，IABP 对全身灌注总量产生的影响极小。脑灌注也未受到 IABP 的显著影响，但是更好的右心房卸载会产生更高的脑灌注压。ECMO 联合 IABP，可使平均冠状动脉血流减少，但需要注意的是，舒张期 IABP 会大幅度增加最大冠状动脉血流。

因此，体外模拟提示外周 ECMO 联合 IABP 对左心室卸载（LVEDV、LVEDP）和灌注（MAP、脑和冠状动脉血流）有一定的有益作用，但这种作用高度依赖于左心室状态，随着左心室和右心室收缩性的增加而减弱。IABP 在左心室收缩性较差的状态下卸载左心室更有效。

（二）临床报道的血流动力学

首都医科大学附属北京安贞医院侯晓彤团队报道了 V-A ECMO 联合 IABP 后血流在体循环中的分布情况，主动脉血液速度时间积分（VTI）和双侧股动脉血流速率（blood flow rate，BFR）增加，颈动脉 BFR 的变化与心功能有关，当 IABP 启动时左侧颈动脉 BFR 降低[10]。Petroni 等[11]详细分析了连续 12 例患者中 IABP 在 V-A ECMO 期间对血流动力学的影响，从 IABP 开始到血流动力学测试平均间隔 4.7 天，IABP 重新启动后左心室舒张末期内径（LVEDD）、平均肺动脉压（mPAP）和 PCWP 降低。Tepper 等[7]发现 IABP 组在 V-A ECMO 启动后 48h 中心静脉压（CVP）显著降低。在 V-A ECMO 期间持续主动脉瓣关闭的患者中，使用 IABP 可以使部分患者主动脉瓣重新打开[12]。联合 IABP 还可以改善冠状动脉灌注（大约可增加 17% 的灌注）。经颅多普勒超声评估的脑血流量显示，只有在保持脉压 >10mmHg 的 V-A ECMO 患者中，IABP 才会改善脑血流量[13]。因此，当患者在 V-A ECMO 支持期间心功能较差时，理论上可能导致脑缺血和缺血性卒中。但是，在 ECMO 期间脑血流量（cerebral blood flow，CBF）与缺血性卒中发生率之间的关系尚缺乏证据，需要进一步研究如何更好地确定脑灌注的管理策略和预防神经系统并发症。

目前为止，ECMO 与 IABP 联合应用的临床证据在生存率、左心室减压和冠状动脉及脑循环血流调节方面一直存在争议。ECMO 循环是一个很大的混杂因素，外周动脉插管在临床和实验中结果并不一致。此外，实验室研究并不能充分复制临床机械循环辅助开始的血流动力学状态的多变性。

四、小结和展望

V-A ECMO 期间联合 IABP 用于左心减压是目前最常见的方法，但其治疗时机及效果仍然存在争议。当主动脉血流无搏动性时，会出现左心室扩张的进行性征象，肺动脉压（PAP）或 PCWP 升高，有肺部充血的影像学征象，主动脉瓣持续关闭或左心室淤血，则应考虑联合 IABP 减压。目前针对相关问题尚缺乏大样本的 RCT，如联合 IABP 左心室减压的时机（立即或出现特殊情况时）、接受联合治疗是否能获益，未来仍需进一步探索。

参 考 文 献

[1] Lüsebrink E, Binzenhöfer L, Kellnar A, et al. Venting during venoarterial extracorporeal membrane oxygenation. Clin Res Cardiol, 2023, 112（4）: 464-505.

[2] Schrage B, Ibrahim K, Loehn T, et al. Impella support for acute myocardial infarction complicated by cardiogenic shock. Circulation, 2019, 139（10）: 1249-1258.

[3] Bréchot N, Demondion P, Santi F, et al. Intra-aortic balloon pump protects against hydrostatic pulmonary oedema during peripheral venoarterial-extracorporeal membrane oxygenation. Eur Heart J Acute Cardiovasc Care, 2018, 7（1）: 62-69.

[4] Aso S, Matsui H, Fushimi K, et al. The effect of intraaortic balloon pumping under venoarterial extracorporeal membrane oxygenation on mortality of cardiogenic patients: an analysis using a nationwide inpatient database. Crit Care Med, 2016, 44（11）: 1974-1979.

[5] Chen K, Hou J, Tang H, et al. Concurrent implantation of intra-aortic balloon pump and extracorporeal membrane oxygenation improved survival of patients with postcardiotomy cardiogenic shock. Artif Organs, 2019, 43（2）: 142-149.

[6] Piechura LM, Coppolino A, Mody GN, et al. Left ventricle unloading strategies in ECMO: a single-center experience. J Card Surg, 2020, 35（7）: 1514-1524.

[7] Tepper S, Garcia MB, Fischer I, et al. Clinical outcomes and reduced pulmonary artery pressure with intra-aortic balloon pump during central extracorporeal life support. ASAIO J, 2019, 65（2）: 173-179.

[8] Pan CL, Zhao J, Hu SX, et al. Impact of VA-ECMO combined with IABP and timing on outcome of patients with acute myocardial infarction complicated with cardiogenic shock. Zhonghua Xin Xue Guan Bing Za Zhi, 2023, 51（8）: 851-858.

[9] Nishi T, Ishii M, Tsujita K, et al. Outcomes of venoarterial extracorporeal membrane oxygenation plus intra-aortic balloon pumping for treatment of acute myocardial infarction complicated by cardiogenic shock. J Am Heart Assoc, 2022, 11（7）: e23713.

[10] Xu B, Li C, Cai T, et al. Intra-aortic balloon pump impacts the regional haemodynamics of patients with cardiogenic shock treated with femoro-femoral veno-arterial extracorporeal membrane oxygenation. ESC Heart Fail, 2022, 9（4）: 2610-2617.

[11] Petroni T, Harrois A, Amour J, et al. Intra-aortic balloon pump effects on macrocirculation and microcirculation in cardiogenic shock patients supported by venoarterial extracorporeal membrane oxygenation. Crit Care Med, 2014, 42（9）: 2075-2082.

[12] Meani P, Delnoij T, Raffa GM, et al. Protracted aortic valve closure during peripheral veno-arterial extracorporeal life support: is intra-aortic balloon pump an effective solution? Perfusion, 2019, 34（1）: 35-41.

[13] Yang F, Jia ZS, Xing JL, et al. Effects of intra-aortic balloon pump on cerebral blood flow during peripheral venoarterial extracorporeal membrane oxygenation support. J Transl Med, 2014, 12: 106.

第六节　左西孟旦在 V-A ECMO 中的应用

武汉亚洲心脏病医院　陈　瑾

静脉-动脉体外膜氧合（V-A ECMO）是一种重要的体外生命支持技术，对心源性休克患者有着非常重要的作用，但该技术通常只被视为一种过渡性的生命支持方法，患者最终需要成功脱机以恢复正常的生活。而 V-A ECMO 治疗的成功依赖于患者能否最终脱机恢复自主心律，并恢复足以维持生命活动的心脏收缩功能等。因此，V-A ECMO 脱机过程可能会面临挑战。左西孟旦是一种正性肌力药物，已在心血管疾病患者的治疗中引起广泛关注。该药物通过增加心肌对钙离子的敏感性来增强心脏的收缩力，从而改善心功能。在心功能受损患者，特别是重症心力衰竭患者中，左西孟旦的应用可能产生积极影响。近年来，针对左西孟旦在帮助 V-A ECMO 患者顺利脱机过程中的应用有较为广泛的研究。本节主要讨论左西孟旦在 V-A ECMO 患者中的适应证、对 V-A ECMO 患者心功能和脱机成功率的影响。

在过去 20 年中，机械循环辅助设备，特别是 V-A ECMO，作为传统药物治疗效果欠佳的难治性心源性休克患者的临时支持系统出现，为潜在的心脏功能恢复赢得了时间，提高了心源性休克患者的生存率[1]。V-A ECMO 会增加平均动脉压和氧气输送，从而改善组织灌注及气体交换，但长期使用 V-A ECMO 会导致严重并发症，如出血、血栓栓塞并发症、急性脑或肺损伤及肢体缺血[2, 3]。然而，脱离 V-A ECMO 是一个漫长的过程，可能会持续数天甚至数周[4]。临床医师和体外循环医师为促进 V-A ECMO 脱机通常使用 β 肾上腺素能受体激动剂（如多巴酚丁胺、多巴胺和肾上腺素）或磷酸二酯酶抑制剂（如米力农）等正性肌力药物。长期使用 β 肾上腺素能受体激动剂可能导致快速性心律失常、心肌缺血并增加心肌氧需求，最终可能增加患者的不良事件发生率和死亡率。尽管 V-A ECMO 脱机的药理学支持仅限于 β 肾上腺素能受体激动剂和磷酸二酯酶抑制剂，但钙增敏剂左西孟旦越来越受到临床医师的欢迎，并为增加脱机成功率带来了希望[1, 5]。

左西孟旦是一种新型的钙敏化剂，通过增加心肌细胞对钙离子的敏感性来增强心肌收缩力。左西孟旦在不增加心肌细胞内钙离子浓度[6]和心肌氧消耗的同时，可降低外周血管阻力，因此可以减轻心脏负荷，并降低心律失常的发生率。此外，单次静脉注射左西孟旦的强心效果可以持续 1 周，因此有较高的性价比。左西孟旦具有抗炎和心脏保护作用，并且已经成功应用于心肌切开术后患者的心功能障碍。其平滑肌放松作用可改善冠状动脉血流，并减少全身和肺血管阻力，从而减轻心室负荷。这些药效学特性可能促进心肌恢复和 V-A ECMO 脱机。尽管目前的证据表明左西孟旦可能对 V-A ECMO 脱机有良好的效果，但也有部分研究结果与之矛盾。本节对最近的临床研究进行综述，总结左西孟旦应用于 V-A ECMO 脱机的疗效[7]。

一、V-A ECMO 患者应用左西孟旦的适应证

（一）严重心力衰竭

V-A ECMO 通常应用于重症心力衰竭患者，有时患者可能对传统治疗方法敏感。一些

研究表明，在这些情况下，左西孟旦的应用可能有助于改善心脏收缩力和减轻心脏负荷，从而提高 ECMO 成功率。WEANILEVO 是一项随机、前瞻性、多中心、双盲、平行组、对照试验，纳入了急性心力衰竭并接受 V-A ECMO 辅助的患者，该试验评价了 V-A ECMO 撤机前给予左西孟旦是否与撤机失败率降低和求助于其他临时循环辅助相关[8]。结果发现在 V-A ECMO 中使用左西孟旦似乎有利于降低撤机失败率和死亡率。

（二）心肌梗死后心源性休克

尽管急性心肌梗死后使用左西孟旦是禁忌证之一，但对于急性心肌梗死合并心源性休克患者，V-A ECMO 辅助期间使用左西孟旦也可能对心脏功能的恢复起到积极作用。已有研究表明，急性冠脉综合征合并心源性休克患者接受左西孟旦治疗组的随访生存率较未使用组高（47.8% *vs.* 32.0%）。但是该项研究的随访生存率无显著性差异，因此，需更多的研究证据支持[9]。

（三）心脏手术后心源性休克

一项荟萃分析研究发现，对于心脏手术后出现心源性休克而需要 V-A ECMO 支持的患者，使用左西孟旦治疗与患者的成功脱机和生存获益显著相关（OR 2.89，95% CI：1.53～5.46，$P = 0.001$）[1]。

（四）体外心肺复苏

一项回顾性研究分析了心搏骤停后接受 ECPR 的患者，并将其分为两组：在 ICU 期间接受左西孟旦治疗组（$n = 24$）和未接受左西孟旦治疗组（$n = 84$），通过倾向评分匹配和多项式回归分析来研究左西孟旦对结果参数的影响[10]。研究发现接受左西孟旦治疗组的住院死亡率显著降低（28% *vs.* 88%，$P \leqslant 0.01$），ECMO 撤机成功率在接受左西孟旦治疗组患者中更高（88% *vs.* 20%，$P \leqslant 0.01$），但左西孟旦治疗组 CPR 开始至 ECMO 插管的持续时间明显较短[（44＋26）*vs.*（65±28），$P= 0.002$]，说明对于接受 ECPR 治疗的心搏骤停患者，左西孟旦似乎有助于提高其 ECMO 撤机的成功率，这可能与心肌收缩力的短期至中期增加有关。此外，接受左西孟旦治疗的患者存活率高于未接受左西孟旦的患者[10]。

二、左西孟旦应用对于 V-A ECMO 患者心功能的影响

心力衰竭是一种因心脏功能受损，无法维持足够的心输出量，导致组织灌注不足的疾病。在重症心力衰竭患者中，心脏收缩功能明显下降，出现循环衰竭，这类患者多为 V-A ECMO 应用范围内的患者。但是，单独使用 V-A ECMO 治疗很可能不足以改善患者的心脏收缩功能。而左西孟旦作为一种新型钙增敏剂，可能对这类患者心脏恢复部分射血功能有一定的疗效。有研究纳入了 150 例急性心力衰竭并接受 V-A ECMO 的患者[11]，对对照组及实验组进行了倾向匹配。研究发现使用左西孟旦治疗后 24h 左室射血分数由 21.5%±9.1%增至 30.7%±13.5%（$P<0.0001$），主动脉血流速度时间积分由（8.9±4）cm 增至（12.5±3.8）cm（$P=0.002$），并且在倾向评分匹配后发现使用左西孟旦是唯一与 V-A ECMO 脱机失败率显著降低相关的因素。因此，在这类患者中使用左西孟旦可能是有益的。

三、左西孟旦应用对于 V-A ECMO 患者脱机的影响

部分研究发现用左西孟旦会增加 V-A ECMO 患者脱机成功率。Affronti 等[12]在引入左西孟旦后发现脱机成功率由 27.3% 提高到 83.33%，同时存活率由 36.4% 提高到 66.66%。采用左西孟旦进行预处理不仅有利于 V-A ECMO 脱机，同时还能够减少对大剂量正性肌力类药物的需求。Distelmaier 等[13]在一所大学附属三级医疗中心登记了 240 例心血管手术后接受 V-A ECMO 支持的患者，发现左西孟旦可以改善患者的脱机成功率及短期和长期生存率。2010～2017 年法国一所大学医院进行的回顾性队列研究纳入了 150 例 V-A ECMO 患者，发现使用左西孟旦是唯一与 V-A ECMO 脱机失败率显著降低相关的因素，风险比为 0.16[11]。Charbonneau 等[14]在 2022 年发表的一项系统评价发现，左西孟旦可提高心源性休克患者 V-A ECMO 脱机成功率，实验组为 82%，对照组为 65%（ OR 1.27，95% CI：1.13～1.4，$P<0.01$ ）。

但是，2023 年的一项大型临床研究纳入了 239 例心脏手术后的患者，并没有发现左西孟旦和心脏术后 V-A ECMO 成功脱机的相关性。然而，该研究人群是异质性的，亚组的患者仍然可能受益于左西孟旦[15]。

四、小结和展望

左西孟旦在 V-A ECMO 患者中呈现出潜在的临床益处，特别是在改善心功能和促进 V-A ECMO 脱机方面。然而，需要更多的研究来验证其有效性和安全性，以更好地指导临床实践，可以期待左西孟旦在 V-A ECMO 治疗中的应用会成为改善患者预后的重要策略。

参 考 文 献

[1] Kaddoura R，Omar AS，Ibrahim MIM，et al. The Effectiveness of levosimendan on veno-arterial extracorporeal membrane oxygenation management and outcome：a systematic review and meta-analysis. J Cardiothorac Vasc Anesth，2021，35（8）：2483-2495.

[2] Le Gall A，Follin A，Cholley B，et al. Veno-arterial-ECMO in the intensive care unit：from technical aspects to clinical practice. Anaesth Crit Care Pain Med，2018，37（3）：259-268.

[3] Cavayas YA，Del Sorbo L，Fan E. Intracranial hemorrhage in adults on ECMO. Perfusion，2018，33（1_suppl）：42-50.

[4] Millar JE，Fanning JP，McDonald CI，et al. The inflammatory response to extracorporeal membrane oxygenation（ECMO）：a review of the pathophysiology. Crit Care，2016，20（1）：387.

[5] Liu Y，Zhang L，Yao Y，et al. Effects of levosimendan on the outcome of veno-arterial extracorporeal membrane oxygenation：a systematic review and meta-analysis. Clin Res Cardiol，2023. doi：10.1007/s00392-023-02208-1.

[6] Conti N，Gatti M，Raschi E，et al. Evidence and current use of levosimendan in the treatment of heart failure：filling the gap. Drug Des Devel Ther，2021，15：3391-3409.

[7] Yang B，Zhao T，Guo B，et al. Short-term effects of levosimendan use for venoarterial extracorporeal membrane oxygenation：a systematic review and meta-analysis. Perfusion，2023，38（2）：305-312.

[8] Ellouze O，Soudry Faure A，Radhouani M，et al. Levosimendan in venoarterial ECMO weaning. Rational and design of a randomized double blind multicentre trial. ESC Heart Fail，2021，8（4）：3339-3347.

[9] Alonso-Fernandez-Gatta M，Merchan-Gomez S，Gonzalez-Cebrian M，et al. Levosimendan in veno-arterial extracorporeal membrane oxygenator supported patients：impact on the success of weaning and survival. Artif Organs，2021，45（7）：717-725.

[10] Gaisendrees C，Schlachtenberger G，Gerfer S，et al. The impact of levosimendan on survival and weaning from ECMO after extracorporeal cardiopulmonary resuscitation. Artif Organs，2023，47（8）：1351-1360.

[11] Vally S，Ferdynus C，Persichini R，et al. Impact of levosimendan on weaning from peripheral venoarterial extracorporeal membrane oxygenation in intensive care unit. Ann Intensive Care，2019，9（1）：24.

[12] Affronti A，di Bella I，Carino D，et al. Levosimendan may improve weaning outcomes in venoarterial ECMO patients. ASAIO J，2013，59（6）：554-557.

[13] Distelmaier K，Roth C，Schrutka L，et al. Beneficial effects of levosimendan on survival in patients undergoing extracorporeal membrane oxygenation after cardiovascular surgery. Br J Anaesth，2016，117（1）：52-58.

[14] Charbonneau F，Chahinian K，Bebawi E，et al. Parameters associated with successful weaning of veno-arterial extracorporeal membrane oxygenation：a systematic review. Crit Care，2022，26（1）：375.

[15] Massol J，Simon-Tillaux N，Tohme J，et al. Levosimendan in patients undergoing extracorporeal membrane oxygenation after cardiac surgery：an emulated target trial using observational data. Crit Care，2023，27（1）：51.

第七节　V-A ECMO 期间的特殊检查及管理

广东省人民医院　袁海云

一、V-A ECMO 期间的特殊检查

V-A ECMO 作为多种原因引起的终末期循环功能及呼吸功能衰竭的替代性支持疗法，自问世以来拯救了数以万计的濒危患者，但作为有创性操作，其继发各种并发症的概率一直居高不下，严重影响患者术后生存率，延长了 ECMO 使用及 ICU 停留时间。这些并发症主要包括与 ECMO 相关的感染、血栓形成、脑血管事件（如缺血性脑梗死、颅内出血）、急性心肌梗死、急性呼吸窘迫综合征等。为尽早识别上述并发症，以便进一步采取积极的干预措施，V-A ECMO 期间的辅助检查就显得尤为关键。

（一）静脉血培养

由于多条动静脉插管的存在，接受 ECMO 的患者血液感染的风险明显增加，病原体以厌氧菌和念珠菌为主。血液感染是 ECMO 最常见的并发症，并与患者临床结局较差有关。伴有血液感染的患者通常表现为发热（体温 38℃以上）、静脉血常规白细胞总数升高且中性粒细胞比例升高。但体温和血常规异常并不能作为临床感染的"金标准"，经验性使用抗生素的指征并不明确且疗效难以保证，因此，判断血液感染是否存在并确定其病原体种类及药敏结果对抗生素的选择具有指导意义。

研究者发现，绝大多数感染发生在 V-A ECMO 使用的最初 2 周（62.8%），病原体以革兰氏阴性菌为主（66.1%）。早期检出念珠菌的情况并不多见，尤其是有碳青霉烯类抗生素应用史的患者，且其对患者预后影响较细菌感染小[1]。

鉴于此，对接受 V-A ECMO 治疗的患者，最初 2 周内应经验性使用抗生素来预防血液感染，同时在第 2 周行静脉血培养并根据药敏试验结果及时调整抗生素的种类。

（二）对比超声心动图

心内血栓形成在通过 V-A ECMO 获得血流动力学支持的患者中并不常见，但栓子脱落（尤其是左心系统）会引起多个重要脏器发生血栓栓塞，导致较高的死亡率。在一项包含 281 名接受 V-A ECMO 患者的回顾性研究中，尽管给予足够的抗凝治疗，但仍有 11 名（3.9%）患者发生左心室血栓，且无一例存活[2]。由于需要 V-A ECMO 支持的多为急性心肌梗死引起的难治性心源性休克患者[3]，因此及时发现左心系统血栓具有重要意义。但是，因需要转运至放射科的风险较大，大多数常规心血管系统影像检查方法并不适用于病情危重的 V-A ECMO 患者左心室血栓的诊断[4]。为提高左心室血栓的检出率，美国超声心动图学会（ASE）推荐在常规经胸超声心动图（TTE）的基础上使用超声增强造影剂（UEA）进行左心室内血栓的检查[5]。Baeza-Herrera 等[4]对 3 名 V-A ECMO 的候选人施行对比超声心动图检查，成功排除或证实了上述患者左心室血栓的可能性，在实践上证明了 UEA 相较于传统超声的优势。此外，机械循环辅助期间部分患者可能出现 LVEF 下降、瓣膜功能异常、局部室壁运动异常等血流动力学问题，UAE 在识别与评估这些异常方面同样显示出巨大的优势[5]。

（三）即时血气分析

少数接受 V-A ECMO 支持的患者会出现"差异性缺氧"的现象，表现为在左心室功能恢复和并存严重肺衰竭时，下半身接受经 ECMO 充分氧合的血液而上半身部分区域（冠状动脉、右臂和脑）接受乏氧血。此时可能发生缺氧性心脏和脑损伤，往往需要从右臂采集血样行即时血气分析和血氧饱和度监测[3]，以便及时调整 ECMO 参数，如增大通气量、经颈静脉置入附加回流管。

（四）CT 血管造影

V-A ECMO 引起的绝大多数血栓发生在心室腔或管道中，这些血栓一般通过对比超声心动图检查即可被筛查出，但对于血栓脱落后引起的重要器官（如脑、肾、肠系膜）栓塞，超声的作用相对局限。此时推荐使用 CT 血管造影（CTA），CTA 在造影剂存在的情况下可直观地通过充盈缺损判断栓子的位置、形态和大小。

二、基于对比超声心动图排除 ECMO 血栓的方案

（一）对比超声心动图的使用指征

大量研究表明，常规 TTE 诊断左心室壁血栓的敏感度和特异度分别达到 88% 和 96%。

因此，在 Baeza-Herrera 等[4]研究的 3 个病例中，UEA 均作为对常规经胸超声心动图的检验性诊断而非首选。但对于一些高风险患者（如急性心肌梗死、脑血管疾病患者），推荐常规应用 UEA。

对于左心射血功能下降的患者，常需要其他辅助装置以避免左心室过度膨胀，包括经主动脉内球囊反搏（IABP）、左心室猪尾导管[6]和介入式"人工心脏"Impella[7]，其中后两者在心室血栓存在的情况下禁忌使用[4]。对比超声心动图对血栓检出的敏感度和特异度可高达 100%[6]，因此对于左心射血功能下降的患者推荐常规行 UEA，以便更准确地确诊或排除心室血栓的存在。

（二）对比超声心动图的缺陷

目前，由于对比超声心动图并未在接受 V-A ECMO 支持的患者中广泛应用，因此对其不良反应的研究并不完善。尽管发生率并不高，但 UEA 形成的微滴仍有触发 ECMO 环路传感器警报并引起突发的辅助装置暂停的风险[2]。因此，行对比超声心动图检查之前需参考 ECMO 设备生产商所提供的与 UEA 使用相关的特殊说明，并与接受过 ECMO 重大问题特殊培训的工作人员协同工作。此外，使用 UEA 前需排除患者对造影剂过敏的风险。

三、V-A ECMO 的 CT 血管造影

（一）CT 血管造影的应用指征

急性心肌梗死引起的心源性休克是应用 V-A ECMO 的主要指征，对于此类患者，CT 冠脉造影可明确冠脉系统栓塞的部位、狭窄程度，可为进一步治疗提供明确指导。

CTA 明确心室腔内血栓的效果优于常规 TTE，在不具备对比超声心动图检查条件的情况下可用于左心室血栓的确诊[4]。

对于超声心动图难以探查的部位，如脑血管、肾血管、肠系膜血管，CTA 可作为明确血栓诊断的"金标准"。

（二）CT 血管造影的缺陷

某些特殊的 V-A ECMO 环路，尤其是外周股静脉-股动脉环路对增强造影介质灌注的方向和顺序有很高的要求，否则会产生血流相关的人造物，干扰 CTA 观察下的疾病形态，如不透明的充盈缺损会被误认为是假性血栓或完全性血管闭锁，混合人造物会被误认为是解剖结构[8]。对血流相关的 CTA 人造物的误判会直接导致不适宜的外科或药物干预措施。目前并没有针对 V-A ECMO 患者的统一 CTA 标准，但任何标准都应围绕研究指征来设计，并充分考虑到 ECMO 插管构造、造影剂注射位点、患者自身心输出量和 ECMO 流量等因素。

此外，与对比超声心动图类似，CTA 也应当考虑到患者对造影剂过敏的风险。

四、V-A ECMO 影响热稀释法心输出量测定

(一)热稀释法心输出量测定的定义

间断肺动脉热稀释法心输出量（COTD）测定是指将已知体积和温度的液体球团经漂浮肺动脉导管（PAC）的近端手动注入右心房，而后经放置在肺动脉更远端的热敏电阻监测后续温度的变化[9]并绘制温度变化曲线，计算曲线下面积进而得出心输出量。为减少因呼吸运动产生的测量错误，心输出量是基于测量数个连续热稀释数据而得到的。

相比之下，连续肺动脉热稀释法能够自动测量心输出量（无须手动注入指示剂），其PAC配备有热丝，能以随机二元序列加热右心室血液，血液温度的变化可被下游置于PAC尖端附近的热敏电阻探得。基于测得的温度变化，可通过随机系统辨识原理连续计算心输出量并通过监测器显示其平均值[9]。

(二)V-A ECMO 对热稀释法心输出量测定的影响

V-A ECMO 对体循环氧气输送量的贡献取决于体外循环总量（Q_{EC}）与心输出量（Q）之比。Russ 等[10]利用六只麻醉后的猪估算 Q_{EC} 和再循环分数（Rf）对经典热稀释法估算 Q 的影响。研究团队首先通过超声血流探针在主动脉根部测得主动脉血流总量（Q_{Ao}），以此作为基准，并将 Q_{EC} 设定为 Q_{Ao} 的 0～125%，再通过超声稀释技术测得 Rf，最后使用 PAC 测量健康和肺受损动物的实际心输出量（Q_{Pa}）。结果显示，相对于 Q_{Ao}，PAC 高估了所有 Q_{EC} 设定下的 Q_{Pa}，平均误差在健康动物为 2.1L/min，在肺受损动物为 2.7L/min，且在 Q_{EC} 使 Rf 较高时达到峰值。Q_{Pa} 的被高估程度取决于 Q_{EC} 与 Q_{Ao} 之比和 Rf。

Russ 等[10]的研究结果证实，V-A ECMO 存在的情况下经典热稀释法所测心输出量和主动脉根部血流量有明显临床差异，提示对接受 V-A ECMO 支持的患者使用经典热稀释法测量心输出量的尝试是徒劳的，亟须寻找一种全新的测量方法来替代。

参 考 文 献

[1] Kim HS，Park S，Ko HH，et al. Different characteristics of bloodstream infection during venoarterial and venovenous extracorporeal membrane oxygenation in adult patients. Sci Rep，2021，11：9498.

[2] Lashin H，Shepherd S，Smith A. Contrast-enhanced echocardiography application in patients supported by extracorporeal membrane oxygenation（ECMO）：a narrative review . J Cardiothorac Vasc Anesth，2022，36（7）：2080-2089.

[3] Lorusso R，Shekar K，MacLaren G，et al. ELSO interim guidelines for venoarterial extracorporeal membrane oxygenation in adult cardiac patients. ASAIO J，2021，67（8）：827-844.

[4] Baeza-Herrera LA，Hernández-Reyes JP，Lazcano-Díaz EA，et al. A contrast echocardiography-based protocol to rule out thrombus in Venous-Arterial ECMO：a proof of concept. Echocardiography，2023，40（3）：299-302.

[5] Porter TR，Mulvagh SL，Abdelmoneim SS，et al. Clinical applications of ultrasonic enhancing agents in echocardiography：2018 American Society of Echocardiography guidelines update. J Am Soc Echocardiogr，

2018，31（3）：241-274．

[6] Wada H，Yasu T，Sakakura K，et al. Contrast echocardiography for the diagnosis of left ventricular thrombus in anterior myocardial infarction. Heart Vessels，2014，29（3）：308-312.

[7] Jiménez-Rodríguez GM，Manzur-Sandoval D，Quirazco-Córdova RE，et al. Percutaneous left ventricular unloading in cardiogenic shock during venoarterial extracorporeal membrane oxygenation：a radial approach. CJC Open，2022，5（1）：86-89.

[8] Shen J，Tse JR，Chan F，et al. CT angiography of venoarterial extracorporeal membrane oxygenation. Radiographics，2022，42（1）：23-37.

[9] Kouz K，Michard F，Bergholz A，et al. Agreement between continuous and intermittent pulmonary artery thermodilution for cardiac output measurement in perioperative and intensive care medicine：a systematic review and meta-analysis. Crit Care，2021，25（1）：125.

[10] Russ M，Steiner E，Boemke W，et al. Extracorporeal membrane oxygenation blood flow and blood recirculation compromise thermodilution-based measurements of cardiac output. ASAIO J，2022，68（5）：721-729.

第四章

V-A ECMO 撤机及预后

第一节　V-A ECMO 撤机策略与方法

广西医科大学第一附属医院　白玉龙

　　静脉-动脉体外膜氧合（V-A ECMO）是一种临时的机械循环辅助设备，能够提供持续数天至数周的强有力的心肺支持，最常用于心源性休克或心搏骤停的循环、呼吸支持治疗，为通往康复或心脏替代治疗（如耐用的左心室辅助装置或心脏移植）的桥梁。鉴于长期使用 V-A ECMO 带来的并发症，制定系统的脱机策略势在必行。目前，关于撤机标准化策略的研究有限，只有少量研究得到了大样本的有效数据支持，对于延长体外循环支持时间的并发症风险已有相关描述[1]。此外，成功撤机的定义差异很大，近年来报道了相当比例（30%～70%）的患者无法成功脱离 V-A ECMO 的支持[2]。从 V-A ECMO 支持中撤离的过程，是患者疾病的关键决策点，如何选择合适的 V-A ECMO 撤机策略及方法，对临床医生来说，着实是不小的挑战，本节针对这一挑战进行综述；同时，由于经皮穿刺置管是目前主流的 V-A ECMO 上机插管策略，撤机时经皮拔除 ECMO 插管，尤其是拔除动脉插管的方法也有所区别，这里将一并讨论，以期待未来进一步研究。

一、V-A ECMO 撤机指征

　　V-A ECMO 循环支持下，应优先治疗基础疾病，以促进成功撤机或过渡到心脏替代治疗。临床上，呼吸和循环功能恢复的一些重要迹象：①心脏解剖畸形矫正满意，无心脏压塞现象，心肌收缩协调，各室壁运动及心率大致正常，节律规整，无明显心律失常的发生，无心肌缺血等心电图表现，维持心指数 $>2.2L/(min \cdot m^2)$；②血流动力学相对稳定，血管活性药物减至低剂量（血管正性肌力药物评分 <10 分），平均动脉压（MAP）65～80mmHg，中心静脉压（CVP）8～12mmHg，肺毛细血管楔压（PCWP）<18mmHg；③终末器官灌注的实验室检测指标逐渐好转，包括但不仅限于动脉血气（ABG）、乳酸、肌酶、肌钙蛋白及肝肾功能等；④呼吸条件达到吸入氧浓度（FiO_2）$<60\%$，动脉血氧分压（PaO_2）>70mmHg

或氧合指数（氧分压/吸入氧浓度）>200mmHg，pH>7.3，动脉血二氧化碳分压（$PaCO_2$）<50mmHg。患者如有上述恢复迹象，可以视为 V-A ECMO 撤机指征，当然，考虑到 V-A ECMO 容易增加衰竭心肌的后负荷和相对较高的并发症发生率，如果同时使用左心室辅助装置[主动脉内球囊反搏（IABP）或经皮左心室辅助装置（PLVAD）]，治疗过程中应优先撤离 V-A ECMO，除非出现相关辅助装置并发症。当使用左心室辅助装置时，将 IABP 维持负荷在 1∶1，以确保充分冲洗主动脉根部。而 PLVAD 通常保持在相对较低的流量水平（1.5～2L/min），因为这种设置的主要用途是左心室减压而不是循环辅助。当这些标准逐渐被满足时，开始寻求撤离 V-A ECMO，临床上不同的撤机策略和方法各有优缺点，下面重点介绍目前常用的三种撤机策略。

二、目前常用的 V-A ECMO 撤机策略

近年来，V-A ECMO 在心源性休克（CS）治疗中的应用显著增加，截至 2020 年 7 月，在体外生命支持组织（ELSO）登记的成人中，共有 270 004 次使用 V-A ECMO 治疗心源性休克，成人 V-A ECMO 患者出院时总生存率为 41%[3]。在过去 10 年中，V-A ECMO 支持治疗在许多方面都取得了进展，包括患者的选择、ECMO 团队的创建、区域转诊中心及机械循环辅助管理等各个方面，体外心脏和呼吸辅助系统的使用大幅增加，但缺乏统一的撤机标准化策略，各中心依然按照临床医生经验及团队人员结构，进行不同的流程化撤机。

（一）连续降低辅助流量撤机试验

当前最常用的是连续降低辅助流量撤机试验策略，主要步骤为逐步减少 ECMO 流量，对于成人来说，每次减少流量 0.5～1.0L/min，直到达 1.0L/min 的空转流量，小儿则减至≤25%全流量，然后进行超声心动图及血流动力学评估，具体要求：CVP≤15mmHg，肺动脉压/中心静脉压（PAP/CVP）≥1.5，左室射血分数（LVEF）≥25%，MAP≥65mmHg，脉压≥20mmHg，没有血流缓慢，没有左心室或右心室的扩张，速度时间积分（VTI）>10cm，心率基本正常，节律规整等，则可以考虑撤离 V-A ECMO，如在撤离试验中，发现心输出量下降或组织灌注不足，混合静脉血氧饱和度（SvO_2）<60%，则估计撤离失败，需要调整回原来 V-A ECMO 循环支持的状态，该方法存在对右心功能评估不全面的缺点。

（二）建立动静脉桥接

还有一种撤离 V-A ECMO 的策略是建立动静脉（AV）桥接，即在动静脉环路间安装桥接管路。要创建动静脉桥接，必须暂时停止泵流量，然后通过接头插入桥接管路，使得动静脉出现短路，动静脉插管需要用肝素盐水持续冲洗或用循环中肝素化的血液间断冲洗；或者，当初预充 ECMO 管路时，直接连接好桥接管路，动静脉桥接管路也可以被当成预充管理时配置的一部分。最后并行恢复血流，可以部分或全部夹闭桥接管路以操纵流过动静脉桥接的血流，从而改变 ECMO 血流向患者提供的支持：桥中的流量越大，对患者的支撑量就越小。如果可以容忍较低水平的支持，则表明成功脱机的可能性更高。

套管可以被夹住，以便在没有 ECMO 支持的情况下进行长时间的评估，泵通过平行的桥路驱动血液。该技术的缺点包括对多个管路操作的要求，以及在患者和隔离的并联管路之间的管路盲端段潜在的血栓形成。因此，通常使用肝素化的生理盐水维持回路中的最小流量。

（三）泵控逆灌试验

另一种撤离 V-A ECMO 的策略是泵控逆灌试验（PCRTO）。这是一种简单的脱机方法，它首先在呼吸衰竭的新生儿中报道，后来被证明对正在脱离 V-A ECMO 的成年患者有效。这种脱机方法不需要动静脉桥，只需要减少流经 ECMO 泵的流量，直到泵下游产生的压力低于全身动脉血压。因此，血液开始从泵的动脉侧流向静脉插管，并进入患者的静脉循环。泵速进一步降低，以允许 0.5～1.0L/min 的流量，泵阻可作为过量流量的制动器，从而防止全身动脉盗血现象。这种设置要求关闭回路气流，因此，允许在与回路分离之前对患者的气体交换功能和呼吸机设置进行全面评估。一项单中心研究报道，共分析了 36 例患者的 57 次 PCRTO，其中 45 次（78.9%）试验成功结束。PCRTO 过程中的中位逆行血流量为（0.6±0.2）L/min，而每个 PCRTO 持续时间的中位数为 180min（120～240min），在 35 名至少有一次成功的 PCRTO 的患者中，31 名（88.6%）最终脱离了 ECMO[4]，且未出现系统严重并发症，主要为机械故障及回路血栓形成。血流方向的泵速反映了循环系统在产生动脉血压方面的功能，更高的速度表明左心室功能恢复得更好，这是一个潜在、有用的预测 ECMO 脱机指标。

三、不同经皮拔除 ECMO 管路方法的应用

经股动脉、静脉穿刺是 V-A ECMO 置管的常用方法，与股动脉、静脉切开和半切开置管方式相比，经皮穿刺具有更便捷、更快速、出血及感染率更低等优点，目前为各中心主流置管方式，但各中心脱机拔除 ECMO 管路的方式有所不同，这取决于团队内外科医生构成、机构所能获取的血管闭合耗材种类、团队培训学习与研究经验等。因拔除静脉插管的主流穿刺点止血方式仍为按压，本节主要讨论经皮拔除动脉插管不同方法的临床应用。

（一）压迫止血法

1. 人工压迫法　人工压迫止血是最传统的股动脉止血方法，其优点在于经济、相对可靠，当其他方法止血失败时最终仍需通过该方法解决和补救。当然，它的缺点也比较突出，不仅费时费力，而且加剧了患者的痛苦。特别是术中常需大量抗凝药物的介入手术，术后 3～4h 测活化凝血时间（ACT），ACT<150s 时才能拔管，拔管后压迫止血时间多在 25min 左右。人工压迫止血后另需加压包扎 6～12h、卧床 18～24h，如遇到患者肥胖或穿刺部位过高或过低等情况，会造成压迫困难、局部血肿、假性动脉瘤、动静脉瘘、迷走反射及下肢静脉血栓等并发症。当然，这还与鞘管大小、抗凝强度、穿刺技巧及置管时间的长短有关。拔除鞘管后，还可将止血敷料从体表按压于局部穿刺处，当血液从

穿刺点渗出到止血贴时，因贴膜的毛细现象而使血流停滞，从而迅速完成局部止血过程。其优点主要是操作简单，止血迅速。目前这类敷料主要用于抗凝患者，其缺点是仍需辅以 4～10min 的手工压迫。国内现有的股动脉穿刺介入术后止血敷料主要有壳聚糖敷料和藻酸盐敷料两种。

2. 股动脉压迫止血器　是应用于血管介入手术后的止血装置，主要通过机械压迫力从体外对股动脉穿刺部位进行压迫，促进穿刺口止血愈合。在临床中使用的有以下几种。①充气式股动脉压迫止血器：是将透明气囊定位于股动脉穿刺部位，再用塑料弓板和置于患者臀下的皮带将其固定；穿刺鞘退出股动脉时，气囊充气暂时完全阻断血流，然后逐渐减压，以能摸到足背动脉搏动而又无穿刺部位出血为度，直至止血。气囊透明，可以直接观察到压迫位置是否准确及穿刺点出血情况，从而调整位置及压力；同时气囊接气压计，可以准确控制压力大小。②旋钮式股动脉压迫止血器：由塑料板、螺旋钮、压迫头和绑带几部分组成。安装时将压迫头对准股动脉穿刺点，用棉质绑带将压迫器固定在插管侧大腿上。拨出鞘管后，先顺时针旋转螺旋钮 3～5 圈，以能摸到足背动脉搏动而又无穿刺部位出血为度。

（二）临床应用的血管闭合装置

按止血原理不同，血管闭合装置（VCD）大致可分为以下几类：穿刺道栓塞类、血管缝合类及穿刺道临时封堵类（图 4-1-1）。

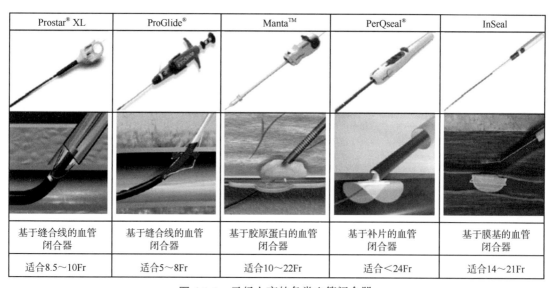

Prostar® XL	ProGlide®	Manta™	PerQseal®	InSeal
基于缝合线的血管闭合器	基于缝合线的血管闭合器	基于胶原蛋白的血管闭合器	基于补片的血管闭合器	基于膜基的血管闭合器
适合8.5～10Fr	适合5～8Fr	适合10～22Fr	适合<24Fr	适合14～21Fr

图 4-1-1　已经上市的各类血管闭合器

目前，国内主流的血管闭合装置仍是 ProGlide。近期，一项单中心研究表明，在 V-A ECMO 拔管期间，ProGlide 和 Manta 装置通过动脉切开伤口闭合止血的成功率相似。ProGlide 组的失血量和短暂的血管升压药物支持的需要量更大。两组并发症发生率均较低[5]。血管闭合器相关技术正在不断发展和完善，与传统人工压迫止血相比，尽管在诸多方面有着较大的优越性，但目前尚无循证医学证据证明其优于人工压迫止血。一个理想的血管闭合器，应该同时具备操作简单、成功率高、效果确切、并发症少、适用范围广、制动时间短、可耐受反复穿刺等优点，但目前尚无一种血管闭合器能够满足上述所有要求。

四、小结和展望

从开始 V-A ECMO 支持的那一刻起，就应该为脱机而做决策，如何评估患者循环及呼吸系统状态的演变，是临床工作的重中之重，多学科团队应该明确脱机的目标。由于缺乏严格的数据支持，特定的脱机及拔管策略可能有所不同，但具体的做法应该在机构内标准化，有时甚至需要针对个别患者量身定制脱机和拔管方式，这只是患者疾病治疗中的一个环节，但却是非常重要的一个环节。

参 考 文 献

[1] Biancari F，Perrotti A，Dalén M，et al. Meta-analysis of the outcome after postcardiotomy venoarterial extracorporeal membrane oxygenation in adult patients. J Cardiothorac Vasc Anesth，2018，32（3）：1175-1182.

[2] Ortuno S，Delmas C，Diehl JL，et al. Weaning from veno-arterial extra-corporeal membrane oxygenation：which strategy to use? Annal Cardiothorac Surg，2019，8（1）：E1-E8.

[3] Luesebrink E，Stremmel C，Stark K，et al. Update on weaning from veno-arterial extracorporeal membrane oxygenation. J Clin Med，2020，9（4）：992.

[4] Xu Y，Liu N，Dong DJ，et al. Pulmonary artery flotation catheter（PAFC）combined with pump-controlled retrograde trial off（PCRTO）as a trial for weaning VA-ECMO patients：a retrospective study. Perfusion，2023，38（2）：346-352.

[5] Au SY，Chan KS，Fong KM，et al. Comparing the outcomes of bedside percutaneous VA-ECMO decannulation by ProGlide and Manta in a high-ECMO-volume center in Hong Kong. Artif Organs，2022，46（7）：1382-1388.

第二节　V-A ECMO 撤机相关影响因素

华中科技大学同济医学院附属协和医院　袁燕红

一、V-A ECMO 心脏功能恢复评估

V-A ECMO 可用于恢复心源性休克患者的器官灌注。V-A ECMO 可作为心脏功能恢复的桥梁，在心肌没有恢复的情况下，其也可以作为长期心室辅助装置（VAD）置入或心脏移植的桥梁。V-A ECMO 成功撤机通常指的是患者在脱机后可以存活，并且不需要进一步的机械支持或心脏移植。目前研究报告的成功率为 30%～75%，ECMO 脱机的时机很重要，过早脱机可能导致再发休克，并对勉强恢复的器官造成继发性损伤；相反，ECMO 持续时间过长与较高的并发症和住院死亡率相关[1]。识别 V-A ECMO 患者的脱机

时机很具有挑战性。

ELSO 建议，在血流动力学稳定且低血管活性药物支持的患者中尝试使用超声心动图来评估心肌恢复情况。超声心动图被广泛用于评估脱机的时机。其他参数如一些生物标志物或血流动力学参数也可以用来评估撤机时间[1]。

（一）生物标志物

1. 心脏损伤相关标志物 在大多数研究中，心肌损伤严重程度的生物标志物的水平升高与不良脱机结果相关。在心肌炎或心搏骤停患者中，较低的肌酸激酶同工酶（CK-MB）峰值与较高的撤机率相关。峰值 CK-MB ＜183U/L 预测脱机成功的敏感度为 86%，特异度为 71%。肌钙蛋白峰值与 AMI 患者的撤机成功相关[2]。包括 N 端脑钠肽前体（NTproBNP）在内的其他几种生物标志物对成功撤机无任何预测价值。

2. 氧供 早期纠正组织灌注不足的生物标志物预示着成功撤机。在心搏骤停患者中，24h 的血乳酸清除率与 V-A ECMO 成功撤机直接相关[3]。心脏术后第一个 12h 内的乳酸清除率同样可以预测 V-A ECMO 成功撤机[3]。

3. 器官损伤相关标志物 持续器官损伤不利于 ECMO 撤机。ECMO 启动后 48h 和 72h 天冬氨酸转氨酶（AST）持续升高预示 ECMO 撤机失败。

（二）微循环指标

在成功撤机的患者中，ECMO 辅助的前 48h 内出现了微循环灌注量显著升高。在首次尝试撤机前，通过皮肤激光多普勒测量的较高的皮肤血流量（≥34 个灌注单位）可以准确预测脱机成功[4]。在降低辅助流量试验中，总血管密度和灌注血管密度可预测成功脱机。有两项研究指出微循环指标优于超声心动图参数如左室射血分数（LVEF）和左室流出道（LVOT）速度时间积分（VTI）[5]。

（三）血流动力学

更好的早期血流动力学参数及脱机阶段较为稳定的血流动力学可以预测撤机成功。辅助期间前 24h 较高的 MAP 和 MAP/PAP 与成功撤机相关。ECMO 辅助期间前 6h 内的脉压（PP）＜30mmHg，反映左心室残余射血减少，预示撤机失败。ECMO 成功撤机患者收缩压较高，正性肌力药物评分和 CVP 较低，并且此类患者撤机后 48h 和 72h，在右心室（RV）血流动力学参数方面均表现出较低的 PCWP、较低的跨肺压和较高的肺动脉搏动指数。

（四）呼气末二氧化碳

在 V-A ECMO 患者中，呼气末 CO_2（$EtCO_2$）主要由心脏做功产生的经肺血流决定，$EtCO_2$ 的升高在心指数增加之前，可用于监测患者心输出量。在 ECMO 辅助的前 24h 内，撤机成功患者的相同点是 $EtCO_2$ 高，平均 $EtCO_2$ 从插管时的 9mmHg 增加到 21mmHg。

（五）超声心动图评估

1. 左心室功能　V-A ECMO 启动后 LVEF 的早期恢复与脱机结果的改善相关。多项研究显示，成功撤机患者的 LVEF 和左心室短轴缩短率（FS）更高，左心室尺寸较小[6]。

LVOTVTI 是评估 V-A ECMO 患者左心室恢复情况时应用最广泛的参数，撤机成功的患者往往表现出更高的 VTI。撤机成功的 LVOTVTI 的阈值是＞9.5cm，也有研究显示 LVOTVT 阈值为 8.6cm[7]。

超声在指导患者成功撤机中也被广泛应用，且对容量负荷依赖性较小。流量减低试验中，二尖瓣环侧壁舒张早期速度（e′）和三尖瓣环收缩期速度（s′）的改善可预测成功撤机，辅助 48h 的总等容时间（t-IVT）的改善，在辅助流量为 1.5L/min 时测量校正的左室射血时间（LVETc）与 PCWP 比值＞15.9s/mmHg，都是成功撤机的可靠预测因子[8]。

2. 右心室功能　ECMO 期间右心室功能的改善与 ECMO 能否撤机成功有关。成功撤机的患者右心室衰竭的发生率从 ECMO 前的 52% 下降到 36%。撤机成功的患者在右心室功能上主要表现出更高的三尖瓣环形平面收缩期偏移。三尖瓣环侧壁 s′/右心室收缩压＞0.33，这个比值的大小与能否成功撤机直接相关，并且优于传统左心室指标[9]。三维右心室射血分数是 ECMO 能否成功撤机的最强预测因子。

3. 双心室功能　双心室恢复在一项脱机试验中的预测值为 100%。心室相互依赖的缺失被发现是成功脱机的一个可靠预测因子。

二、撤机后院内死亡原因分析

ECMO 是一种挽救生命的方式，为严重心脏和（或）呼吸衰竭患者提供循环和呼吸支持。V-A ECMO 的使用在过去 10 年中大幅增加，但是临床经验的增加和 ECMO 回路的技术改进并没有带来死亡率的大幅下降，V-A ECMO 患者远期存活率仍小于 50%。

（一）病因学

与 V-A ECMO 撤机后存活出院的患者相比，院内死亡的患者年龄更大、自身合并症较多（包括冠脉疾病、高血压、糖尿病、高脂血症），先前接受过心脏手术的患者死亡占比较高。

（二）并发症

V-A ECMO 撤机后未存活患者手术部位和肺出血发生率更高，大多数肺出血发生在 ECMO 辅助期间。未存活患者感染的比例高于存活患者，且感染的主要原因是肺炎和脓毒症。肺炎的主要致病菌由革兰氏阴性菌和多种微生物组成。另外，占比较高的并发症是缺血缺氧性脑病和需要肾脏替代治疗的肾衰竭[10]。

（三）死亡原因

V-A ECMO 撤机后死亡的患者需要延长呼吸机支持和继续 V-A ECMO 辅助支持，一部分存活患者桥接至左心室辅助或心脏移植。此外，存活至出院的患者总住院时间延长。

有研究表明，半数 V-A ECMO 撤机患者的死亡时间是在撤机后前 8 天内。尽管大多数患者死于多器官功能障碍综合征，但心血管疾病仍是 V-A ECMO 患者死亡的首要原因，其中终末期心力衰竭是最主要的病因。感染是 V-A ECMO 患者死亡的第二大原因，神经系统疾病是死亡的第三大原因[10]。

V-A ECMO 撤机后死亡相关因素的单因素和多因素分析表明，年龄较大、中心静脉插管、ECMO 期间肺出血、ECMO 撤机后透析、败血症、肺部感染、缺血性卒中发作等更容易导致 V-A ECMO 撤机后死亡。

V-A ECMO 成功撤机后有约 1/3 的患者无法存活至出院。终末期心力衰竭、感染和神经系统疾病是最常见的死亡原因。以终末期心力衰竭为主的心血管疾病是 V-A ECMO 撤机后发生院内死亡的首要原因。根据这一发现，在终末期心力衰竭患者撤除 V-A ECMO 之前，对更积极、更先进的治疗方案进行评估，右心室功能较好且有肾功能恢复趋势的患者应考虑桥接至 LVAD。撤机后的前 8 天被认为是预防获得性感染、关注终末器官功能的关键时期。

三、V-A ECMO 患者应用血液制品与死亡率的关系

ECMO 治疗期间由于血流动力学改变，血流停滞形成湍流，影响红细胞膜的稳定性，易发生出血和溶血。在 ECMO 治疗期间，血小板出现聚集功能障碍和血小板消耗过多引起血小板减少，增加血栓形成风险。血小板的损伤在启动 ECMO 15min 内就会发生，且持续于整个使用期间直至 ECMO 停止。ECMO 启动 24h 内凝血因子 Ⅱ、Ⅴ、Ⅶ、Ⅷ、Ⅸ、Ⅹ 及纤维蛋白原、抗凝物质会降至正常成人水平以下。总而言之，ECMO 支持下患者会发生出凝血功能障碍、溶血、出血和血栓形成等并发症，加之自身疾病的原因，在 ECMO 治疗过程中需输注多种血液成分，这增加了输血相关并发症的发生率。

输血相关的心脏负荷过重、肺损伤和感染性并发症是众所周知的不良事件。美国 ECMO 中心基于成人 V-A ECMO 队列 16 年的结果和输血需求的经验发现，出血是最常见的并发症，输血患者的比例和输血红细胞单位数的中位数在 16 年中均有所下降。虽然输注血小板或血浆的患者比例下降，但输注单位数的中位数没有变化。最近研究发现，在调整其他混杂因素后，出血或输血与死亡率无关，而接受肾脏替代治疗和 ECMO 持续时间较长与 ECMO 死亡率独立相关[11]，只有肾脏替代治疗与住院死亡率相关[11]。

根据美国成人 V-A ECMO 中心关于输血的经验来看，接受输血患者的比例随着时间的推移而减小，每位患者接受的红细胞单位数也随着时间的推移而减少。这一观察结果的原因可能是 ECMO 技术的改进、抗凝强度的降低，以及输血目标向更严格的目标移动，由此说明 ECMO 危重疾病的限制性输血目标是安全的，大幅减少了血液制品应用[11]。

血小板减少症在重症患者和 ECMO 插管时血小板计数降低患者中更为常见。ECMO 期间血小板输注风险很高。目前尚无关于血小板输注的循证指南，并且对于无出血的 ECMO 患者，血小板最低水平是多少尚不清楚。ELSO 目前建议在无出血的患者中维持血小板计

数在 80×10^9/L 以上。

　　ECMO 期间血小板减少的发生率相对较高，占 25%～30%。ECMO 期间未接受血小板输注的患者住院死亡率为 19.6%，而接受 1～3 个血小板单位输注的患者住院死亡率为 40.8%，接受 4 个及以上血小板单位输注的患者住院死亡率为 78.6%，即使在控制了多种混杂变量后，ECMO 期间输注血小板仍与住院死亡率增加有关。具体来说，输注 4 个或更多血小板单位，住院死亡率增加约 4 倍[12]。

　　即使在控制病情严重程度、ECMO 总天数和抗血小板药物使用后，最低血小板计数与 ECMO 期间大出血也有显著相关性。当最低血小板计数分别低于 80×10^9/L 和 60×10^9/L 时，这两种情况均与 ECMO 期间大出血无关。当最低血小板计数低于 40×10^9/L 时，其与大出血相关。具体而言，即使在控制混杂变量后，最低血小板最低计数低于 40×10^9/L 的患者发生大出血的风险也高出血小板计数低于 80×10^9/L 患者近 3 倍[12]。

　　ECMO 期间最佳血小板输注尚不清楚。ELSO 建议持续出血的成人 ECMO 患者输注血小板维持在 100×10^9/L 以上，无出血患者输注血小板维持在 80×10^9/L 以上。与其他国家指南相比，这些血小板输注标准只关注出血和非出血患者，并非基于 ECMO 期间发生的定性血小板功能障碍。ECMO 患者血小板计数相对正常，但由于血小板表面 GP I bα 脱落，大血管性血友病因子（vWF）多聚体丢失，以及 GP II b III a 受体失活，血小板功能仍然高度异常[12]。

　　在 V-A ECMO 期间输注血小板的总单位数与住院死亡率相关。这一发现可能与重症 V-A ECMO 患者更严重的疾病和血小板减少症有关，或者因为血小板输注的不良反应。首先，血小板减少可能是疾病进展的标志，重症患者由于预先指定的输血触发因素而接受了更多的血小板输注。其次，在血小板计数较低患者中增加血小板输注使严重出血事件发生次数增多，原因是血小板输注增加了患者的出血风险。

　　在接受多次血小板输注患者中观察到的高死亡率表明，多次血小板输注治疗难治性出血或血小板减少症对重症 V-A ECMO 患者的疗效可能有限。这些发现强调了目前有必要比较不同的血小板输注始发因素，这将有助于确定什么水平的最低血小板计数是安全的，以及何时应该输注血小板以优化患者预后。

参 考 文 献

[1] Charbonneau F，Chahinian K，Bebawi E，et al. Parameters associated with successful weaning of veno-arterial extracorporeal membrane oxygenation：a systematic review. Crit Care，2022，26（1）：375.

[2] North M，Eckman P，Samara M，et al. Peak troponin predicts successful weaning from VA-ECMO in patients with acute myocardial infarction complicated by cardiogenic shock. Int J Artif Organs，2022，45：68-74.

[3] Suhr L，Djordjevic I，Ivanov B，et al. Concomitant IABP improves ECMO weaning：asingle-center experience. Thorac Cardiovasc Surg，2022，70（S 01）：S1-S61.

[4] Chommeloux J，Montero S，Franchineau G，et al. Microcirculation evolution in patients on venoarterial extracorporeal membrane oxygenation for refractory cardiogenic shock. Crit Care Med，2020，48（1）：e9-e17.

[5] Mongkolpun W，Bakos P，Peluso L，et al. Cutaneous blood flow as a predictor of successful weaning from

VA-ECMO. Crit Care，2019.

[6] Heaney C，Vuthoori R，Lima B，et al. Assessment of cardiac recovery using a formal stepwise weaning protocol in patients supported with venoarte-rial extracorporeal membrane oxygenation. Artif Organs，2020，44（3）：E97.

[7] Gambaro A，Vazir A，Galiatsou E，et al. Can speckle tracking help to guide VA-ECMO weaning? Provisional results of a pilot study. Perfusion，2020，35（1 SUPPL）：110.

[8] Sawada K，Kawakami S，Murata S，et al. Predicting parameters for successful weaning from veno-arterial extracorporeal membrane oxygenation in cardiogenic shock. ESC Heart Fail，2021，8（1）：471-480.

[9] Kim D，Park Y，Choi KH，et al. Prognostic implication of RV coupling to pulmonary circulation for successful weaning from extracorporeal membrane oxygenation. JACC Cardiovasc Imaging，2021，14（8）：1523-31.

[10] Bjelic M，Kumar N，Gu Y，et al. Cause of in-hospital death after weaning from venoarterial-extracorporeal membrane oxygenation. J Intensive Care Med，2022，37（12）：1545-1552.

[11] McCloskey CG，Engoren MC. Transfusion and its association with mortality in patients receiving veno-arterial extracorporeal membrane oxygenation. J Crit Care，2022，68：42-47.

[12] Mazzeffi M，Rabin J，Deatrick K，et al. Platelet transfusion and in-hospital mortality in veno-arterial extracorporeal membrane oxygenation patients. ASAIO J，2022，68（10）：1249-1255.

第三节　不同部位动脉插管及方式对 V-A ECMO 患者预后的影响

上海交通大学医学院附属瑞金医院　裘佳培

一、V-A ECMO 常用插管部位

（一）中心插管

中心插管指直接经升主动脉和腔静脉或右心房进行插管。中心插管[1]的优点包括：①插管尺寸足够，引流、供血较充分，可提供全流量支持。②在某些实施体外循环心脏手术的患者中，体外原插管可直接转换为 ECMO 插管，实现无缝衔接，减少患者创伤。③避免一些外周动脉插管相关并发症，如肢体缺血及南北综合征等。中心插管主要缺点可能与外科性出血相关，包括转运、搬动过程导致插管部位的松动、荷包线的断裂、组织水肿消退后插管部位渗血等，故术后需严密观察胸腔引流情况。

（二）外周插管

外周插管较中心插管更为常用，包括经股动静脉插管或股静脉、锁骨下动脉插管。插管可以通过外科切开或经皮穿刺来实现。静脉导管的尺寸通常在 19～25Fr，动脉导管的尺寸通常在15～20Fr。更粗的插管支持更大的血流，同时也会增加出血和肢体缺血的风险。

1. 股动脉插管　股动脉插管的优点包括紧急情况下可在重症监护病房床边进行，可

经皮插管，无须开胸，创伤远较中心插管小，可操作性强。过去，经皮股动脉穿刺置管存在较多的穿刺部位及远端血管并发症，如股动脉夹层、血管内斑块脱落、血肿或假性动脉瘤形成、股动脉离断、远端肢体缺血，随着超声引导的普及和注重放置远端灌注导管，此类并发症逐渐减少。但应该指出，并非所有患者都具备良好的外周血管通路，如一些糖尿病、冠心病患者，往往存在严重的外周血管病变，属于插管并发症高危患者。此外，经股动脉插管灌注的逆向血流可增加左心室后负荷，导致左心减负不彻底，甚至增加左心室扩张的风险。同时，在肺功能差、自身血氧交换存在障碍的患者中容易出现南北综合征。

2. 锁骨下动脉插管[2]　锁骨下动脉插管是另一种外周动脉插管方式，其优缺点介于中心插管和股动脉插管之间。一般可选择右腋动脉或右锁骨动脉下两条入路。优点：①经锁骨下动脉插管提供的顺行血流可避免南北综合征，保证心脏及脑部氧合。②上肢侧支循环较下肢丰富，较少发生肢端缺血并发症和局部血栓形成。缺点：①出血风险增加。锁骨下动脉插管暴露困难，手术切口较大，可能增加出血的风险。②意外拔管风险增加。锁骨下动脉插管部位周围的结缔组织较腹股沟更为疏松，且皮肤潜行距离较短，可能增加意外拔管的风险。③限制了上肢活动。锁骨下动脉插管会限制患者上肢的活动，给清醒患者带来不便，同时也增加了镇静患者被动运动的困难。④通过与锁骨下动脉吻合的人工血管灌注时，肢体及大脑的"奢灌"常有发生。总体而言，锁骨下动脉插管在特定情况下可以提供更好的血流动力学支持，同时也伴随着相应的风险。

二、不同插管部位对神经系统预后的影响

神经功能丧失是心搏骤停的主要并发症之一。脑损伤是心搏骤停后住院患者死亡的主要原因。一些心肺复苏（CPR）成功但仍处于昏迷状态或存在其他意识障碍的患者往往是因为弥漫性、不可逆的脑损伤。如何缩短大脑缺血缺氧时间、提供有效的脑灌注在心肺复苏中至关重要。外周 V-A ECMO 血管通路的建立可以和持续有效的胸外按压同时进行，大大提高组织灌注的效率。因此，一些研究显示，相比于中心 V-A ECMO，外周 V-A ECMO 呈现更低的住院死亡率[3]。然而，更多相关研究并未发现插管部位与神经系统并发症之间存在明显关联。

总之，选择 ECMO 插管部位时需要综合考虑多个因素[4]，包括患者的具体情况和手术需求，原则上遵循最快恢复循环的策略，最大限度保护神经系统。

三、不同置管方式（穿刺法或切开法）对预后的影响

ELSO 数据库显示从 2008 年至 2019 年，经皮置管的 ECMO 患者比例从 32%增加到了 84%[5]，随着血管穿刺套件的改善，经皮穿刺置管建立 ECMO 的时间显著缩短，最近报道，穿刺法建立 V-A ECMO 的时间可缩短至 6min[6]。快速恢复循环对严重的心源性休克患者极为重要。

1. 穿刺法插管的特点   ①创伤小：穿刺法插管通常经皮肤软组织直接进入血管，无手术切口。②速度快：穿刺插管通常比手术切开插管更快，可在较短的时间内完成，在需要迅速建立体外循环在紧急情况下，这一点非常重要。③风险低：无手术切口，穿刺部位感染风险较低。插管可在皮肤下潜行一段距离，导管相关性感染的风险也较切开法插管低。④存在一定血管损伤并发症发生概率。⑤撤机时通常需要外科血管修补。

2. 切开法插管的特点   ①定位准确：可以在直视下确定插管位置。倘若股浅动脉较细、迂曲、痉挛、分叉，可选择股总动脉插管。遇到股动脉斑块者，可向近段游离股动脉，避开斑块，选择健康部位插管。②插管型号选择余地大：手术切开直视下可选择更大一号的插管，有助于提高 ECMO 流量和氧合能力，提供更好的血流动力学支持。③安全性更高：直视下插管可以减少血管损伤及相关并发症的风险。对于某些解剖变异、预计经皮插管可能存在困难的情况，如血管畸形、血管狭窄或血栓形成等，人工血管与股动脉的端侧吻合也是另一种选择。

目前，关于穿刺法或切开法插管建立 V-A ECMO 孰优孰劣，尚无定论。最新的研究基于 ELSO 注册数据库[5]，比较了接受 V-A ECMO 治疗的心源性休克患者经皮穿刺法插管组和切开法插管组之间住院期间死亡率和并发症发生率，研究结果显示，经皮穿刺法插管组的住院期间死亡率、并发症发生率更低。而在肢体缺血的风险方面，两组之间没有显著性差异。

总体来说，经皮穿刺法插管可作为 V-A ECMO 的首选方法，但切开法插管技术作为备选方案，仍然需要临床医生熟练掌握。

参 考 文 献

[1] Abdelnour-Berchtold E，Donahoe L，McRae K，et al. Central venoarterial extracorporeal membrane oxygenation as a bridge to recovery after pulmonary endarterectomy in patients with decompensated right heart failure. J Heart Lung Transplant，2022，41（6）：773-779.

[2] Moussa MD，Rousse N，Abou Arab O，et al. Subclavian versus femoral arterial cannulations during extracorporeal membrane oxygenation：a propensity-matched comparison. J Heart Lung Transplant，2022，41（5）：608-618.

[3] Levy LE，Kaczorowski DJ，Pasrija C，et al. Peripheral cannulation for extracorporeal membrane oxygenation yields superior neurologic outcomes in adult patients who experienced cardiac arrest following cardiac surgery. Perfusion，2022，37（7）：745-751.

[4] Mariscalco G，Salsano A，Fiore A，et al. Peripheral versus central extracorporeal membrane oxygenation for postcardiotomy shock：Multicenter registry，systematic review，and meta-analysis. J Thorac Cardiovasc Surg，2020，160（5）：1207-1216. e44.

[5] Wang L，Yang F，Zhang S，et al. Percutaneous versus surgical cannulation for femoro-femoral VA-ECMO in patients with cardiogenic shock：Results from the Extracorporeal Life Support Organization Registry. J Heart Lung Transplant，2022，41（4）：470-481.

[6] Voicu S，Henry P，Malissin I，et al. Improving cannulation time for extracorporeal life support in refractory cardiac arrest of presumed cardiac cause—Comparison of two percutaneous cannulation techniques in the catheterization laboratory in a center without on-site cardiovascular surgery. Resuscitation，2018，122：69-75.

第四节　V-A ECMO 预后因素分析

中南大学湘雅二医院　王春乐

　　V-A ECMO 是一种复杂和高风险的生命支持方法，已被用于常规治疗失败的严重心肺衰竭患者。尽管 ECMO 的技术改进和使用增加，但高死亡率仍然是接受 V-A ECMO 支持的危重患者的一个重要问题。由于患者接受 V-A ECMO 治疗的复杂性、严重 ECMO 相关并发症高发生率及 V-A ECMO 治疗患者的高死亡率，了解 V-A ECMO 预后因素以为更安全的管理和更好的预期结果提供有效指导是至关重要的。

一、影响患者预后的因素

　　众所周知，在几乎所有预测 V-A ECMO 治疗严重心肺衰竭患者死亡率的模型中，年龄始终作为一个独立危险因素。广大学者认为，患者大于 75 岁提示预后较差。在 Roch 等[1]的报道中，发现小于 45 岁的患者，无论是否存在器官功能障碍，预后均表现良好。研究者认为，对于非常年轻的患者，在决定 ECMO 的适应证时，不需要考虑器官功能障碍。然而，对于老年患者，需要更多地考虑器官功能障碍，以防止 ECMO 辅助期间的并发症及难以脱机甚至死亡的发生。由于功能储备减少，恢复能力降低，以及合并症的数量增多，老年和慢性疾病一直与死亡率的增加有关，研究者发现在 V-A ECMO 治疗的非幸存者中，高血压、糖尿病等慢性疾病的发病率较高。在所有慢性疾病对 V-A ECMO 治疗预后影响研究中，尤其值得关注的是糖尿病。虽然在多个研究中糖尿病似乎并未直接增加死亡的风险，但它可能引起全身血管功能障碍，增加血管通透性而导致死亡增加，也可以通过增加血管并发症的发生率来影响死亡率。因此，股动静脉插管可能不适合糖尿病患者，应谨慎避免血管并发症。在此类患者中应积极插入远端灌注导管，以考虑作为预防血管并发症的措施。Lan 等[2]的研究发现，低血糖是接受 ECMO 治疗的成年患者死亡率的最强预测因子。研究者建议在 ECMO 治疗期间严格监测和控制血糖水平，以预防低血糖，特别是对正在接受胰岛素治疗的糖尿病患者。

　　ECMO 治疗相关的评分量表可作为临床医生进行 ECMO 患者病情严重程度分级和预后判断的可靠指标。目前，关于 ECMO 患者病情严重程度分级和预后评估的评分系统主要有序贯器官衰竭估计评分（SOFA 评分）、简明急性生理学评分Ⅱ（SAPS Ⅱ）、急性生理学和慢性健康状况评价Ⅱ（APACHE Ⅱ）、体外膜氧合协作网评分（ECMOnet）、用于预测因难治性心源性休克接受 V-A ECMO 支持患者存活率的 SAVE 评分、生存预后模型（PREDICT V-A ECMO）评分和预测接受 V-A ECMO 的急性心肌梗死患者严重心源性休克死亡率的 ENCOURAGE 评分等，均表现出较好的评估效能。SAVE 评分是基于 ELSO 登记处获取大量 ECMO 应用于心源性休克的院内生存预测模型，但不适用于心脏术后评估。Lee 等[3]有关成年危重患者接受 V-A ECMO 治疗死亡风险相关因素的 ROC 曲线分析发现，SAPS Ⅱ在死亡率预测方面优于 APACHE Ⅱ和 ECMOnet，并且 ECMO 启动前的 SAPS Ⅱ评分可以预测接受 V-A ECMO 治疗的危重患者的死亡率（ SAPS Ⅱ 评分为 81 分 ）。有学者认为 ECMO 启动前的 SAPS Ⅱ 评分＞90 分可作为 ARDS 患者 V-V ECMO 的禁忌证。这些不同评分的预后价值可能会受到每项研究中 ECMO 不同适应证的影响。未来需要在不同人群中进行进一步的研究，特别是大规模的多中心研究。

　　V-A ECMO 治疗期间的并发症是影响 ECMO 患者预后的因素之一。ECMO 最常见的并发症有急性肾损伤、出血、血栓形成、下肢缺血、神经系统并发症及感染。一旦 ECMO 治疗期间出现急性肾损伤等并发症，机体会进一步发展为多器官功能损害，包括肝脏和（或）血液系统并发症，导致生存率下降。因此，早期识别并及时纠正并发症，对于改善患者预后、降低死亡率有重大意义。除此之外，ECMO 患者治疗过程中的临床指标是重要的参考数据，通过这些指标可以判断当时机体的状态及危重程度，如血液凝血功能、肝肾功能、血常规、血气分析等生化指标的动态变化，表示患者病情的演变，同时与患者预后也存在相关性。研究表明，动脉血气 pH 低值、乳酸水平升高及治疗期间低白蛋白、低血红蛋白水平等会增加 ECMO 患者死亡风险，提示临床生化指标也是影响 V-A ECMO 患者预后的重要因素。

二、V-A ECMO 患者血清蛋白质组学变化在预后中的应用

　　血清蛋白质组学是指研究选定的目标人群血清中表达的全部蛋白质，在建立正常蛋白质表达图谱（ protein expression map，PEM ）的基础上，寻找其差异蛋白质点，鉴定疾病相关蛋白质，进而研究其结构和功能，可为研究重大疾病病理生理学机制、早期诊断的特异性标志物、药物作用靶点等开辟新的途径。目前血清蛋白质组学研究在肿瘤、心血管疾病及缺血性脑病等领域取得了突破性成果。也有多名学者研究体外循环患者血清或血浆蛋白质组学，以了解体外循环后各种器官损伤的生物标志物及体外循环技术对人体的损伤机制。

　　V-A ECMO 应用于心肺衰竭患者时，血液成分暴露于高剪切力和人工管路，会引发复杂的炎症反应综合征和凝血功能障碍，这被认为会影响这些患者本已很差的预后。最近，Siegel 等[4]为了寻找 V-A ECMO 辅助期间影响预后的生物标志物，对 V-A ECMO 治疗的患者进行了血清蛋白质组学研究。研究纳入了 14 例 V-A ECMO 患者和 6 例健康对照，其中 7 名患者存活下来。137 个蛋白在 V-A ECMO 患者和对照组之间有不同的表达，许多上调的蛋白与炎症反应有关，提示 V-A ECMO 辅助期间患者炎症反应增强。进一步研究发现 V-A ECMO 辅助治疗患者中，第 3 天存活者和非存活者的血清蛋白质组有 48 个蛋白质呈差异性表达，这些蛋白主要参与凝血和炎症反应过程，如蛋白 C、激肽蛋白、丝氨酸蛋白酶抑制剂 A10（ SERPINA10 ）、信号素 4B（ SEMA4B ）、补体 C3、补体因子 D 和甘露聚糖结合凝集素丝氨酸蛋白酶 1（ MASP1 ）等。这一研究提示这些差异性表达的蛋白质可能与 V-A ECMO 患者的预后息息相关。总之，随着基于 PEM 的血清蛋白质组学时代的到来，研究者们有望发现更多、更具特异性的 V-A ECMO 患者预后生物标志物。

三、体重指数与 V-A ECMO 预后的关系

体重指数（body mass index，BMI）是目前国际上常用的衡量人体胖瘦程度及是否健康的标准之一。BMI 增高，冠心病和卒中发病率也会随之上升。最理想的 BMI 是 22kg/m²，肥胖定义为 BMI≥30kg/m²。超重和肥胖是冠心病和卒中发病的独立危险因素。BMI 每增加 2kg/m²，冠心病、卒中及缺血性卒中的相对风险分别增加 15.4%、6.1% 及 18.8%。然而在心源性休克和其他心血管疾病患者中存在一种肥胖悖论。研究发现合并心源性休克的急性心肌梗死患者中，肥胖患者的住院死亡率风险较非肥胖患者降低。在脓毒症和脓毒症休克中也有类似的关联，正常体重患者的预后比超重和肥胖患者更差。

考虑到肥胖患者外周插管的困难，以及为其获得足够流量的挑战，肥胖传统上被认为是 ECMO 支持的一个相对禁忌证。然而，最近的研究表明，在接受 ECMO 支持的患者中，肥胖与更差的预后无关。Al-Soufi 等[5]在对 ELSO 登记的数据进行的回顾性分析中，发现体重增加并不是需要 V-V ECMO 支持的成年患者在医院死亡的独立危险因素。最近，Lu 等[6]对 V-A ECMO 支持患者的单中心回顾性观察研究中，观察到按 BMI 定义的肥胖与 ECMO 撤机生存率、30 天生存率及出院生存率之间没有关联。出现这一现象可能与肥胖患者有更大的体重和脂肪质量，能提供更大的营养和代谢储备有关。除此之外，研究者发现与非肥胖患者相比，肥胖患者危重期的血清炎性细胞因子浓度较低，这表明肥胖患者的炎症反应可能减弱。同时，增加的脂肪组织也可以通过上调 IL-6 和 TNF 来中和内毒素，从而缓解内毒素对人体的损伤作用。因此，肥胖本身不应该作为 V-A ECMO 的禁忌证。

四、不同时间段乳酸水平与 V-A ECMO 预后

乳酸是由丙酮酸无氧糖酵解产生的，人体每日乳酸产生量约为 1500mmol/L，其中大部分由肝脏和肾脏代谢。血清乳酸水平反映了组织乳酸产生和利用之间的平衡。生理状态下，血清乳酸浓度通常在 0.5～1.8mmol/L。机体在缺血缺氧的情况下，经无氧糖酵解途径产生的乳酸逐渐堆积，导致机体出现严重的代谢性酸中毒，对组织脏器造成损害，威胁患者生命。根据既往研究，血清乳酸水平可以反映机体组织氧代谢水平和组织灌注情况，因此长期以来趋势降低的乳酸值一直被用作危重症患者良好预后的可靠指标。

对于接受 ECMO 治疗的危重症患者，血清乳酸水平也是评价患者预后的重要指标。目前广大学者认为，ECMO 治疗前的乳酸水平是接受 ECMO 治疗的危重症患者死亡率的强预测因子。近年来许多研究指出，动态连续的乳酸监测可作为 ECMO 支持的预后工具，早期的乳酸清除率会影响危重症患者的生存预后。Slottosch 等[7]发现 ECMO 治疗心源性休克患者时 24h 的乳酸水平和乳酸清除率可用于预测患者 30 天死亡率。Lin 等[8]的研究发现 ECMO 插管后 16h 的乳酸清除率为死亡的危险因素。而另一项研究则显示 ECMO 开始后 72h 的乳酸清除率是 ECMO 患者死亡的独立预测因子。Li 等[9]报道了 ECMO 开始后 6h 和 12h 内乳酸的动态变化及平均乳酸浓度，发现 ECMO 启动后 12h 的早期乳酸清除率可

提供最好的预后指导。最近 Omar 等[10]收集 ECMO 治疗前，接受 ECMO 治疗期间第 1 天、3 天、5 天和 10 天的乳酸值，并分析其与患者 ECMO 脱机成功率及住院死亡率的关系，发现 V-A ECMO 治疗的心源性休克患者中，乳酸的绝对水平较乳酸清除率在评估 ECMO 患者治疗反应和预测结果方面更佳。同时发现，乳酸作为预后指标在 ECMO 支持时比在 ECMO 治疗前更有价值。此外，第 3 天乳酸水平的预测价值优于 ECMO 治疗前和支持第 1 天。以上研究提示，V-A ECMO 治疗前后乳酸水平均可以有效预测患者的预后，但不同研究发现预测 V-A ECMO 预后的乳酸最佳时间并不相同，这可能与大多数研究属于单中心回顾性研究有关。

五、小结和展望

V-A ECMO 已被广泛用于严重呼吸或心力衰竭危重症患者的抢救治疗，尽管 ECMO 技术的安全性和管理策略取得了重大进展，但 ECMO 治疗期间仍伴随高死亡率和并发症发生率。因此，选择合适且精确的临床指标及治疗策略对 ECMO 患者的预后进行早期预测评估，通过尽早干预，最大程度改善患者生存质量，是降低 ECMO 患者死亡率的关键节点。本节主要围绕上机前后的相关临床指标，讨论 V-A ECMO 可能的预后因素，并重点探讨患者血清蛋白质组学变化、BMI 及不同时间段乳酸水平与 V-A ECMO 预后的关系。目前大多数研究仍属于单中心回顾性研究，未来需要更多针对该主题的进一步的前瞻性多中心临床研究加以佐证。

参 考 文 献

[1] Roch A，Hraiech S，Masson E，et al. Outcome of acute respiratory distress syndrome patients treated with extracorporeal membrane oxygenation and brought to a referral center. Intensive Care Med，2014，40（1）：74-83.

[2] Lan C，Tsai PR，Chen YS，et al. Prognostic factors for adult patients receiving extracorporeal membrane oxygenation as mechanical circulatory support—a 14-year experience at a medical center. Artif Organs，2010，34（2）：E59-E64.

[3] Lee SH，Shin DS，Kim JR，et al. Factors associated with mortality risk in critical care patients treated with veno-arterial extracorporeal membrane oxygenation. Heart Lung，2017，46（3）：137-142.

[4] Siegel PM，Barta BA，Orlean L，et al. The serum proteome of VA-ECMO patients changes over time and allows differentiation of survivors and non-survivors：an observational study. J Transl Med，2023，21（1）：319.

[5] Al-Soufi S，Buscher H，Nguyen ND，et al. Lack of association between body weight and mortality in patients on veno-venous extracorporeal membrane oxygenation. Intensive Care Med，2013，39（11）：1995-2002.

[6] Lu SY，Ortoleva J，Colon K，et al. Association between body mass index and outcomes in venoarterial extracorporeal membrane oxygenation. Anesth Analg，2022，134（2）：341-347.

[7] Slottosch I，Liakopoulos O，Kuhn E，et al. Lactate and lactate clearance as valuable tool to evaluate ECMO therapy in cardiogenic shock. J Crit Care，2017，42：35-41.

[8] Lin TT，Lin MH，Wu CK，et al. Early lactate changes improve the outcome prediction for extracorporeal membrane oxygenation. Eur J Cardiothorac Surg，2020，58（5）：915-922.

[9] Li CL，Wang H，Jia M，et al. The early dynamic behavior of lactate is linked to mortality in postcardiotomy

patients with extracorporeal membrane oxygenation support：a retrospective observational study. J Thorac Cardiovasc Surg，2015，149（5）：1445-1450.

[10] Omar HR，Handshoe JW，Tribble T，et al. Survival on venoarterial extracorporeal membrane oxygenation in cardiogenic shock：which lactate is most useful? ASAIO J，2022，68（1）：41-45.

第五节　V-A ECMO 的一些特殊并发症

河南省直第三人民医院　许智晶

体外膜氧合（ECMO）是一种强大的心肺支持技术，其中静脉-动脉体外膜氧合（V-A ECMO）模式可以提供暂时的循环及氧合支持，但并发症发生率较高，特别是置管和ECMO 运行期间。其中，急性肾损伤、机械并发症、出血和血栓形成是比较常见的并发症，其与患者基础情况、医师的操作技术、是否实施 ECPR 及转机期间的抗凝治疗等相关。本节主要讨论 V-A ECMO 时所观察到的一些特殊并发症，包括脊髓梗死、上消化道出血、脑出血，并共同探讨其临床诊治策略。

一、脊髓梗死与 V-A ECMO

V-A ECMO 已被证明是支持和恢复心源性休克患者的有效疗法，成为心源性休克患者心功能恢复的措施之一，部分患者经股动静脉 V-A ECMO 支持拔除气管插管和进行康复训练。在 V-A ECMO 支持期间，有零星的脊髓梗死（spinal cord infarction）报告。脊髓梗死是 V-A ECMO 的严重并发症，其病因尚不清楚，近年 Chetan Pasrija 等开展的未采取任何干预措施的一项观察性研究提出了四种病因假设：①高凝状态/血栓栓塞；②局部缺氧/低碳酸血症；③高灌注和脊髓水肿；④脊髓动脉的机械覆盖[1]。132 例长期 V-A ECMO 支持患者中有 7 例（5.3%，支持天数＞5 天，年龄中位数为 60 岁）发生了脊髓梗死，诊断依据是脊柱磁共振成像（MRI）及神经病学的一系列临床检查。其中 2 例患者在瘫痪前可走动，V-A ECMO 支持后出现感觉丧失[直至胸下皮节神经（下腹部），持续 24～48h]；运动功能逐渐丧失的迹象出现在最初感觉丧失 24～36h 后，并在 24h 内恶化。在最初的足部感觉丧失 48～72h 内，4 例患者出现梗死水平以下的完全性运动和感觉丧失（Frankel A 级脊髓梗死）。3 例患者在病变水平以下仍保留部分自主运动功能（Frankel C 级脊髓梗死）。4 例患者因直肠张力丧失而出现大便失禁。所有患者的神经功能在脱管后均未恢复。由于斑片性感觉丧失和症状的亚急性进展，5 例患者因多神经病变、慢性疼痛和镇静延迟了对脊髓梗死的识别。2 例患者在最初感觉改变后的 24h 内识别了脊髓梗死的体征和症状，并进行紧急撤机，但这些患者仍然有下肢感觉异常和麻痹，最明显的是在膝盖以下。

（一）高凝状态/血栓栓塞

高凝状态或血栓栓塞被认为是脊髓梗死的潜在机制[2]。据研究，脊髓梗死症状前的部分凝血活酶时间的中位数为 70s，没有患者的实验室结果与肝素诱导的血小板减少症一致。在左心室（LV）射血功能丧失的 V-A ECMO 支持下，接受左心室减压和房间隔造瘘术治疗后，其超声心动图未见左心室或主动脉根部血栓。撤机后，氧合器或泵头未见明显血栓。

（二）局部缺氧/低碳酸血症

部分 V-A ECMO 患者在插管期间处于严重的心源性休克状态，但随着时间的推移，心室功能恢复会导致天然射血增加。有研究表明，在脊髓缺血迹象出现之前，右桡动脉中位 PaO_2 为 91mmHg，ECMO 动脉中位 PaO_2 为 390mmHg，中位 $PaCO_2$ 为 35mmHg；ECMO 动脉中位 $PaCO_2$ 为 45mmHg，提示在 ECMO 支持下左心室有明显的天然射血。V-A ECMO 从左心室天然顺行射血，同时从 ECMO 回路逆行输注血液。缺氧或低碳酸血症可通过生理性血管收缩导致脊髓缺血。由 ECMO 逆行血流和左心室顺行射血混合引起的神经缺血可能为脊髓梗死的原因之一。特别是低碳酸血症，会显著减少脊髓血流量，因此调整向 ECMO 氧合器输送氧的比例，理论上可以更好地匹配患者和 ECMO 的氧含量输送。

（三）高灌注和脊髓水肿

器官高灌注与自身调节不足、自由基形成和微血管病变相关，导致器官水肿和损伤。有研究表明，颈动脉内膜切除术后高达 3% 的患者被认为有脑过度灌注而导致临床后遗症，由于自身调节机制发育不良，慢性血管扩张的脑血管系统无法补偿这种急性血流变化，因此在脊髓血管中可能也存在同样的病理生理变化。在部分亚急性表现的患者中，血管造影显示脊髓静脉压力升高和脊髓水肿，脊髓动脉附近区域的湍流可能增加血栓形成的风险，并有助于脊髓动脉微血栓的形成，可能导致脊髓梗死的进展。

（四）脊髓动脉的机械覆盖

髂内动脉后干可为腰椎脊髓和马尾提供动脉血供。当髂内动脉双侧闭塞时可能引起脊髓梗死，在相关研究中，部分患者的动脉插管尖端超过髂内动脉，但对该部分患者进行增强 CT 时显示血流仍能够进入髂总动脉和髂内动脉，因此，机械覆盖不太可能是引起脊髓梗死的单一原因。

脊髓梗死的病因可能是多因素的，脊髓梗死可能是股动静脉 V-A ECMO 支持的一种未被充分认识的并发症，特别是在支持＞5 天的患者中。这种破坏性现象的确切原因尚不清楚，但可能包括降主动脉内血流缓慢或停滞、全身高灌注和继发性脊髓水肿。在临床管理中，如患者出现了脊髓梗死的体征或症状，仍建议紧急评估是否需要撤除导管或更改导管位置，或采取支持策略。

二、上消化道出血与 V-A ECMO

上消化道出血（UGIB）是成人 V-A ECMO 治疗难治性心源性休克或心搏骤停的常见并发症。V-A ECMO 相关性上消化道出血被定义为，在 V-A ECMO 期间或在停用、脱管后 10 天内发生的上消化道出血，临床表现为出血（呕血或便血）或急性贫血与上消化道内镜

（UGE）诊断的病变。在接受 V-A ECMO 的成年患者中，胃溃疡病史、双重抗血小板治疗和体外心肺复苏与上消化道出血风险增加独立相关，急性缺血再灌注损伤在 V-A ECMO 相关上消化道出血病理生理中起到了潜在的关键作用。

V-A ECMO 是治疗成人难治性心源性休克或心源性猝死的急救技术[3]。上消化道出血与不良预后相关，包括重症监护病房（ICU）住院时间延长和死亡率增加。危重患者上消化道出血的主要病理生理机制是内脏灌注不足，在急性期由低血压和促炎性细胞因子的释放引起，并且缺血再灌注会导致黏膜缺血的增加。在没有明显出血的情况下，上消化道出血的临床表现是非特异性的，通常在不明原因的急性贫血、血流动力学不稳定或高尿酸血症时会怀疑，明确的诊断是通过上消化道内镜做出的，此时会进行治疗（注射血管收缩剂、出血夹闭等）。

V-A ECMO 患者可能出现出血性并发症的原因有多种：首先，常使用抗凝药物以避免膜肺及泵头的血栓形成。其次，ECMO 回路会导致原发性止血所必需的血管性血友病因子多聚体（von Willebrand factor multimer）的短期损失[4]。最后，血栓减少和纤维蛋白原浓度降低在 V-A ECMO 支持下也可以发生。参与 ECMO 支持下上消化道出血发展的病理生理机制可能包括患者相关因素（如既往溃疡、长期进行抗血小板治疗等）、疾病相关因素（如机械通气、抗凝、血小板减少等）和潜在的 ECMO 相关因素（如胃黏膜灌注减少、缺血再灌注损伤等）。

在欧洲一项回顾性研究[5]中，76 例患者在 V-A ECMO 治疗中或治疗后发生急性贫血 32 例（42%），呕血 18 例（24%），黑便 21 例（28%），鲜血便 5 例（7%）。这些患者中有 7 例（9%）在第一次上消化道出血期间接受了内镜治疗，14 例（18%）患者接受了第二次内镜检查。其中，3 例（21%）发现胃-十二指肠溃疡，5 例（36%）报告正常，2 例（14%）发现食管炎。与非上消化道出血患者相比，上消化道出血患者 ICU 住院时间更长，ECMO 和机械通气持续时间更长。在该研究中建立的风险回归模型，将死亡作为竞争风险来确定上消化道出血的危险因素，结果表明，有胃溃疡史、在 ICU 住院期间接受双重抗血小板治疗、胸外按压插管的患者可能更容易发生上消化道出血。

消化器官及组织对缺血再灌注相关损伤非常敏感，在缺血再灌注情况下，肠绒毛中黄嘌呤脱氢酶的浓度最高，该酶负责产生超氧阴离子和自由基，自由基对缺血再灌注损伤的机制包括内皮功能障碍、血小板和白细胞活化。因此，急性缺血再灌注损伤在 V-A ECMO 相关上消化道出血病理生理中起到潜在作用。质子泵抑制剂和早期肠内营养预防胃溃疡等措施可能对实施 V-A ECMO 的患者有益[6]，但对于高剂量质子泵抑制剂治疗策略在这一人群中的潜在益处仍有待研究。

三、脑出血与 V-A ECMO

V-A ECMO 已成为治疗循环和严重可逆性呼吸衰竭的重要选择，出血是其常见并发症。全身抗凝以减少循环凝血和体外循环对止血功能的不利影响（包括血小板功能障碍和凝血因子的消耗），被认为是 V-A ECMO 患者出血的主要触发因素。脑出血（ICH）是 V-A ECMO 最严重的并发症之一。目前，多中心分析结果显示糖尿病病史、乳酸水平、血小板计数和纤维蛋白原水平是脑出血发生的独立危险因素，糖尿病和乳酸水平与脑出血呈正相关，血小板计数和纤维蛋白原水平与脑出血呈负相关[7]。

马里兰大学医学院的一项回顾性多中心研究纳入的 598 例患者中，有 70 例（12%）在 V-A ECMO 治疗期间发生脑出血；南京医科大学第一附属医院急诊医学中心的一项回顾性分析中，105 例上机患者中有 14 例发生了脑出血，其诊断标准为 CT。据报道，脑出血相关并发症死亡率高达 90%。

一项小型研究报道，糖尿病是老年血小板减少患者脑出血的独立危险因素，在另一项老年心房颤动患者口服抗凝治疗的调查中，出血并发症（包括脑出血）的发生与糖尿病有关，推测糖尿病可诱发微血管病变，从而促进脑出血的发生。糖尿病作为一种预先存在的危险因素，在急性情况下无法改变，因此在 ICU 指导胰岛素治疗和血糖调节是否可以预防脑出血或改变脑出血的进程尚不清楚。

血小板减少症通常发生在 V-A ECMO 支持期间，因为 ECMO 泵引起的恒定剪切力可能会引起血小板功能障碍，其分子机制可能与糖蛋白Ⅰbα（血管性血友病因子受体）和糖蛋白Ⅵ（胶原受体）水平的降低有关，因此对于所有 V-A ECMO 患者，应讨论是否存在凝血功能障碍。另外，早期识别脑出血可以更好地调整抗血栓、抗凝和输血相关策略，这些措施可能有助于有效治疗脑出血。

基于 ECMO 支持下新生儿脑出血的回顾性研究，低纤维蛋白原水平已被确定为脑出血的危险因素，维持纤维蛋白原水平在正常范围内至关重要[8]。研究结果表明，这种并发症在成年人身上也有可能发生。由于凝血酶的持续形成和纤维蛋白原的消耗，纤维蛋白原水平可在 V-A ECMO 治疗期间下降。相关研究建议，维持纤维蛋白原水平＞150mg/dl，如果有出血或有出血风险，应瞄准更高的纤维蛋白原水平，如＞200mg/dl。

乳酸作为危重患者的预后指标，早在 20 世纪 90 年代就被确定为 ECLS 患者脑出血发展的有用指标，ECMO 支持期间乳酸水平升高被证明可用于识别预后不良患者亚组。在蛛网膜下腔出血后，乳酸水平升高是常见的，并可被证明与出血的临床和影像学分级有关，因此乳酸水平升高是脑出血发生的独立危险因素。

参 考 文 献

[1] Pasrija C，Kon ZN，Mazzeffi MA，et al. Spinal cord infarction with prolonged femoral venoarterial extracorporeal membrane oxygenation. J Cardiothorac Vasc Anesth，2023，37（5）：758-766.

[2] Mazzeffi M，Greenwood J，Tanaka K，et al. Bleeding，transfusion，and mortality on extracorporeal life support：ECLS working group on thrombosis and hemostasis. Ann Thorac Surg，2016，101（2）：682-689.

[3] 许智晶，孙荣清，刘瑞芳. 静脉-动脉体外膜肺氧合与主动脉内球囊反搏对心源性休克患者血流动力学的影响. 中国中西医结合急救杂志，2021，1：55-59.

[4] Tauber H，Ott H，Streif W，et al. Extracorporeal membrane oxygenation induces short-term loss of high-molecular-weight von willebrand factor multimers. Anesth Analg，2015，120（4）：730-736.

[5] Stern J，Dupuis C，Kpeglo H，et al. Upper gastrointestinal bleeding in adults treated with veno-arterial extracorporeal membrane oxygenation：a cohort study. Eur J Cardiothorac Surg，2023，63（4）：ezad083.

[6] Krag M，Perner A，Møller MH. Stress ulcer prophylaxis in the intensive care unit. Curr Opin Crit Care，2016，22（2）：186-190.

[7] 张忠满，朱轶，李伟，等. 行体外膜肺氧合患者脑出血危险因素分析. 中华危重症医学杂志，2022，4：454-459.

[8] Lüsebrink E, Zimmer S, Schrage B, et al. Intracranial haemorrhage in adult patients on venoarterial extracorporeal membrane oxygenation. Eur Heart J Acute Cardiovasc Care，2022，11（4）：303-311.

第六节　不同病因应用 V-A ECMO 的临床结局

四川大学华西医院　周荣华

静脉-动脉体外膜氧合（V-A ECMO）是一种临时性的机械循环支持系统，能够在心源性休克和心搏骤停的情况下实现完全和即时心肺支持[1]。近年来，V-A ECMO 的使用在不断增加，相应技术也在不断提高，且对患者的临床结局有一定改善作用。然而，不同病因患者应用 V-A ECMO 的临床结局不尽相同，本节将就此展开论述。

一、V-A ECMO 总体应用现状及结局

V-A ECMO 常被应用于各种病因所致心源性休克，可以为患者提供数天或数周不同水平的血流动力学支持，以改善心源性休克相关并发症发病率及死亡率，为心功能恢复后的撤机、移植、长期机械循环支持的过渡等提供"决策的桥梁"[2]。在过去 10 年，V-A ECMO 的使用呈指数级增长。据报道，美国从 20 年前的每年 30～40 名患者使用 V-A ECMO，增加到目前的每年 2000 多名，且这一数字还在不断增加[2]。这主要源于 V-A ECMO 插管技术的改进，以及泵、氧合器和管道的进步。经皮 V-A ECMO 的首选方法是股动脉和静脉插管：成人常用 18～28Fr 导管引流去氧静脉血，其尖端位于右心房中段或上腔静脉-肺动脉交界处；在通过"膜肺"后，含氧血液通过 15～19Fr 的动脉管道返回体循环，动脉导管尖端通常位于髂动脉。选择直径合适的导管不仅对于降低血管损伤风险至关重要，对于避免显著的负流入和高流出压力也非常重要[3]。对于 V-A ECMO 的建立，根据当地机构政策和特定的临床情况，可以在现场（流动 ECMO 计划）、ICU 床边或手术室建立[4]。然而，尽管有技术的进步，合适人群的选择及 V-A ECMO 的日常管理仍极具挑战。应用 V-A ECMO 的常见心源性休克病因包括急性心肌梗死、暴发性心肌炎、心脏毒性药物中毒、终末期扩张型或缺血性心肌病、体温过低伴顽固性心脏循环不稳定、大面积肺栓塞、手术后（包括移植后）急性心源性休克及脓毒症诱发的心源性休克等[2]。目前，正在进行多项临床试验，目的是探索在不同患者群体中早期启动 V-A ECMO 的潜在临床益处。尽管外周 V-A ECMO 是为心源性休克患者提供生命支持的一种有效策略，但其作为一种侵入性治疗方法，常伴有多种并发症，如出血、血栓形成、血管并发症、南北综合征、急性肾衰竭、感染等[1]。因此，早期识别、避免并发症的发生，可能有利于患者管理及改善预后。

二、V-A ECMO 不同适应证结局

根据心源性休克病因的不同，接受 V-A ECMO 的患者住院生存率可能从首次心脏移植失败、扩张型心肌病、药物过量和心律失常风暴等情况下的＞50%，降至大面积肺栓塞、败血症诱发的心源性休克、暴发性心肌炎、急性心肌梗死和心脏手术后心源性休克（不包括首次心脏移植失败）的 30%～50%，甚至其他情况下（其他/不明原因和难治性血管麻痹性休克）的＜30%[5]。除首次心脏移植失败和大面积肺栓塞外，其他原因所致心源性休克而接受 V-A ECMO 的患者出院后长期生存率基本稳定，这可能反映了这些慢性疾病的自然病程。Danial 等[5]发现，较慢性心脏疾病而言，心脏功能急性恶化（如首次心脏移植失败、药物中毒性心肌损伤及大面积肺栓塞）对患者的生存和心功能恢复具有更好的潜力。心脏功能急性恶化患者在没有 V-A ECMO 支持的情况下死亡风险非常高，而若使用 V-A ECMO，该类患者的潜在生存率可＞50%，这使得 V-A ECMO 的潜在益处与早期置入相容。在众多病因中，心搏骤停情况下安置 V-A ECMO 是死亡的独立危险因素，对生存有负面影响。

（一）急性心肌梗死心源性休克

尽管早期血运重建策略被广泛使用，但仍有 6%～10%的急性冠脉综合征患者将进展为心源性休克，占所有心源性休克病例的 60%～80%[1]。在急性心肌梗死心源性休克情况下早期启动 V-A ECMO，可以减少心脏做功、心肌耗氧量并改善冠脉血流量。因此，V-A ECMO 可以限制梗死范围，并允许冬眠心肌有时间恢复。在 Danial 等[5]的研究中，急性心肌梗死心源性休克患者应用 V-A ECMO 的 30 天生存率为 45.0%，与 Al-Bawardy 等[6]报道的研究结果相似，但 5 年生存率仅为 31.5%。室间隔破裂是急性心肌梗死一种罕见但严重的并发症，心源性休克发展迅速，死亡率高达 90%[5]，V-A ECMO 可能是稳定此类患者的一种有效的暂时性血流动力学支持策略。应用 V-A ECMO 治疗 3 例急性心肌梗死后出现室间隔破裂和心源性休克患者的研究显示，所有患者均成功拔管，生存率为 100%[7]。

（二）暴发性心肌炎心源性休克

暴发性心肌炎是一种相对少见但严重的疾病，其特征是心肌发生突然而严重的炎症，可造成严重的血流动力学不稳定和双心室衰竭。V-A ECMO 可通过提供迅速有效的循环支持来限制正在发展的心肌损害，直到炎症风暴平息[1]。现有数据反映了这一人群中相对积极的预后。在一项纳入 57 例暴发性心肌炎患者的多中心回顾性研究中，V-A ECMO 支持的平均持续时间为（9.9±19）天，71.9%的患者顺利出院，5 年生存率达 65.2%[8]。在 Danial 等[5]的回顾性研究中，暴发性心肌炎患者 30 天生存率为 59.5%，住院生存率为 37.9%。尽管疗效良好，但住院期间生存率下降，可能是因为部分暴发性心肌炎患者并不能痊愈，因此该类患者应尽早进行心脏移植或使用左心辅助装置。

（三）大面积肺栓塞心源性休克

对于高危肺栓塞患者，V-A ECMO 可能是一种挽救生命的治疗方法，尤其是作为外

科取栓术的补充。在 Danial[5]等的研究中，大面积肺栓塞患者应用 V-A ECMO 后住院生存率为 46.8%，5 年时下降到 38.3%，提示肺血管系统可能未完全再灌注，或梗阻或肺动脉高压长期存在。此外，Meneveau 等[9]也报道了该类患者应用 V-A ECMO 的 30 天生存率为 61.5%（未接受 V-A ECMO 者的生存率为 48.3%），这可能是治疗高危、急性、大面积肺栓塞的一线策略。

（四）急性扩张型心肌病心源性休克

急性扩张型心肌病患者可能不是心脏移植的直接候选者，V-A ECMO 可为此类患者提供移植的等候"桥梁"。随着其他器官系统的改善，这些患者可以接受效果良好的移植或长期的心室辅助装置治疗。研究显示，应用 V-A ECMO 的 171 名扩张型心肌病患者中，19%的患者痊愈，28%的患者接受了移植，18%的患者接受了心室辅助装置治疗，35%的患者死亡。住院生存率和 5 年生存率分别为 53.2%和 45.3%。因此，考虑到这些患者中几乎有一半接受了移植或长期的心室辅助装置治疗，多年来生存率保持相对稳定[5]。

（五）其他病因所致心源性休克

对于心脏术后心源性休克（不包括首次心脏移植失败），V-A ECMO 与不良预后相关，在 Danial 等[5]的研究中，该类患者的住院生存率和 5 年生存率分别为 34.6%和 33.3%；而首次心脏移植失败后应用 V-A ECMO 患者的住院生存率和 5 年生存率分别为 73.3%和 57.3%。在脓毒症的情况下，需区分难治性血管麻痹性休克和脓毒症引起的心源性休克。与未接受 V-A ECMO 的对照组相比，接受 V-A ECMO 治疗的严重脓毒症诱导的心源性休克患者的生存率有显著改善[10]，而在 Danial 等的研究中没有血管麻痹性休克患者可存活 5 年。

三、V-A ECMO 持续时间相关结局

关于 V-A ECMO 的持续时间，目前还没有撤离体外支持的管理准则。日本一项回顾性研究显示，68%的患者仅使用 V-A ECMO 1 天，93%的患者在 1 周内终止 V-A ECMO。在多因素分析中，1 天 V-A ECMO 支持的风险比高达 1.72（95%CI：1.53～1.95），显著高于 2 天[0.60（95%CI：0.49～0.73）]、3 天[0.75（95% CI：0.60～0.94）]、4 天[0.43（95% CI：0.31～0.60）]、5 天[0.62（95% CI：0.44～0.86）]的风险比（$P<0.001$）。该研究发现，接受 V-A ECMO 治疗的患者在急诊入院当天的总死亡率为 62.9%。V-A ECMO 支持 1 天患者的住院死亡率为 62.1%；支持 5 天的患者住院死亡率最低，为 58.2%；当超过 6 天时，死亡率随 V-A ECMO 持续时间的延长而增加，可高达 80%[11]。V-A ECMO 支持时间越长，预后越差，这与一项针对心血管手术后接受 V-A ECMO 支持患者的研究结果相似，该研究认为，V-A ECMO 支持 7 天后应重新评估治疗策略[12]。虽然不能完全确定应用 1 天 V-A ECMO 对患者死亡率的影响，但 Sakamoto 等[11]的研究结果提示，V-A ECMO 应用的最佳持续时间可能为 2～5 天。

V-A ECMO 是心源性休克的有效对症治疗方法。虽然治疗结局因病因的不同而不同，但这种差异更多地与病因等情况的严重性有关，而不仅是休克本身。根据病因不同，患者

的生存期也不同，这可能反映了慢性疾病的自然病程，突出了接受 V-A ECMO 治疗的患者需要长期随访。目前，关于不同病因患者应用 V-A ECMO 临床结局的研究大多为回顾性研究，缺乏大型随机对照试验来检验，所以相关临床结局数据的准确性仍有待商榷。

参 考 文 献

[1] Tsangaris A，Alexy T，Kalra R，et al. Overview of veno-arterial extracorporeal membrane oxygenation（VA-ECMO）support for the management of cardiogenic shock. Front Cardiovasc Med，2021，8：686558.

[2] Lorusso R，Shekar K，MacLaren G，et al. ELSO interim guidelines for venoarterial extracorporeal membrane oxygenation in adult cardiac patients. ASAIO J，2021，67（8）：827-844.

[3] van Diepen S，Katz JN，Albert NM，et al. Contemporary management of cardiogenic shock：a scientific statement from the American Heart Association. Circulation，2017，136（16）：e232-e268.

[4] Bartos JA，Frascone RJ，Conterato M，et al. The minnesota mobile extracorporeal cardiopulmonary resuscitation consortium for treatment of out-of-hospital refractory ventricular fibrillation：program description，performance，and outcomes. EClinicalMedicine，2020，29-30：100632.

[5] Danial P，Olivier ME，Bréchot N，et al. Association between shock etiology and 5-year outcomes after venoarterial extracorporeal membrane oxygenation. J Am Coll Cardiol，2023，81（9）：897-909.

[6] Al-Bawardy R，Rosenfield K，Borges J，et al. Extracorporeal membrane oxygenation in acute massive pulmonary embolism：a case series and review of the literature. Perfusion，2019，34（1）：22-28.

[7] McLaughlin A，McGiffin D，Winearls J，et al. Veno-Arterial eCMO in the setting of post-Infarct ventricular septal defect：a bridge to surgical repair. Heart Lung Circ，2016，25（11）：1063-1066.

[8] Lorusso R，Centofanti P，Gelsomino S，et al. Venoarterial extracorporeal membrane oxygenation for acute fulminant myocarditis in adult patients：a 5-year multi-institutional experience. Ann Thorac Surg，2016，101（3）：919-926.

[9] Meneveau N，Guillon B，Planquette B，et al. Outcomes after extracorporeal membrane oxygenation for the treatment of high-risk pulmonary embolism：a multicentre series of 52 cases. Eur Heart J，2018，39（47）：4196-4204.

[10] Bréchot N，Hajage D，Kimmoun A，et al. Venoarterial extracorporeal membrane oxygenation to rescue sepsis-induced cardiogenic shock：a retrospective，multicentre，international cohort study. Lancet，2020，396（10250）：545-552.

[11] Sakamoto K，Matoba T，Nakai M，et al. Clinical picture of the duration of venoarterial extracorporeal membrane oxygenation：analysis from JROAD-DPC. Heart Vessels，2023，38（2）：228-235.

[12] Distelmaier K，Wiedemann D，Binder C，et al. Duration of extracorporeal membrane oxygenation support and survival in cardiovascular surgery patients. J Thorac Cardiovasc Surg，2018，155（6）：2471-2476.

第二篇

成人呼吸支持

第五章

新定义和共识

第一节　ARDS 全球新定义

中国医学科学院北京协和医院　何怀武

急性呼吸窘迫综合征（acute respiratory distress syndrome，ARDS）是指在严重感染、休克、创伤及烧伤等疾病过程中，肺内皮细胞和肺泡上皮细胞遭受炎症性损伤，导致肺泡广泛受损，进而引发急性低氧性呼吸功能不全或衰竭。尽管目前已有多种治疗手段，全球范围内依然存在较高的 ARDS 死亡率，这不仅归因于 ARDS 发病机制的复杂性，还与目前缺乏敏感性和特异性的诊断标准密切相关。近期美国胸科协会（ATS）发布了 ARDS 全球新定义[1]以引导未来 ARDS 的研究和诊疗，本节主要基于 ARDS 定义的发展沿革及本次新定义的更新内容展开阐述和分析。

一、ARDS 定义的变迁

1967 年 Ashbaugh 描述了 12 名患者存在顽固低氧血症、肺泡弥散功能障碍、肺顺应性下降等临床表现，由于该临床综合征组织学表现为肺泡塌陷和肺泡内出血，类似于婴儿呼吸窘迫综合征，1971 年 Petty 和 Ashbaugh 首次提出"成人呼吸窘迫综合征（adult respiratory distress syndrome）"，此后 ARDS 被正式采用和推广。1994 年欧美共识会议（AECC）描述了 ARDS 的诊断标准：急性发病，胸片表现为双肺弥漫性渗出性改变，氧合指数（PaO_2/FiO_2，P/F）<300mmHg，肺动脉楔压（PAWP）≤18mmHg。满足上述标准称为急性肺损伤（ALI），若满足 PaO_2/FiO_2<200mmHg 则符合 ARDS 的诊断。但基于 AECC 定义的 ARDS 患者存在较大差异，在临床研究中缺乏一致性，原因是 AECC 定义忽略了 ARDS 高危因素、呼气末正压通气（PEEP）对氧合指数的影响、肺水肿原因鉴别，亦缺乏对患者急性发作的时间范围、胸部影像学等条件的统一标准。

2011 年的欧洲重症医学年会针对上述不足展开讨论，认为新的诊断标准应该遵循临床可行性、可靠性和有效性，由此 2012 年柏林定义应运而生，ARDS 柏林诊断标准（表 5-1-1）

在 AECC 标准制定的基础上，进一步完善了 ARDS 的诊断依据，从起病时间、氧合指数、肺水肿来源和胸片表现 4 个方面对 ARDS 进行诊断[2]，主要更新内容包括对 ARDS 起病时机进行了规定；取消了 ALI 诊断，依据氧合指数将 ARDS 分为轻度、中度和重度；完善了 PEEP 对氧合指数的影响；剔除了 PAWP 的限制，引入客观检查如超声来判断是否存在左房压升高，进而排除心源性肺水肿的情况；参考胸部影像学结果对 ARDS 进行中重度分层；提出了创伤、烧伤、感染等危险因素。研究表明柏林诊断标准的有效性较 AECC 标准更高，在预测 ARDS 病死率方面也达到更高效度，因此在临床应用甚广。

表 5-1-1　ARDS 柏林诊断标准

	轻度	中度	重度
发病时机	起病 1 周以内具有明确危险因素，新出现或原有呼吸系统症状加重 1 周内发病		
低氧血症	PEEP/CPAP≥5cmH$_2$O	PEEP/CPAP≥5cmH$_2$O	PEEP/CPAP≥5cmH$_2$O
	200mmHg＜PaO$_2$/FiO$_2$≤300mmHg	100mmHg＜PaO$_2$/FiO$_2$≤200mmHg	PaO$_2$/FiO$_2$≤100mmHg
肺水肿	无法用心力衰竭或液体负荷过多解释的呼吸衰竭		
影像学	双肺不透明浸润影	双肺不透明浸润影	浸润影至少 3 个象限

注：PEEP，呼气末正压通气；CPAP，持续气道正压通气。

尽管柏林定义在 ARDS 临床实践中发挥了重要作用，但仍有明显的局限性，其中就包括在经济欠发达地区应用受限[3,4]。自柏林定义发表以来，关于 ARDS 的最新研究进展层出不穷，而新型冠状病毒感染（COVID-19）的全球流行促使人们对 ARDS 有了更加深入的认识。自 2015 年 FLORALI 试验发表后，经鼻高流量氧疗（HFNO）在严重低氧性呼吸衰竭治疗中得到了广泛应用[5-7]，然而，由于柏林定义要求有创或无创机械通气且 PEEP 至少为 5cmH$_2$O，采用 HFNO 治疗的急性低氧性呼吸衰竭患者不符合柏林定义。另一方面，用于评估 ARDS 氧合标准的无创脉搏血氧测定方法已在临床试验中得到验证和应用[8]，同时超声成像由于其便携性和经济性，被越来越多地用于急性低氧性呼吸衰竭的危重患者[9]，有时取代了传统的胸部 X 线摄影。在经济欠发达地区，满足柏林定义要求的胸部影像学、动脉血气及机械通气等技术手段的应用受到限制，医疗资源的匮乏极大限制了 ARDS 患者的诊断和治疗。对于柏林定义的有效性，更为尖锐的反对意见来自卢旺达首都基加利。2015 年 Riviello 等在卢旺达基加利的一项研究纳入了 1046 例住院患者，通过在柏林定义基础上剔除 PEEP，以 SpO$_2$/FiO$_2$（S/F）替代 P/F，需满足 S/F≤315（SpO$_2$＜95%），同时联合胸片或肺部超声评估双肺阴影诊断 ARDS（即基加利校正），结果显示 42 例（4%）患者符合上述基加利校正标准，其中 39% 入住重症监护病房，死亡率为 50%，而按传统柏林定义则无人能被诊断为 ARDS[10]。基加利研究说明柏林定义可能仅适用于高收入国家，很可能不满足覆盖世界大部分人口的低收入地区的应用需求。为了应对证据和实践中的这些变化，2021 年的全球共识会议提出了关于 ARDS 定义的更新内容。

二、ARDS 全球新定义

ARDS 全球新定义是由受邀的 32 名不同临床、地理、种族、性别和民族背景的 ARDS

专家通过共识会议讨论并制定的，通过 ATS 2023 年会的官方摘要发布，相关诊断标准见表 5-1-2。

表 5-1-2　ARDS 全球新定义的诊断标准

| 概念模型：ARDS 是一种由肺炎、非肺部感染、创伤、输血、烧伤、误吸或休克等危险因素引起的急性、弥漫性、炎症性肺损伤，导致肺血管内皮和肺泡上皮通透性增加，引起肺水肿和重力依赖性肺不张。ARDS 的主要病理生理特征包括肺容积减少、肺顺应性降低及通气/血流比例失调。主要临床表现为进行性低氧血症，肺部影像学提示弥漫的渗出性改变，临床表现受体位、镇静、肌松、PEEP 和液体平衡等的影响 |

适用于所有 ARDS 类别的标准	
肺水肿危险因素及原因	包括肺炎、肺外感染、创伤、输血、误吸、休克等急性诱发危险因素，肺水肿不能完全归因于心源性肺水肿或液体过负荷，低氧血症/气体交换异常不能完全归因于肺不张，但是如果同时存在诱发 ARDS 的危险因素，即可以在上述情况下诊断 ARDS
时间	1 周内具有明确危险因素导致的急性发作或恶化的低氧性呼吸衰竭，新出现或原有呼吸系统症状加重 1 周内发病
胸部影像学	胸片和 CT 提示的双侧斑片影，超声提示的双侧 B 线或实变且不能完全由胸腔积液、肺不张、结节、肿块解释

适用于特定 ARDS 类别的标准		
	非插管 ARDS	插管 ARDS	资源受限设置的修改定义
氧合	$PaO_2/FiO_2 \leq 300mmHg$ 或 $SpO_2/FiO_2 \leq 315$ 且 $SpO_2 \leq 97\%$（$HFNO \geq 30L/min$ 或 PEEP/CPAP $\geq 5cmH_2O$ 下的 NIV/CPAP）	轻度：$200mmHg < PaO_2/FiO_2 \leq 300mmHg$ 或 $235 < SpO_2/FiO_2 \leq 315$ 且 $SpO_2 \leq 97\%$ 中度：$100mmHg < PaO_2/FiO_2 \leq 200mmHg$ 或 $148 < SpO_2/FiO_2 \leq 235$ 且 $SpO_2 \leq 97\%$ 重度：$PaO_2/FiO_2 \leq 100mmHg$ 或 $SpO_2/FiO_2 \leq 148$ 且 $SpO_2 \leq 97\%$	$SpO_2/FiO_2 \leq 315$ 且 $SpO_2 \leq 97\%$。资源有限条件下不需要使用 PaO_2/FiO_2、PEEP 或 HFNO 诊断

注：NIV，无创机械通气。

新的概念模型 ARDS 定义（表 5-1-2）就柏林定义的应用限制问题进行了解答：新定义接受将 HFNO $\geq 30L/min$ 治疗的非插管的急性患者诊断为 ARDS；新定义继续将肺部双侧病变作为必要的诊断标准进行保留且增加了超声成像这一诊断措施；更为重要的是，新定义接受了基加利校准——在资源不足的地区，以脉搏血氧饱和度/吸入氧浓度比值（SpO_2/FiO_2，S/F）代替动脉血气的 P/F，并无须考虑 PEEP、氧流量和特定的呼吸设施而将患者纳入 ARDS 的诊断。未来的研究将就这些标准的可行性、可靠性和预后有效性进行前瞻性评估。

三、ARDS 新定义与柏林定义的对比思考

（一）ARDS 的概念模型

总体上，新定义的概念模型保留了柏林定义的基本组成部分，经过微小修订，继续反映了当前对病理生理学的理解和证据（表 5-1-3）。

表 5-1-3　ARDS 全球新定义与柏林定义差异比较

	柏林定义	标准更新原因	全球新定义
时机	已知的损伤或新的或恶化的呼吸道症状 1 周内急性发作	某些疾病损伤发病更为缓慢	纳入 HFNO 患者,将捕获病程更为缓慢的患者
影像学	胸片或 CT 提示双侧阴影,不能完全由渗出、肺叶/肺萎陷或结节解释	胸部 X 线摄影和 CT 在某些临床环境中不可用	超声可用于识别双侧肺通气缺失[多个 B 线和（或）实变]（操作者训练有素）
氧合	由 PaO_2/FiO_2 定义三种严重程度类别	脉搏血氧计测量的 SpO_2/F_1O_2 被广泛使用,并被验证可代替 PaO_2/FiO_2	如果 $SpO_2 \leqslant 97\%$,SpO_2/FiO_2 可用于诊断和严重程度评估
通气	需要有创或无创机械通气,即所有氧合严重程度类别都需要 $PEEP/CPAP \geqslant 5cmH_2O$	HFNO 被越来越多地用于符合 ARDS 标准的严重低氧血症患者;资源有限环境中,有创和无创机械通气不可用	为 HFNO $\geqslant 30L/min$ 且符合 ARDS 标准的患者创建了非插管 ARDS 新类别;资源有限环境中的 ARDS 修改定义不需要 PaO_2/FiO_2、PEEP 或 HFNO

注：对于所有严重程度的插管 ARDS，至少需要 $5cmH_2O$ 的 PEEP。患者在整个病程中可能会从一种类型转到另一种类型。

（二）ARDS 诊断的时机

根据新定义，ARDS 仍旧被定义为起病 1 周以内有明确危险因素，新出现或原有呼吸系统症状恶化导致低氧性呼吸衰竭急性发作，这在理论上保留了柏林定义中 ARDS 诊断的时间范围，然而新定义通过扩大到使用 HFNO（下文详述）或许能够实现 ARDS 的更早诊断，捕捉到病程发展更为缓慢的 ARDS 患者，这一点在许多重症 COVID-19 患者中可能得到验证。

（三）ARDS 诊断肺部影像学标准

ARDS 诊断的影像学标准长期以来备受争议，胸片、CT 是传统的影像学方法，新定义提出胸部影像学标准应包括双侧放射学（胸片或 CT）或超声检查结果。新定义引入超声评价符合目前的流行趋势，超声作为一种及时、便捷、无创的成像手段，在临床实践中广泛应用，尤其是在胸片或 CT 应用受限的地区，超声更具临床应用价值。但超声操作者异质性对超声评价可靠性的影响可能导致新定义的应用受限，研究表明，操作者经过特定培训可以显著提高肺部超声评价的可靠性[10]，由此定义着重强调了超声操作人员受过专业训练的前提条件。

（四）氧合

床旁氧合指标（低氧血症）一直以来在 ARDS 诊断中占据重要地位，基于临床研究结果，S/F 在 ARDS 诊断中的价值已经得到广泛验证[8]，新定义增加了根据指脉氧饱和度结果定义低氧血症（S/F $\leqslant 315$ 且 $SpO_2 \leqslant 97\%$）的判断标准，其中 S/F $\leqslant 315$ 标准的依据来源于 Rice 等利用 ARDS 网络数据比较得出 ARDS 患者 S/F 与 P/F 的对应关系。

此外，本次定义更新的一项重要内容是三种 ARDS 分类，即非插管 ARDS、插管 ARDS 和资源有限情况下的 ARDS，分类的根本目的是使 ARDS 的诊断尽可能摆脱资源限制的影响，进一步扩展 ARDS 诊断范畴。新定义建议在非插管 ARDS 类别下的定义中包括需要最低水平 NIV（如柏林定义）或 HFNO 支持的患者，而在没有高级呼吸支持装置的临床情景中，建议正式采用基加利修订的 ARDS 临床定义，即只要存在低氧血症和双侧肺部浸润，无论是否接受无创 CPAP/HFNO 或有创通气，无须考虑吸氧流量的前提下可以诊断 ARDS。

四、ARDS 新定义的局限性

尽管新定义通过纳入 HFNO 及肺部超声的诊断标准，并在医疗资源限制的条件下应用基加利校准对具体条目进行了简化，提高了认知 ARDS 的敏感性，但是新的评价工具尚需进一步的前瞻性研究验证，同时为了突破资源限制藩篱所做出的特定简化标准，必将以牺牲部分 ARDS 的诊断特异性为代价。

一方面，将脉搏血氧饱和度作为 ARDS 低氧血症的判断工具存在局限性，脉搏血氧饱和度和动脉血气测量之间存在差异，这种差异可能在深色皮肤患者中更易发生[11]。此外，多种影响氧合血红蛋白解离曲线的因素均可能限制脉搏血氧饱和度评价的临床应用。因此新定义提出如果临床上高度怀疑 ARDS，但 S/F 未达到低氧血症阈值，则应再获取动脉血气。另一方面，肺部超声监测肺间质浸润的高度敏感性可能导致诊断的高假阳性率[12]，尽管新定义规定超声操作者需接受严格技能训练，但由于超声评价的相对主观性，依旧会在实际诊断评价过程中面临困难，需要建立更具特异性的超声评价体系，并在未来的前瞻性研究中进一步验证。

更为值得注意的是，新定义提出的非插管 ARDS 类别包括诊断时使用 HFNO 或 NIV 的患者，将更多轻度低氧血症患者纳入诊断范畴[7]，这可能导致 ARDS 诊断的高假阳性率和异质性，因此要求在未来的临床研究中制定更严格的 ARDS 患者纳入标准以完成前瞻性验证。此外，ARDS 亚表型的定义，如基于血浆生物标志物分类的高炎症与低炎症表型，未被纳入当前的定义。

五、小结和展望

ARDS 全球新定义在 ARDS 柏林定义的基础上，依据临床实践和科学证据的变化，提出无创支持时的 ARDS 诊断标准，纳入在资源有限环境下的基加利建议来修订 ARDS 定义，促进了其在资源有限环境中的诊断和治疗的应用，消除了柏林定义的部分局限性，但这些标准的可行性、可靠性和评估预后的有效性需要未来进行前瞻性研究评估。

参 考 文 献

[1] Matthay MA，Arabi Y，Arroliga AC，et al. A new global definition of acute respiratory distress syndrome. Am J Respir Crit Care Med，2024，209（1）：37-47.

[2] Bos LDJ，Ware LB. Acute respiratory distress syndrome：causes，pathophysiology，and phenotypes. Lancet，2022，400（10358）：1145-1156.

[3] Gorman EA，O'Kane CM，McAuley DF. Acute respiratory distress syndrome in adults：diagnosis，outcomes，

long-term sequelae，and management. Lancet，2022，400（10358）：1157-1170.

[4] Grasselli G，Calfee CS，Camporota L，et al. ESICM guidelines on acute respiratory distress syndrome：definition，phenotyping and respiratory support strategies. Intensive Care Med，2023，49（7）：727-759.

[5] Ranieri VM，Tonetti T，Navalesi P，et al. High-flow nasal oxygen for severe hypoxemia：oxygenation response and outcome in patients with COVID-19. Am J Respir Crit Care Med，2022，205（4）：431-439.

[6] Matthay MA，Thompson BT，Ware LB. The Berlin definition of acute respiratory distress syndrome：should patients receiving high-flow nasal oxygen be included? Lancet Respir Med，2021，9（8）：933-936.

[7] Ware LB. Go with the flow：expanding the definition of acute respiratory distress syndrome to include high-flow nasal oxygen. Am J Respir Crit Care Med，2022，205（4）：380-382.

[8] Wick KD，Matthay MA，Ware LB. Pulse oximetry for the diagnosis and management of acute respiratory distress syndrome. Lancet Respir Med，2022，10（11）：1086-1098.

[9] Smit MR，Hagens LA，Heijnen NFL，et al. Lung ultrasound prediction model for acute respiratory distress syndrome：a multicenter prospective observational study. Am J Respir Crit Care Med，2023，207（12）：1591-1601.

[10] Vercesi V，Pisani L，van Tongeren PSI，et al. External confirmation and exploration of the Kigali modification for diagnosing moderate or severe ARDS. Intensive Care Med，2018，44（4）：523-524.

[11] Fawzy A，Wu TD，Wang K，et al. Racial and ethnic discrepancy in pulse oximetry and delayed identification of treatment eligibility among patients with COVID-19. JAMA Intern Med，2022，182（7）：730-738.

[12] Ball J. Lung ultrasound signs to diagnose and discriminate interstitial syndromes in ICU patients：a diagnostic accuracy study in two cohorts. Crit Care Med，2022，50（11）：1678-1680.

第二节　ESICM 急性呼吸窘迫综合征指南

山东大学齐鲁医院　郭海鹏

急性呼吸窘迫综合征（ARDS）是重症患者最常见的临床综合征之一，具有较高的发病率及死亡率。过去 ARDS 柏林定义主要对该综合征的影像学表现和氧合指数降低的严重程度进行描述，而未接受呼气末正压通气（PEEP）≥5cmH$_2$O 治疗的患者不能被诊断为 ARDS。目前，关于是否扩大 ARDS 的定义范围及其利弊等问题仍争议不断。ARDS 患者由于其病理生理学特点导致发生呼吸机相关性肺损伤（VILI）的风险增加，肺保护性通气策略能够减少 ARDS 肺的气压伤和剪切伤，进而降低 VILI 的发生率。无创通气、经鼻高流量氧疗等无创呼吸支持方式，通过改善氧合减轻呼吸肌负荷，减少吸气努力和降低患者自发性肺损伤（P-SILI）风险，为潜在疾病的治疗争取时间，且无须镇静和气管插管。对于病情严重的患者，可以通过体外二氧化碳清除、ECMO 等体外生命支持技术降低呼吸机参数及 VILI 的发生率[1]。

结合最新的临床证据，欧洲重症监护医学学会（ESICM）发表了关于 ARDS 的最新指南，提出 ARDS 的定义及表型等方面需要关注的问题，并针对呼吸支持策略给出了建议[2]。很多急性低氧性呼吸衰竭（AHRF）患者具有与 ARDS 类似的病理生理学特点，因此也被纳入该指南。

一、ARDS 的定义

ARDS 的定义是否需要扩展及如何扩展一直存在争议。过去 10 年特别是 COVID-19 大流行期间，经鼻高流量氧疗（HFNO）明显增加。支持者建议对 ARDS 定义进行修订，允许纳入符合氧合标准的 HFNO 患者，即使这类患者没有进行 PEEP≥5cmH$_2$O 的通气，这种方法在许多严重低氧血症患者中具有正面意义[3]。也有学者提出无论使用何种供氧设备，都应取消对 PEEP 的要求，以便在没有持续使用 HFNO 或通气设备的情况下能够诊断 ARDS。反对者则认为，这种方法可能会稀释被诊断为 ARDS 患者的疾病严重程度，因为它会纳入预后较好的轻症患者并影响组间比较。

随着对非侵入性血氧监测认识的深入，使用 SpO$_2$/FiO$_2$（S/F）而不是 PaO$_2$/FiO$_2$（P/F）来衡量低氧血症的程度越来越普遍。支持者认为，S/F 较 P/F 侵入性更小且更容易获得。与之相反的观点认为 SpO$_2$ 测量在肤色较深、休克或远端灌注不良患者中存在不准确性，许多患者治疗时使 SpO$_2$ 保持在 97% 以上，会导致 S/F 不可靠[4]。

考虑到胸片标准的可靠性较低，且在某些情况下可用性有限，因此纳入胸片标准仍是定义 ARDS 的问题之一。在 ARDS 中采用其他放射影像学的方法也有争议，主要包括完全取消影像学标准；像儿科重症一样将单侧肺浸润病变也纳入 ARDS 的诊断；需要采用 CT 以满足完整的清晰度（更准确，但即使在三级中心也不太可完全实现）；使用肺部超声也能符合定义的标准（容易获得，但是操作特性不太为人所知，且需要图像采集方面的训练）。

ARDS 不是一种短暂的临床表现，而是一种需要数天甚至数周才能解决的综合征。专家们一致认为在诊断 ARDS 之前有一段稳定期可能更加合适，然而这一时期的长短仍不确定。较长的稳定期会增加特异性，但也会妨碍早期治疗干预。由于氧合可能受到临床干预和呼吸机设置的影响，也应考虑是否应使用标准化呼吸机设置来判断 ARDS 中的氧合下降，虽然可识别出较高风险患者，但可能会影响试验入组。

由于临床数据不足或直接检测肺部炎症、免疫应答的可行性差，ARDS 的概念模型（一种特定类型的炎症和宿主对损伤的反应）与 ARDS 定义中缺乏对炎症指标的测量之间存在脱节。虽然在应用 ARDS 亚表型方面已经取得一些成功，但要使临床可行的定义与 ARDS 的概念病理生理模型相协调，仍有很多工作要做。

是否将死亡率预测的有效性作为 ARDS 定义的重要衡量标准？在没有通用参考标准情况下，提高 ARDS 诊断的准确性仍是一项挑战。未来在完善 ARDS 定义时应仔细考虑有效性和可靠性的其他方面[5]。我们需要新的前瞻性观察性研究（涉及影像学和生物标志物等广泛特征），从而更好地对急性非心源性低氧性呼吸衰竭患者进行分类，并提供更适合患者的个性化治疗方案。

二、ARDS 的表型

（一）如何定义 ARDS 的亚表型

根据现有研究及已发表文献，指南明确以下定义：表现型是由基因型和环境暴露相互作用而产生的一组临床可观察的特征；亚组是一种表型内患者的子集，它可以用变量中的任何临界值来定义并使患者处于临界值两侧，因此患者的亚组可以不断变化；亚表型是一种独特的亚组，可以基于可观察或可测量的特性或模式与其他亚组可靠地区分。在获得这些信息之前，临床医生在决定实施某些治疗策略时，有时可能希望使用更广泛的急性低氧性呼吸衰竭治疗策略，尤其是那些不特定机制的 ARDS。亚表型在不同群体中也应该是可重复的；内源性表型是具有不同功能或病理生物学机制的亚表型，对靶向治疗有不同的反应。

（二）如何识别或实施 ARDS 亚表型

指南中提到的 LIVE 试验患者，根据影像学亚表型（即胸片上的局灶性或弥漫性病变）分组，随机给予标准肺保护性通气和个性化治疗策略，结果提示个性化治疗策略不会使 ARDS 患者有任何获益。出现该结果的原因可能是亚表型的错误分类导致治疗策略的不一致，当排除错误分类患者时，结果应是"阳性"的。

（三）各亚表型之间治疗效果的异质性证据

亚表型是否会改变抗炎治疗的反应？HARP-2 试验二次分析提示，高炎症亚表型患者可能受益于辛伐他汀，但治疗效果异质性的交互项差异无统计学意义。SAiL 试验二次分析提示，使用瑞舒伐他汀治疗低炎症或高炎症亚表型的效果没有异质性。对 SAiL 试验的聚类重分析描述了 4 种亚表型，其中以高血小板和低肌酐进行定义的一组似乎受益于瑞舒伐他汀。然而这些亚表型并未在其他人群中重复出现。

对于亚表型是否会改变 PEEP 干预的反应，ALVEOLI 试验二次分析确定了低炎症和高炎症亚表型与所采用不同 PEEP 策略之间的治疗效果存在差异。对 LUNG-SAFE 观察性研究二次分析发现了类似的模式，即与低炎症亚表型相比，高炎症亚表型患者似乎受益于高 PEEP。在上述 LIVE 试验中，当只考虑按方案治疗的患者时，基于弥漫性与局灶性 X 线影像亚表型的个性化 PEEP 和俯卧位策略降低了患者 90 天死亡率。然而，由于肺形态学的错误分类，这一结果在意向性分析中被弱化。

对于亚表型是否会改变液体策略，FACTT 研究二次分析确认了治疗效果的异质性，与低炎症亚表型相比，高炎症亚表型患者似乎受益于非限制性液体策略。

（四）各亚表型与患者预后的关系

90 天内的短期死亡率在基于以下特征的亚表型之间存在差异：高炎症患者的死亡率高于低炎症患者；肺部弥散性病变的死亡率高于局灶性病变；可复张患者死亡率高于不可复张患者；更多的器官衰竭和（或）并发症和（或）酸中毒伴随更高的死亡率；通气比和机械功率上升时的死亡率高于稳定时。

（五）未来与亚表型相关的研究问题

未来研究中仍有几个问题需要解决，包括从 ARDS 前期到恢复期亚表型的稳定性；亚表型在不同人群中是否可复制；快速亚表型分类的准确性和可重复性；驱动亚表型发展的

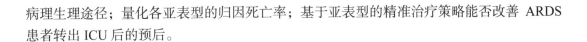

病理生理途径；量化各亚表型的归因死亡率；基于亚表型的精准治疗策略能否改善 ARDS 患者转出 ICU 后的预后。

三、经鼻高流量氧疗

（一）与常规氧疗相比，HFNO 能否降低插管率或死亡率

排除心源性肺水肿或慢性阻塞性肺疾病（COPD）急性加重后，在未行机械通气的 AHRF 患者中（包括 COVID-19 致 AHRF 患者），相较于常规氧疗（COT），HFNO 能够降低气管插管的风险，但在降低死亡率方面并没有明显改善[6, 7]。机械通气是资源密集型的，需要较强的镇静与约束，并与谵妄、医院感染等并发症相关，且大多数患者都希望尽可能避免插管。因此，即使死亡率没有显著改善，避免插管也是获益。HFNO 的耐受性一般较好，不良事件发生率更低，无论免疫功能低下还是 COVID-19 患者，都更建议使用 HFNO。在 AHRF 患者使用 HFNO 的随机对照试验中，缺乏长期功能结局的相关数据，尚不明确 HFNO 是否能减少 AHRF 幸存者症状和长期功能损害。

（二）与无创机械通气相比，HFNO 能否降低插管率或死亡率

除心源性肺水肿或 COPD 急性加重的情况外，在未经筛选的 AHRF 患者中，与持续气道正压通气（CPAP）/无创机械通气（NIV）相比，尚不清楚 HFNO 能否降低插管率或死亡率。与 HFNO 相比，COVID-19 致 AHRF 患者接受 CPAP/NIV 治疗可使插管率降低，但在死亡率方面仍不明确。指南建议，在对 AHRF 患者进行 CPAP/NIV 治疗时，应监测患者临床症状、呼吸模式、呼吸频率和呼吸驱动等指标，以避免自发性肺损伤。此外，还应该考虑患者对 NIV 的耐受性和不良事件风险。

四、持续气道正压通气/无创机械通气

（一）与 COT 相比，CPAP/NIV 能否降低插管率或死亡率

不同的无创模式不仅能够改善 AHRF 患者的低氧血症和通气功能障碍，对呼气末肺泡压和（或）呼吸驱动也会有不同的影响[8]。使用 CPAP/NIV 治疗可能会导致插管延迟，造成死亡率升高等不良影响。根据已有科学证据，与 COT 相比，针对非 COVID-19 致 AHRF 患者，使用 CPAP/NIV 能否降低插管率或死亡率尚不能明确。CPAP 治疗能够降低 COVID-19 致 AHRF 患者的插管率，但在降低死亡率方面并不明显[6]。指南提出，未来的研究应该更好地描述患者的特征，以确定 CPAP/NIV 治疗 AHRF 的最佳适应证。根据最近的生理学证据，指南建议关注高、低呼吸驱动在决定 NIV 的适宜性和成功可能性方面的潜在作用。

（二）在接受 CPAP/NIV 治疗的 AHRF 患者中，与面罩相比，头盔能否降低插管率或死亡率

紧急情况下 NIV 通常采用面罩通气，该方式存在 NIV 失败的风险。在接受 CPAP/NIV

治疗的 AHRF 患者中，与面罩相比，头盔能否降低插管率或死亡率尚不明确。有研究报告称，通过头盔进行 NIV 能够提高耐受性并减少皮肤压力性损伤。然而，使用头盔 NIV 期间，如何进行患者呼吸机同步管理具有挑战性，需要特定的专业知识来优化呼吸机设置。

（三）在 AHRF 患者中，NIV 与 CPAP 相比是否能降低插管率或死亡率

当呼吸驱动较高时，NIV 会产生较高的跨肺压。吸气时应用额外的正压辅助可导致更高的跨肺压力和肺的总压力。因此，CPAP 可能使 AHRF 患者受益，与 NIV 相比，CPAP 可能降低跨肺压的波动。现有证据表明，NIV 与 CPAP 相比是否能降低 AHRF 患者的插管率或死亡率尚不明确。

五、小潮气量通气

基于对肺过度通气和 VILI 的认识，ARDS 通气逐渐由大潮气量转变为小潮气量的保护性通气，同时适当水平的 PEEP 能够限制肺复张和肺萎陷，使用小潮气量通气策略可以降低 VILI 的发生率。指南提出，与通常用于纠正血气的大潮气量通气策略相比，小潮气量通气策略[即 4～8ml/kg 预测体重（PBW）]能够降低包括 COVID-19 在内 ARDS 患者的死亡率[9]。

未来研究需要评估额外的肺保护性策略（如限制驱动压或平台压、弹性归一化到 PBW、适当的 PEEP 水平）和个性化呼吸机治疗的优点，特别是在肺弹性较低的患者中，应保持潮气量和呼吸频率之间的平衡，以控制机械通气的总体强度[10]，并与极低潮气量的风险相平衡。在未来的试验中，需要解决的关键研究问题包括评估呼吸机策略是否可能加重 VILI；确定最佳潮气量通气策略；基于患者生理的个性化肺保护性通气策略；如果当前的呼吸机策略极有可能使 VILI 恶化，则采用其他方法降低 $PaCO_2$。

六、呼气末正压通气和肺复张策略

（一）较高 $PEEP/FiO_2$ 策略与较低 $PEEP/FiO_2$ 策略相比，常规 PEEP 滴注是否能降低死亡率

在 ARDS 患者中，表面活性物质功能障碍、重力对肺水肿的影响及异质性损伤易导致局部肺吸收不良，并伴有肺泡塌陷和小气道陷闭[11]。肺泡顺应性和扩张的区域差异导致了肺的力学异质性，并被认为是 ARDS 通气诱导肺损伤的重要驱动因素。指南提出，对 ARDS 患者（包括 COVID-19 致 ARDS 患者），采用较高 $PEEP/FiO_2$ 策略与较低 $PEEP/FiO_2$ 策略进行常规 PEEP 滴定并不能降低死亡率。PEEP 能够促进肺复张同时缓解机械异质性，但过高的 PEEP 可促使过度扩张，导致肺过度膨胀损伤和血流动力学损害。

（二）与主要基于标准化 $PEEP/FiO_2$ 表的 PEEP 滴定相比，主要基于呼吸力学的常规 PEEP 滴定是否能降低死亡率

PEEP 滴定是 ARDS 患者预后的一个潜在重要决定因素。就降低接受有创机械通气

ARDS 患者（包括 COVID-19 致 ARDS 患者）的死亡率而言，基于呼吸力学的 PEEP 滴定策略是否优于基于标准化 PEEP/FiO$_2$ 表的滴定策略尚无结论。患者之间肺损伤的严重程度和类型、肺和胸壁力学、潮气量、体位、自主呼吸努力、心功能、血管内容量和血管张力的差异都可能导致对 PEEP 的不同影响。由于目前缺乏较高 PEEP 的血流动力学、食管压监测下 PEEP 和驱动压力的选择等数据，如何在临床实践中个体化地选择最佳 PEEP 仍不清楚。

（三）延长高压肺复张时间是否能降低死亡率

延长高压肺复张时间（气道压力≥35cmH$_2$O 持续至少 1min）不能降低包括 COVID-19 致 ARDS 患者在内的死亡率。肺复张可暂时增加气道压和跨肺压，促进之前无通气区域的再通气，增加呼气末肺容积，从而改善气体交换，使肺泡扩张均匀化，同时减少肺的应力和应变，这些作用的发生和持续时间是可变的。临床试验数据表明，长时间的高压肺复张会增加不良事件的风险，不仅会导致血流动力学不稳定，还会增加气压伤和心搏骤停的风险。这些风险已经超过潜在的益处，因此不建议使用长时间的高压肺复张。

（四）常规使用短时高压肺复张策略是否能降低死亡率

短时高压肺复张策略（气道压力≥35cmH$_2$O 持续小于 1min）不能降低包括 COVID-19 致 ARDS 患者在内的死亡率。低血压和低氧饱和度是肺复张治疗期间或之后最常见的不良事件，在接受肺复张治疗的患者中，这两种不良事件约占 10%。出现该不良事件的原因可能是迷走神经介导的心动过缓。短时高压肺复张可能会引起急性右心衰竭，进而产生短暂的、潜在可逆的低血压和心动过缓。现有数据表明，除非同时有其他措施来防止进行性肺泡持续塌陷，否则短暂提高气道压力对肺的力学作用是有限的，因此不支持常规使用短时高压肺复张。

七、俯　卧　位

（一）对于插管 ARDS 患者，俯卧位能否降低死亡率

从生理角度而言，俯卧位的益处包括改善氧合，使肺应力均匀化并减少右心室负荷。在对既往试验进行批判性分析的基础上，改进设计并多次进行俯卧位对比试验，目前选择俯卧位的低氧血症患者逐渐增多。指南提出，中重度 ARDS 患者（PaO$_2$/FiO$_2$<150mmHg，PEEP≥5cmH$_2$O，包括 COVID-19 患者）采取俯卧位能够降低死亡率[12]。根据 PROSEVA 试验标准，整体的风险-受益平衡倾向于俯卧位，特别是在大多数重症监护病房中，有足够的护理人员能够及时发现与压力相关的皮肤并发症，因此实施俯卧位可行。

（二）对于中重度 ARDS 患者，何时开始俯卧位能够降低死亡率

指南建议有创机械通气的中重度 ARDS 患者（包括 COVID-19 患者）应尽早开始俯卧

位通气，待一段稳定期（在此期间应用低潮气量并调整 PEEP）后，俯卧位时间可进一步延长（16h 或更长）以降低死亡率。俯卧前的稳定期应该考虑到优化呼吸机设置和血流动力学的时间。俯卧位具有均匀肺应力、改善肺组织应变分布进而保护肺的潜力，因此即使最初没有明显改善氧合，也应继续俯卧位。

（三）对于未插管 AHRF 患者，清醒俯卧位能否降低插管率或死亡率

与仰卧位相比，指南建议 COVID-19 致 AHRF 患者采用清醒俯卧位（APP），以降低插管率，但 APP 是否能降低 COVID-19 致 AHRF 非插管患者的死亡率，以及它在其余 AHRF 患者中的效果尚不明确。在 COVID-19 大流行期间，随着无创呼吸支持策略的推广，对非机械通气患者采用 APP 的情况逐渐增加[13]。为避免错过插管时机，COVID-19 致 AHRF 患者应用 APP 时需要密切监测并定期评估和管理舒适度、耐受性。

八、神经肌肉阻滞剂

ARDS 机械通气患者应用神经肌肉阻滞剂（NMBA）可减少呼吸肌做功和人机不同步，同时可能影响预后。然而，长时间使用 NMBA 需要深度镇静，同时也会导致神经性肌无力等不良后果。在 ACURASYS 试验中，不使用神经肌肉阻滞剂的俯卧位通气与更深的镇静靶点相关，这可能是对照组死亡率增加的原因。基于现有的研究，对于非 COVID-19 致中重度 ARDS 患者，不建议为了降低死亡率常规持续输注 NMBA。常规持续输注 NMBA 对 COVID-19 中重度 ARDS 患者的效果尚不明确[14]。

九、体外生命支持

与常规通气相比，V-V ECMO 作为支持或替代气体交换措施[15]，用于包括 COVID-19 患者在内的重度 ARDS 人群预后更好。需注意，为改善 ECMO 患者的预后，在使用 ECMO 的同时需要进行一系列相关治疗，包括肺保护性通气和俯卧位。相关指南建议，符合 EOLIA 试验入组标准的重度 ARDS 患者（包括 COVID-19 致重度 ARDS 患者）应在符合标准的 ECMO 中心接受 ECMO 治疗。ECMO 中心网络建设对于有效开展 ECMO 治疗必不可少。

与 ECMO 相比，体外二氧化碳清除（ECCO$_2$R）使用的体外血流量（通常为 200～1500ml/min）更低。ARDS 患者使用 ECCO$_2$R 的主要目的是减少机械通气损伤。指南不建议为了降低死亡率在随机对照试验以外的场景应用 ECCO$_2$R 治疗 ARDS（包括 COVID-19 致重度 ARDS）。大约 500ml 的低血流量可能不足以达到去除二氧化碳的目的。有试验表明，ECCO$_2$R 的血流量需求与连续性肾脏替代治疗（CRRT）相当。但是随着血流增加，ECCO$_2$R 的输送类似于 ECMO 的支持。尽管目前的证据均不支持 ECCO$_2$R 的有效性，但 ECCO$_2$R 的作用仍不确定，需要进一步研究确定是否有特定人群的 ARDS 患者对 ECCO$_2$R 有反应。

参 考 文 献

[1] Combes A, Bréchot N, Luyt CE, et al. Indications for extracorporeal support: why do we need the results of the EOLIA trial? Med Klin Intensivmed Notfmed, 2018, 113（Suppl 1）: 21-25.

[2] Grasselli G, Calfee CS, Camporota L, et al. ESICM guidelines on acute respiratory distress syndrome: definition, phenotyping and respiratory support strategies. Intensive Care Med, 2023, 49（7）: 727-759.

[3] Matthay MA, Thompson BT, Ware LB. The Berlin definition of acute respiratory distress syndrome: should patients receiving high-flow nasal oxygen be included? Lancet Respir Med, 2021, 9（8）: 933-936.

[4] Wick KD, Matthay MA, Ware LB. Pulse oximetry for the diagnosis and management of acute respiratory distress syndrome. Lancet Respir Med, 2022, 10（11）: 1086-1098.

[5] Ranieri VM, Rubenfeld G, Slutsky AS. Rethinking acute respiratory distress syndrome after COVID-19: if a "better" definition is the answer, what is the question? Am J Respir Crit Care Med, 2023, 207（3）: 255-260.

[6] Perkins GD, Ji C, Connolly BA, Couper K, et al. Effect of noninvasive respiratory strategies on intubation or mortality among patients with acute hypoxemic respiratory failure and COVID-19: the RECOVERY-RS randomized clinical trial. CJEM, 2022, 327（6）: 546-558.

[7] Frat JP, Quenot JP, Badie J, et al. Effect of high-flow nasal cannula oxygen vs standard oxygen therapy on mortality in patients with respiratory failure due to COVID-19: the SOHO-COVID randomized clinical trial. JAMA, 2022, 328（12）: 1212-1222.

[8] Munshi L, Mancebo J, Brochard LJ. Noninvasive respiratory support for adults with acute respiratory failure. N Engl J Med, 2022, 387（18）: 1688-1698.

[9] Reddy MP, Subramaniam A, Chua C, et al. Respiratory system mechanics, gas exchange, and outcomes in mechanically ventilated patients with COVID-19-related acute respiratory distress syndrome: a systematic review and meta-analysis. Lancet Respir Med, 2022, 10（12）: 1178-1188.

[10] Costa ELV, Slutsky AS, Brochard LJ, et al. Ventilatory variables and mechanical power in patients with acute respiratory distress syndrom. Am J Respir Crit Care Med, 2021, 204（3）: 303-311.

[11] Matthay MA, Zemans RL, Zimmerman GA, et al. Acute respiratory distress syndrome. Nat Rev Dis Primers, 2019, 5（1）: 18.

[12] Poole D, Pisa A, Fumagalli R. Prone position for acute respiratory distress syndrome and the hazards of meta-analysis. Pulmonology, 2023, 25: S2531-0437（23）00009-0.

[13] Weatherald J, Parhar KKS, Al Duhailib Z, et al. Efficacy of awake prone positioning in patients with COVID-19 related hypoxemic respiratory failure: systematic review and meta-analysis of randomized trials. BMJ, 2022, 379: e071966.

[14] Moss M, Huang DT, Brower RG, et al. Early neuromuscular blockade in the acute respiratory distress syndrome. N Engl J Med, 2019, 380（21）: 1997-2008.

[15] Schmidt M, Franchineau G, Combes A. Recent advances in venovenous extracorporeal membrane oxygenation for severe acute respiratory distress syndrome. Curr Opin Crit Care, 2019, 25（1）: 71-76.

第三节 造血干细胞移植患者使用 ECMO 的国际专家共识

浙江省人民医院 呼邦传

造血干细胞移植（hematopoietic stem cell transplantation，HSCT）对于患有恶性和非恶性血液病的成年患者是一种潜在的治愈性治疗方法，但可能存在潜在的危及生命的并发症，如治疗相关毒性、机会性感染、移植物抗宿主病（graft-versus-host disease，GVHD）和原发性疾病复发[1]。同样，新近免疫效应细胞（immune effector cell，IEC）疗法采用靶向 CD19 抗原的嵌合抗原受体（chimeric antigen receptor，CAR）T 细胞治疗急性淋巴细胞白血病和淋巴瘤缓解率高达 70%[2, 3]。然而，IEC 疗法同样可能带来潜在的严重（尽管通常是可逆的）不良事件，如细胞因子释放综合征（cytokine release syndrome，CRS）或 IEC 相关的神经毒性综合征。在过去 20 年中接受 HSCT 患者入住 ICU 生存率逐步提高（从44%提高至60%）。从 HSCT 治疗历史上看，鉴于预后不佳而入住 ICU 的 HSCT 患者一直避免使用 ECMO 技术。然而，一些病例报告和病例系列已显示 ECMO 对于慎重选择接受 HSCT 的患者具有潜在应用价值[4, 5]。因此，欧洲重症监护医学学会、体外生命支持组织（ELSO）和国际 ECMO 网络旨在共同制定一份关于接受 HSCT 成人患者使用 ECMO 的专家共识声明。

2022 年共由 9 位 ECMO 或 HSCT 专家组成的指导委员会起草了 36 项声明（**表 5-3-1**），然后由 19 名专家小组成员投票表决，最后 33 项声明获得强同意，3 项声明获得弱同意。这一国际专家共识声明可以作为重症医师和血液病学家为接受 HSCT 成人患者选择实施 ECMO 的指南，也可以为未来聚焦 ECMO 选择标准和床边管理的研究提供指导。

表 5-3-1 接受 HSCT 或 IEC 治疗成人患者使用 ECMO 的专家共识声明

成人（＞18 岁）HSCT 接受者中 ECMO 候选资格的全面考虑	推荐级别
对于接受 HSCT 治疗的呼吸或心力衰竭患者，如果对常规药物治疗无反应，且为符合 ELSO 标准的一般候选者，则可考虑采用 ECMO	
当临床医生一致认为 ECMO 很有可能改善危重症疾病的预后时	强同意（95%）
接受 HSCT 治疗的非恶性疾病（如再生障碍性贫血、血红蛋白病或遗传性骨髓衰竭综合征）或恶性疾病患者在 HSCT 治疗时处于缓解期和在评估时复发风险较低	强同意（78%）
难治性血小板减少（血小板计数＜20×10⁹/L）患者不应考虑 ECMO	强同意（78%）
在 ECMO 前接受 HSCT 合并延长有创机械通气（＞7 天）的患者不应考虑 ECMO 治疗	强同意（84%）
在 ECMO 评估时，对于接受 HSCT 合并急性肾损伤患者，尚无充分证据支持或反对使用 ECMO 治疗	弱同意（100%）
在 ECMO 评估时，对于接受 HSCT 伴随肝衰竭的患者[如血清胆红素≥68mmol/L，国际标准化比值（INR）＞1.5，白蛋白＜2.8g/dl，或存在腹水]不应考虑 ECMO 治疗	强同意（95%）
合并多器官功能衰竭的 HSCT 患者不应考虑 ECMO 治疗	强同意（100%）
在考虑 ECMO 时，接受 HSCT 合并严重急性 GVHD，且对积极治疗表现为难治性 GVHD 的患者不应考虑 ECMO 治疗	弱同意（100%）
选择接受第二次 HSCT 的患者可考虑 ECMO 治疗	强同意（84%）

成人（>18 岁）HSCT 接受者中 ECMO 候选资格的全面考虑	推荐级别
当接受 HSCT 的患者进行 ECMO 候选资格评估时，临床医生应进行关键性评估	
潜在的原发疾病预后	强同意（89%）
当前的危重疾病、其治疗过程及通过特定治疗恢复的可能性	强同意（94%）
HSCT 类型（自体 *vs.* 异体）	强同意（78%）
预处理方案类型（降低强度 *vs.* 清除骨髓）	强同意（89%）
器官衰竭的数量	强同意（94%）
患者合并症	强同意（100%）
ECMO 评估时的疾病状态（如完全缓解、疾病进展或是否复发）	强同意（94%）
存在 HSCT 特异性并发症（GVHD、巨细胞病毒再激活、侵袭性真菌感染、肝窦阻塞综合征和移植相关血栓性微血管病）	强同意（89%）
患者或家属的护理目标和期望	强同意（100%）
移植后早期使用 ECMO	
没有充分的证据支持在移植后早期使用 ECMO	强同意（78%）
移植后晚期使用 ECMO	
在移植后晚期伴有呼吸衰竭的 HSCT 患者中，V-V ECMO 治疗可在选择性的个案基础上考虑（如当有可用的特定治疗干预措施可能会帮助病情恢复时，如实验室证实有效的抗感染治疗、适应性免疫治疗和抗 TNF-α 抑制剂）	强同意（84%）
对于移植后晚期接受 HSCT 的患者，可在选择性的个案基础上考虑 V-A ECMO 治疗，用以管理可逆性心脏毒性损害（如危及生命的心律失常、细胞因子释放综合征，或化疗诱导的或病毒性心肌炎）	强同意（78%）
移植功能差的 HSCT 患者 ECMO 应用	
移植功能差的 HSCT 患者不应考虑 ECMO 支持	强同意（78%）
有特定 HSCT 并发症患者 ECMO 应用	
研究数据支持使用 ECMO 治疗合并特发性肺炎综合征、肝窦阻塞综合征或移植相关血栓性微血管病的呼吸或心力衰竭 HSCT 患者	强同意（78%）
V-V ECMO 可作为终末期呼吸衰竭（慢性 GVHD-闭塞性细支气管炎）患者肺移植的桥梁，HSCT 术后至少 5 年无复发且符合肺移植条件的患者	强同意（94%）
成人 HSCT 患者 ECMO 管理的一般原则	
对于有潜在可逆病因的患者，一旦获得 ECMO 候选资格并符合 ECMO 支持标准，应立即开始 ECMO，以避免多器官功能衰竭进展	强同意（94%）
没有足够的证据为接受 HSCT 患者在 ECMO 期间提供一个特定的抗凝策略	强同意（89%）
在 ECMO 期间应对感染保持高度警惕	强同意（100%）
接受 HSCT 患者在 ECMO 期间关于血浆或血小板输注阈值的证据不足；然而，存在活性出血或血小板计数低于 $20 \times 10^9/L$ 时应该考虑血小板输注	强同意（94%）
接受 HSCT 患者在 ECMO 实施过程中关于维持正常纤维蛋白原浓度的证据不足，大多数专家同意非出血患者的纤维蛋白原浓度应维持在 100mg/dl 以上；活动性出血患者的纤维蛋白原浓度应维持在大于 150~200mg/dl；对于低纤维蛋白原血症患者，补充纤维蛋白原浓缩物可能优于输注新鲜冰冻血浆或冷沉淀物	弱同意（100%）
在以下临床情况下，应考虑在 ECMO 期间使用肾脏替代治疗（RRT）：内科干预措施对 ECMO 期间合并急性肾损伤效果欠佳；液体过负荷对利尿剂治疗抵抗；电解质紊乱或高氨血症对最佳药物治疗无反应	强同意（100%）

续表

成人（>18 岁）HSCT 接受者中 ECMO 候选资格的全面考虑	推荐级别
接受 HSCT 患者在 ECMO 实施期间，应根据 ELSO 指南采用"肺休息"通气设置策略	强同意（100%）
接受 HSCT 患者在 ECMO 实施期间，应考虑物理治疗和康复	强同意（100%）
ECMO 在接受 IEC 治疗的成人患者中的应用	
在接受 IEC 治疗的患者中，支持或反对使用 ECMO 的证据尚不充分；因此，在 IEC 治疗后由细胞因子释放综合征引起的心脏或呼吸衰竭患者，同时基于采用特异性治疗（如托珠单抗）预期患者病情具有可逆性，ECMO 应在个案基础上考虑实施	强同意（89%）
接受 HSCT 成人患者跨专业 ECMO 评估和管理的一般框架	
接受 HSCT 和 IEC 治疗患者的 ECMO 候选资格应该通过包括 ICU 医师、血液科医师、患者和患者家庭成员在内的跨专业团队讨论进行评估	强同意（100%）
当接受 HSCT 和 IEC 治疗的患者实施 ECMO 支持在医学上不再获益时，应根据跨专业团队决定是否停止 ECMO 支持	强同意（100%）
接受 ECMO 成人患者登记报告的重要性，特别是那些接受 HSCT 和 IEC 治疗的患者	
由于接受 HSCT 和 IEC 治疗的患者在 ECMO 支持下的预后数据很少，应该开发专门的登记处包括 ECMO 和 HSCT 及 IEC 治疗的特定数据点，并由各中心收集全球数据	强同意（100%）

一、接受 HSCT 患者 ECMO 实施的专家共识提出

ECMO 目前用于难治性但具有潜在可逆性的呼吸衰竭或心源性休克患者。在过去 10 年中，免疫功能低下患者的 ICU 和住院存活率逐渐提高，这些患者使用侵入性治疗如 ECMO 等的情况增加。在免疫功能低下（如恶性血液肿瘤、活动性实体癌、实体器官移植、获得性免疫缺陷综合征，长期或大剂量使用皮质类固醇或免疫抑制剂等）患者中，应用 V-V ECMO 治疗重度 ARDS 患者 6 个月存活率仅为 30%，血液系统恶性肿瘤患者的临床预后更差[5]。ELSO 登记调查显示，在过去 12 年中（2010～2022 年），77 名 HSCT 患者接受 ECMO，其存活率为 23.4%[6]。目前关于在 HSCT 患者中使用 ECMO 的建议很少，支持其使用的唯一证据来自低质量的回顾性观察性研究、病例系列和病例报告。因此，在 HSCT 患者中使用 ECMO 仍然存在巨大争议。然而，随着 ECMO 技术的不断改进，ECMO 对慎重选择的 HSCT 患者仍具有潜在应用价值。因此，提出接受 HSCT 的患者使用 ECMO 的专家共识迫在眉睫。

二、接受 HSCT 成人（>18 岁）患者 ECMO 候选资格的影响因素

（一）接受 HSCT 患者自身因素

接受 HSCT 患者的预后与其原发疾病和状态密切相关。与恶性血液系统疾病患者相比，非恶性血液系统疾病患者接受 HSCT 治疗可能有更好的长期预后。同样，接受 HSCT 而完全缓解的恶性血液系统疾病患者可能比活动性恶性血液系统疾病患者有更好的长期预后[7]。患者预后的差异也可能与 HSCT 移植类型（自体与异体）和预处理方案的类型有关。一般说，血液系统非恶性肿瘤患者较血液系统恶性肿瘤患者更常接受低强度预处理方案，恶性肿瘤患者往往需要接受清髓预处理方案。相比之下，治疗相关的毒性预计在低强度预处理

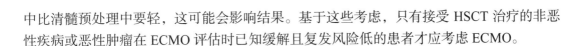

中比清髓预处理中要轻，这可能会影响结果。基于这些考虑，只有接受 HSCT 治疗的非恶性疾病或恶性肿瘤在 ECMO 评估时已知缓解且复发风险低的患者才应考虑 ECMO。

（二）出血和血栓因素

出血和血栓形成是两种潜在致命的 ECMO 并发症，因此在评估 ECMO 候选者时需要考虑这些不良事件的风险。一般来说，ELSO 指南推荐使用全身抗凝并维持血小板计数高于（80～100）×10⁹/L。然而，这一目标在血液系统恶性肿瘤患者中往往很难达到。在这些患者中，正如几项回顾性、观察性研究和一项荟萃分析所描述的那样，由于低血小板计数与 ECMO 支持的血液系统恶性肿瘤患者的总生存率降低相关[7, 8]，因此，专家共识建议 ECMO 的使用应仅限于在 ECMO 开始时输注或不输注血小板能够维持血小板计数超过 20×10⁹/L 的患者。因此，在大多数情况下，血小板输注难治性患者不应被认为符合 ECMO 的条件。

（三）器官衰竭的数目

ECMO 实施的筛选流程需要考虑患者器官衰竭的数目和是否存在有创性脏器功能支持。研究发现，在接受 HSCT 并入住 ICU 的同种异体患者中，器官衰竭的数量和接受有创机械通气或肾脏替代治疗（RRT）是其死亡的独立预测因素[8, 9]。值得指出的是，肝功能障碍也与接受 HSCT 患者的不良预后有关。Wohlfarth 等[8]报道在 37 例接受 HSCT 和 V-V ECMO 治疗的 ARDS 患者中发现，合并单器官衰竭的患者临床生存率高于合并两个以上器官衰竭的患者。基于这些主要来自 HSCT 的研究结果，专家共识推荐器官衰竭的数量是选择最佳 ECMO 候选者的必要条件，且不应向接受 HSCT 的长期（>7 天）通气支持或存在严重肝功能障碍的患者实施 ECMO。然而，专家组在接受 HSCT 合并单一急性肾损伤（AKI）患者中使用 ECMO 的意见并不一致。接受 HSCT 患者合并单一 AKI 可能是既往或正在暴露于肾毒性药物、败血症或 HSCT 并发症如血栓性微血管病变等病因。其中一些病因可能是可逆的，而其他则可能不可逆。因此，在评估接受 HSCT 合并 AKI 成人患者是否适合 ECMO 时应谨慎对待。

（四）患者合并症

患者合并症也会影响其临床预后，在围绕 ECMO 候选的决策过程中需要仔细评估。一般来说，接受 HSCT 患者既往存在合并症的情况与 ICU 预后、活动性感染（如巨细胞病毒再激活或侵袭性真菌感染）和其他移植相关并发症如移植相关血栓性微血管病（TA-TMA）或肝窦阻塞综合征（HSOS）的发生密切相关。因此，专家共识建议在考虑接受 HSCT 患者是否适合实施 ECMO 时，需要仔细评估患者既往的合并症。

（五）实施 ECMO 的危重症病因

在准备实施 ECMO 之前，了解 HSCT 患者发生危重症疾病的病因至关重要。特别是急性呼吸衰竭，可能根据其病因不同（如感染性或非感染性）采取不同的治疗决策。而未能确定病因的患者死亡率会显著增加，这可能与缺乏针对性治疗方案去阻遏疾病进展有关。因此，专家共识同意进行跨专业讨论关于接受 ECMO 的危重症疾病的治疗方法及其是否具有潜在的可逆性，对于指导 ECMO 实施决策至关重要。

（六）GVHD 的存在

GVHD 是一种特异性免疫现象，是移植组织中的免疫活性细胞与免疫受抑制、组织不相容性抗原受者的组织之间的反应。急性严重（高于 2 级）的 GVHD 患者临床预后不良，可能与 GVHD 本身引起的免疫失调有关，或者与用于控制 GVHD 的免疫抑制治疗带来的机会性感染相关[10]。既往研究表明，接受 HSCT 治疗且合并严重 GVHD 的患者并没有从 ICU 照护中获益。然而，HSCT 研究数据显示，使用糖皮质激素有效的 GVHD 患者存活率与接受 HSCT 治疗未合并 GVHD 患者相似。因此，专家共识针对合并急性严重 GVHD 的患者使用 ECMO 未达成一致意见。原则上来说，对于糖皮质激素治疗无效的急性严重 GVHD 患者，不推荐考虑使用 ECMO。

三、接受 HSCT 患者不同阶段 ECMO 实施策略

（一）HSCT 后早期实施 ECMO

HSCT 后快速和充分的免疫重建是 HSCT 成功的基础，任何原因导致免疫重建延迟都会对 HSCT 患者感染、疾病复发和存活产生巨大影响。HSCT 后早期获得的感染具有挑战性，由于缺乏宿主免疫重建，抗菌药物治疗和粒细胞输注不足以控制感染。研究表明在 HSCT 围手术期（从预处理开始到移植后 30 天），接受 HSCT 患者需要入住 ICU 治疗且往往临床预后不佳[11]。目前，移植后早期使用 ECMO 的数据主要局限于儿科病例报告，研究结果仍存在争议。两例成人病例报告显示，ECMO 期间实施 HSCT 在技术上也是可行的，且可以成功完成 HSCT。然而，ECMO 支持下 HSCT 患者短期和长期预后是令人沮丧的。基于这些考虑，不推荐在 HSCT 后早期使用 ECMO。

（二）HSCT 后晚期实施 ECMO

HSCT 后入住 ICU 的患者死亡率随时间推移而变化，移植后早期患者死亡率的预测风险比（13.5 倍）显著高于移植后 230 天的患者（2.2 倍，$P<0.05$）。HSCT 后早期（<240 天）接受 ECMO 治疗重度 ARDS 的患者存活率（4% *vs.* 46%，$P<0.01$）显著低于 HSCT 后晚期（>240 天）接受 ECMO 的患者[8]。由于预处理的放化疗或使用环磷酰胺预防 GVHD 的策略，HSCT 后晚期通常会发生心脏毒性反应[12]。其中，对于免疫介导的心肌毒性如合并心肌炎和心律失常，如不及时诊断和干预治疗，可能导致不良预后。迄今为止，很少有研究数据支持使用 ECMO 治疗 HSCT 患者合并心肌毒性相关疾病；然而，通常这种心肌毒性损伤具有可逆性，使得 ECMO 在某些特定病例中有潜在益处。应根据具体情况对移植后晚期 ECMO 的使用进行评估，以患者心肺功能恢复的桥梁。

（三）接受第二次 HSCT 患者实施 ECMO

HSCT 后最具挑战性的情况之一是疾病复发。在首次 HSCT 后疾病复发的情况下，临床指导决策的数据很少；在潜在的治疗策略中，再次接受 HSCT 被认为是最有效的。但进

行第二次同种异体 HSCT 通常合并较高的治疗相关并发症发生率。数据表明，对于第二次完全缓解且在第二次 HSCT 前状态好的患者，再次进行同种异体移植可改善其生存预后；然而，接受第二次 HSCT 的患者使用 ECMO 的相关数据很少。考虑到 HSCT 相关文献报道中存在潜在的阳性数据，在接受第二次 HSCT 的特定患者中可以考虑 ECMO。

（四）有特定 HSCT 并发症患者的 ECMO

接受 HSCT 患者常因感染性和非感染性并发症如特发性肺炎综合征、TA-TMA、肝窦阻塞综合征（HSOS）或闭塞性细支气管炎入住 ICU。相比较而言，因 HSOS 或 TA-TMA 入住 ICU 的成年患者预后更差。尽管有 3 例病例报告显示 ECMO 可使特定的患者获益，但目前没有足够的证据支持 ECMO 在特发性肺炎综合征、HSOS 或 TA-TMA 患者中的应用价值。相比之下，V-V ECMO 可作为桥梁帮助闭塞性细支气管炎或肺纤维弹性组织增生的长期存活者成功过渡到肺移植。来自 1 个病例系列和 3 个病例报告（共 5 例患者）的数据表明，接受 HSCT 后合并慢性呼吸衰竭的患者可通过 V-V ECMO 桥接到肺移植[13]。因此，如果 HSCT 患者从原发疾病中完全缓解超过 5 年，则推荐可以使用 V-V ECMO 以作为合并慢性呼吸衰竭患者实施肺移植的桥梁。

四、接受 HSCT 患者的 ECMO 管理原则

（一）机械通气管理

接受 HSCT 患者满足 ECMO 标准时，应尽早实施 ECMO，减少 VILI 和降低血管活性药物毒性风险，但目前对机械通气的降低强度仍有争议。由于接受 HSCT 和 ECMO 的患者机械通气管理相关数据很少，共识认为针对这些患者的机械通气管理策略应遵循 ELSO 指南推荐意见[14]。一旦患者在 ECMO 期间稳定下来，应该开始早期康复，以减轻机械通气诱导的膈肌功能障碍和 ICU 获得性衰弱的风险。

（二）抗凝管理

在接受 HSCT 和 ECMO 的患者中，抗凝治疗具有挑战性，需要综合考虑出血和血栓形成的风险。一般来说，ECMO 抗凝剂首选普通肝素；然而，新型抗凝剂如比伐芦定和阿加曲班也已在临床应用，在疗效和安全性方面具有与普通肝素相似的结果。当患者出现活动性大出血时，ECMO 可在高血流量（>3L/min）和使用肝素涂层管路下采用无肝素抗凝策略。

目前，尚无在 ECMO 期间接受 HSCT 患者的抗凝治疗特定目标范围或输注血小板和血浆的特定阈值。一般情况下，接受 HSCT 患者在血小板计数<10×10^9/L 时，应预防性输注血小板。研究报道，38%接受 HSCT 和 ECMO 的患者有出血事件记录，考虑到接受 HSCT 患者在 ECMO 期间出血的高风险，专家共识推荐存在活动性出血或血小板计数低于<20×10^9/L 时应考虑输注血小板。同样，维持充分的纤维蛋白原水平对血栓形成至关重要；然而，在 ECMO 期间维持纤维蛋白原的最低临界水平仍然是一个有争议的问题。目前认为在接受 HSCT 和 ECMO 的患者中，非出血患者的纤维蛋白原应维持在 100mg/dl 以上，活动性出血患者的纤维蛋白原应维持在 150~200mg/dl 及以上。

（三）液体过负荷、AKI 和电解质管理

ECMO 患者中 AKI 发生率高达 45%～85%，在 ECMO 期间接受 HSCT 的患者中，脓毒症和肾毒性药物的使用是导致患者发生 AKI 或液体过负荷的主要因素。在普通 ICU 人群中，研究发现 ECMO 3 天后液体过负荷或 RRT 开始时乳酸水平升高是患者死亡的独立危险因素。其他研究还表明，当患者达不到体液负平衡时，ECMO 的持续时间和 AKI 发病率会显著增加。Han 等[15]对 21 642 例 ECMO 患者进行的荟萃分析显示，早期开始 CRRT 可降低患者死亡率。因此，共识推荐接受 HSCT 患者存在 AKI（KDIGO 2 期）、利尿剂抵抗的液体过负荷、电解质异常或高氨血症对药物治疗无反应的情况下，在 ECMO 期间应立即开始 RRT。

（四）感染管理

免疫功能低下患者如不能及早明确急性呼吸衰竭的病因，则其死亡风险显著升高。文献报道约 68%接受 HSCT 和 ECMO 治疗合并难治性 ARDS 的患者并发机会性感染。基于接受 HSCT 和 ECMO 的患者免疫功能低下的考虑，在 ECMO 期间需要对感染并发症保持高度警惕。当前基于临床信息、实验室和影像学检查结果制定的诊断策略能够为接受 HSCT 和 ECMO 合并急性呼吸衰竭的免疫功能低下患者提供有价值的感染诊断方向。此外，实时聚合酶链反应（PCR）技术可为社区获得性呼吸道病毒、巨细胞病毒、单纯疱疹病毒、卡氏肺孢子菌、EB 病毒、念珠菌和曲霉菌等病原学诊断提供定量信息，有助于区分病原菌定植和感染。新的分子诊断技术如二代测序（NGS）、转录组学和蛋白质组学的检测也可以帮助快速识别呼吸道标本中的细菌、真菌和病毒。

五、ECMO 在接受 IEC 治疗患者中的应用

CRS 和 IEC 相关神经毒性综合征是与 IEC 治疗相关的两种重要毒性并发症，高达 47%的患者需要住院。CRS 可表现为多种症状，并迅速进展为休克和多器官衰竭。抗炎药物如托珠单抗、西妥昔单抗和皮质类固醇是 CRS 难治性病例最常用的治疗手段。目前尚无 CRS 重症患者使用 ECMO 的相关数据；然而，考虑到早期恰当治疗 CRS 重症病例具有可逆性，ECMO 可能在这些等待抗炎治疗效果的呼吸或心力衰竭患者中发挥支持作用。因此，目前缺乏足够的证据支持或反对使用 ECMO 来治疗与 CRS 相关的呼吸或心脏并发症，对于此类患者可根据具体情况考虑采用 ECMO。

六、专家共识的局限性

专家共识声明存在几个重要的局限性：①首要也最值得关注的是缺乏高质量的研究证据。共识推荐意见是基于已发表的低质量文献回顾和专家小组的个人临床经验；②参考的病例报道涵盖了广泛的异质性患者群体、不同类型的疾病和不同的移植技术，可能会限制共识的一致性和概括性；③专家共识指导委员会和小组成员均来自 ECMO 或 HSCT 的高容量中心，将有助于在这些患者中使用 ECMO 或特殊疗法，然而，研究证据已表明 ECMO 容量与临床预后之间的关系，提示专家共识可能不太适合 ECMO 或 HSCT 小容量中心。

参 考 文 献

[1] Lueck C，Stadler M，Koenecke C，et al. Improved short- and long-term outcome of allogeneic stem cell recipients admitted to the intensive care unit：a retrospective longitudinal analysis of 942 patients. Intensive Care Med，2018，44（9）：1483-1492.

[2] Gutierrez C，Brown ART，May HP，et al. Critically ill patients treated for chimeric antigen receptor-related toxicity：a multicenter study. Crit Care Med，2022，50（1）：81-92.

[3] Azoulay É，Castro P，Maamar A，et al. Outcomes in patients treated with chimeric antigen receptor T-cell therapy who were admitted to intensive care（CARTTAS）：an international，multicentre，observational cohort study. Lancet Haematol，2021，8：e355-e364.

[4] Pravin RR，Huang BX，Sultana R，et al. Mortality trends of oncology and hematopoietic stem cell transplant patients supported on extracorporeal membrane oxygenation：a systematic review and meta-analysis. J Intensive Care Med，2021，37（4）：555-564.

[5] Sim JJL，Mitra S，Ling RR，et al. Extracorporeal membrane oxygenation in patients with hematologic malignancies：a systematic review and meta-analysis. Ann Hematol，2022，101（7）：1395-1406.

[6] Schmidt M，Schellongowski P，Patroniti N，et al. Six-month outcome of immunocompromised patients with severe acute respiratory distress syndrome rescued by extracorporeal membrane oxygenation. An international multicenter retrospective study. Am J Respir Crit Care Med，2018，197（10）：1297-1307.

[7] Kochanek M，Kochanek J，Böll B，et al. Veno-venous extracorporeal membrane oxygenation（vv-ECMO）for severe respiratory failure in adult cancer patients：a retrospective multicenter analysis. Intensive Care Med，2022，48（3）：332-342.

[8] Wohlfarth P，Beutel G，Lebiedz P，et al. Characteristics and outcome of patients after allogeneic hematopoietic stem cell transplantation treated with extracorporeal membrane oxygenation for acute respiratory distress syndrome. Crit Care Med，2017，45（5）：e500-e507.

[9] Park PK. Extracorporeal membrane oxygenation support following stem cell transplant—when is all that we have still not enough? Crit Care Med，2017，45（5）：925，926.

[10] Pichereau C，Lengliné E，Valade S，et al. Trajectories of acute graft-versus-host disease and mortality in critically ill allogeneic-hematopoietic stem cell recipients：the Allo-GRRR-OH score. Bone Marrow Transplant，2020，55（10）：1966-1974.

[11] Rilinger J，Zotzmann V，Bemtgen X，et al. Influence of immunosuppression in patients with severe acute respiratory distress syndrome on veno-venous extracorporeal membrane oxygenation therapy. Artif Organs，2021，45（9）：1050-1060.

[12] Yeh J，Whited L，Saliba RM，et al. Cardiac toxicity after matched allogeneic hematopoietic cell transplant in the posttransplant cyclophosphamide era. Blood Adv，2021，5（24）：5599-5607.

[13] Liang J，Chen Y，Zhou JT，et al. Lung transplantation for bronchiolitis obliterans after hematopoietic stem cell transplantation：a retrospective single-center study. Ann Transl Med，2022，10（12）：659.

[14] Tonna JE，Abrams D，Brodie D，et al. Management of adult patients supported with venovenous extracorporeal membrane oxygenation（VV-ECMO）：guideline from the extracorporeal life support organization（ELSO）. ASAIO J，2021，67（6）：601-610.

[15] Han SS，Kim HJ，Lee SJ，et al. Effects of renal replacement therapy in patients receiving extracorporeal membrane oxygenation：a meta-analysis. Ann Thorac Surg 2015，100：1485-1495.

第六章

新型冠状病毒感染

第一节 V-V ECMO 用于 COVID-19 所致急性呼吸窘迫综合征患者的专家共识解读

首都医科大学附属北京朝阳医院 李绪言

一、背景与共识

随着新型冠状病毒感染（COVID-19）的大流行，更多的数据可用于指导 COVID-19 相关急性呼吸窘迫综合征（ARDS）的管理。但如何管理需要体外膜氧合（ECMO）支持的 COVID-19 患者，几乎没有高质量的证据或共识。此外，在资源稀缺的情况下，对 ECMO 资源的分配也几乎没有共识。因依据缺乏且需要促使围绕该主题制定国际专家共识，国际 ECMO 专家组成委员会对不断发表的研究的最新观点做出解释，对有争议的问题进行验证及制定共识[1]。该专家共识旨在为世界各地的 ECMO 从业人员提供指导，解决在 COVID-19 相关严重 ARDS 患者中使用 ECMO 的争议话题。

二、重点内容解读

第一部分：患者选择

声明 1：ECMO 前有创机械通气（IMV）的持续时间不应作为选择 ECMO 的主要决定因素。然而，如果同时考虑其他因素，呼吸机支持参数较高且持续时间较长的 IMV 可能有助于决策，提示预后较差。**理由**：ECMO 前呼吸机使用天数与患者预后之间的关系存在争议。在 COVID-19 之前，大多数研究表明 ECMO 前 IMV 天数与预后直接相关，并作为预后指标，纳入多个预后预测评分[如呼吸 ECMO 生存预测（RESP）评分]。在 COVID-19 大流行期间，ECMO 前 IMV 天数与患者预后之间存在可变关联[2-4]。尽管如此，这两者的证据都是基于观察性研究数据，结论是有偏差的。因此，需要进一步的前瞻性、高质量的研究验证。

声明 2：对接受 ECMO 治疗的 COVID-19 患者，尚无证据表明有任何有效的评分系统来预测其预后。因此，不应将以前用于非 COVID-19 患者的评分系统用于预测 COVID-19 患者的预后。**理由**：迄今为止，可用于预测接受 ECMO 治疗的 COVID-19 相关 ARDS 患者生存率的评分系统数据有限。验证 COVID-19 患者现有评分系统的调查人员发现其辨识度较差[5]。只有 COVID-19 人群的 RESP 评分表现出合理的辨别力且略好的校准；然而，可能需要进一步调整 RESP 评分内容以适应 COVID-19 人群，且不能用作临床判断的替代[6]。

声明 3：在选择使用 ECMO 的 COVID-19 患者时，不应单独考虑气管插管前使用无创机械通气（NIV）或经鼻高流量氧疗（HFNO）的天数，除非合并其他不适合 ECMO 的因素。**理由**：基于临床经验和部分证据，专家组同意 NIV 或 HFNO 的天数可能与 ECMO 患者的预后有关，但是证据的质量很弱，建议未来进行研究来回答这个重要问题。

声明 4：在患者数量激增期间，根据 ECMO 的救助能力和资源可用性，世界范围内的年龄上限可能会有所不同。因此，由于资源有限，如果需要，建议在国家或地区政策中设定年龄上限。**理由**：年龄与患者的预后密切相关，在选择患者时应予以考虑。所有关于 COVID-19 的 ECMO 队列研究中，预测死亡率因子的回归分析模型中均保留了年龄，中位年龄或年龄分组为 45~55 岁。区分数字年龄和生理年龄是至关重要的，生理年龄是由患者的基线功能状态决定的，此外，在某些地方的司法管辖区，基于年龄的资源配给可能被视为不可接受的歧视。

声明 5：专家组建议遵守 ECMO 抢救严重 ARDS 的 EOLIA 标准作为 ECMO 的适应证，不需要偏离 COVID-19 之前的常规做法。**理由**：随机对照试验（RCT）EOLIA 及随后的贝叶斯分析为 ECMO 的利用提供了确凿的证据，尽管其统计学结果是阴性的。从此，ECMO 实施者将该试验的纳入标准，特别是那些参考 PO_2/FiO_2 及其持续时间的标准，纳入到他们的 ECMO 候选方案中。ECMO 仅用于治疗气体交换无法维持，而未顾及由于资源限制导致的机械通气设置安全性，这种做法在临床上结果不理想，可能增加 ECMO 持续时间及 COVID-19 患者的死亡率。其他因素也可能导致这些患者的病情恶化。

第二部分：ECMO 管理

声明 6：如果有足够的资源，在经验丰富的中心进行 ECMO 时可以考虑俯卧位。**理由**：ECMO 期间俯卧位可能会改善非 COVID-19 患者的预后，但关于 COVID-19 的证据和经验有限[7]。俯卧位治疗的时间、患者选择和持续时间方面没有明确的共识。另外，在 ECMO 和俯卧位治疗经验丰富的中心进行俯卧位是安全可行的。

声明 7：肺移植治疗晚期 COVID-19 相关呼吸衰竭是可行的。对于长期（数月）ECMO 支持的患者，在没有肺部恢复迹象的情况下，其他方面均适合时可以进行肺移植。**理由**：对于支气管分泌物中 COVID-19 检测阳性的患者，不建议在 ECMO 早期进行移植。已有多次报道持续数月的长期 ECMO 患者的肺部延迟恢复，故而应该仔细评估肺移植的适应证[8]。

声明 8：建议将 ECMO 术后随访作为临床或研究的一部分，以评估长期结果。**理由**：了解 ICU 和 ECMO 对这些患者的长期心理、身体和社会影响至关重要。尽管肺功能在 1 年时部分恢复，但一些人群的身体和心理功能仍然受损。与 ECMO 相比，精神和身体健康不佳可能与 COVID-19 的关系更大，尽管这需要确认，并且持续的长期症状表明需要专门的 ECMO 后随访计划[9]。当患者从 ICU 出院时，主要目标应该是让他们重新融入以前的社会角色。ICU 出院后的患者随访也是治疗危重症的一部分。

声明 9： ECMO 的脱机策略，包括在 ECMO 期间脱离 IMV 和允许自主呼吸是可行的。**理由：** 在 COVID-19 合并严重 ARDS 患者中，早期应用无 IMV 的清醒 V-V ECMO 可能导致气压伤事件、影响死亡率。在 ECMO 支持期间允许自主呼吸可能极具挑战性，应更加细致地护理并密切观察动脉血气和呼吸模式，以防造成患者自发性肺损伤（P-SILI）。在肺移植和 COPD 的情况下，允许自主呼吸在 ECMO 期间的成功率很高，但在严重 ARDS 患者中成功率却只有 50%[10]。然而这些治疗在疫情暴发期间却很难实施。

第三部分：运行和转运

声明 10： 至少在患者选择和资源分配层面，启动一项新的集中式 ECMO 中心，为大疫情暴发做准备是可行的。**理由：** ECMO 治疗的区域集中组织已被证明可以优化资源利用和患者的合理选择。使用该模式的国家提供的 ECMO 治疗避免了其不当使用，并有助于对可能受益于该治疗的患者进行充分的优先排序，取得了良好的结果，并优化了资源分配[11]。

声明 11： 在缺乏 ECMO 的地区建立一个新的 ECMO 中心是可行的，该中心应具备有限的预防措施，足够的培训，与专业临床医生、中心或协会的合作及仔细地选择患者。**理由：** 建议与集中的 ECMO 中心合作，如果可能，这些中心将提供所需的支持。除此以外，可通过加入注册中心来保持与 ELSO 的合作关系，以提高 ECMO 质量，实现基准测试，并比较各中心的结果。

声明 12： 转运 ECMO 支持的 COVID-19 患者，不会对训练有素并使用适当个人防护的 ECMO 转运团队构成显著风险。**理由：** ELSO 提倡中心辐射式模式和（或）区域集中式服务，特别是在高峰时期。这样可以更好地分配和利用资源，但需要健全的转运体系。充分的培训、适当的感染预防控制措施、个人防护装备（PPE）和救护车消毒对患者和医务人员的安全至关重要[12]。其他转运安全建议包括转运平台充分通风，院内患者转运期间为 COVID-19 患者使用专用路线，以及在转运呼吸机的呼气管路上增加细菌过滤器。

第四部分：伦理

声明 13： ECMO 是否无效不应仅由 ECMO 运行的时间来确定。因此，建议在恢复期、移植或不可逆的多器官衰竭之前，不要因 ECMO 时间过长而停用 ECMO。**理由：** 长期 ECMO 维持具有道德伦理的复杂性，关于长时间运用的零星数据和小型观察性研究表明，ECMO 运行超过 60 天后，患者原有肺功能可恢复[13]。但是，大流行期间会资源受限，更合理的选择是为预后更好的患者保留资源。因此，为了权衡这两种考虑，如果在大流行期间资源稀缺，患者常合并其他因素如 ECMO 支持数日下仍有多器官功能衰竭，除非肺部已经恢复或计划进行肺移植，否则不单独以 ECMO 支持天数评价其疗效。

声明 14： 在资源有限的情况下，没有循证评分系统来指导 ECMO 的优先顺序。可参考预测不良结果等因素来选择优先使用 ECMO 的患者。**理由：** 由于资源的缺乏，关于 ECMO 患者优先次序的道德问题极具挑战。根据预后不同，患者接受 ECMO 治疗顺序不同。高龄、多种合并症和多器官功能衰竭是最常见的高死亡率预测因素，并可能决定哪些患者优先接受 ECMO 治疗。在选择患者时，这些因素中哪一个被优先使用是很难定义的，也不能推广到所有地区或临床情况中。

三、讨　　论

COVID-19 大流行区域病例数量、资源限制、治疗进展和疫苗接种影响了 ECMO 的使用，导致各国 ECMO 支持的异质性。因此，证据滞后于现实，随着时间的推移，指导意见失去了相关性或支持。ELSO 在疫情期间的作用值得肯定：通过发布最初的指导文件和早期指南及更新指南来指导全球 ECMO 的使用。它通过以下方式为使用 ECMO 的医护人员提供了一个有价值的多向平台，并在 COVID-19 疫情期间发挥了重要作用：①实时登记 COVID-19 病例；②提供虚拟培训，特别是在出行和面对面会议受限的情况下；③指导新的 ECMO 项目，并提供咨询、监督和帮助；④建立共享物资和消耗品的通信网络，使 ECMO 中心协调员能够将其中心的性能与地区和国际其他中心的性能进行比较。2009 年甲型 H1N1 流感大流行后，需要 ECMO 支持的患者数量每天均有增加。而 2019 年 COVID-19 的大流行伴随着 ECMO 从业人员的增加。同样，我们预计在 COVID-19 大流行后，ECMO 的使用可能会增加。两次疾病大流行后，ECMO 在为严重 ARDS 和难治性缺氧患者提供呼吸支持方面的疗效是无可争议的[14]。然而，尽管与甲型 H1N1 流感疫情相比，ECMO 救治 COVID-19 相关文献数量显著增加，但在患者选择、临床和操作管理方面仍存在挑战，缺乏支持某种方案的确凿证据。因此，该共识揭示了 ECMO 作用的所有不确定性领域，填补了相关领域的空白。但在一些临床难题，如抗凝、妊娠和免疫功能低下等方面，没有达成共识。ECMO 成本是另一个尚未达成共识的主题，也是限制 ECMO 扩展的主要因素之一，尤其是在中低收入国家。随着越来越多的 ECMO 型号和耗材问世，耗材的市场价格应该会下降；至少，作为区域经济消耗品的成本是能负担得起的；ECMO 在全球范围内的合理分配是一个令人担忧的问题。

局限性：首先，专家共识不能取代指南、随机试验、荟萃分析或大型非随机试验。其次，未能就 COVID-19 患者 ECMO 领域的重要议题提出建议，如抗凝、成本、大流行期间供应链的解决方案。最后，委员会成员缺乏多样性，可能有一定利益冲突[15]。

四、结　　论

COVID-19 暴发 3 年后，我们对 ECMO 在大流行情况下的救治疗效的理解发生了变化。共有 14 项声明达成共识；在患者选择、ECMO 管理、运行和运转及伦理等领域，代表了文献中的专家意见和有力证据，以在未来的疫情形势下指导 ECMO 的有效临床救治。

参 考 文 献

[1] Rabie AA，Elhazmi A，Azzam MH，et al. Expert consensus statement on venovenous extracorporeal membrane oxygenation ECMO for COVID-19 severe ARDS：an international Delphi study. Ann Intensive Care，2023，13（1）：36.

[2] Diaz RA，Graf J，Zambrano JM，et al. Extracorporeal Membrane Oxygenation for COVID-19-associated

severe acute respiratory distress syndrome in Chile: a nationwide incidence and cohort study. Am J Respir Crit Care Med, 2021, 204 (1): 34-43.

[3] Hermann M, Laxar D, Krall C, et al. Duration of invasive mechanical ventilation prior to extracorporeal membrane oxygenation is not associated with survival in acute respiratory distress syndrome caused by coronavirus disease 2019. Ann Intensive Care, 2022, 12 (1): 6.

[4] Urner M, Barnett AG, Bassi GL, et al. Venovenous extracorporeal membrane oxygenation in patients with acute COVID-19 associated respiratory failure: comparative effectiveness study. BMJ, 2022. 377: e068723.

[5] Joshi H, Flanagan M, Subramanian R, et al. Respiratory ECMO survival prediction (RESP) score for COVID-19 patients treated with ECMO. ASAIO J, 2022, 68 (4): 486-491.

[6] Moyon Q, Pineton de Chambrun M, Lebreton G, et al. Validation of survival prediction models for ECMO in SARS-CoV-2-related acute respiratory distress syndrome. Crit Care, 2022, 26 (1): 187.

[7] Papazian L, Schmidt M, Hajage D, et al. Effect of prone positioning on survival in adult patients receiving venovenous extracorporeal membrane oxygenation for acute respiratory distress syndrome: a systematic review and meta-analysis. Intensive Care Med, 2022, 48 (3): 270-280.

[8] Bharat A, Machuca TN, Querrey M, et al. Early outcomes after lung transplantation for severe COVID-19: a series of the first consecutive cases from four countries. Lancet Respir Med, 2021, 9 (5): 487-497.

[9] Lorusso R, De Piero ME, Mariani S, et al. In-hospital and 6-month outcomes in patients with COVID-19 supported with extracorporeal membrane oxygenation (EuroECMO COVID): a multicentre, prospective observational study. Lancet Respir Med, 2023, 11 (2): 151-162.

[10] Paternoster G, Bertini P, Belletti A, et al. Venovenous extracorporeal membrane oxygenation in awake non-intubated patients with COVID-19 ARDS at high risk for barotrauma. J Cardiothorac Vasc Anesth, 2022, 36 (8 Pt B): 2975-2982.

[11] Azzam Mohamed H, Rabie Ahmed A, Elhazmi A, et al. New national centralized extracorporeal membrane oxygenation program during a pandemic: reaping what we sow! Saudi Crit Care J, 2022, 6 (5): 2-6.

[12] Labib A, August E, Agerstrand C, et al. Extracorporeal life support organization guideline for transport and retrieval of adult and pediatric patients with ECMO support. ASAIO J, 2022, 68 (4): 447-455.

[13] Dreier E, Malfertheiner MV, Dienemann T, et al. ECMO in COVID-19-prolonged therapy needed? A retrospective analysis of outcome and prognostic factors. Perfusion, 2021, 36 (6): 582-591.

[14] Supady A, Combes A, Barbaro RP, et al. Respiratory indications for ECMO: focus on COVID-19. Intensive Care Med, 2022, 48 (10): 1326-1337.

[15] Gattrell WT, Hungin AP, Price A, et al. ACCORD guideline for reporting consensus-based methods in biomedical research and clinical practice: a study protocol. Res Integr Peer Rev, 2022, 7 (1): 3.

第二节　ECMO 支持的 COVID-19 患者预后

首都医科大学附属北京朝阳医院　王　睿

急性呼吸窘迫综合征（ARDS）是呼吸衰竭常见的病因，重度 ARDS 患者重症监护病房的病死率为 40%～50%。关于 COVID-19 的流行病学分析发现，相当比例重型和危重型 COVID-19 患者进展为 ARDS 需要有创机械通气治疗，其中不乏肺保护性通气策略和常规挽救性治疗难以维持的低氧血症患者，他们接受 ECMO 治疗可能是逆转预后的唯一选择[1]。

随着疫情的演变和病毒株的变异，ECMO 治疗 COVID-19 患者预后也在发生变化，特别是近期有研究报道了存活患者出院 1 年后的随访相关数据，发现绝大部分患者留有后遗症，影响正常工作和生活。本节将主要综述 ECMO 治疗 COVID-19 患者的预后，包括急性期和慢性康复期。

一、疫情早期经验

COVID-19 流行早期的研究表明，ECMO 治疗的 COVID-19 相关 ARDS 患者的病死率与之前的 CESAR 和 EOLIA 研究相似（**表 6-2-1**）。法国一项单中心研究数据显示，ECMO 治疗的 COVID-19 患者的 60 天病死率为 31%[2]。一项纳入 60 家美国医院的研究也显示 60 天病死率为 33%[3]。ELSO 注册数据和荟萃分析都纳入了多个国家的 ECMO 中心数据，病死率稍高，但仍然控制在 40% 以下[4, 5]。

表 6-2-1 ECMO 治疗 COVID-19 相关 ARDS 的早期经验

来源	时间	患者数量（例）	病死率
法国单中心观察性研究	2020 年 3 月至 2020 年 5 月	83	60 天病死率 31%
美国队列研究	2020 年 7 月至 2020 年 3 月	190	60 天病死率 33%
ELSO 注册数据	2020 年 1 月至 2020 年 5 月	1035	90 天病死率 37%
荟萃分析	2019 年 12 月至 2021 年 1 月	1896	住院病死率 37%

二、疫情中期病死率的提高

疫情早期的数据证实了 ECMO 在救治危重型 COVID-19 相关 ARDS 患者中的作用，但是随着疫情的延续，后期收集的数据表明，接受 ECMO 支持的患者的病死率显著增加，同时由于无法成功撤机，ECMO 平均支持时间也有所延长。欧洲体外生命支持组织（EuroELSO）的一项调查分析发现，2020 年 9 月至 2021 年 3 月期间，接受 ECMO 支持的 COVID-19 患者病死率为 56%，较之前的 47% 有明显提高[6]。同样，来自西班牙和葡萄牙 24 个中心的数据表明，2022 年 6 月 30 日前后的病死率有较大差异（41% *vs.* 60%）[7]。来自巴黎索邦大学医学院的数据表明，2020 年 7 月之后的 90 天病死率为 48%，然而 7 月之前的病死率为 36%（HR 2.27，95% CI：1.02～5.07）[8]。对包含 4812 名患者的 ELSO 注册数据分析发现，2020 年 5 月 1 日之后接受 ECMO 支持的患者 90 天病死率更高（52% *vs.* 37%，RR 0.82，95% CI：0.7～0.96），且 ECMO 支持时间更长 (20 天 *vs.* 14 天)[9]。自疫情开始至 2021 年 5 月 31 日，德国 3397 名接受 ECMO 支持的 COVID-19 患者病死率为 68%。对 2019 年 12 月至 2022 年 1 月期间发表的包含了 18 211 名患者的 52 项研究进行荟萃分析发现，总体病死率为 49%（95% CI：45%～53%），其中 2020 年下半年的病死率为 46%，较上半年的 41% 有所增加，而 2021 年上半年 ECMO 治疗的 COVID-19 患者的病死率高达 62%[10]。

随着疫情的发展，考虑病死率逐渐增加的原因：①接受 ECMO 支持的患者中对常规治疗没有反应的比例越来越高，ECMO 并不能治疗疾病，只能纠正低氧血症；②气管插管前无创通气的患者比例增加，ECMO 支持前已经存在较为严重的肺损伤；③经验不足的中心开始大量使用 ECMO；④ECMO 支持的指征有所放宽；⑤不同疫情阶段，主要流行的病毒变异毒株不尽相同，疫情后期主要流行的是德尔塔变异株，有研究报道，不同毒株之间的病死率没有差异，但感染德尔塔变异株的患者，在开始 ECMO 支持时年龄小、合并症少，病死率却很高[11]。

尽管疫情期间 ECMO 治疗 COVID-19 相关 ARDS 的病死率有所增加，但是 ECMO 仍然是危重症 COVID-19 患者最终的支持手段，患者可能从中获益。一项国际多中心观察性研究发现，2020 年 1 月至 2021 年 8 月 7345 名患者中有 844 名接受了 ECMO 治疗，ECMO 治疗的病死率为 26%，相比常规机械通气的病死率（33%）显著降低，两者风险比为 0.78（95%CI：0.75～0.82），二次分析中，ECMO 对于年龄<65 岁、氧合指数<80mmHg 或机械通气前 10 天驱动压>15cmH$_2$O 的患者更为有效[12]。此外，一项英国的多中心回顾性研究纳入了 243 名接受 ECMO 支持的 COVID-19 患者，匹配后发现接受 ECMO 支持的患者病死率下降了 18.2%（44.0% *vs.* 25.8%，P<0.001）[13]。对于这些研究的结果，我们需要谨慎理解，一方面影响 ECMO 患者预后的因素很多，很难去除混杂因素；另一方面 ECMO 患者一般都在专业化更高的医院接受治疗，而常规有创通气患者住院治疗的医院往往达不到 ECMO 中心的水平。

由于缺乏高质量的随机对照研究，ECMO 治疗 COVID-19 相关 ARDS 患者的真实疗效仍不确定。尽管有数千例 ECMO 病例，但随机对照试验仍难以实施，这一事实突显了在不断变化的疫情中开展研究所面临的挑战，并且人力资源和设备资源均受到很大限制。对新的研究证据持续跟进，才可能进一步探究哪些患者能够从 ECMO 支持中根本获益。

三、不良预后的危险因素

对于非 COVID-19 相关 ARDS 患者，RESP 评分系统由 Schmidt 等于 2014 年提出，用于预测重症急性肾衰竭(ARF)患者接受 ECMO 支持后的病死率,应用较为广泛。对于 COVID-19 相关 ARDS 患者不良预后的独立危险因素，也有很多研究进行了报道，其中有很多与 RESP 评分相同的参数，如年龄、免疫抑制状态、ECMO 前机械通气时间和二氧化碳分压的水平等，两者也有不同，如性别、使用血管活性药物和 ECMO 前驱动压的大小。目前 ELSO 注册数据已经开发一套专门用于预测 COVID-19 相关 ARDS 患者 ECMO 支持预后的评分系统。

四、ECMO 患者的长期预后

COVID-19 流行导致 ECMO 后存活的患者数量日益增多，这些患者处于逐步康复的过程中。越来越多的观察性数据提示，这些患者在急性疾病康复后可能出现各种各样的症状，称之为"长新冠"（long COVID）或者"COVID 后状态"，这些症状可能是 COVID-19 特有的，但许多方面似乎与其他病毒性疾病、危重疾病或脓毒症的康复过程类似。COVID-19 的康复是一个持续的过程，在 COVID-19 急性期，应着重于发现和治疗 COVID-19 相关并发症，而在康复期，需要处理患者持续存在的不适症状。持续性症状的发生率也可能与

COVID-19 变异株有关。英国 97 000 多例患者中，感染奥密克戎变异株出现持续性症状的风险要低于感染德尔塔变异株（4.5% *vs.*10.8%）。

针对 ECMO 支持 COVID-19 患者 6 个月的随访研究发现，577 名存活者中有 30 名（5%）在出院后死亡。309 名住院存活患者中有 6 名（2%）需要肺移植，有 3 名（1%）需要心脏移植。520 名患者中有 26 名（5%）仍在住院或入住疗养院。522 名患者中有 88 名（17%）出院后需要呼吸康复治疗，2 名患者（<1%）仍在接受有创通气，31 名患者（6%）需要氧疗。随访时最常见的不适症状是呼吸困难（35%），其余还有心功能不全（10%）和神经功能障碍（13%）。431 名出院患者中有 102 名（24%）已重返全职工作，57 名患者（13%）从事兼职工作。总体来说，ECMO 支持患者出院后存活率良好，但持续存在的长期症状提示需要专门的 ECMO 后随访计划[14]。

另一项关于 ECMO 支持 COVID-19 存活患者 1 年后心理和身体健康评估的研究发现，只有 38%（19/50）的患者重返工作岗位，出院 6 个月后除了弥散功能外，肺功能基本恢复正常。出院 1 年后，44%（19/43）的患者有明显的焦虑，42%（18/43）的患者有抑郁症状，42%（21/50）的患者有患创伤后应激障碍的风险。COVID-19 康复时间较长的患者可能无法重返工作岗位，或可能由于长时间居家隔离而面临家庭或个人压力，这可能是这些患者出现焦虑和抑郁的原因。当然，上述后遗症与 COVID-19 有关还是与 ECMO 本身关系更大，尚需进一步研究证实[15]。

重型或危重型 COVID-19 在急性期均为高凝状态，在 ECMO 支持过程中会给予持续抗凝治疗，但仍有部分患者会形成静脉或动脉血栓。对于存活出院的患者，应该定期评估其有无上下肢深静脉血栓形成，避免出现肺栓塞而影响预后。

五、小结和展望

综上所述，目前的研究认为 ECMO 治疗危重型 COVID-19 能够在一定程度上改善患者的预后。在疫情发展和毒株变化过程中，ECMO 患者的不良预后风险出现了 10%的上浮，这可能与患者本身的特点有关。除了关注 ECMO 患者急性期的预后，还应注意到不少康复出院的 ECMO 患者长期存在肺功能受损、焦虑和抑郁状态，影响他们回归社会、重返工作岗位，无形中增加了家庭和社会的经济负担，因此为这部分患者提供专业的康复服务至关重要。

参 考 文 献

[1] Fan E, Beitler JR, Brochard L, et al. COVID-19-associated acute respiratory distress syndrome：is a different approach to management warranted? Lancet Respir Med，2020，8（8）：816-821.

[2] Schmidt M，Hajage D，Lebreton G，et al. Extracorporeal membrane oxygenation for severe acute respiratory distress syndrome associated with COVID-19：a retrospective cohort study. Lancet Respir Med，2020，8（11）：1121-1131.

[3] Shaefi S，Brenner SK，Gupta S，et al. Extracorporeal membrane oxygenation in patients with severe respiratory failure from COVID-19. Intensive Care Med，2021，47（2）：208-221.

[4] Barbaro RP，MacLaren G，Boonstra PS，et al. Extracorporeal membrane oxygenation support in COVID-19：an international cohort study of the Extracorporeal Life Support Organization registry. Lancet，2020，396（10257）：1071-1078.

[5] Ramanathan K，Shekar K，Ling RR，et al. Extracorporeal membrane oxygenation for COVID-19：a systematic review and meta-analysis. Crit Care，2021，25（1）：211.

[6] Broman LM，Eksborg S，Lo Coco V，et al. Extracorporeal membrane oxygenation for COVID-19 during first and second waves. Lancet Respir Med，2021，9（8）：e80-e81.

[7] Riera J，Roncon-Albuquerque R，Fuset MP，et al. Increased mortality in patients with COVID-19 receiving extracorporeal respiratory support during the second wave of the pandemic. Intensive Care Med，2021，47（12）：1490-1493.

[8] Schmidt M，Langouet E，Hajage D，et al. Evolving outcomes of extracorporeal membrane oxygenation support for severe COVID-19 ARDS in Sorbonne hospitals，Paris. Crit Care，2021，25（1）：355.

[9] Barbaro RP，MacLaren G，Boonstra PS，et al. Extracorporeal membrane oxygenation for COVID-19：evolving outcomes from the international Extracorporeal Life Support Organization Registry. Lancet，2021，398（10307）：1230-1238.

[10] Ling RR，Ramanathan K，Sim JJL，et al. Evolving outcomes of extracorporeal membrane oxygenation during the first 2 years of the COVID-19 pandemic：a systematic review and meta-analysis. Crit Care，2022，26（1）：147.

[11] Schmidt M，Hajage D，Landoll M，et al. Comparative outcomes of extracorporeal membrane oxygenation for COVID-19 delivered in experienced European centres during successive SARS-CoV-2 variant outbreaks（ECMO-SURGES）：an international，multicentre，retrospective cohort study. Lancet Respir Med，2023，11（2）：163-175.

[12] Urner M，Barnett AG，Bassi GL，et al. Venovenous extracorporeal membrane oxygenation in patients with acute COVID-19 associated respiratory failure：comparative effectiveness study. BMJ，2022，377：e068723.

[13] Whebell S，Zhang J，Lewis R，et al. Survival benefit of extracorporeal membrane oxygenation in severe COVID-19：a multi-centre-matched cohort study. Intensive Care Med，2022，48（4）：467-478.

[14] Lorusso R，De Piero ME，Mariani S，et al. In-hospital and 6-month outcomes in patients with COVID-19 supported with extracorporeal membrane oxygenation（EuroECMO-COVID）：a multicentre，prospective observational study. Lancet Respir Med，2023，11（2）：151-162.

[15] Chommeloux J，Valentin S，Winiszewski H，et al. One-year mental and physical health assessment in survivors after extracorporeal membrane oxygenation for COVID-19-related acute respiratory distress syndrome. Am J Respir Crit Care Med，2023，207（2）：150-159.

第三节　COVID-19 与非 COVID-19 患者 ECMO 支持的不同之处

北京中日友好医院　李　敏

　　COVID-19 的临床表现具有明显的异质性，从无症状到可能致命的急性呼吸窘迫综合征（ARDS），少部分危重症患者可快速进展为重度 ARDS，并伴随多器官功能衰竭。整体而言，对于常规呼吸支持策略难以控制的危重症患者，ECMO 似乎是唯一可用的治疗办法。诸多文献资料显示，ECMO 支持 COVID-19 所致 ARDS 和常规治疗策略相比并未体现出明显优势[1]。在不同国家和地区、新型冠状病毒（SARS-CoV-2）不同的演变时期，尽管 ECMO 应用越来越普及，但 ECMO 支持 COVID-19 患者仍有较高的死亡率，但与 ECMO 支持非 COVID-19 所致 ARDS 患者相比，其临床结局并未改善。因此众多国外 COVID-19 治疗指南并没有足够的证据支持或反对在 COVID-19 成人患者中使用 ECMO 治疗难治性低氧血症。本节主要讨论 COVID-19 与非 COVID-19 患者应用 ECMO 支持之间的不同之处，以及 COVID-19 患者应用 ECMO 过程中仍值得深入探索的问题。

一、COVID-19 相关 ARDS 的疾病特点

在早期 COVID-19 相关 ARDS 患者中，可能存在肺血管收缩导致生理性分流增多、肺血管微血栓形成导致无效腔分数增加等病理生理改变，进而加重低氧血症。从疾病开始，COVID-19 患者似乎较非 COVID-19 患者具有更高的血管外肺水指数和肺血管通透性指数值[2]。关于呼吸力学，目前未发现 COVID-19 具有不同临床表型的证据，与传统 ARDS 并无明显差异。因此，仍然建议在 COVID-19 所致严重 ARDS 患者中采用传统肺保护性通气策略。此外，部分学者根据 COVID-19 患者的临床特征和生物标志物，将其描述为初步高炎症和低炎症的亚表型[3]，高炎症亚表型较低炎症亚表型具有更高的炎症和乳酸标志物水平，并且 90 天死亡率显著高于低炎症亚表型（75% *vs.* 48%）。这两种亚型对皮质类固醇治疗的反应可能不同。

近年来，ECMO 用于管理严重 ARDS 患者的数量逐年增加，从 2009 年甲型 H1N1 流感大流行期间 ECMO 的治疗经验，到后期随机对照试验（包括 CESAR 研究和 EOLIA 研究），都积极肯定了 ECMO 在严重 ARDS 治疗中的重要作用。对于常规治疗无法维持的 COVID-19 患者，ECMO 仍是唯一可行的支持手段。一般来说，药物治疗难治性 COVID-19 相关 ARDS 患者可以使用 V-V ECMO，而同时出现呼吸衰竭和右心室功能障碍或 COVID-19 相关性心肌炎的患者可能需要 V-A ECMO，或两者联合支持。

二、COVID-19 与非 COVID-19 患者 ECMO 支持的不同结果

Chandel 等[4]应用 2017 年 1 月至 2021 年 12 月期间 ELSO 的注册数据，共纳入 1155 例非 COVID-19 相关病毒性 ARDS 需要 ECMO 支持的患者，以及 8136 例 COVID-19 所致 ARDS 需要 ECMO 支持的患者，用于比较 COVID-19 和非 COVID-19 病毒病原体所致 ARDS 需要 ECMO 支持的患者的并发症和死亡率。这也是目前为止发表的样本数量最多的研究报道，主要结果如下。

（一）基线资料

与非 COVID-19 相关病毒性 ARDS 患者相比，COVID-19 相关 ARDS 患者先前存在的中枢神经系统功能障碍（12.0% *vs.* 14.6%）、免疫功能低下（3.8% *vs.* 10.6%）和共存的

肺外相关感染（5.9% *vs.* 9.8%）发生率显著降低。COVID-19 患者在 ECMO 支持前的机械通气持续时间明显更长（76h *vs.* 38h），尽管两组患者在 ECMO 支持前的吸气峰压相似（34cmH$_2$O *vs.* 34cmH$_2$O）。COVID-19 患者更有可能接受全身性类固醇（44.4% *vs.* 22.6%）治疗和俯卧位通气（58.0% *vs.* 22.9%），并且在 ECMO 支持之前接受肾脏替代治疗的可能性更低（4.8% *vs.* 11.1%）。

（二）主要结局

COVID-19 患者在 ECMO 支持期间死亡率明显高于非 COVID-19 患者（44.4% *vs.* 27.5%，*P*＜0.001）。出院时生存状况已知的患者中，非 COVID-19 相关病毒性 ARDS 患者死亡 395 例（34.5%），而 COVID-19 相关 ARDS 患者死亡 3984 例（50.2%）。

后续统计学分析显示，COVID-19 相关 ARDS 患者的住院死亡率和接受 ECMO 支持时的死亡率均显著高于其他非 COVID-19 患者，并且在调整 RESP 评分和多变量模型后，这种关系仍然存在。在极端假设下，即 COVID-19 组中所有无法获得结果数据的患者均存活，而非 COVID-19 组中所有患者均死亡，COVID-19 仍与更高的住院死亡率风险相关（OR 1.78，95% CI：1.56～2.02，*P*＜0.001），这一发现在多变量模型校正后仍然存在。

从时间上，2020 年发现 3608 例 COVID-19 相关 ARDS 患者接受了 ECMO 支持，其中1817 例（50.4%）死亡。2021 年 4327 例患者接受了支持，其中 2167 例（50.1%）死亡。ECMO 起始年份（2020 年 *vs.* 2021 年）与院内死亡率无关（OR 0.98，95% CI：0.90～1.07，*P*=0.624），也与接受 ECMO 治疗期间的死亡率无关（sHR 1.01，95% CI：0.94～1.08，*P*=0.853）。根据 RESP 评分和多变量模型进行调整后结果依然如此。

（三）ECMO 持续时间

总体而言，COVID-19 患者 ECMO 支持的中位持续时间明显长于非 COVID-19 相关病毒性 ARDS 患者[19.6 天（IQR 10.1～34.0 天）*vs.* 10.7 天（IQR 6.3～19.7 天），*P*＜0.001]。即使在 ECMO 应用成熟的欧美地区，也是类似结论[5]，COVID-19 患者 ECMO 支持的持续时间是非 COVID-19 患者的 2～3 倍。

（四）ECMO 过程管理

与非 COVID-19 相关 ARDS 相比，COVID-19 患者更容易出现血栓性并发症，包括体外管路血栓形成及膜肺衰竭，同时出血性事件发生率更高（包括颅内出血），气胸的发生率也高于非 COVID-19 患者。此外，在 ECMO 支持期间，COVID-19 患者呼吸、血液和泌尿部位更容易培养出细菌。

（五）结果解读

与非 COVID-19 相关 ARDS 相比，因 COVID-19 接受 ECMO 治疗患者的住院死亡率明显更高（50.2% *vs.* 34.5%）。在调整了人口统计学因素和 ECMO 前疾病严重程度后，COVID-19 患者的医院死亡率依然是非 COVID-19 患者的 2 倍以上。尽管部分地区的小型研究表明两者的生存率在统计学上相似，但不具备推广性。考虑到地理位置和时间多样性，基于 ELSO 登记的 9000 余例大样本量数据，可能是迄今为止 ECMO 支持 COVID-19 相关 ARDS 最可靠和最普遍的结果。

COVID-19 相关 ARDS 与其他非 COVID-19 相关 ARDS 之间的死亡率差异可能是多因素的，可能是由病原体本身和相关肺部延迟恢复所致。尽管 ECMO 前呼吸机参数相似，COVID-19 相关 ARDS 患者的 ECMO 中位持续时间明显比非 COVID-19 患者长，这意味着病程明显不同。需要 ECMO 支持的时间延长可以解释 ECMO 相关机械并发症和临床并发症的增加，包括血栓、感染、出血等。同时，COVID-19 大流行期间 ARDS 患者的大量增加导致对 ECMO 的需求增加，研究结果也显示，在大流行之前年度开展 ECMO 例数较少的中心存在更高的死亡率。

整体而言，与非 COVID-19 相关 ARDS 患者相比，需要 ECMO 支持的 COVID-19 患者应用 ECMO 持续时间更长，并发症更多，ECMO 期间死亡率和住院死亡率更高。

三、ECMO 支持 COVID-19 患者相关问题分析

尽管上述结果并不鼓舞人心，但这些发现并不是要阻止对 COVID-19 相关 ARDS 使用 ECMO，而是要承认，如何筛选更合适的患者人群及如何更好地实施 ECMO 是后续工作的重点。对于 ECMO 支持 COVID-19 患者，现实中仍存在诸多问题需深入探究。

（一）可能获益的 COVID-19 患者人群

早期 ELSO 数据和大型队列研究的数据显示，在"第一波"大流行开始时，几项有限的研究报告显示 90 天死亡率为 36%～47%，但随着时间的推移，ECMO 持续时间和死亡率出乎意料地增加[1]，这引起了对患者选择的关注。在现实中难以开展关于 ECMO 支持 COVID-19 的随机对照研究，因此有些学者使用观察性数据模拟随机对照试验这种统计学方法，即模拟靶向试验（emulated targeted trial），来评估 ECMO 与常规机械通气对 COVID-19 相关严重 ARDS 患者的疗效。这些模拟靶向试验[6-8]提供的证据支持在机械通气过程中较早接受 ECMO 支持的患者、严重低氧血症患者或接受高强度机械通气的患者，ECMO 支持获益更大。同时，将区域性 ECMO 支持集中到大容量 ECMO 中心是更为合理的方法。

（二）ECMO 支持 COVID-19 患者的整体评估

对 COVID-19 患者的病情判断应该基于整体状况，单纯的血气指标不应作为建立 ECMO 的唯一标准，应充分结合年龄、原发病、ECMO 支持前的基础治疗状况等进行综合评估。ECMO 患者的死亡风险因素包括 ECMO 前机械通气时间、肺外器官功能不全情况、ECMO 前是否存在心搏骤停、患者年龄、其他慢性疾病、恶性肿瘤、免疫抑制等基础状态评估；另外 ECMO 救治团队的经验也是考量因素之一。因此，需全面综合考虑 ECMO 支持的时机[9, 10]，才能做出及时准确的判断（表 6-3-1）。

表 6-3-1 患者因素和医疗中心相关因素所致 COVID-19 接受 V-V ECMO 治疗患者的死亡风险

ECMO 死亡风险	ECMO 实施中的风险指标								ECMO 中心因素
	患者因素								
	ECMO 前机械通气时间（天）	急性肺外器官功能衰竭	ECMO 前心搏骤停	年龄（岁）	慢性呼吸系统疾病	慢性肺外系统疾病	恶性肿瘤	免疫抑制状态	ECMO 开展例数（例/年）
高	>7	高风险急性器官功能衰竭	长时间心搏骤停	>70	严重	多种高危合并症	终末期	严重	<20
中	3~7	可治疗的急性器官衰竭	短暂心搏骤停	40~70	中度	单一高风险或多种低风险合并症	稳定/缓解期	中度	20~30
低	<3	无	无	<40	无	无	无	无	>30

（三）ECMO 的过程管理

ECMO 是一项高风险临床救治技术，长时间的 ECMO 治疗，对于其过程管理（抗凝、机械通气的调节、俯卧位的实施、医院感染防控等）要求极高，同时占用大量医疗资源，对医护人员的配比也有更高的要求。优质的 ECMO 过程管理可最大程度地减少并发症和合并症的发生，建议在临床经验丰富的单位实施 ECMO 治疗，提高患者救治存活率。

（四）长期 ECMO 与肺移植

关于接受长期 ECMO 支持的 COVID-19 相关 ARDS 患者肺功能的数据很少。对于持续肺衰竭且无法脱离 ECMO 的 COVID-19 患者，尽管在 ICU 接受了数周或数月的支持，肺移植仍作为可能挽救生命的治疗方法[11]。在评估肺移植前，应采用多种方法评估接受 ECMO 治疗的 COVID-19 患者是否有肺功能恢复的潜力。对于不可逆的 ARDS 患者进行肺移植的适应证、时机和患者选择，缺乏明确的临床证据和指南的支持。一些学者建议肺移植适用于以下患者：①年龄<65 岁；②只有单一器官功能障碍；③呼吸衰竭发生至少 4~6 周。另外，良好的神经功能状态和参与身体康复计划的能力也是术后成功的关键[12]。尽管有上述建议，但对于接受长期 ECMO 治疗的 COVID-19 患者的肺移植时机仍然存在许多争议。

四、小结和展望

ECMO 是一项技术成熟的治疗方式，在现实中依然被广泛用于治疗严重 ARDS。接受 ECMO 治疗 COVID-19 相关 ARDS 患者似乎比非 COVID-19 相关 ARDS 患者的预后更差。尽管如此，一些模拟靶向试验提供的证据强调了 ECMO 对于部分严重 COVID-19 相关 ARDS 患者的益处，重度低氧血症和病程早期接受高强度机械通气的患者可能获益较多，在治疗数量较多的 ECMO 中心观察到的成功可能性更高。此外，长程 ECMO 也可被用作肺移植的桥梁。未来需要开展更多的高质量研究，从而确定可能改善 ECMO 治疗结局的具体干预措施，降低死亡率，并改善患者的长期生活质量状态。

参 考 文 献

[1] Alessandri F，Di Nardo M，Ramanathan K，et al. Extracorporeal membrane oxygenation for COVID-19-related acute respiratory distress syndrome：a narrative review. J Intensive Care，2023，11（1）：5.

[2] Shi R，Lai C，Teboul JL，et al. COVID-19 ARDS is characterized by higher extravascular lung water than non-COVID-19 ARDS：the PiCCOVID study. Crit Care，2021，25（1）：186.

[3] Sinha P，Furfaro D，Cummings MJ，et al. Latent class analysis reveals COVID-19-related acute respiratory distress syndrome subgroups with differential responses to corticosteroids. Am J Respir Crit Care Med，2021，204（11）：1274-1285.

[4] Chandel A，Puri N，Damuth E，et al. Extracorporeal membrane oxygenation for COVID-19：comparison of outcomes to non-COVID-19-related viral acute respiratory distress syndrome from the extracorporeal life support organization registr. Crit Care Explor，2023，5（2）：e0861.

[5] Benedetto M，Piccone G，Baiocchi M，et al. Increased duration and similar outcomes of V-V ECLS in patients with COVID-19 ARDS compared to non-COVID ARDS：single center experience. Artif Organs，2023，47（4）：731-739.

[6] Shaefi S，Brenner SK，Gupta S，et al. Extracorporeal membrane oxygenation in patients with severe respiratory failure from COVID-19. Intensive Care Med，2021，47（2）：208-221.

[7] Hajage D，Combes A，Guervilly C，et al. Extracorporeal membrane oxygenation for severe acute respiratory distress syndrome associated with COVID-19：an emulated target trial analysis. Am J Respir Crit Care Med，2022，206（3）：281-294.

[8] Urner M，Barnett AG，Bassi GL，et al. Venovenous extracorporeal membrane oxygenation in patients with acute COVID-19 associated respiratory failure：comparative effectiveness study. BMJ，2022，377：e068723.

[9] Supady A，Combes A，Barbaro RP，et al. Respiratory indications for ECMO：focus on COVID-19. Intensive Care Med，2022，48（10）：1326-1337.

[10] Tran A，Fernando SM，Rochwerg B，et al. Prognostic factors associated with mortality among patients receiving venovenous extracorporeal membrane oxygenation for COVID-19：a systematic review and meta-analysis. Lancet Respir Med，2023，11（3）：235-244.

[11] Bharat A，Machuca TN，Querrey M，et al. Early outcomes after lung transplantation for severe COVID-19：a series of the first consecutive cases from four countries. Lancet Respir Med，2021，9（5）：487-497.

[12] Mohanka MR，Joerns J，Lawrence A，et al. ECMO long haulers：a distinct phenotype of COVID-19-associated ARDS with implications for lung transplant candidacy. Transplantation，2022，106（4）：e202-e211.

第七章

V-V ECMO 置管

第一节　V-V ECMO 的引流管尺寸选择及插管部位优化

浙江医院　刘秉宇

V-V ECMO 的生理学目标是引流右心房内血氧饱和度最低的血液，通过氧合器输送100%血氧饱和度的血液到体内，纠正严重低氧血症。目前 V-V ECMO 最常见的插管方式分两种：引流和灌注双部位插管、单部位双腔插管。不同插管方式、管路内径的选择对于V-V ECMO 运行管理至关重要。

一、置管管径对 ECMO 效能的影响

引流管的内径是影响 ECMO 效能的重要因素，内径较大的引流管允许更高的血流量，理论上可达到满意的氧合效果，纠正难治性低氧血症。但是引流管内径过大会增加更多的机械并发症，如穿刺点渗血、出血等不良事件。意大利学者 Tommaso 对 2012～2021 年在 ELSO 注册的接受 V-V ECMO 支持的严重 ARDS 患者的回顾性分析发现，BF/C^2（血流量与管路面积比值）与更低的住院病死率相关，同时可减少 ECMO 及机械通气支持时间[1]。BF/C^2 是一种全新的衡量管路内径与 ECMO 效能平衡的评价指标。

ELSO 指南[2]推荐采用较大内径（23Fr 及以上）多级引流管路（图 7-1-1）用于成人 V-V ECMO 患者，可降低后期插入附加引流管的需要。更大的双腔插管（23～27Fr）正在被美国食品药品监督管理局（FDA）评估认证。

目前 ELSO 推荐基于患者体重选择 ECMO 体外循环引流、灌注及附加引流管内

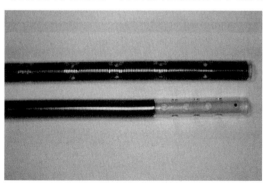

图 7-1-1　25Fr/38cm（上）多级管路远端 102mm设计五个边孔

径（表 7-1-1），临床实际操作可根据床旁超声测量评估选择管路型号。

表 7-1-1　基于患者体重 V-V ECMO 插管管径的选择

患者体重（kg）	静脉引流管管径	静脉灌注管管径（非双腔管）	附加静脉引流管管径
2~3	12Fr 双腔		10Fr 头侧（动脉插管）
3~6.5	14~15Fr 双腔		10~12Fr 头侧（动脉插管）
6.5~12	18Fr 双腔	14Fr	14Fr 头侧（动脉插管）
12~15	18Fr 双腔+附加引流	15Fr	15~17Fr 头侧或股静脉
15~20	18Fr 双腔+附加引流 21Fr	15~17Fr	19Fr 头侧或股静脉
20~30	21~23Fr 双腔	17~19Fr	19~21Fr 头侧或股静脉
30~60	23~27Fr	19Fr	21~23Fr 股静脉
≥60	27~29Fr 双腔	21Fr	23Fr 股静脉

二、V-V ECMO 不同插管模式

1. 双部位插管模式　应用此种模式时，最常用的置管部位是颈内静脉与股静脉。未经氧合的血液从下腔静脉引出，从上腔静脉回流。目前，临床上主要的双部位插管模式为股静脉插管引流未氧合血液，氧合血流经颈内静脉插管回流至右心房，此种模式可附加颈静脉头侧插管以增加引流量。

2. 单部位双腔插管模式　应用此种体外循环模式时，未氧合血液由右心房通过双腔插管的引流孔引出体外，经氧合器氧合后通过双腔插管另一孔返回右心房，该模式通常 120~150ml/（kg·min）的血流量即可满足严重 ARDS 患者的氧供。此种置管方式成功的关键是双腔插管的设计与置管定位，设计良好的双腔插管会最大限度地减少再循环[3]。Avalon Elite®是一些 ECMO 中心最常选用的双腔插管。单部位双腔插管可允许患者早期活动康复、增加患者舒适性、降低股静脉置管的感染风险、利于早期拔除气管插管。但患者活动时必须十分小心穿刺置管部位的渗血与出血，还有诸如插管移位、导管回流端旋转而偏离三尖瓣等并发症的相关报道[4]。Avalon Elite®单部位双腔插管模式的局限性：①置管部位仅推荐右侧颈内静脉；②置管技术要求高（远端引流管位于下腔静脉、回流端朝向三尖瓣）；③耗材昂贵。因此，该技术并不适合紧急情况时选择。

3. 三部位插管模式　是在已有 V-V ECMO 基础上增加第三根插管的机械支持新模式。VAV-ECMO 即属于此种类型。该模式在一些有经验的中心对特定重症患者是可尝试的方法，但缺少相关循证医学证据。当传统 V-V ECMO 不能满足呼吸和循环支持两方面的需求时，三部位插管模式可有效解决诸如 V-V ECMO 治疗呼吸衰竭患者后续进展为心源性休克及 V-A ECMO 患者出现严重的上半身乏氧的难题。具体见表 7-1-2。

因此，ELSO 指南[2]：针对 V-V ECMO 不

表 7-1-2　目前 V-V ECMO 插管模式

A. 双部位插管模式：两根单独的单腔插管
 a. 股静脉或大隐静脉引流，颈内静脉回流
 b. 一根或两根大隐静脉引流，股静脉回流（ECCO₂R）
B. 单部位双腔插管模式：颈内静脉单根双腔插管
C. 三部位插管模式，如 VAV-ECMO

推荐单部位双腔插管。此类型插管需要反复超声检查评估定位，消耗更多的时间、资源，增加人员暴露，同时增加血栓并发症。推荐使用股静脉-股静脉或股静脉-颈内静脉置管方式。股静脉-股静脉置管可更快地进行术区消毒准备，同时可提高患者床上肢体活动的有效性及术区远离患者气道，避免污染。

三、导管位置及再循环率的评估及监测

引起 V-V ECMO 再循环的影响因素包括管路模式、管路内径、导管头端位置、泵速、血流量、心功能、胸腔内压、腹腔内压、回流血流的方向等。

1. 不同管路设计对再循环率的影响　多级引流管路设计具有更多的侧孔，从右心房引流更高比例的未氧合血液。相关研究认为多级管路设计可降低再循环比率[（19.0%±12.2%）*vs.*（38.0%±13.7%），$P<0.001$]，获得更高、更有效的 ECMO 流量[（2615±667）ml/min *vs.*（2074±353）ml/min，$P<0.05$][5]。

2. 引流与灌注导管位置对再循环率的影响　应用双部位插管模式时，两根导管间距15cm 可有效降低再循环，但如果引流导管位置低于右心房水平，可能会引起 ECMO 环路抖管，以致影响血流量。置管位置的调整也会引发相关并发症：①导管相关性感染；②导管进入右心耳，而非上腔静脉。同时较高的引流导管位置将受限于导管长度，不适用于高身高患者。

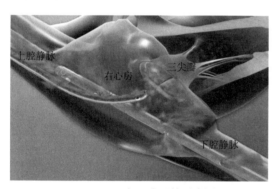

上腔静脉　右心房　三尖瓣　下腔静脉

图 7-1-2　X 交叉式置管示意图

在 V-V ECMO 中，一种新型置管策略——"X 交叉式置管"（图 7-1-2），可有效促进 V-V ECMO 患者肺功能康复，提高生存率，降低医疗成本[6]。此新型置管方式由一种特殊的右心房插管（多孔引流静脉套管）及改良弯曲回流套管（经皮由颈内静脉插入）构成。该置管方式较传统置管方式更安全、可行和有效。未氧合血液几乎完全被引流，氧合血液优先流入三尖瓣，从而减少再循环。

Song 等[7]在一项纳入 278 例 V-V ECMO 患者的研究中评估了引流导管位于上腔静脉和右心房水平对再循环率、动脉氧合、90 天病死率等临床结局的影响。研究发现，导管位于右心房水平组具有更高的氧合指数[PaO_2/FiO_2，（79.1±26.21）mmHg *vs.*（64.7±14）mmHg，$P=0.001$]，实现液体负平衡比例高（57.4% *vs.* 31.4%，$P=0.01$），初始实施股静脉引流-颈内静脉灌注 V-V ECMO 模式组中导管位于右心房水平组实施清醒 ECMO 比例更高（42.6% *vs.* 22.9%，$P=0.047$）。V-V ECMO 实施时导管位于右心房水平的优势包括更加有效地改善氧合，利于限制性液体管理及清醒 ECMO 的实施。

3. 超声稀释技术评估导管位置对再循环率的影响　利用超声稀释技术（图 7-1-3）可监测再循环率、精准调整 V-V ECMO 两根管路间距及位置。Darling 等[8]早期报道了利用超声稀释技术评估 ECMO 再循环率的动物试验。Ko 等[9]报道了一例 61 岁男性因间质性肺病应用 V-V ECMO 体外循环支持桥联肺移植的病例。该患者分别在右侧颈内静脉置入 15Fr

灌注管，在右侧股静脉置入 23Fr 引流管。其间，患者频繁在吸痰过程中因胸腔内压升高导致 ECMO 体外循环管路抖管，以致体外循环血流量不稳定，引起低氧血症恶化。调整置入管路位置前，ECMO 超声稀释技术监测再循环率为 26%，送入灌注管 2cm 后，再循环率上升至 30%，继续送入 1cm 后再循环率降为 24%，V-V ECMO 可以维持稳定的血流量。第二日，ECMO 血流量维持在 4.0L/min，再循环率为 14%。12 日后患者成功接受肺移植手术。因此，临床实际工作中可利用超声稀释技术测量再循环率，精确调整 V-V ECMO 双部位置管模式引流导管与灌注导管头端的位置与间距。

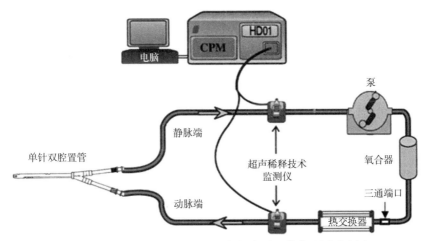

图 7-1-3　ECMO 体外循环系统与超声稀释技术监测示意图

4. 附加引流管路对 V-V ECMO 氧合效率的影响　一项有关 COVID-19 合并严重 ARDS 的难治性低氧血症患者的研究，探讨了 ECMO 环路中添加第二根引流管对其气体交换、机械通气、ECMO 设置和临床结局的影响[10]，结果显示增加附加引流管可显著提高 ECMO 血流量[（4.77±0.44）～（5.94±0.81）L/min，$P=0.001$]，增加 ECMO 血流量与每分钟 ECMO 泵转数（RPM）之比[（0.0014±0.0001）～（0.0016±0.0001）L/RPM，$P<0.0001$]。同时发现附加引流管可使机械通气 FiO_2 降低 0.22（0.87±0.20～0.65±0.23，$P=0.026$），PaO_2/FiO_2 升高[（64.2±27.6）mmHg～（133.3±59.0）mmHg，$P=0.002$]。因此，对于难治性低氧血症，在 V-V ECMO 环路中附加引流管路可增加血流量，从而显著改善氧合，但该研究并未显示实施保护性肺通气比例及患者的预后是否改善。

对于顽固性低氧血症型呼吸衰竭患者，V-V ECMO 是生命支持和保护性肺通气实施的保证。ECMO 的血流量是体外氧合功能的重要因素。选择合适内径的多级引流导管是引流充足血流量的保证，目前股静脉-颈内静脉置管是 V-V ECMO 的首选双部位置管策略。当颈内静脉置管困难时，可考虑股静脉-股静脉置管。置管后通过超声稀释技术动态评估再循环率，动态调整最佳的导管位置是优化 ECMO 氧合效能的技术保障。

参 考 文 献

[1] Mauri T，Spinelli E，Ibrahim Q，et al. Impact of drainage cannula size and blood flow rate on the outcome of patients receiving venovenous extracorporeal membrane oxygenation for acute respiratory distress

syndrome：an ELSO registry analysis. Am J Respir Crit Care Med，2023，208（1）：105-107.

[2] Shekar K, Badulak J, Peek G, et al. Extracorporeal life support organization coronavirus disease 2019 interim guidelines：a consensus document from an international group of interdisciplinary extracorporeal membrane oxygenation providers. ASAIO J，2020，66（7）：707-721.

[3] Abrams D，Bacchetta M，Brodie D. Recirculation in venovenous extracorporeal membrane oxygenation. ASAIO J，2015，61（2）：115-121.

[4] Rubino A, Vuylsteke A, Jenkins DP, et al. Direct complications of the Avalon bicaval dual-lumen cannula in respiratory extracorporeal membrane oxygenation（ECMO）：single-center experience. Int J Artif Organs，2014，37（10）：741-747.

[5] Palmér O，Palmér K，Hultman J，et al. Cannula design and recirculation during venovenous extracorporeal membrane oxygenation. ASAIO J，2016，62（6）：737-742.

[6] Bonacchi M，Harmelin G，Peris A，et al. A novel strategy to improve systemic oxygenation in venovenous extracorporeal membrane oxygenation：the "χ-configuration". J Thorac Cardiovasc Surg，2011，142（5）：1197-1204.

[7] Song K，Na SJ，Chung CR，et al. Optimal position of a femorojugular cannulation for venovenous extracorporeal membrane oxygenation in acute respiratory distress syndrome. Ann Thorac Surg, 2023, 115（4）：1016-1022.

[8] Darling EM，Crowell T，Searles BE. Use of dilutional ultrasound monitoring to detect changes in recirculation during venovenous extracorporeal membrane oxygenation in swine. ASAIO J，2006，52（5）：522-524.

[9] Ko UW, Choi CH, Park CH, et al. Alternative position of cannulae in veno-venous extracorporeal membrane oxygenation for maintaining sufficient flow support. Gen Thorac Cardiovasc Surg，2023，71（6）：369-372.

[10] Szułdrzyński K，Kowalewski M，Jankowski M，et al. Effects of adding the second drainage cannula in severely hypoxemic patients supported with VV-ECMO due to COVID-19-associated ARDS. Artif Organs，2023，47（10）：1622-1631.

第二节　双腔插管术在 V-V ECMO 中的应用与研究进展

东南大学附属中大医院　　徐静媛

急性呼吸衰竭作为重症医学科常见疾病，病死率仍高达 40%以上[1, 2]。对于标准治疗效果差的呼吸衰竭患者，静脉-静脉体外膜氧合（V-V ECMO）已经在全球范围内广泛开展[3]。目前多使用 Seldinger 法进行经皮留置 V-V ECMO 导管。根据导管种类及留置方式不同，有单部位双腔插管（多为右侧颈内静脉）和双部位单腔插管（包括股静脉-颈静脉及股静脉-股静脉）两种方法。相较于传统单腔插管，采用颈内静脉双腔插管术的优势显而易见，既可在不影响体外循环流速的情况下增加含氧血液的输送，降低再循环率，又避免股静脉插管，促进早期康复。然而，双腔插管的缺点亦不容忽视，更粗的管径与相对危险的位置使其发生导管异位、心室破裂等严重并发症的风险增加。目前，颈内静脉双腔插管术是否优于传统单腔插管术尚无定论。随着 COVID-19 的流行，V-V ECMO 的使用在世界范围内迅速增加，多项研究正在进行或已经完成。本节就颈内静脉双腔插管术在 V-V ECMO 中的应用与研究进展进行综述。

一、颈内静脉双腔插管的优势

（一）减少再循环

双腔插管有利于减少 V-V ECMO 血流再循环。不同于传统的单腔插管，双腔插管得益于其较为独特的病理生理学原理，从而可以最大限度地减少再循环。正确放置的双腔导管的静脉腔开口于上腔静脉和下腔静脉，引流乏氧血液至氧合器；动脉腔开口于右心房，指向三尖瓣，将富氧血液直接导回右心，途经肺循环流入体循环（图 7-2-1）。通过上述原理，Wang 等设计的导管可将再循环率降至 2%[4]，基于此设计的 Avalon©双腔导管在欧洲上市并用于临床实践。

（二）促进早期康复

双腔导管的留置对患者的早期康复也有重要意义。传统插管方式至少需要留置一根股静脉导管，限制患者下肢的行动，不利于患者的康复[5, 6]。双腔导管可通过颈内静脉插管进行 V-V ECMO，使患者能够早日行走和康复，从而降低呼吸机相关性肺炎和体能受损的风险。据 Garcia 等的病例报道，一位中年男性因慢性阻塞性肺疾病急性加重、呼吸衰竭行双腔 V-V ECMO 置入，并在术后第 1 天积极开展康复治疗，术后第 19 天成功在全身麻醉下行双肺移植手术。

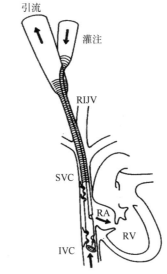

图 7-2-1　双腔导管原理示意图
RIJV：右颈内静脉；SVC：上腔静脉；IVC：下腔静脉；
RA：右心房；RV：右心室（引自文献[4]）

除此之外，双腔导管的留置只需要穿刺一根血管，有利于降低患者出血和导管相关感染的风险，但相关结论仍缺乏研究证据支持。

二、颈内静脉双腔插管的局限性

尽管 V-V ECMO 双腔插管相较于传统插管方法存在显著优势，但亦存在着许多局限性。

双腔导管的置入存在相当的技术难度，双腔导管的远端插入下腔静脉时，解剖上靠近右心房和远端肝静脉，存在心脏穿孔和导管异位导致相应部位损伤的风险。当导丝穿过三尖瓣进入右心室时，亦有穿孔和填塞的风险。Bermudez 等[7]发表的一项回顾性研究共纳入 11 例患者，在接受双腔 V-V ECMO 支持期间，发生了 3 例插管相关不良事件，其中 2 例出现了导管异位，1 例在术后康复训练中远端导管上移至右心房并导致大量再循环伴氧饱和度快速下降。Rubino 等[8]纳入 72 例患者的回顾性研究中，有 2 例患者置入时发生心脏穿孔，4 例患者发生了导管向肝静脉的移位，其中 2 例 ECMO 流量减低，1 例影响心输出量。Pappalardo 等[9]在 2015 年发表的一项针对 26 例患者的回顾性研究并未报道不良事件。操作者经验不足、无法通过影像学定位为插管期间发生并发症的重要原因。

双腔导管留置期间的并发症亦不罕见，包括穿刺部位出血（20%）、局部感染（10%）和神经系统并发症（7%）等[9]。颅内出血是 V-V ECMO 患者最常见的神经系统并发症，被认为是由血小板减少、抗凝和颈内静脉插管阻塞引起的颅内高压导致的[10, 11]。对于成人患者，常见的双腔导管尺寸（27～31Fr）大于单腔导管（19～23Fr）。尽管尚无动物研究证实留置双腔导管可引起颅内高压，Mazzeffi 等的综述比较了使用双腔导管 27Fr（$n = 372$）和 31Fr（$n = 372$）插管的患者，发现使用 31Fr 插管的患者颅内出血率（$n = 16$，4.3%）是使用 27Fr 患者（$n = 6$，1.6%）的近 3 倍（$P = 0.03$）。两者溶血、插管相关并发症及病死率没有显著性差异。这些结果表明，使用能够满足 ECMO 流量的最小导管或许可以最大限度地降低颅内出血的风险[10]。

Zamora 等[12]对 ELSO 数据库的回顾性分析纳入了 1323 例儿童 V-V ECMO 患者，比较了使用双腔导管和单腔导管的预后和并发症情况。作为目前规模最大的研究，其结果显示双腔导管组的插管并发症（22.3% *vs.* 14.2%，$P < 0.001$）、酸中毒（30.3% *vs.* 19.6%，$P = 0.019$）、癫痫发作（35.1% *vs.* 14.7%，$P = 0.001$）和心血管并发症（24.4% *vs.* 21.7%，$P = 0.032$）发生率显著更高。单腔导管组肾脏并发症（15.8% *vs.* 12.9%，$P = 0.005$）和高血糖（47.4% *vs.* 30.8%，$P = 0.001$）发生率更高。两组插管部位出血、心脏压塞、气胸或出院存活率等方面无显著性差异。

综上，笔者认为对于非紧急插管患者，在 ECMO 团队准备充足时，仍应积极留置双腔导管，以期更早进行康复训练。

三、颈内静脉双腔插管的留置方法

对于双腔插管，由于复杂性和相关致命性导管异位等风险，其留置应相对谨慎，以避免相关并发症的发生。

首先，应按照现有指南的适应证选择最佳获益人群[13]。应组建有经验的、人员充足的 V-V ECMO 双腔插管团队，包括胸心外科医生、重症医生、护士、麻醉医师及灌注师等。若患者无明显禁忌，插管操作应在透视或经食管超声心动图的指导下进行，以最大限度地降低心脏穿孔、血管损伤或导管异位的风险。先予肝素静脉内给药。相关人员进行无菌准备，利用超声确认导丝进入下腔静脉，避免其进入肝静脉分支中，通常导丝置入深度＜40cm，以避免意外的导丝盘绕和心脏损伤。随后，做一个皮肤切口，并对切口进行荷包缝合，以保证拔管后血管安全。通过 Seldinger 技术，逐步扩张切口以置入导管，监测可能的心脏损伤、导管异位、导丝弯曲或盘绕，启动 ECMO，超声评估插管位置，进行相应调整[13]。

综上所述，相较于传统双部位单腔插管，颈内静脉双腔插管有着相当的临床优势与研究前景。遗憾的是，目前仍以回顾性研究为主，其临床获益与风险均缺乏高质量的随机对照研究证据支持，仍需要进一步、大规模的研究以证实其是否能改善患者预后。条件允许的中心可积极尝试该插管方式，尽快进行康复训练，从而降低呼吸机相关性肺炎和获得性肌无力的发生率。

参 考 文 献

[1] Bellani G，Laffey JG，Pham T，et al. Epidemiology，patterns of care，and mortality for patients with acute respiratory distress syndrome in intensive care units in 50 countries. JAMA，2016，315（8）：788-800.

[2] Sud S，Friedrich JO，Taccone P，et al. Prone ventilation reduces mortality in patients with acute respiratory failure and severe hypoxemia：systematic review and meta-analysis. Intensive Care Med，2010，36（4）：585-599.

[3] Tonna JE，Abrams D，Brodie D，et al. Management of adult patients supported with venovenous extracorporeal membrane oxygenation（VV ECMO）：guideline from the extracorporeal life support organization（ELSO）. ASAIO J，2021，67（6）：601-610.

[4] Wang D，Zhou X，Liu X，et al. Wang-Zwische double lumen cannula-toward a percutaneous and ambulatory paracorporeal artificial lung. ASAIO J，2008，54（6）：606-611.

[5] Abrams D，Javidfar J，Farrand E，et al. Early mobilization of patients receiving extracorporeal membrane oxygenation：a retrospective cohort study. Crit Care，2014，18（1）：R38.

[6] Ko Y，Cho YH，Park YH，et al. Feasibility and safety of early physical therapy and active mobilization for patients on extracorporeal membrane oxygenation. ASAIO J，2015，61（5）：564-568.

[7] Bermudez CA，Rocha RV，Sappington PL，et al. Initial experience with single cannulation for venovenous extracorporeal oxygenation in adults. Ann Thorac Surg，2010，90（3）：991-995.

[8] Rubino A，Vuylsteke A，Jenkins DP，et al. Direct complications of the Avalon bicaval dual-lumen cannula in respiratory extracorporeal membrane oxygenation（ECMO）：single-center experience. Int J Artif Organs，2014，37（10）：741-747.

[9] Pappalardo F，Ruggeri L，Pieri M，et al. Dual lumen catheter cannulation for venovenous ECMO. Intensive Care Med，2015，41（5）：941-942.

[10] Mazzeffi M，Kon Z，Menaker J，et al. Large dual-lumen extracorporeal membrane oxygenation cannulas are associated with more intracranial hemorrhage. ASAIO J，2019，65（7）：674-677.

[11] Lorusso R，Gelsomino S，Parise O，et al. Neurologic injury in adults supported with veno-venous extracorporeal membrane oxygenation for respiratory failure：findings from the extracorporeal life support organization database. Crit Care Med，2017，45（8）：1389-1397.

[12] Zamora IJ，Shekerdemian L，Fallon SC，et al. Outcomes comparing dual-lumen to multisite venovenous ECMO in the pediatric population：the Extracorporeal Life Support Registry experience. J Pediatr Surg，2014，49（10）：1452-1457.

[13] Cha S，Kim BS，Ha JS，et al. How to do it：a safe bedside protocol for dual-lumen right internal jugular cannulation for venovenous extracorporeal membrane oxygenation in COVID-19 patients with severe acute respiratory distress syndrome. ASAIO J，2023，69（1）：31-35.

第八章

V-V ECMO 管理

第一节　V-V ECMO 期间机械通气

华中科技大学同济医学院附属协和医院　余　愿

静脉-静脉体外膜氧合（V-V ECMO）主要应用于各种原因所致急性可逆性呼吸衰竭患者，包括急性呼吸窘迫综合征（ARDS）、支气管哮喘、慢性阻塞性肺疾病急性加重、肺栓塞、大气道梗阻或大气道复杂手术等[1]。针对不同的疾病，机械通气的设置应当不同，从而更好地适应疾病本身的特征，但这与 V-V ECMO 并无关联。针对 ARDS 患者的机械通气，由于 V-V ECMO 可提供呼吸支持，故而有了更大的调整空间，可能更好地实施肺保护。因此本节将重点阐述 ARDS 患者在 V-V ECMO 期间如何实施机械通气。

一、V-V ECMO 期间的机械通气目标与肺保护

机械通气是 ARDS 的重要呼吸支持治疗方式，而 V-V ECMO 是体外生命支持治疗的一种形式，可提供完全的体外血液氧合和二氧化碳清除，从而替代肺功能。尽管对 ARDS 患者使用 V-V ECMO 的指征和疗效仍然有一定的争议，但机械通气联合 V-V ECMO 已经成为重度 ARDS 的重要治疗手段。目前对于接受 V-V ECMO 治疗的 ARDS 患者的机械通气目标，如氧合、二氧化碳或 pH 等指标的范围，尚无循证指南，对于低氧血症和高碳酸血症的安全限度还没有很好地建立，在临床实践中主要参考一些权威研究进行设置。在著名的 EOLIA 研究中，控制 PaO_2 在 65～90mmHg，$PaCO_2 < 45$mmHg，是当前较为可行的目标[2]。

在机械通气改善通气和换气的同时，还会通过多种机制引起呼吸机相关性肺损伤（VILI），包括容积伤、气压伤、萎陷伤、肌肉伤和生物伤等。肺保护性通气策略是指在维持机体充分氧合的前提下，采取小潮气量（4～6ml/kg）、低平台压（小于 30cmH_2O）和合适的 PEEP 等措施，防止肺泡过度膨胀和萎缩，从而降低 VILI 的发生率和严重程度。目前对 ARDS 患者采取保护性通气策略，已经成为普遍接受的共识。

而对于有 ECMO 或体外二氧化碳清除（ECCO$_2$R）等体外生命支持的 ARDS 患者，由于呼吸得到体外设备的支持，故而有进一步下调机械通气参数，实施肺超保护性通气策略（ultra protective lung ventilation strategy，UPLV）的空间，从而实现更好的肺休息和保护。此概念最早由 Gattinoni 等在 1986 年提出，主要通过限制潮气量（<4ml/kg）和平台压（<25cmH$_2$O）等呼吸参数来实现。相较于常规的肺保护性通气策略，肺超保护性通气策略有可能在 V-V ECMO 治疗期间起到更好的肺休息和肺保护作用。

二、V-V ECMO 期间的机械通气方案现状

尽管肺超保护性通气策略是当前 V-V ECMO 期间的主流机械通气方案，但各中心之间具体的临床实践有较大差异，且缺乏指导临床实践的标准。但是总体来看，在启动 ECMO 后，呼吸机参数仍然是被下调的。一项前瞻性研究纳入了来自 10 个国家 23 个 ICU 的 350 例因 ARDS 行 ECMO 治疗的患者，结果发现 ECMO 启动后，因肺超保护性通气的概念被广泛接受，潮气量[（6.4±2.0）ml/kg *vs.*（3.7±2.0）ml/kg]、平台压[（32±7）cmH$_2$O *vs.*（24±7）cmH$_2$O]、驱动压[（20±7）cmH$_2$O *vs.*（14±4）cmH$_2$O]、呼吸频率[（26±8）次/分 *vs.*（14±6）次/分]和机械功率[（26.1±12.7）J/min *vs.*（6.6±4.8）J/min]均显著降低，但呼气末正压[（12±4）cmH$_2$O *vs.*（11±3）cmH$_2$O]在大多数患者中保持大于 10cmH$_2$O[3]。

各中心之间的临床实践之所以有较大差异，是因为关于 V-V ECMO 期间最佳机械通气设置的研究很少。因此，目前的临床实践，主要是参考专家意见和一些高质量临床研究中呼吸机的设置。CESAR 研究发表于 2009 年，是一项旨在对比 ECMO 与传统机械通气的安全性、临床疗效和成本效益的随机对照研究[4]。该研究共纳入 180 例患者，将其随机分为两组，其中 90 例接受常规机械通气治疗，另外 90 例拟行 V-V ECMO 治疗。对于 ECMO 组患者，采用"肺休息"策略，使用压力控制模式，将吸气压力峰值限制在 20～25cmH$_2$O，PEEP 设置在 10～15cmH$_2$O，呼吸频率 10 次/分，吸入氧浓度 30%。结果发现 ECMO 组在 6 个月时死亡率或严重残疾率较低，因此上述 V-V ECMO 期间采取的通气策略和参数设置有一定的参考价值。但 CESAR 研究因一些方法上的局限性而受到批评，如常规机械通气组只有 70% 的患者应用了保护性机械通气，而拟行 ECMO 的 90 例患者中只有 75% 接受了 ECMO 治疗。EOLIA 研究发表于 2018 年，是一项旨在评估 V-V ECMO 对严重 ARDS 治疗效果的研究[2]。该研究共纳入 249 例患者，将其随机分为两组，其中 125 例接受常规机械通气治疗，124 例行 V-V ECMO 治疗。ECMO 组的机械通气采取辅助控制（A/C）或压力释放通气（APRV）模式，对于辅助控制模式，将平台压设置在 <24cmH$_2$O，PEEP>10cmH$_2$O，呼吸频率 10～30 次/分，吸入氧浓度设为 30%，对于压力释放通气模式，将高压设为 <24cmH$_2$O，PEEP>10cmH$_2$O，吸气呼气时间比 1∶2，吸入氧浓度 30%。在随机分组后数小时内，与常规机械通气组相比，ECMO 患者潮气量[（6.0±1.3）ml/kg *vs.*（3.5±1.0）ml/kg]、平台压[（30±6）cmH$_2$O *vs.*（24±3）cmH$_2$O]、驱动压[（18±7）cmH$_2$O *vs.*（13±2）cmH$_2$O]、呼吸频率[（30±5）次/分 *vs.*（23±2）次/分]明显更低，PEEP[（12±4）cmH$_2$O *vs.*（11±3）cmH$_2$O]无显著性差异。在研究发表时，统计

分析发现 ECMO 组的死亡率略低（35% *vs.* 46%），但差异无统计学意义（*P* = 0.07），而将 ELIOA 研究的数据以贝叶斯方法进行 post-hoc 的二次研究分析，却发现 ECMO 有死亡率降低的临床获益。虽然 CESAR 和 ELIOA 研究并没有直接探索 V-V ECMO 期间何种机械通气策略或设置更佳，但这两项权威研究的机械通气设置作为研究设计专家较为认可的方案，在当前并无更权威研究的情况下，有较高的参照价值。

三、V-V ECMO 期间机械通气参数的设置

V-V ECMO 期间，可通过控制潮气量、平台压、驱动压、呼吸频率和 PEEP 等指标，来实现肺超保护性通气策略。为实现该策略，除合理设置机械通气参数外，通常还需要配合使用深镇静，甚至肌松治疗，但由于篇幅和主题的限制，本节重点介绍呼吸参数的设置。

（一）潮气量的设置

减少潮气量，可限制机械通气时作用于肺泡的应力和应变，从而减轻 VILI。著名的 ARMA 研究证实，相较于 10～15ml/kg 的潮气量，6ml/kg 的小潮气量可以降低死亡率和缩短机械通气时间[5]。然而常规机械通气时，受到排出二氧化碳需求的限制，潮气量通常难以下降至更低，而诸如 V-V ECMO 等体外生命支持技术，使得进一步降低潮气量成为可能。REST 研究旨在探索在体外二氧化碳清除（$ECCO_2R$）装置的支持下，采用更低的潮气量（4.5mg/kg），与常规机械通气（6.3ml/kg）相比，是否能改善预后[6]。该研究结果显示低潮气量组与常规机械通气组无差异，但是 $ECCO_2R$ 无法充分去除二氧化碳来控制呼吸性酸中毒，导致潮气量减少（6.3～4.5ml/kg）较为有限，可能是导致该结果的原因。虽然缺乏大型临床研究的支持，但学界在实践中依然倾向于使用更低的潮气量。例如，在 EOLIA 研究中，ECMO 组的潮气量平均为 3.5ml/kg，相较常规组平均值降低了 2.5ml/kg[2]。另外，2021 年的 ELSO 指南也建议将潮气量设置在 <4ml/kg[1]。但值得注意的是，最近有研究报道，即使将潮气量降到 4ml/kg，仍然存在 VILI[7]。因此，潮气量究竟应减少到何种程度仍然是一个值得深入研究的话题。

（二）平台压和驱动压的设置

降低平台压也是减轻 VILI 的重要措施。ARMA 研究发现，小潮气量组的平台压低，而预后较好。REVA 研究纳入由甲型 H1N1 流感引起严重 ARDS 且使用 V-V ECMO 治疗的患者，分析其死亡的高危因素，结果发现存活者启动 V-V ECMO 后的平台压显著低于死亡者[（25±3）cmH_2O *vs.*（29±5）cmH_2O，*P* < 0.01][8]。因此，ELSO 推荐将平台压控制在 <25cmH_2O 的范围[1]。

驱动压等于平台压减去呼气末正压，高驱动压（>14cmH_2O）意味着在同等潮气量下肺顺应性差，是 ARDS 患者死亡的危险因素。最近，Costa 等[9]在 4549 例 ARDS 患者的回顾分析中发现，只有驱动压和呼吸频率与死亡率有显著相关性，且驱动压对死亡率的影响是呼吸频率的 4 倍。基于当前的研究结果，目前通常将 V-V ECMO 患者机械通气的驱动压

设置在＜14cmH₂O。

（三）呼吸频率的设置

降低呼吸频率可能降低肺萎陷和复张的频率，从而减轻 VILI。对 LUNG SAFE 研究的二次分析证实，较高的呼吸频率与住院死亡率的增加独立相关[10]。因此在近期的大型临床研究中，都将呼吸频率设置在较低水平，如 EOLIA 研究设置在（23±2）次/分，LIFEGARDS研究设置在（14±6）次/分。而 ELSO 指南建议的呼吸频率更低，为 4～15 次/分[1]。之所以频率下限设在 4 次/分，是因为经典的观点认为，过低的呼吸频率可能会加重肺泡的陷闭，导致 VILI 加重。然而，已有研究在探索呼吸暂停（即呼吸频率为 0）是否能继续减轻 VILI[7]。结果发现，呼吸暂停虽然减少了应激、应变和机械功，但氧合恶化。因此呼吸暂停通气目前并未广泛开展，但有可能在进一步研究获得更多的证据后，作为重症 ARDS 患者 ECMO治疗初期的选择之一。

（四）PEEP 的设置

ARDS 经常伴随肺泡的陷闭和过度扩张，适当的 PEEP 可以促进陷闭肺泡的开放，但又要尽量减少肺泡的过度扩张。ELSO 指南推荐将 V-V ECMO 患者的 PEEP 设置在一个中等水平，如 10cmH₂O[1]。但 ARDS 的最佳 PEEP 可能因患者而异，取决于病情的严重程度、肺泡可复张性、胸膜压力、体重和血流动力学等情况，并可能在疾病过程中发生改变，因此最佳 PEEP 水平可能因人而异，且因时而异。

目前可用电阻抗断层扫描（EIT）、跨肺压和肺超声等方法来指导 ECMO 肺超保护性通气期间 PEEP 的个性化设置。EIT 可在床边提供特定区域肺的横断面成像，通过肺部阻抗的变化区分通气和非通气的肺泡单位。因此可以通过 EIT 的图像，以最大限度减少肺萎陷和过度扩张为原则来指导最佳 PEEP 设置。已有研究对 15 例 ECMO 患者，通过 EIT 来评估 0、5cmH₂O、10cmH₂O、15cmH₂O、20cmH₂O 等 5 个水平的 PEEP 哪个最佳，结果发现最佳PEEP 为 15cmH₂O、10cmH₂O 和 5cmH₂O 的分别有 7 例、6 例和 2 例患者，没有患者的最佳 PEEP 为 0 或 20cmH₂O[11]。以跨肺压为引导策略优化 PEEP 可限制肺不张损伤，最大限度地降低肺过度膨胀的风险，已被用于 ECMO 患者。有研究对比了对于 V-V ECMO 患者，跨肺压引导通气与传统肺保护策略的预后，结果显示跨肺压引导组 ECMO 持续时间更短，脱呼吸机率更高，60 天死亡率更低[12]。然而，跨肺压引导策略在 ARDS 患者中仍存在争议，如 EPVent-2 研究的结果并不支持采取该策略。肺部超声也可用于指导 ARDS 患者机械通气的设置，有用于指导 ECMO 患者 PEEP 设置的潜力[13]。超声通过识别肺不张的面积、B 线的密度和数量，可以推测肺通气的情况，评估 PEEP 调整过程中肺通气状态的变化，从而选择合适的 PEEP。但需要注意的是，肺超声并不能识别过度通气，因此对于 PEEP 设置过高的判断能力有限。

四、V-V ECMO 期间的俯卧位治疗

俯卧位是中重度 ARDS 有效的一线干预措施，在使用 ECMO 前应积极实施。但是，对

于 ECMO 期间是否应当行俯卧位治疗，仍然存在较大的争议。在 COVID-19 大流行期间，更多 V-V ECMO 患者接受了俯卧位治疗，这表明医生的观念可能在改变。一些观察性研究和最近的荟萃分析表明，在 ECMO 期间俯卧位是安全可行的，且可能增加 ECMO 撤机率和改善预后[14]。迄今为止，缺乏大样本随机研究提供的证据，以及对意外脱管的担忧，仍然是在 ECMO 患者中实施俯卧位的障碍。

五、无机械通气的清醒 V-V ECMO

清醒 V-V ECMO 是指在 V-V ECMO 治疗期间，降低镇静的深度，使患者神志恢复清醒并自主呼吸，而停止机械通气。因为 V-V ECMO 可提供足够的呼吸支持，故患者存在脱离呼吸机行清醒 ECMO 的条件。目前关于脱机的清醒 V-V ECMO 已有一些临床实践，并发现可能通过减少通气/血流（V/Q）不匹配、更好地保留呼吸肌及膈肌功能、降低呼吸机相关性肺炎的发生率、早期的康复锻炼等途径，使患者获益[15]。然而，清醒 V-V ECMO 患者可能出现严重的呼吸窘迫，并造成自主呼吸诱导的肺损伤，可能偏离了使用 V-V ECMO 保护肺的初衷，导致清醒 V-V ECMO 使用受限，必须选择更加可能受益的患者。因此目前除肺移植期间的桥接外，清醒 V-V ECMO 多在免疫抑制患者中开展，因为这类患者更可能从降低医院感染发生概率中获益。虽然学界对清醒 V-V ECMO 在 ARDS 中的应用充满期待，但目前仍缺乏成熟的临床经验或高质量的循证医学证据，仍需要进行更深入的探索。

总之，以目前的观点，使用 V-V ECMO 支持的 ARDS 患者，应当采取更加积极的肺超保护性通气策略，通过降低呼吸机支持强度来减少 VILI。但是，还需要进一步的研究来确定应该如何降低呼吸机参数。在缺乏研究结果的情况下，参考权威临床研究中的呼吸机设置是当前比较合理的选择。

参 考 文 献

[1] Tonna JE, Abrams D, Brodie D, et al. Management of adult patients supported with venovenous extracorporeal membrane oxygenation（VV ECMO）: guideline from the extracorporeal life support organization（ELSO）. ASAIO J, 2021, 67（6）: 601-610.

[2] Combes A, Hajage D, Capellier G, et al. Extracorporeal membrane oxygenation for severe acute respiratory distress syndrome. N Engl J Med, 2018, 378（21）: 1965-1975.

[3] Schmidt M, Pham T, Arcadipane A, et al. Mechanical ventilation management during extracorporeal membrane oxygenation for acute respiratory distress syndrome. An international multicenter prospective cohort. Am J Respir Crit Care Med, 2019, 200（8）: 1002-1012.

[4] Peek G J, Mugford M, Tiruvoipati R, et al. Efficacy and economic assessment of conventional ventilatory support versus extracorporeal membrane oxygenation for severe adult respiratory failure（CESAR）: a multicentre randomised controlled trial. Lancet, 2009, 374（9698）: 1351-1363.

[5] Brower RG, Matthay MA, Morris A, et al. Ventilation with lower tidal volumes as compared with traditional tidal volumes for acute lung injury and the acute respiratory distress syndrome. N Engl J Med, 2000, 342（18）: 1301-1308.

[6] McNamee JJ，Gillies MA，Barrett NA，et al. Effect of lower tidal volume ventilation facilitated by extracorporeal carbon dioxide removal vs standard care ventilation on 90-day mortality in patients with acute hypoxemic respiratory failure：the REST randomized clinical trial. JAMA，2021，326（11）：1013-1023.

[7] Del Sorbo L，Goffi A，Tomlinson G，et al. Effect of driving pressure change during extracorporeal membrane oxygenation in adults with acute respiratory distress syndrome：a randomized crossover physiologic study. Crit Care Med，2020，48（12）：1771-1778.

[8] Pham T，Combes A，Rozé H，et al. Extracorporeal membrane oxygenation for pandemic influenza A（H1N1）- induced acute respiratory distress syndrome：a cohort study and propensity-matched analysis. Am J Respir Crit Care Med，2013，187（3）：276-285.

[9] Costa ELV，Slutsky AS，Brochard LJ，et al. Ventilatory variables and mechanical power in patients with acute respiratory distress syndrome. Am J Respir Crit Care Med，2021，204（3）：303-311.

[10] Bellani G，Laffey JG，Pham T，et al. Epidemiology，patterns of care，and mortality for patients with acute respiratory distress syndrome in intensive care units in 50 countries. JAMA，2016，315（8）：788-800.

[11] Franchineau G，Bréchot N，Lebreton G，et al. Bedside contribution of electrical impedance tomography to setting positive end-expiratory pressure for extracorporeal membrane oxygenation-treated patients with severe acute respiratory distress syndrome. Am J Respir Crit Care Med，2017，196（4）：447-457.

[12] Wang R，Sun B，Li X，et al. Mechanical ventilation strategy guided by transpulmonary pressure in severe acute respiratory distress syndrome treated with venovenous extracorporeal membrane oxygenation. Crit Care Med，2020，48（9）：1280-1288.

[13] Curry S，Tan A，Gargani L，et al. Lung ultrasound and the role of lung aeration score in patients with acute respiratory distress syndrome on extracorporeal membrane oxygenation. Int J Artif Organs，2021，44（11）：854-860.

[14] Zaaqoq AM，Barnett AG，Griffee MJ，et al. Beneficial effect of prone positioning during venovenous extracorporeal membrane oxygenation for coronavirus disease 2019. Crit Care Med，2022，50（2）：275-285.

[15] Cucchi M，Mariani S，De Piero ME，et al. Awake extracorporeal life support and physiotherapy in adult patients：a systematic review of the literature. Perfusion，2023，38（5）：939-958.

第二节　急性呼吸窘迫综合征患者接受 V-V ECMO 是否还需俯卧位治疗

华中科技大学同济医学院附属协和医院　尚　游

急性呼吸窘迫综合征（ARDS）在全球范围内仍具有较高的发病率和死亡率。当患者出现难治性低氧血症和（或）高碳酸血症，并且无法实施保护性通气时，V-V ECMO 可提供足够的气体交换，并允许实施肺超保护性通气，减轻呼吸机相关性肺损伤（VILI），从而降低病死率。俯卧位可降低中重度 ARDS 患者的病死率，对气体交换、呼吸力学、血流动力学产生一定的影响，但在 V-V ECMO 期间，这些生理效应变得更加复杂。本节主要讨论 V-V ECMO 期间俯卧位产生的生理影响、相关临床证据，以及俯卧位实施过程中仍值得探索的问题。

一、V-V ECMO 期间俯卧位产生的生理影响

（一）对气体交换的影响

俯卧位可使 ARDS 患者肺通气分布更均一，促进重力依赖区肺复张，减少分流，改善通气/血流比例，从而改善氧合，这一生理学效应最近通过床旁电阻抗断层扫描（electrical impedance tomography，EIT）技术在成人 ARDS 患者中得到证实[1]。在 V-V ECMO 治疗期间，动脉氧合主要受两个因素的影响：残余肺功能及 ECMO 流量与心输出量的比值。在 V-V ECMO 联合俯卧位时，首先，俯卧位对于残余肺功能的影响取决于呼吸周期中开放通气和灌注的组织数量、通气均匀性及胸壁局部顺应性的变化。其次，对于具有前负荷储备的 ARDS 患者，俯卧位可减轻右心室后负荷，可能导致心指数的增加，从而影响 ECMO 流量与心输出量的比值，进而影响氧合。因此，ECMO 联合俯卧位对氧合的影响较为复杂，受多方面因素影响，仅通过氧合无法评估俯卧位的效果。相较于氧合，在 ECMO 气流量恒定的情况下，俯卧位后二氧化碳分压降低（无效腔降低）可能与 ARDS 的预后改善相关。

（二）对呼吸力学的影响

俯卧位对胸壁和肺顺应性产生相反的影响：首先，由于背部顺应性较前胸壁差，俯卧位会降低胸壁的顺应性；其次，俯卧位通过减少重力依赖区肺泡塌陷及非重力依赖区肺泡过度膨胀，可使肺应力和应变分布更均一，改善肺顺应性。V-V ECMO 治疗期间，俯卧位对呼吸力学的影响存在个体差异。Franchineau 等[2]研究表明高体重指数、病毒性肺炎、ECMO 至俯卧位时间较短及基线时背侧与全部潮气阻抗比值较低（EIT监测）的患者在 V-V ECMO 期间实施俯卧位后肺部顺应性得到改善。最近的一项研究表明，在 ECMO 治疗后早期（≤5 天）实施俯卧位的患者在俯卧位后呼吸系统静态顺应性显著改善[3]。需注意，由于俯卧位对呼吸力学的影响，俯卧位和仰卧位时合适的呼气末正压通气（PEEP）水平可能不同，不合适的 PEEP 水平可能增加呼吸机相关性肺损伤的风险。

（三）对血流动力学的影响

ARDS 患者由于低氧、高碳酸血症、高平台压/驱动压，常合并右心功能障碍。V-V ECMO可有效纠正低氧血症和酸中毒，改善缺氧性肺血管收缩，同时提供肺超保护性通气，降低平台压/驱动压，减轻右心后负荷。俯卧位可复张重力依赖区肺泡，减轻非重力依赖区肺泡过度膨胀，从而降低肺循环阻力、右心后负荷，改善右心功能。V-V ECMO 联合俯卧位可更好地保护右心，右心后负荷降低有利于静脉回流。

俯卧位时腹内压升高，一方面可通过挤压内脏血流增加体循环平均充盈压；另一方面可抬高膈肌，增加胸腔内压力，增加中心静脉压。静脉回流与体循环平均充盈压和中心静脉压之间的差值及静脉回流阻力相关。俯卧位后心输出量是否增加不仅取决于静脉回流，还与俯卧位前机体的容量反应性相关，容量反应性是决定心输出量是否增加的重要因素。

然而，V-V ECMO 时由于指示剂在体外循环中丢失及实施肺超保护性通气，常用评估容量反应性的方法（如热稀释法、每搏变异率、脉压变异率等）受到限制[4]，而被动抬腿试验结合经胸心脏超声测量每搏输出量的变化可用于预测容量反应性。

二、V-V ECMO 期间俯卧位对临床结局的影响及相关并发症

（一）对临床结局的影响

一项荟萃分析对 13 项研究（总病例数 1836 例）进行了系统回顾和荟萃分析，研究的主要焦点是确切时间点的生存率。结果显示，V-V ECMO 联合俯卧位与 28 天、60 天、90 天和 ICU 生存率的显著改善相关。这一显著性差异在 COVID-19 和非 COVID-19 ECMO 患者中均存在。然而，值得注意的是，联合俯卧位与机械通气时间延长相关[5]。另一项回顾性研究涵盖了 41 个中心，研究对象为 517 例接受 V-V ECMO 支持的 COVID-19 患者，在 ECMO 支持期间，70%的患者接受了联合俯卧位治疗。结果显示联合俯卧位与较低的住院死亡率独立相关（OR = 0.49，P = 0.010）[6]。然而，上述研究大多为回顾性、观察性研究，且存在残留的和未测量的混杂因素，研究结果价值有限；另外，研究未分析关于俯卧位的其他信息，如启动时间、持续时间、俯卧位次数、耐受性等。

最近一项法国 14 个中心参与的随机对照试验[7]，共纳入了 170 例严重 ARDS 患者，这些患者接受 V-V ECMO 支持的时间不超过 48h。研究将这些患者随机分为俯卧位组（86 例，其中 80%在 ECMO 期间至少进行了 4 次、每次 16h 的俯卧位）和仰卧位组（84 例，其中 2 例因难治性低氧行挽救性俯卧位）。结果显示，在 60 天内，实施俯卧位并未显著提高 ECMO 撤机率（44% vs. 44%，P = 0.64）。此外，在 90 天内，两组患者的 ECMO 使用时长、ICU 住院时间及病死率均无显著性差异。值得注意的是，此研究中 94%的患者为 COVID-19 相关 ARDS，他们可能面临更严重的肺损伤。因此，研究结果是否适用于非 COVID-19 相关严重 ARDS 患者尚不明确。未来研究应聚焦于不同亚组患者以探索俯卧位的不同效果。此外，还可以探索不同的俯卧位策略或与其他干预措施（如个性化呼吸机设置）联合的效果。

（二）并发症

V-V ECMO 联合俯卧位常见的并发症包括 ECMO 置管部位出血、ECMO 流量下降、血流动力学不稳定、压疮、气管导管移位等。这些并发症通常可以通过局部压迫、输液及调整导管位置等方法来控制。一项荟萃分析显示，与仰卧位相比，V-V ECMO 联合俯卧位并未增加并发症的发生率[8]。

三、V-V ECMO 期间俯卧位的实施策略

（一）适应证与禁忌证

对于未接受 ECMO 支持的患者，相关指南建议俯卧位适用于中重度 ARDS 成年患者。然而，对于接受 V-V ECMO 支持的患者，俯卧位的适应证仍不明确。一些回顾性研究将俯

卧位作为 V-V ECMO 支持的严重 ARDS（如严重低氧血症、胸部影像学上广泛的肺实变和 ECMO 撤机不成功）患者的抢救治疗。在 V-V ECMO 期间，使用肺超保护性通气可能会导致肺萎陷，而俯卧位有助于肺复张和促进分泌物引流。基于这一生理学原理，V-V ECMO 联合俯卧位可能对所有严重 ARDS 患者有益。但研究显示，并非所有患者均对俯卧位有反应，这可能与 ARDS 的异质性有关。因此有必要预测俯卧位的有效性，以确定其适应证。目前尚无确切的方法可预测俯卧位的有效性。胸部影像（CT、超声和 EIT）可能有指导作用。ARDS 可根据其形态学分为两种表型：一种是局灶型（肺叶通气丧失），另一种是非局灶型（弥散或斑片状肺通气丧失）。局灶型 ARDS 患者使用肺复张和高 PEEP 有过度膨胀的风险，俯卧位可使肺应力和应变分布更均一，可能更适用于此类患者。

使用俯卧位的绝对禁忌证是存在不稳定的脊柱骨折。其他相对禁忌证包括血流动力学不稳定、不稳定的大骨或骨盆骨折、腹部开放性创伤及颅内压升高。

（二）俯卧位开始时机

ARDS 早期表现为炎症浸润，随病程进展，纤连蛋白、胶原等成分的过度沉积导致纤维增生，可能使肺萎陷不可逆，此时俯卧位的益处可能减小。V-V ECMO 支持期间早期联合俯卧位可能有助于改善预后。一项单中心回顾性研究[9]显示，V-V ECMO 支持期间早期联合俯卧位（＜17h）的患者生存率显著高于晚期俯卧位或未联合俯卧位的患者（81.8% *vs.* 33.3%），但与基线数据相比，早期俯卧位组较晚期俯卧位组或未联合俯卧位组年轻，这可能对结果产生影响。最近，Giani 等[3]研究汇总分析五项观察性队列的 300 例个体数据，结果显示 V-V ECMO 期间的早期（≤5 天）俯卧位与 90 天 ICU 存活出院率及呼吸系统静态顺应性的改善相关。

（三）俯卧位持续时间及频率

关于 V-V ECMO 时俯卧位持续时间的相关研究有限，大多数研究中 V-V ECMO 联合俯卧位的时间约为 16h[10]。最近一项回顾性研究分析了 81 例 COVID-19 相关 ARDS 患者，俯卧位持续中位时间为 39h，氧合指数从俯卧位后 16h 至恢复仰卧位时仍显著增加，且未增加压疮的发生率。但是需注意，20% 的患者在俯卧位达 16h 后延长时间，氧合指数并未持续增加[11]。延长俯卧位时间可进一步改善氧合，且有利于节省医疗资源，尤其是在 COVID-19 疫情暴发期间，然而并不是所有患者均能获益。不同 ARDS 患者及同一患者不同病程阶段时肺部的病变不同，对俯卧位持续时间的需求可能不同。

V-V ECMO 支持时俯卧位的最佳频率尚未确定。由于早期典型的严重肺部炎症及病情进展，俯卧位后氧合及顺应性可能无明显改善，应避免过早判断患者对俯卧位无反应。有学者认为病程后期肺组织纤维化，俯卧位效果差[3]。因此，需要评估俯卧位有效性的方法。如不进行评估，有时俯卧位是无效的，此时如仍继续实施，将增加医务人员的工作量和并发症发生的可能性。如何制定个体化俯卧位持续时间和频率，值得未来探索。

（四）PEEP 设定

确定最佳 PEEP 水平需考虑多个因素，包括提供充分的气体交换、保持肺开放（防止塌陷）、减少肺部周期性开放和塌陷引起的剪切伤、避免肺泡过度膨胀及不损害血流动力学。俯卧位可影响呼吸力学，不同体位对最佳 PEEP 产生不同的影响；另外肺部病变程度（可复张性）、体重指数、胸壁顺应性等亦会影响患者的最佳 PEEP。因此，应该个体化设置 PEEP 水平。临床常用的滴定 PEEP 的方法包括最佳氧合法、最佳顺应性法、食管压监测、EIT 等，但目前仍未确定哪种方法是最优选择。

EIT 是一种床边成像技术，可实时动态识别肺阻抗的变化，肺阻抗和肺容积相关，可通过 PEEP 调节过程中肺局部顺应性的变化或联合肺均一性参数的方法确定最佳 PEEP，近年来被越来越多地用于 PEEP 的设置。研究显示 EIT 滴定的 PEEP 和其他方法相比有一定的差异[12, 13]，EIT 滴定的 PEEP 有降低机械功[14]和病死率[15]的潜力，但目前临床证据有限，有待随机对照试验结果验证。

（五）呼吸驱动的管理

呼吸驱动是指呼吸中枢发出的冲动，膈肌电活动可作为反映呼吸驱动的指标。然而，膈肌电活动参考值不明确，存在个体差异，而且无法评估辅助呼吸肌的电活动。此外，膈肌电活动监测需要有创操作，涉及特殊设备，因此其临床应用受限。临床多监测呼吸努力以代表呼吸驱动。呼吸努力监测金标准为食管压监测，但需放置食管导管，V-V ECMO 时多为全身抗凝，有创操作会增加出血风险。相比之下，吸气、呼气阻断试验测压及膈肌超声评估更适用于 V-V ECMO 支持患者。呼吸驱动过强可导致呼吸机相关性肺损伤、患者自发性肺损伤、膈肌损伤及血流动力学障碍。因此，对于 V-V ECMO 支持患者，在俯卧位期间往往采取深镇静甚至肌松措施，以降低呼吸驱动过强的风险，同时避免导管的移位或故障。然而，呼吸驱动过弱可能导致膈肌废用性萎缩、人机不同步及脱机拔管困难等问题。近年来，提出肺和膈肌保护性通气的新概念，旨在避免呼吸驱动过强，在达到肺保护性通气的同时维持适当的呼吸驱动，保持膈肌的功能。

V-V ECMO 能够有效纠正低氧和高碳酸血症，被证明可降低呼吸驱动[16]。然而，呼吸驱动受多种因素的影响，包括炎症、机械刺激、化学刺激、情绪等，这些因素均可通过刺激机体的感受器影响呼吸驱动。因此，尽管接受 V-V ECMO 治疗，部分患者仍可能表现出较强的呼吸驱动。俯卧位可降低胸壁顺应性、改善氧合并促进肺复张，亦可降低呼吸驱动。镇痛、镇静可降低呼吸驱动，但需注意镇静深度与呼吸驱动并不完全一致。另外，吸气压力和 PEEP 也可调节呼吸驱动，在考虑加深镇静时应首先考虑优化呼吸机参数。

四、小结和展望

俯卧位具备改善 V-V ECMO 患者氧合、呼吸力学、血流动力学的潜能，目前已广泛应用于 V-V ECMO 支持的重度 ARDS 患者。但在缺乏充分随机对照试验的情况下，很难确定 V-V ECMO 期间俯卧位是否能改善以患者为中心的结局。如何个体化实施俯卧位，仍需在适应证、时机、持续时间、频率、呼吸机设置、呼吸驱动的管理等方面，进一步研究和探索。

参 考 文 献

[1] Wang Y，Zhong M，Dong M，et al. Prone positioning improves ventilation-perfusion matching assessed by electrical impedance tomography in patients with ARDS：a prospective physiological study. Critical Care，2022，26（1）：154.

[2] Franchineau G，Bréchot N，Hekimian G，et al. Prone positioning monitored by electrical impedance tomography in patients with severe acute respiratory distress syndrome on veno-venous ECMO. Ann Intensive Care，2020，10（1）：12.

[3] Giani M，Rezoagli E，Guervilly C，et al. Timing of prone positioning during venovenous extracorporeal membrane oxygenation for acute respiratory distress syndrome. Crit Care Med，2023，51（1）：25-35.

[4] Russ M，Steiner E，Boemke W，et al. Extracorporeal membrane oxygenation blood flow and blood recirculation compromise thermodilution-based measurements of cardiac output. ASAIO J，2022，68（5）：721-729.

[5] Papazian L，Schmidt M，Hajage D，et al. Effect of prone positioning on survival in adult patients receiving venovenous extracorporeal membrane oxygenation for acute respiratory distress syndrome：a systematic review and meta-analysis. Intensive Care Med，2022，48（3）：270-280.

[6] Massart N，Guervilly C，Mansour A，et al. Impact of prone position in COVID-19 patients on extracorporeal membrane oxygenation. Crit Care Med，2023，51（1）：36-46.

[7] Schmidt M，Hajage D，Lebreton G，et al. Prone positioning during extracorporeal membrane oxygenation in patients with severe ARDS：the pronecmo randomized clinical trial. JAMA，2023，1：e2324491.

[8] Poon WH，Ramanathan K，Ling RR，et al. Prone positioning during venovenous extracorporeal membrane oxygenation for acute respiratory distress syndrome：a systematic review and meta-analysis. Crit Care，2021，25（1）：292.

[9] Rilinger J，Zotzmann V，Bemtgen X，et al. Prone positioning in severe ARDS requiring extracorporeal membrane oxygenation. Crit Care，2020，24（1）：397.

[10] Zhang H，Liu Z，Shu H，et al. Prone positioning in ARDS patients supported with VV-ECMO，what we should explore? J Intensive Care，2022，10（1）：46.

[11] Walter T，Zucman N，Mullaert J，et al. Extended prone positioning duration for COVID-19-related ARDS：benefits and detriments. Crit Care，2022，26（1）：208.

[12] Somhorst P，van der Zee P，Endeman H，et al. PEEP-FiO$_2$ table versus EIT to titrate PEEP in mechanically ventilated patients with COVID-19-related ARDS. Crit Care，2022，26（1）：272.

[13] Jonkman AH，Alcala GC，Pavlovsky B，et al. Lung recruitment assessed by electrical impedance tomography（RECRUIT）：a multicenter study of COVID-19 ARDS. Am J Respir Crit Care Med，2023，208（1）：25-38.

[14] Jimenez JV，Munroe E，Weirauch AJ，et al. Electric impedance tomography-guided PEEP titration reduces mechanical power in ARDS：a randomized crossover pilot trial. Crit Care，2023，27（1）：21.

[15] He H，Chi Y，Yang Y，et al. Early individualized positive end-expiratory pressure guided by electrical impedance tomography in acute respiratory distress syndrome：a randomized controlled clinical trial. Crit Care，2021，25（1）：230.

[16] Dianti J，Fard S，Wong J，et al. Strategies for lung- and diaphragm-protective ventilation in acute hypoxemic respiratory failure：a physiological trial. Crit Care，2022，26（1）：259.

第三节　避免 V-V ECMO 运行后 CO_2 下降过快有助于减少神经系统并发症

南京医科大学第一附属医院　刘　云

近年来，V-V ECMO 已成为急性呼吸窘迫综合征（ARDS）规范化治疗中重要而有效的治疗手段之一[1]。在 ECMO 支持期间，神经系统并发症不容小觑。近期一项荟萃分析[2]显示，神经系统并发症是 V-V ECMO 患者第三大死亡原因，仅次于多器官功能衰竭和脓毒症，占比 15%，并且出现神经系统并发症的患者死亡风险比无神经系统并发症患者增加 1 倍多。最近的一项多中心前瞻性观察性研究[3]显示，V-V ECMO 期间神经系统最常见的并发症是卒中，发病率约 7.2%，ECMO 运行前后 48h CO_2 的下降过快（相对变化率-26%）是卒中的独立危险因素。本节主要讨论 V-V ECMO 运行后 CO_2 下降过快与神经系统并发症之间的关系及可能的机制，避免 V-V ECMO 运行后 CO_2 下降过快的可行性方法及相关临床证据，以及实施中仍值得探索的问题。

一、V-V ECMO 运行后 CO_2 下降过快与神经系统并发症

（一）增加神经系统并发症的风险

在使用 V-V ECMO 治疗高碳酸血症患者时，应密切注意 $PaCO_2$ 的矫正率。早在 2016 年，一项针对成人的单中心回顾性研究[4]提示，在 ECMO 开始前后 2h $PaCO_2$ 的快速下降（<-27mmHg）与脑出血独立相关，而与年龄、合并症及凝血异常无关。随后，Cavayas 等[5]根据体外生命支持组织（ELSO）注册中心的数据进行了一项国际多中心回顾性队列研究，纳入了 11 972 例因呼吸衰竭而接受 ECMO 治疗的患者，其中 88% 使用 V-V ECMO，观察神经系统并发症包括癫痫发作、缺血性卒中、颅内出血或脑死亡的发生率，计算 ECMO 开始前后 24h 内 $PaCO_2$ 下降率，结果发现 $PaCO_2$ 相对降低 >50% 与神经系统并发症独立相关。今年的一项多中心前瞻性观察性研究[3]，纳入了 53 个国家 380 个机构的 595 名因 COVID-19 行 V-V ECMO 的患者，结果发现卒中发生率在 7.2%，其中 83.7% 为脑出血。卒中组 ECMO 启动前后 48h $PaCO_2$ 下降率为 26%，明显高于非卒中组的 17%。这些研究结果均提示在 ECMO 运行初始阶段密切监测和关注 $PaCO_2$ 剧烈变化的重要性。

（二）CO_2 下降过快对脑血流的影响

脑血流量（CBF）取决于颅内小动脉的直径，随着血管舒张而增大，反之，随着血管收缩而减小。由于大脑血管张力对 $PaCO_2$ 的变化高度敏感。高碳酸血症会导致血管扩张，从而增加 CBF，进而导致高灌注和脑水肿，当 $PaCO_2$ 升高到 80mmHg 时，血管舒张会将 CBF 提高 100%～200%。低碳酸血症会导致碱中毒和血管收缩。$PaCO_2$ 的降低会导致剂量依赖性血管收缩，导致 CBF 的下降，$PaCO_2$ 每下降 1mmHg，CBF 下降高达 3%，这可能会直接影响脑灌注，导致脑缺血。

此外，高碳酸血症等全身血管舒张刺激可能会导致"窃血"现象，即血管舒张储备较少的区域血流灌注不足，导致局部缺血。对于有缺血半暗带的卒中患者，过度通气可以诱导从健康区域窃血。缓解高碳酸血症还有助于恢复 CBF 的自主调节功能[6]。

呼吸衰竭患者持续数小时高碳酸血症后，脑脊液（cerebrospinal fluid，CSF）碳酸氢盐浓度增加，在 24h 内达到最大值，并部分代偿了 CSF 的 pH 下降。ECMO 运行初始阶段可能出现 $PaCO_2$ 快速纠正至正常范围，类似正常患者出现低碳酸血症，发生血管周围碱中毒，导致血管收缩，从而减少 CBF。长时间处于高碳酸血症的患者，似乎对大幅 CO_2 变化的有害影响更为敏感。

（三）CO_2 下降过快对脑氧代谢的影响

大脑耗氧量高，每 100g 脑组织每分钟约消耗 3.5ml 氧，相当于整个人体耗氧量的 20%。这种高代谢需求需要对 CBF 加以调控，以避免脑缺血情况的发生。低碳酸血症最危险的副作用就是大脑氧供的下降。因为强力的缩血管作用，低碳酸血症会减少 CBF 致缺血，导致继发性脑损伤。血管收缩会加重蛛网膜下腔出血的血管痉挛。缺血性卒中时，持续性血管收缩会扩大缺血灶。低碳酸血症对大脑小动脉的反应性是暂时的，一旦低碳酸血症快速停止，脑组织内的氢离子快速累积，会导致反弹性充血和颅内高压。

低碳酸血症还会增加血红蛋白对氧气的亲和力，进一步影响氧气输送。低 $PaCO_2$ 还能诱导兴奋性氨基酸释放，提高神经元的兴奋性，从而引发癫痫发作或延长癫痫发作，这会增加中枢神经系统的代谢率，增加葡萄糖和氧气消耗。同样，CO_2 水平轻度升高会抑制大脑皮质的活性；但是，当 $PaCO_2$ 升高超过 25%～30%时，会刺激下丘脑中枢，引起儿茶酚胺释放、神经元兴奋、癫痫和代谢需求增加[7]。因此，无论低碳酸血症还是中重度高碳酸血症均可导致氧供减少和氧耗增加，并可能增加脑组织缺血再灌注损伤。

Kredel 等[7]在 V-V ECMO 患者中利用近红外光谱技术（near-infrared spectroscopy，NIRS）测量局部组织氧饱和度（regional tissue oxygen saturation，rSO_2），结果发现在 11 例非低氧血症患者（动脉血氧饱和度≥90%）中，脑 rSO_2 降低的风险与 $PaCO_2$ 降低显著相关，这种下降在动脉氧合正常和实际碳酸氢盐含量高的患者中更为明显。

二、避免 V-V ECMO 运行后 CO_2 下降过快的实施策略

（一）每分通气量和气流量的双滴定法

目前建议启动 V-V ECMO 后，将冲刷气流量（sweep gas flow，SGF）设置为 2L/min，并频繁滴定以确保缓慢、可控地调节 $PaCO_2$ 和 pH[8]。但迄今为止，尚无具体的调控方案。因此，Masi 等[9]提出了 V-V ECMO 启动后双滴定 SGF 与每分通气量（minute ventilation，MV）的具体方案，并在 51 例患者的单中心、回顾性研究中证实了方案的可行性与有效性。结果显示双滴定方案组与常规护理组相比，V-V ECMO 运行 12h 内 $PaCO_2$ 初始变化更小（7% *vs.* 29%，*P*=0.04），方案组较少发生颅内出血（4% *vs.* 25%，*P*=0.04）。

双滴定方案组允许在 V-V ECMO 运行 10h 内切换到肺超保护性通气。分别在 ECMO 运行 1h 滴定一次，此后每 2h 滴定一次，直至切换到肺超保护性通气后停止滴定方案。具

体滴定步骤：ECMO 运行后，初始 SGF 设置为 1L/min，通过调整 ECMO 血流量，使 SpO_2 达到治疗目标的 92%～96%，呼吸机设置为容量控制通气模式，如果最初 PEEP>12cmH$_2$O，则设置 PEEP 为 12cmH$_2$O，其余设置保持不变。然后，以 1.5L/min 降低每分通气量，使平台压≤24cmH$_2$O，而后将呼吸频率降至 20 次/分或更少，如果此时 $PaCO_2$ 在 35～60mmHg，则上调 SGF 1L/min，如果 $PaCO_2$>60mmHg，则上调 SGF 2L/min，如果 $PaCO_2$<35mmHg，则 SGF 保持不变。

当达到肺超保护性通气目标（平台压≤24cmH$_2$O，PEEP≤12cmH$_2$O，呼吸频率≤20/min）时，将呼吸机模式更改为 BiPAP/APRV，在此模式下，最初设置 12cmH$_2$O 的低压和 24cmH$_2$O 的高压。每次调整每分通气量或 SGF 后均需进行动脉血气分析以测定 $PaCO_2$ 水平，要求在调整参数至少 15min 后测定动脉血气。

（二）呼气末 CO_2 监测法

由于现代 ECMO 氧合器在清除 CO_2 方面非常高效，而很多呼吸衰竭患者在 ECMO 前处于高碳酸血症状态，因此如何避免 V-V ECMO 运行后 CO_2 的显著下降是具有挑战性的。Giani 等[10]在纳入 36 例患者的回顾性队列研究中，评估了呼气末 CO_2（end-tidal CO_2，EtCO$_2$）监测在早期 CO_2 调控中的作用。他们在 ECMO 运行且血流量达标后，通过逐步下调每分通气量（从 10.8L/min 降至 2.9L/min）及以每次 0.5L/min 的速度逐步增加 SGF（初始设定在 2～3L/min），以维持 ECMO 运行 20min 内相对稳定的 EtCO$_2$ 水平。尽管 EtCO$_2$ 水平没有变化，但 $PaCO_2$ 在 ECMO 运行前后出现轻度下降，绝对值下降 10mmHg，相对下降了 18%。他们分析这种不一致可能有三个原因：①ECMO 运行前平均呼吸频率在 30 次/分以上，对应的呼气时间在 1.5s 以下，没有达到稳定的肺泡平台压，因此测得的 EtCO$_2$ 低估了实际的数值，推荐做呼气末屏气试验以测量 ECMO 运行前真正的 EtCO$_2$。②肺泡无效腔的个体差异。③存在一定范围的检验误差。总体来说，相较文献[5, 11]报道的 CO_2 变化范围，绝对值下降 18～25mmHg，相对值下降>50%，该研究中 ECMO 运行前后 CO_2 变化是相对较小的，并且这些患者也没有出现神经系统并发症，提示 EtCO$_2$ 监测在 ECMO 调控 CO_2 水平方面具有一定的临床应用价值。

三、小结和展望

在因呼吸衰竭而接受 V-V ECMO 治疗的患者中，ECMO 运行后 $PaCO_2$ 下降过快与神经系统并发症（包括癫痫、卒中、颅内出血和脑死亡）发生率增加独立相关。这一发现对 ECMO 支持的呼吸衰竭患者的管理具有重要意义。

目前有一些小样本、回顾性研究探讨了 ECMO 运行后避免 CO_2 过快纠正的可行性方法。未来还需要前瞻性、多中心研究提供更多的数据，来明确避免神经系统并发症的最佳 $PaCO_2$ 矫正幅度和策略。此外，ECMO 运行后 $PaCO_2$ 变化的总趋势（如是缓慢稳定下降，还是稳定后快速下降，甚至是再升高后的大幅度下降），能否预测神经系统并发症的发生还有待进一步研究。

参 考 文 献

[1] Battaglini D，Sottano M，Ball L，et al. Ten golden rules for individualized mechanical ventilation in acute respiratory distress syndrome. J Intensive Med，2021，1（1）：42-51.

[2] Li CMF，Deng XD，Ma YF，et al. Neurologic complications of patients with COVID-19 requiring extracorporeal membrane oxygenation：a systematic review and meta-analysis. Crit Care Explor，2023，5（4）：e0887.

[3] Zaaqoq AM，Griffee MJ，Kelly TL，et al. Cerebrovascular complications of COVID-19 on venovenous extracorporeal membrane oxygenation. Crit Care Med，2023，51（8）：1043-1053.

[4] Luyt CE，Bréchot N，Demondion P，et al. Brain injury during venovenous extracorporeal membrane oxygenation. Intensive Care Med，2016，42（5）：897-907.

[5] Cavayas YA，Munshi L，Sorbo LD，et al. The early change in $PaCO_2$ after extracorporeal membrane oxygenation initiation is associated with neurological complications. Am J Respir Crit Care Med，2020，201（12）：1525-1535.

[6] Godoy DA，Rovegno M，Lazaridis C，et al. The effects of arterial CO_2 on the injured brain：Two faces of the same coin. J Crit Care，2021，61：207-215.

[7] Kredel M，Lubnow M，Westermaier T，et al. Cerebral tissue oxygenation during the initiation of venovenous ECMO. ASAIO J，2014，60（6）：694-700.

[8] Tonna JE，Abrams D，Brodie D，et al. Management of adult patients supported with venovenous extracorporeal membrane oxygenation（VV-ECMO）：guideline from the extracorporeal life support organization（ELSO）. ASAIO J，2021，67（6）：601-610.

[9] Masi P，Bagate F，Tuffet S，et al. Dual titration of minute ventilation and sweep gas flow to control carbon dioxide variations in patients on venovenous extracorporeal membrane oxygenation. Annals of Intensive Care，2023，13（1）：45-53.

[10] Giani M，Lucchini A，Magni G，et al. How to avoid rapid carbon dioxide changes at the start of veno-venous extracorporeal membrane oxygenation Role of end-tidal CO_2 monitoring. Perfusion，2023，38（4）：684-688.

[11] Bembea MM，Lee R，Masten D，et al. Magnitude of arterial carbon dioxide change at initiation of extracorporeal membrane oxygenation support is associated with survival. J Extra Corpor Technol，2013，45（1）：26-32.

第四节　尽早拔除 V-V ECMO 患者气管导管的临床决策

浙江大学医学院附属第二医院　张根生

静脉-静脉体外膜氧合（V-V ECMO）作为一种体外生命支持策略，通常是常规呼吸支持技术无效时严重呼吸衰竭患者的挽救性治疗手段。近些年，尤其在 COVID-19 疫情期间，V-V ECMO 被大量应用于 COVID-19 危重患者并取得很好的临床疗效，促进其广泛应用和推广。随着临床管理理念和治疗水平的提升，以及治疗时机的前移，许多 ECMO 患者在治疗过程中可以不使用机械通气或拔除气管导管并撤离机械通气，保持清醒，即所谓的"清醒 ECMO"。清醒 ECMO 是指 ECMO 应用于没有气管插管和机械通气、意识清醒并保持自主呼吸的患者[1]。尽早拔除气管导管行清醒 V-V ECMO 存在许多优势，也具有非常大的潜在临床应用价值，但在实际应用时也面临较多的临床挑战。针对 V-V ECMO 患者，如何制定和实施尽早拔除气管导管的临床决策显得格外重要，为此进行以下综述。

一、尽早拔除 V-V ECMO 患者气管导管的优势

1. 减少呼吸机相关性肺炎　呼吸机相关性肺炎是机械通气患者最常见的医院感染，会显著延长机械通气时间、ICU 住院时间和总住院时间，甚至增加病死率。尽早拔除气管导管，可以保持气道天然屏障，显著减少呼吸机相关性肺炎的发生，尤其是对于免疫缺陷患者。近期，甚至有研究发现未曾气管插管的清醒 V-V ECMO 患者可以做到在出院前不继发肺部感染[2]。

2. 减少呼吸机相关性肺损伤　尽早拔除气管导管，撤离正压通气，能够避免后期呼吸机相关性肺损伤的发生，且无人机不同步问题。呼吸机相关性肺损伤与呼吸机相关性肺炎均会大大降低 ECMO 的成功率，也是 ECMO 的重要预后因素[3]。在 ECMO 患者机械通气管理中，需最大程度减少或避免呼吸机相关性肺损伤的发生，同时促进塌陷肺泡的复张。近年已有证据表明，V-V ECMO 治疗期间拔除气管导管，实施清醒 V-V ECMO 有助于改善气胸，预防呼吸机相关性肺损伤的发生[4, 5]。

3. 保留自主呼吸　尽早拔除气管导管行清醒 ECMO 可以保留患者自主呼吸，锻炼呼吸肌尤其是膈肌的收缩功能，减少呼吸机相关膈肌功能障碍的发生发展。同时，膈肌的运动，可以促使血运较佳的重力依赖区优先进行通气，更加符合生理特性；自主呼吸时胸腔内的负压，有利于体循环的静脉血回流，维持良好的心输出量，从而改善通气血流比例。

4. 减少镇痛镇静和谵妄　尽早拔除气管导管，撤离机械通气，可减少镇痛镇静药物的使用，进而保留患者的自主呼吸和咳嗽咳痰能力，有利于进行痰液引流，避免痰液堵塞甚至肺不张的发生。此外，长期使用镇静药物是谵妄发生的重要因素之一，减少镇静药物的使用有助于避免谵妄的发生。谵妄与患者的机械通气时间、ICU 住院时间、总住院时间、病死率及治疗费用密切相关，可导致出院后长期存在的认知功能障碍。因此，减少谵妄的发生可改善患者预后。

5. 有利于患者康复锻炼　危重症患者易继发 ICU 获得性肌无力，进而延长患者机械通气时间、住院时间，增加治疗费用，严重影响患者的预后。尽早拔除气管导管，减少镇静，保持患者清醒，可进行早期康复锻炼与物理治疗，减少肌无力的发生。早期康复锻炼有助于降低危重患者的死亡率。

6. 避免气管切开　既往 ARDS 患者行 ECMO 治疗后，鉴于早期切开相对晚期切开具有更好的短期结局，往往为促进尽早撤机而行气管切开术。尽早拔除气管插管行清醒 ECMO 则可避免部分患者气管切开，有利于患者后期更早出院[6]。

7. 有利于改善沟通　患者保持清醒有助于和家属及医护人员正常沟通，可以及时准确地反映自身的症状和需求，患者能维持更好的心理状态及情绪，有利于康复。

此前一项关于清醒 ECMO 的大型研究表明，尽早成功拔除气管导管行清醒 ECMO 可缩短 ICU 住院时间、提高生存率，拔管失败也没有明显增加 ECMO 置管时间和 ECMO 其

他相关并发症[7]，从中可以看到清醒 ECMO 可能带来的巨大潜在获益。

二、尽早拔除 V-V ECMO 患者气管导管的弊端

1. 痰液引流不畅 伴有严重肺炎的呼吸衰竭患者行清醒 ECMO，往往有大量的痰液分泌物，部分患者可能存在排痰不畅，尤其是痰液黏稠、咳嗽咳痰能力差者，此时容易出现痰液堵塞，引起肺不张、肺实变，加重低氧血症，需重新行气管插管进行有效排痰，保持气道通畅。

2. 过强自主呼吸的危害 部分 ARDS 患者或因某些因素出现过强的自主呼吸，随之产生过高的跨肺压，导致自主呼吸相关性肺损伤的发生[8]；过强的自主呼吸努力还会增加呼吸肌的做功，增加氧耗，导致低氧血症进一步恶化。此时，若 ECMO 的呼吸支持不能满足患者的氧耗需求，可能仍需重新气管插管行机械通气治疗。

3. 患者不适、疼痛、焦虑和躁动 因携带包括 ECMO 导管在内的多种侵入性管路，以及各种侵入性操作、物理康复治疗、ICU 嘈杂的环境等因素，患者常会出现身体上的疼痛与不适和心理上的焦虑，清醒 ECMO 患者可能需要一定的镇痛药与抗焦虑治疗，甚至可能需心理康复介入。在这些因素的作用下，患者可能会出现明显的躁动而不配合，在此情况下可能不得不加深镇静，重新行气管插管[2]。

4. ECMO 管路脱位的风险 清醒 ECMO 患者可在病床自主活动，易导致管路脱位，甚至因出现谵妄擅自拔除侵入性管路，引起出血、感染等风险，故需严密监控，对患者做好指导。

5. 其他 如出现 ECMO 紧急故障且无法短时间内解决，可能会导致患者低氧血症恶化而需要再次行气管插管。患者的自主活动可能引起 ECMO 流量不稳定，从而导致血流动力学和氧合的不稳定。其他如鼻出血、氧合器血栓、感染等 ECMO 并发症的发生或需要实施计划外的手术而导致再次行气管插管[2, 6]。此外，因无有创机械通气，故无法得到精准的呼吸力学参数，给呼吸功能评估带来一定困难。

三、拔除 V-V ECMO 患者气管导管的时机

清醒 V-V ECMO 常被应用于肺移植前的过渡阶段治疗和慢性阻塞性肺疾病（COPD）急性加重患者；其应用于 ARDS 的研究数据相对较少，失败率也更高，这可能是因为 ARDS 患者具有更复杂的呼吸力学、更强的呼吸努力、更差的氧合和更严重的器官功能障碍[1]。

早在 2012 年，清醒 ECMO 就被作为过渡阶段支持应用于肺移植前的终末期肺病患者[9]。相比传统机械通气，回顾性分析发现清醒 ECMO 组患者术后机械通气时间和住院时间更短，术后 6 个月的生存率也明显更高。终末期肺病患者在病情恶化前通常只有单一器官功能障碍，适宜尽早拔除气管导管或直接行清醒 ECMO 治疗，从而避免继发肺部感染，保证术前康复锻炼顺利进行，增加移植成功率。

COPD 急性加重的典型表现为低氧血症和二氧化碳潴留。ECMO 除了可显著改善低氧血症外，$ECCO_2R$ 技术可体外清除二氧化碳，改善 COPD 患者二氧化碳潴留，从而减轻呼

吸系统的负荷，缓解呼吸肌疲劳，进而减少患者气管插管或促进尽早拔除气管插管。该呼吸支持策略有着潜在的前景，在气道分泌物明显减少或确保痰液引流通畅的情况下，可尝试尽早拔除气管导管行清醒 V-V ECMO 治疗以替代机械通气，减少其相关并发症。

在全球 COVID-19 疫情期间，V-V ECMO 在 ARDS 患者中大量应用（包括部分实施早期拔除气管导管的清醒 V-V ECMO 病例）。在 COVID-19 疫情早期，我国学者报道了 1 例 COVID-19 相关 ARDS 患者在机械通气失败后行 V-V ECMO 挽救治疗，后续拔除气管导管继以清醒 ECMO 支持，最终成功撤离 ECMO 并出院[10]。Al-Mumin 等[11]进行了一项关于 5 例 COVID-19 相关 ARDS 患者行 V-V ECMO 治疗的前瞻性观察性研究，这些患者在早期拔除了气管导管，并撤离机械通气以行清醒 V-V ECMO，同时进行早期活动锻炼，最终这 5 例患者均未再行插管或气管切开，并均成功撤离 ECMO 而存活出院。Gurnani 等[6]研究报道了 62 例 COVID-19 或非 COVID-19 患者拔除气管导管行清醒 V-V ECMO 的经验，虽有 23 名患者再行插管，但出院时存活率为 85.5%，远高于以往的报道和 ELSO 的数据。在此之前，清醒 ECMO 还被应用于卡氏肺孢子菌肺炎引起的 ARDS 患者[12]，研究表明，行清醒 ECMO 的患者相比传统应用机械通气和 ECMO 的患者具有更高的生存率，这可能与行清醒 V-V ECMO 避免免疫缺陷患者气管插管带来的呼吸机相关性肺炎有关。尽管如此，也有研究发现清醒 V-V ECMO 启动后再插管的患者整体生存率更低，甚至低于接受传统有创机械通气联合 V-V ECMO 的患者[13]。另外，相比肺移植和 COPD 患者，ARDS 患者行清醒 V-V ECMO 治疗的再插管率明显更高[1, 13]。因此，把握 V-V ECMO 患者尽早拔除气管导管的时机是关键。

对于满足以下条件的患者，可以考虑尽早拔除气管导管行清醒 V-V ECMO 治疗[4, 6, 12]：原发病得到了一定的控制；意识清醒，能配合；咳嗽、吞咽等气道保护能力强，气道内分泌物少，清醒状态下 $SpO_2 > 85\%$，无严重二氧化碳潴留；血流动力学稳定，无明显心律失常，乳酸 $\leqslant 2mmol/L$；ECMO 流量稳定，无须液体复苏，再循环量小；辅助通气参数，驱动压 $\leqslant 15cmH_2O$，$PEEP \leqslant 10cmH_2O$，$FiO_2 \leqslant 0.4$，$VT \leqslant 6ml/kg$；有呼吸机相关性肺炎的高危风险或怀疑有呼吸机相关性肺炎可能，如免疫抑制患者；出现气压伤或具有气压伤的高危风险（如影像学发现肺泡气囊、肺大疱）；无严重并发症（大出血、血栓等）发生的倾向等。

此外，也有研究发现 BMI 小、APACHE Ⅱ评分低、ECMO 置管前 ICU 住院时间和机械通气时间短的患者，行清醒 V-V ECMO 的成功率更高[7, 11, 13]。目前尚无法确定哪些因素决定了 V-V ECMO 患者可成功拔除气管导管，故还需更多的研究数据支持。

四、尽早拔除 V-V ECMO 患者气管导管的挑战

虽然 V-V ECMO 治疗可以改善氧合，缓解呼吸窘迫，清除 CO_2，但拔除气管导管后的清醒 V-V ECMO 主要局限性为无法监测呼吸力学和有效控制过强自主呼吸造成跨肺压增高导致的肺损伤[14]。缺乏潮气量、气道压等呼吸力学指标就难以估计呼吸驱动、跨肺压及肺顺应性，而只能通过临床症状和体征去评估。过强的自主呼吸驱动是 ARDS 患者的主要表现之一，也是清醒 ECMO 失败的主要原因之一[1]。大多数 ARDS 患者在去除 CO_2 潴留后仍

不足以缓解过强的自主呼吸驱动,尽管 ECMO 治疗使得 $PaCO_2$ 恢复正常,但增加呼吸驱动的其他因素,如肺和全身炎症并未消除,导致呼吸驱动并不能缓解。为了减少呼吸努力会使用阿片类和苯二氮䓬类药物行镇痛镇静治疗,但这可能会导致谵妄。如果患者的呼吸努力仍不能缓解,发生肺损伤的风险会明显增加,此时不得不考虑重新行气管插管并给予深镇静。此外,过强的呼吸努力和咳嗽造成胸膜腔压力大幅波动,导致股静脉 ECMO 插管血流中断和频繁低氧血症。低氧血症也是清醒 V-V ECMO 失败的原因之一。Assanang kornchai 等[14]报道了 COVID-19 患者在行清醒 ECMO 时,有 4/7 的患者因低氧血症和谵妄恶化导致分泌物清除障碍而需要行气管插管,虽然生存率相较于传统机械通气并 ECMO 支持的患者并无下降。

五、小结和展望

综上所述,尽早拔除气管导管行清醒 V-V ECMO 治疗,可以减少镇痛镇静治疗,保留自主呼吸,减少呼吸机相关并发症,缩短 ICU 住院时间,提高生存率,具有较多的优势与获益,因此该呼吸支持策略是安全可行的;但清醒 V-V ECMO 也有诸多弊端,带来不同于传统机械通气联合 ECMO 的挑战,如果不能合理处置,必将导致该呼吸支持策略失败。如何选择合适的适应证及恰当的拔管时机等仍有待更多的研究探索,尤其针对严重 ARDS 患者,需要充分评估并权衡其获益与风险,从而提高患者生存率。总之,尽早拔除气管导管行清醒 V-V ECMO 安全可行,但也存在风险挑战;充分认识其优势和弊端,正确掌握尽早拔除气管导管的时机,做出合理的临床决策至关重要,值得进一步研究。

参 考 文 献

[1] Crotti S, Bottino N, Spinelli E. Spontaneous breathing during veno-venous extracorporeal membrane oxygenation. J Thorac Dis, 2018, 10 (Suppl 5): S661-S669.

[2] Galante O, Hasidim A, Almog Y, et al. Extracorporal membrane oxygenation in nonintubated patients (awake ECMO) with COVID-19 adult respiratory distress syndrome: the Israeli experience. ASAIO J, 2023, 69 (8): e363-e367.

[3] Gattinoni L, Tonetti T, Quintel M. How best to set the ventilator on extracorporeal membrane lung oxygenation. Curr Opin Crit Care, 2017, 23 (1): 66-72.

[4] Costa J, Dirnberger DR, Froehlich CD, et al. Awake neonatal extracorporeal membrane oxygenation. ASAIO J, 2020, 66 (5): e70-e73.

[5] Paternoster G, Bertini P, Belletti A, et al. Venovenous extracorporeal membrane oxygenation in awake non-intubated patients with COVID-19 ARDS at high risk for barotrauma. J Cardiothorac Vasc Anesth, 2022, 36 (8): 2975-2982.

[6] Gurnani PK, Michalak LA, Tabachnick D, et al. Outcomes of extubated COVID and non-COVID patients receiving awake venovenous extracorporeal membrane oxygenation. ASAIO J, 2022, 68 (4): 478-485.

[7] Massart N, Mansour A, Flecher E, et al. Clinical benefit of extubation in patients on venoarterial extracorporeal membrane oxygenation. Crit Care Med, 2022, 50 (5): 760-769.

[8] Al-Fares AA, Ferguson ND, Ma J, et al. Achieving safe liberation during weaning from VV-ECMO in

patients with severe ARDS: the role of tidal volume and inspiratory effort. Chest, 2021, 160（5）: 1704-1713.

[9] Fuehner T, Kuehn C, Hadem J, et al. Extracorporeal membrane oxygenation in awake patients as bridge to lung transplantation. Am J Respir Crit Care Med, 2012, 185（7）: 763-768.

[10] Li T, Yin PF, Li A, et al. Acute respiratory distress syndrome treated with awake extracorporeal membrane oxygenation in a patient with COVID-19 pneumonia. J Cardiothorac Vasc Anesth, 2021, 35（8）: 2467-2470.

[11] Al-Mumin A, Tarakemeh H, Buabbas S, et al. Liberation from mechanical ventilation before decannulation from venovenous extracorporeal life support in severe COVID-19 acute respiratory distress syndrome. ASAIO J, 2023, 69（3）: 261-266.

[12] Stahl K, Seeliger B, Hoeper MM, et al. "Better be awake"—a role for awake extracorporeal membrane oxygenation in acute respiratory distress syndrome due to Pneumocystis pneumonia. Crit Care, 2019, 23（1）: 418.

[13] Mang S, Reyher C, Mutlak H, et al. Awake extracorporeal membrane oxygenation for COVID-19-induced acute respiratory distress syndrome. Am J Respir Crit Care Med, 2022, 205（7）: 847-851.

[14] Assanangkornchai N, Slobod D, Qutob R, et al. Awake venovenous extracorporeal membrane oxygenation for coronavirus disease 2019 acute respiratory failure. Crit Care Explor, 2021, 3（7）: e0489.

第五节　ECMO 患者气管切开的临床决策

中国科学技术大学附属第一医院　范晓钦

气管切开术是建立有效人工气道、保持气道通畅的策略，是救治危重症患者的重要举措，是对需要长时间机械通气患者常用的手术，对插管患者进行气管切开术可降低其气道阻力、呼吸努力和镇静需求，同时还可改善患者的舒适度和活动性。在一般重症监护人群中，文献支持对预计需要长时间机械通气的特定患者进行早期气管切开术。气管切开术与死亡率降低和 ICU 住院时间缩短有关，但亦可一定程度上削弱气道的防御功能，可能导致相关并发症的发生。

体外膜氧合（ECMO）是治疗难治的心力衰竭或呼吸衰竭危重症患者的重要措施。接受 ECMO 治疗的患者可能需要长时间机械通气，这些患者常常需进行气管切开术。ECMO 使用的中位时间为 4～11 天，ECMO 支持期间通常需要持续的机械通气，国外报道 18%～51% 的 ECMO 患者接受了气管切开术[1, 2]。

一、ECMO 患者是否可以从气管切开术中获益

ECMO 患者中气管切开术的使用增加可能是由于机械通气时间和 ICU 住院时间的延长、气道分泌物管理的需求、减少镇静以促进自主呼吸和膈肌活动的需求，以及提高患者的舒适度、方便患者沟通、参与早期康复锻炼和早期经口营养支持。

一项针对接受 ECMO 支持的 ARDS 患者气管切开术管理的国际多中心回顾性研究，提出了 ECMO 支持期间关于气管切开的不同意见[3]。研究发现 ECMO 支持期间的气管切开术既不与镇痛和镇静水平的降低有关，也不与意识水平的提高有关，镇痛镇静药物的使用剂

量及 RASS 评分在气管切开术后 72h 内没有明显变化。可能原因：患者仍然需要抑制过强的呼吸驱动、持续的俯卧位通气或使用神经肌肉阻滞剂，以及临床医生出于对 ECMO 插管移位的担心。这一发现加上手术后几天内局部出血的风险较高，研究者认为需逐案讨论 ECMO 期间气管切开术的风险和获益。研究者还发现 ECMO 支持期间接受气管切开术的患者与 ECMO 撤机后进行气管切开术的患者相比，后者的镇静镇痛药物减停得更快。

多项回顾性研究表明，接受 V-A ECMO 支持的心源性休克患者，拔管后的清醒 ECMO 与呼吸机相关性肺炎（VAP）和死亡风险降低有关。但有时这些患者由于对镇静药的依赖而无法拔管，在这种情况下，果断进行气管切开术可能会增加患者自主活动，改善舒适度，并带来拔管后的一些益处[4]。

清醒 ECMO 也可用于单纯的呼吸衰竭患者，如肺移植的桥接和 COPD 患者。清醒 ECMO 对于 ARDS 患者的理论益处包括预防膈肌疲劳和减少呼吸机相关性肺损伤。早期气管切开术可以帮助因镇静、氧合或血流动力学问题而无法拔管的患者过渡到清醒 ECMO。然而与 TracMan 试验一样，确定哪些患者在病程早期需要行气管切开术仍然存在困难[5]。

二、气管切开时机

对于危重患者，气管切开术的时机仍存在争议。经口气管插管的患者通常需要深度镇静，并限制口腔活动，影响口腔护理和与患者的沟通，偶尔会出现灾难性的并发症，如插管移位、气道损伤。早期气管切开术的支持者阐述了其优点，如早期呼吸机撤离、降低 VAP 发生率、缩短 ICU 滞留时间和住院时间及降低死亡率等。

但在回顾真实世界的数据时，早期气管切开术的好处不太明确。单中心回顾性研究和荟萃分析显示，在降低死亡率、经济成本和并发症方面，结果好坏参半。Young 等开展的 TracMan 试验，是迄今为止比较早期和晚期气管切开术的规模最大的随机试验研究。该研究结果显示，患者死亡率或 ICU 住院时间没有差异。此外，在晚期气管切开组中只有 44.9% 的患者需要进行气管切开，这显示了在 ICU 确定哪些患者需要行早期气管切开术是困难的[5]。

ECMO 患者中气管切开术的最佳时机也一直存在争议。两项大型随机对照研究[5, 6]和随后的一项荟萃分析[7]表明，早期气管切开术（即插管后不到 7 天）在机械通气和住院时间、死亡率或感染性并发症方面没有益处。然而，最近的一项荟萃分析报道，早期气管切开术可降低 VAP 发生率，缩短机械通气和 ICU 住院时间[8]。

对于儿童 ECMO 患者，通常需要更长时间的呼吸机支持，Tripathi 等[9]分析了 2127 名 ECMO 辅助的患儿，发现与早期（转入 ICU ≤ 21 天）和晚期（转入 ICU > 21 天）气管切开术组相比，未气管切开术组的死亡率更高。与晚期气管切开术相比，早期气管切开术与较短的 ICU 住院时间和机械通气时间有关。

三、ECMO 期间气管切开术的安全性

现有数据总体上支持气管切开术在危重机械通气患者中的安全性和有效性，但关于其

在 V-V ECMO 患者中的安全性和作用尚无定论。大多数 ECMO 支持患者接受了全身肝素化抗凝，因此气管切开术后最常见的不良事件是术后出血。研究报道大出血的发生率在 2%～11%，小出血在 30%～40%[10]。Kohne 等[11]报道，在 7047 名因 COVID-19 相关急性呼吸衰竭而接受 ECMO 支持的患者中，有 32%的患者在 ECMO 支持期间进行了气管切开术，接受气管切开术的患者出现更大比例的出血并发症，9%接受气管切开术的 COVID-19 患者报告有手术部位出血。其他不太常见的并发症包括 ECMO 管路功能障碍、感染、气胸、气道损伤、气管狭窄等。

为了减少气管切开术后出血并发症的发生，应由 ECMO 管理医生确定围手术期肝素管理策略。最近的研究已经证明 ECMO 期间低水平抗凝的可能性，在特定患者中甚至可以安全地采用"无抗凝"策略。低水平抗凝治疗策略可能会降低气管切开术时的出血风险，但需充分评估发生血栓并发症的风险。因此，在 ECMO 期间进行气管切开术时，需要逐案仔细检查气管切开术的风险和益处，或者重新评估在 ECMO 期间进行气管切开术的目标是否可实现。

四、ECMO 患者选择哪种气管切开方式更安全

危重症患者常见的气管切开方式主要有常规气管切开术（standard tracheotomy，ST）和经皮气管切开术（percutaneous dilation tracheotomy，PDT）。常规气管切开术在临床应用多年，技术成熟，禁忌证较少，但对操作要求高，手术时长相对较长，并发症相对较多，创伤大，患者可产生严重的应激反应，若手术损伤头臂干等大血管可致大出血危及患者生命。经皮气管切开术的主要优势有操作及所需器械简单，可单人完成；手术时间短，为后续的抢救赢得时间；属于微创手术，患者的应激反应及术中患者生命体征波动小，安全系数高。

危重症患者通常合并多器官功能衰竭，全身状况较差，手术风险高，因此选择安全有效的气管切开方法至关重要，鉴于经皮气管切开术的优势，有研究建议将其作为危重症患者气管切开的首选方法。有条件者可行纤维支气管镜引导下经皮穿刺气管切开术，从而提高穿刺精确性，缩短手术时间，降低并发症发生率，这对危重症患者具有重要意义。

经皮气管切开术已被证明是 ICU 抗凝患者中相对安全的手术。Morosin 等[12]在 ECMO 支持期间接受常规或经皮气管切开术的队列研究中发现，与接受常规气管切开术的患者相比，接受经皮气管切开术的患者住院时间和 ECMO 持续时间明显缩短，但两者的大出血风险没有明显差异。Salas 等[13]得出了相同的结论，两种切开方式在大出血、手术相关死亡率或并发症方面没有显著性差异。不同的是，Kelley 等[14]的研究显示经皮气管切开术的总出血率高于其他气管切开术，但大出血发生率没有差异。而国内侯晓彤团队报道，对于接受心脏手术的成年患者，ECMO 期间的经皮气管切开术是安全的，与 ECMO 撤机后的经皮气管切开术相比，可以适当缩短机械通气时间[15]。

因此，如果具备相关临床专业知识，经皮气管切开术可被视为常规气管切开术的安全替代方案，早期床旁经皮气管切开术可能有益，可避免不必要的转运至手术室，节省手术时间和资源，是一种具有经济成本效益的替代方案。但对于存在解剖学限制的患者，如颈

部较短、无法伸展颈部、病态肥胖、既往有气管切开术或颈部中央手术史等，可能会影响经皮气管切开术的安全性，应选择开放性气管切开术[13]。如果 ECMO 插管位于颈部，与手术距离接近，两种手术方式均应警惕插管移位的风险。

但对于大多数 COVID-19 患者，外科气管切开术相对更安全，因为经皮气管切开术被认为是一种产生气溶胶的手术，而外科气管切开术可以降低病毒传播的风险[16]。有趣的是，Rossetti 等[17]在针对 32 名 COVID-19 患者的研究中，报道了以呼吸暂停法进行经皮气管切开术作为减少病毒传播给手术者的安全技术的可行性。

五、小结和展望

对于 ECMO 支持患者气管切开的决策，临床医生应该了解以下几方面：首先，清醒、非插管的 ECMO 是大多数患者追求的目标，包括 ARDS 患者。其次，ECMO 患者气管切开术是安全的，出血风险会轻度增加。再次，对于那些无法拔管且不太可能在 7～10 天内撤离 ECMO 的患者，相对较早地进行气管切开术可能会在住院时间和恢复方面有些帮助。最后，选择何种方式的气管切开方式，应根据患者状况、医生的专业知识和经多学科讨论来确定。

让人遗憾的是，除临床判断外，几乎没有数据可以帮助预测哪些 ECMO 支持患者需要气管切开，这依然是一个热门的研究领域，未来仍需进一步探索。

参 考 文 献

[1] Kohne JG, MacLaren G, Rider E, et al. Tracheostomy practices and outcomes in children during respiratory extracorporeal membrane oxygenation. Pediatr Crit Care Med，2022，23（4）：268-276.

[2] Jones A，Olverson G，Hwang J，et al. The effect of tracheostomy on extracorporeal membrane oxygenation outcomes. J Card Surg，2022，37（9）：2543-2551.

[3] Schmidt M，Fisser C，Martucci G，et al. Tracheostomy management in patients with severe acute respiratory distress syndrome receiving extracorporeal membrane oxygenation：an International Multicenter Retrospective Study. Crit Care，2021，25（1）：238.

[4] Behouche A，Gaide-Chevronnay L，Piot J，et al. Early extubation in extracorporeal life support patients：a propensity score-matched study. Artif Organs，2023，47（8）：1342-1350.

[5] Young D，Harrison DA，Cuthbertson BH，et al. Effect of early vs late tracheostomy placement on survival in patients receiving mechanical ventilation：the TracMan randomized trial. JAMA，2013，309（20）：2121-2129.

[6] Trouillet JL，Luyt CE，Guiguet M，et al. Early percutaneous tracheotomy versus prolonged intubation of mechanically ventilated patients after cardiac surgery：a randomized trial. Ann Intern Med，2011，154（6）：373-383.

[7] Meng L，Wang C，Li J，Zhang J. Early vs late tracheostomy in critically ill patients：a systematic review and meta-analysis. Clin Respir J，2016，10（6）：684-692.

[8] Chorath K，Hoang A，Rajasekaran K，et al. Association of early vs late tracheostomy placement with pneumonia and ventilator days in critically ill patients：a meta-analysis. JAMA Otolaryngol Head Neck Surg，2021，147（5）：450-459.

[9] Tripathi S，Swayampakula AK，Deshpande GG，et al. Illustration of the current practice and outcome

comparison of early versus late tracheostomy after pediatric ECMO. Int J Artif Organs, 2020, 43（11）: 726-734.

[10] Boudreaux JC, Urban M, Thompson SL, et al. Does tracheostomy improve outcomes in those receiving venovenous extracorporeal membrane oxygenation? ASAIO J, 2023, 69（6）: e240-e247.

[11] Kohne JG, MacLaren G, Cagino L, et al. Tracheostomy practices and outcomes in patients with COVID-19 supported by extracorporeal membrane oxygenation: an analysis of the extracorporeal life support organization registry. Crit Care Med, 2022, 50（9）: 1360-1370.

[12] Morosin M, Azzu A, Antonopoulos A, et al. Safety of tracheostomy during extracorporeal membrane oxygenation support: a single-center experience. Artif Organs, 2023, 47（11）: 1762-1772.

[13] Salas De Armas IA, Dinh K, et al. Tracheostomy while on extracorporeal membrane oxygenation: a comparison of percutaneous and open procedures. J Extra Corpor Technol, 2020, 52（4）: 266-271.

[14] Kelley KM, Galvagno SM, Wallis M, et al. Tracheostomy in patients on venovenous extracorporeal membrane oxygenation: is it safe? Am Surg, 2021, 87（8）: 1292-1298.

[15] Xin M, Wang L, Li C, et al. Percutaneous dilatation tracheotomy in patients on extracorporeal membrane oxygenation after cardiac surgery. Perfusion, 2023, 38（6）: 1182-1188.

[16] Favier V, Lescroart M, Pequignot B, et al. Measurement of airborne particle emission during surgical and percutaneous dilatational tracheostomy COVID-19 adapted procedures in a swine model: experimental report and review of literature. PLoS One, 2022, 17（11）: e0278089.

[17] Rossetti M, Vitiello C, Campitelli V, et al. A pneic tracheostomy in COVID-19 patients on veno-venous extracorporeal membrane oxygenation. Membranes, 2021, 11（7）: 502.

第九章

V-V ECMO 的血流动力学

第一节 V-V ECMO 会影响哪些血流动力学指标测定

安徽医科大学第一附属医院 刘 念

静脉-静脉体外膜氧合（V-V ECMO）是一种可用于治疗严重呼吸衰竭的体外膜氧合技术，目的是维持足够的氧输送和减轻肺损伤、降低病死率及改善预后。V-V ECMO 通过从静脉抽取血液，经氧合器进行气体交换，然后将血液返回静脉来改善患者的氧合和清除循环中的二氧化碳。V-V ECMO 不能提供直接的血流动力学支持，但是可能通过纠正缺氧、高碳酸血症、增加胸腔内压等改善患者的血流动力学，而血流动力学指标是监控 V-V ECMO 患者病情至关重要的工具。本节主要讨论 V-V ECMO 辅助下患者血流动力学的影响因素、不同血流动力学监测方式的临床意义、研究进展和局限性，旨在帮助临床医师进行 V-V ECMO 血流动力学相关决策。

一、V-V ECMO 辅助下患者血流动力学的主要影响因素

（一）ECMO 流量

ECMO 流量是指从静脉引流管到回路再循环管的血液流速，通常以 L/min 为单位。V-V ECMO 心输出量（等于总静脉回流）是天然静脉和 ECMO 流量的总和，ECMO 流量决定了通过膜肺的氧输送和二氧化碳清除能力，以及与天然静脉回流混合后的全身动脉含氧量。如果同一患者的心输出量增加，ECMO 流量固定不变，那么会有更多饱和度低的自身静脉回流，与完全饱和的 ECMO 流量混合，全身动脉氧饱和度降低；但由于进入患者体内的氧气总量是相同的，加上较高的心输出量，全身供氧量有所增加，若患者耗氧量不变，全身的氧输送完全足够，这种情况下的低氧血症不需干预[1]。因此，ECMO 流量应根据患者的需求和耐受性进行调节，以达到最佳的氧输送和血流动力学平衡。

（二）再循环

V-V ECMO 将血液从腔静脉或右心房引出，经膜式氧合器气体交换后回输到中心静脉系统，因此返回的部分血液有可能在与自身静脉血流混合之前被回路引流，这种现象在 V-A ECMO 回路中不存在[2, 3]。再循环会减少有效的 ECMO 流量和全身动脉含氧量，从而影响心输出量的测定。再循环的发生率取决于引流管和回路再循环管的位置、大小和方向，以及 ECMO 流量、心输出量和右心房血容量等因素[1]。为了减少再循环，应尽可能将引流管和回路再循环管放置在相距较远的位置，并使其朝向不同的方向。此外，根据 ECMO 机器监测引流静脉血血氧饱和度水平估计再循环情况，并根据需要调整 ECMO 流量或套管位置[3]。

（三）原生肺功能

原生肺功能是指患者自身肺部进行气体交换的能力，受呼吸机设置、肺顺应性、肺内分流、通气血流比例等因素的影响，V-V ECMO 具有减少呼吸机所致肺损伤的潜在益处[4]。在一些情况下，ECMO 可以通过减少原生肺的工作量，降低肺血管床的阻力，减少肺静脉回流的阻力，对左心室的充盈有积极的影响。全身混合静脉血与 ECMO 氧合后血液混合后，再经过肺进入体循环，因此，原生肺功能越好，全身动脉含氧量越高。同时，原生肺功能也可以降低肺动脉压力和肺静脉回流的阻力，从而减轻右心室的后负荷和劳损，也对左心室的充盈有积极的影响。

（四）心率

心率是指每分钟的心跳次数，通常以次/分为单位。心率决定了每单位时间内心脏泵出的血液次数，与心脏收缩力、前后负荷共同影响心输出量。心率越高，心输出量越高，但也会增加心脏的耗氧量和缺血风险。在 V-V ECMO 支持期间，心率受到多种因素的影响，如药物、电解质、自主神经、炎症反应等。

（五）心脏收缩力

心脏收缩力是指心肌在每次收缩时产生的张力，它反映了心脏的泵血能力。心脏收缩力越强，每次收缩时泵出的血液量越大，心输出量越高。在 V-V ECMO 支持期间，心脏收缩力受到多种因素的影响，如药物、缺氧、酸中毒、电解质、激素等。

二、V-V ECMO 时常见血流动力学指标的测定

基本的血流动力学监测包括体格检查、血压、心率、脉搏血氧仪、胸部 X 线检查和尿量监测等。V-V ECMO 辅助期间，还需要关注以下血流动力学指标。

（一）毛细血管再充盈时间

毛细血管再充盈时间（capillary refill time，CRT）用于确定血管内容量状态，是一种

快速有效的检测指标。患者取平卧位，身体各部位基本与心脏处于同一水平；用手指压迫患者指（趾）甲或额部、胸骨表面、胫骨前内侧面等皮下组织表浅部位至发白，维持 10s，然后松开，观察局部皮肤颜色变化。正常局部皮肤颜色由白转红的时间上限小于 3s[5]。CRT 不仅可以用于指导 V-V ECMO 血流动力学不稳定患者的液体复苏策略，还可作为休克患者预后的预测指标之一[6]。

（二）皮肤花斑评分

花斑，定义为皮肤色素沉着不均匀，是微循环灌注不足的常见迹象，可能的病理生理机制是局部血管收缩和内皮功能障碍。皮肤花斑评分（skin mottling score，SMS）提供了一种基于腿部花斑范围的半定量评估方法[5]，但是，对于肤色较深的患者及严重的皮肤和软组织感染（如坏死性筋膜炎）患者，该评分的使用可能会受限。

（三）动静脉血气分析

动脉置管也是直接测量动脉血氧含量（CaO_2）、动脉血氧分压（PaO_2）和动脉血二氧化碳分压（$PaCO_2$）的必要手段。CaO_2 由 ECMO 血流控制，可影响膜肺中的氧交换和与血红蛋白浓度相关的氧携带能力。ECMO 主要通过调控气流量和血流及与患者呼吸相关的因素（如分钟通气量）来控制 $PaCO_2$。在 ECMO 支持期间，来自体外回路的血流与正常循环模式的血流混合，PaO_2 取决于血流和心输出量（CO）之间的比例。因此，PaO_2 反映了来自回路的氧合血和静脉还原血的相对量[7]。在 V-V ECMO 中，用于动脉血气分析的血液指标与采样部位相关性较低。

（四）氧输送、氧消耗和动静脉二氧化碳分压差

同时采集动脉血和上腔或中心静脉血，可以计算影响组织灌注的三个参数：氧输送（DO_2）、氧消耗（VO_2）和 DO_2/VO_2。然而这些指标只能给出间接的氧输送是否充足的指示，并需要在患者病情发生变化时重复使用[5]。

二氧化碳分压差 ΔPCO_2（PCO_2 gap，$Pv\text{-}aCO_2$）是指上腔静脉或中心静脉和动脉二氧化碳分压的差值。ΔPCO_2 与组织中的二氧化碳产量（VCO_2）成正比，与 CO 成反比。ΔPCO_2 易于测量，是组织灌注受损的可靠指标，可用于评估心输出量整体减少或是微循环异常[8]。清除二氧化碳是 V-V ECMO 的重要功能之一，ECMO 血流量与气流量决定了其二氧化碳排出能力，基于以上原因，V-V ECMO 应用下的中心静脉二氧化碳水平将无法用于评估循环流量及氧代谢异常，因此 ΔPCO_2 这个参数用于 V-V ECMO 患者可能存在局限性，它的解读需要结合 ECMO 的设置和效果，并与其他监测指标一起考虑[9]。

（五）血清乳酸测定

乳酸是无氧糖酵解的代谢产物之一，可能反映了氧输送不足。高乳酸值是由儿茶酚胺的给予或肝脏清除率的降低而导致的产量增加所引起的，是低灌注的晚期标志物，比 SvO_2 或 PCO_2 差值敏感性低[5]。动态连续的乳酸监测和乳酸清除率是反映全身组织缺氧程度和持续时间的替代指标，是比大多数预后 ECMO 评分中的绝对水平更可靠的风险分层方法；研

究表明，ECMO 使用后早期血清乳酸水平升高与死亡率增加有关[9]。

（六）超声心动图和血管超声

超声心动图和血管超声是 V-V ECMO 管理和监测的核心方法，在 V-V ECMO 整个过程中发挥着重要作用，包括心脏病变的早期诊断、V-V ECMO 适应证和禁忌证的判断、血管通路的选择和置管的辅助、体外循环的调节和优化，以及心血管功能的定期评估和撤机试验的指导。因此，超声医师应该掌握 V-V ECMO 技术的基本原理及其对心血管系统的影响。此外，所有患者还应该进行心电图连续监测[1]。超声心动图法受到操作者技术和患者解剖结构的影响，可能存在测量误差。

（七）容量和容量反应性评估

1. 补液试验 容量反应性是指危重症患者在补充一定量的液体后，心输出量或每搏输出量能够明显增加的能力。判断容量反应性最可靠的方法是补液试验，它也是 ECMO 患者的适用方法。补液试验的步骤：在短时间内（一般为 10min）给予患者一定量（一般为 250～500ml）的液体，然后观察心输出量或每搏输出量的变化。如果增加超过 10%，则说明患者有容量反应性。在 V-V ECMO 患者中，补液试验要求保持流速不变。被动抬腿试验是一种无创的模拟补液试验，它通过改变患者的体位来增加回心血量，从而评估容量反应性[1]。

2. 动脉血压波形 动脉血压波形提供了动脉血压和脉压变化（PPV）的实时信号。微创、非校准的血流动力学监测仪是利用动脉波形进行心输出量的监测，不受 V-V ECMO 的影响，是容量反应性的预测因子。然而，急性呼吸窘迫综合征（ARDS）患者，特别是在 V-V ECMO 上实施保护性通气策略的患者中，可能会出现周围血管收缩、低潮气量、低肺顺应性、心律失常等并发症，抑制 PPV 的波形，影响血流动力学监测[5]。

三、V-V ECMO 血流动力学指标研究进展

（一）近红外光谱法

近红外光谱法（NIRS）评估组织对近红外波长的吸收，以提供局部组织氧饱和度（rSO₂）的信息。NIRS 应用简便、指标灵敏，可实时提供额叶区域脑氧饱和度相关信息，且与颈静脉球血氧饱和度存在良好的相关性[10, 11]。脑局部氧饱和度值的降低很大可能反映了全身灌注的减少，治疗时应增加心输出量、平均动脉压、血红蛋白水平或动脉血氧饱和度。

初步结果显示，在接受 ECMO 的患者中，近红外光谱值与患者整体循环状态之间存在较强的相关性，即随着 ECMO 血流的调整，氧合血红蛋白水平发生了明显变化，而去氧血红蛋白水平和组织氧饱和指数变化不明显，且这种现象在非插管侧更为显著[12]。

（二）经肺热稀释法、胸腔内血容量和血管外肺水指数

在评估 CO 时，热稀释法是一种常见的测量技术，它可以通过漂浮导管（Swan-Ganz 导管）进行肺动脉热稀释法，或者通过外周动脉进行经肺热稀释法（TPTD，如 PICCO 系

统）。PICCO 是一种通过动脉置管和中心静脉置管注入冷生理盐水，测量动脉血温变化来计算心输出量、胸腔内血容量和血管外肺水的方法。TPTD 很容易在床边进行，具有较高的观察者间和观察者内部可靠性。

漂浮导管通过热稀释法测量 CO 的原理基于热量的守恒定律。它涉及将一定温度的冷盐水（或冷生理盐水）快速注入中心静脉，然后通过位于漂浮导管尖端的热敏电阻监测心脏的温度变化。CO 与温度变化成反比。对于漂浮导管，V-V ECMO 持续引流血液进入体外，将严重影响热稀释法中注射冷盐水后的温度测量，使热稀释曲线失效。PICCO 同理，V-V ECMO 将严重影响热稀释曲线，无法准确评估 CO。

胸腔内血容量（ITBV）是指胸腔内所有血管中的血液总量，包括心脏、肺动脉、肺静脉和毛细血管。它可以反映心脏的前负荷，即左室舒张末压。ITBV 可以通过 TPTD 法或经食管超声心动图（TEE）测量。

血管外肺水（EVLW）是指肺泡和间质中的液体总量，可以反映肺水肿的程度和肺损伤的严重性。EVLW 可以通过 TPTD 法测量，也可以通过胸片或 CT 估算。

但是，有许多因素可能影响热稀释曲线，即体温的变化、血管阻力或容量状态的改变等。如果温度指示器丢失到体外回路并延迟分散到患者循环中，V-V ECMO 类似于心内从左到右分流。显著的解剖学心内左向右分流会影响 TPTD 曲线，大大增加 EVLW 指数（EVLWI）值，同时热稀释曲线下降斜率的变化更显著[13]。2021 年，Loosen 等[14]在 20 例应用 V-V ECMO 救治的严重 ARDS 患者中测试了 ECMO 不同流量条件下，患者心脏每搏输出量（SV）、全心舒张末期容积指数（GEDVI）及通过 TPTD 测出的 EVLWI 的变化。结果发现，在接受 V-V ECMO 支持的严重 ARDS 患者中，增加 ECMO 流量会改变热稀释曲线，导致 EVLWI 和 ITBV 指数（ITBVI）测量结果不可靠。对于接受 V-V ECMO 支持的 ARDS 患者，应谨慎解释这些参数。最近，Conrad 等又进行了一项前瞻性研究，量化了 ECMO 流量对 ITBVI 和 EVLWI 的调制所引起的测量偏差的程度，发现 ITBVI 受 V-V ECMO 血流影响小于 EVLWI[13]。

应用 V-V ECMO 时，传统热稀释法无法准确测量 CO。

（三）压力记录分析方法和经胸超声心动图

经胸超声心动图（TTE）被推荐用于危重患者的序贯血流动力学评估，并且可以准确测量危重患者的 CO。然而，TTE-CO 操作者需要接受培训，依赖于用户、耗时，只能间歇性地执行[15]。此外，由于解剖变异、患者位置或水肿，可能不能在这部分患者中进行 TTE。压力记录分析法（PRAM）是一种通过微创方式监测血流动力学的方法，它能够测量心指数（CI）等多个血流动力学指标，与其他监测设备相比，不需要校准，而且适合体重低于 20kg 的儿童使用。最近，Greiwe 等进行了一项前瞻性研究[16]，评估了 PRAM（PRAM-CO，测试方法）测量的 CO 与经胸超声心动图（TTE-CO，参考方法）测量的 CO 之间的一致性，使用 Bland-Altman 分析和百分比误差（PE）比较 PRAM-CO 和 TTE-CO，结果发现 PRAM-CO 和 TTE-CO 之间的一致性在接受 V-V ECMO 支持的成年患者中是临床可接受的，PRAM 可能是 TTE 测量 V-V ECMO 患者 CO 的合适替代方法。

四、小结和展望

本节讨论了 V-V ECMO 辅助下患者血流动力学的主要影响因素、常见血流动力学指标的测定及 V-V ECMO 血流动力学指标的研究进展。V-V ECMO 会导致血流动力学指标变化，主要是由于 ECMO 回路的血液流量、氧合器的氧合效率、再循环现象、血液黏度和溶血等因素的存在。V-V ECMO 辅助期间，应关注患者基本血流动力学指标如毛细血管再充盈时间、皮肤花斑评分、血气分析指标、容量反应性评估等。V-V ECMO 对心输出量的测定有较大的干扰，测定方法有近红外光谱法、热稀释法、压力记录分析法等。其中，热稀释法受再循环的影响较大，可能高估或低估心输出量；近红外光谱法可以无创评估组织灌注和缺氧的情况，检测肢体缺血或混合性心肺衰竭等并发症；压力记录分析法是一种微创的连续监测方法，具有较高的准确性和可靠性。通过考虑 ECMO 循环的独特生理特性，选择合适的方法可以帮助管理这些复杂的患者。

参 考 文 献

[1] Tonna JE，Abrams D，Brodie D，et al. Management of adult patients supported with venovenous extracorporeal membrane oxygenation（VV ECMO）：guideline from the extracorporeal life support organization（ELSO）. ASAIO J，2021，67（6）：601-610.

[2] Abrams D，Bacchetta M，Brodie D. Recirculation in venovenous extracorporeal membrane oxygenation. ASAIO J，2015，61（2）：115-121.

[3] Lindholm JA. Cannulation for veno-venous extracorporeal membrane oxygenation. J Thorac Dis，2018，10（Suppl 5）：S606-S612.

[4] Bachmann KF，Berger D，Moller PW. Interactions between extracorporeal support and the cardiopulmonary system. Front Physiol，2023，14：1231016.

[5] Lorusso R，De Piero ME，Mariani S，et al. Hemodynamic monitoring during veno-venous extracorporeal membrane oxygenation：a scoping review. [2023-10-23]. https://doi. org/10. 21203/rs. 3. rs-1943963/v1.

[6] Evans L，Rhodes A，Alhazzani W，et al. Surviving sepsis campaign：international guidelines for management of sepsis and septic shock 2021. Intensive Care Med，2021，47（11）：1181-1247.

[7] Cortes-Puentes GA，Oeckler RA，Marini JJ. Physiology-guided management of hemodynamics in acute respiratory distress syndrome. Ann Transl Med，2018，6（18）：353.

[8] Ltaief Z，Schneider AG，Liaudet L. Pathophysiology and clinical implications of the veno-arterial PCO_2 gap. Crit Care，2021，25（1）：318.

[9] Seeliger B，Döbler M，Friedrich R，et al. Comparison of anticoagulation strategies for veno-venous ECMO support in acute respiratory failure. Crit Care，2021，24（1）：701.

[10] Su Y，Liu K，Zheng JL，et al. Hemodynamic monitoring in patients with venoarterial extracorporeal membrane oxygenation. Ann Transl Med，2020，8（12）：792.

[11] Macdonald SPJ，Kinnear FB，Arendts G，et al. Near-infrared spectroscopy to predict organ failure and outcome in sepsis：the assessing risk in sepsis using a tissue oxygen saturation（ARISTOS）study. Eur J Emerg Med，2019，26（3）：174-179.

[12] Chang HH，Chen YC，Huang CJ，et al. Optimization of extracorporeal membrane oxygenation therapy using near-infrared spectroscopy to assess changes in peripheral circulation：a pilot study. J Biophotonics，2020，

13（10）：e202000116.

[13] Conrad AM, Loosen G, Boesing C, et al. Effects of changes in veno-venous extracorporeal membrane oxygenation blood flow on the measurement of intrathoracic blood volume and extravascular lung water index: a prospective interventional study. J Clin Monit Comput, 2023, 37（2）: 599-607.

[14] Loosen G, Conrad AM, Hagman M. Transpulmonary thermodilution in patients treated with veno-venous extracorporeal membrane oxygenation. Ann Intensive Care, 2021, 11（1）: 101.

[15] Zhang Y, Wang Y, Shi J, et al. Cardiac output measurements via echocardiography versus thermodilution: a systematic review and meta-analysis. PLoS One, 2019, 14（10）: e0222105.

[16] Greiwe G, Flick M, Hapfelmeier A, et al. Agreement between cardiac output measurements by pulse wave analysis using the Pressure Recording Analytical Method and transthoracic echocardiography in patients with veno-venous extracorporeal membrane oxygenation therapy: an observational method comparison. Eur J Anaesthesiol, 2023, 40（6）: 436-441.

第二节　V-PA——应对急性呼吸窘迫综合征患者右心衰竭的新方法

浙江大学医学院附属第一医院　俞文桥

一、ARDS 合并右心衰竭的流行病学和治疗现状

（一）ARDS 合并右心功能不全的流行病学

急性呼吸窘迫综合征（ARDS）是由肺内外各种原因引起的，以顽固性低氧血症、肺水肿和肺顺应性下降为特征的临床综合征，有近 10% 的 ARDS 患者需要在 ICU 接受治疗。尽管 ARDS 的治疗取得了长足进步，开展了肺保护性机械通气、俯卧位和神经肌肉阻滞等治疗，但其死亡率依然达 30%～40%[1]。右心功能不全（right ventricular dysfunction, RVD）是 ARDS 的常见并发症之一，其在 ARDS 患者中的发生率为 25% 左右，导致 ARDS 患者的死亡率增加约 50%[2]。

（二）ARDS 引起右心功能不全的病理生理

ARDS 引起 RVD 的病理生理是复杂而多因素参与的结果。ARDS 引起的低氧血症和肺顺应性下降、低通气导致的高碳酸血症可以引起肺血管收缩和肺循环阻力增加，炎症状态下肺血管内皮损伤引起的肺微血管血栓形成，以及适应不良的血管重塑导致肺血管张力增加等，所有这些因素最终导致肺血管阻力增加和毛细血管前肺动脉高压，并引起右心室后负荷增加。另外，ARDS 患者肺顺应性下降，使用正压机械通气和呼气末正压通气（PEEP）治疗 ARDS 时，肺泡内压力增加，肺泡表面毛细血管受压拉伸，内径缩小，导致肺血管阻力增加，同样引起右心室后负荷增加[3]。在正常情况下，右心室将血液射入肺循环，这是一个低阻力、高顺应性的系统，与左心室相比，右心室的等容收缩压低，其收缩代偿能力差，因此，当肺血管阻力增加导致右心后负荷增加时，右心室由于收缩储备能力差而容易出现 RVD。

（三）ARDS 合并 RVD 的治疗现状

目前对 ARDS 引起的 RVD 还没有统一的诊断标准，对于右心功能的评估可以采用右心漂浮导管或经食管超声等方法。针对 ARDS 患者的右心保护治疗策略包括血流动力学的优化、合适的机械通气和俯卧位通气。当 RVD 引起循环衰竭时，血流动力学支持应基于两个重要原则，即严格控制液体摄入和维持灌注压，容量控制可以减轻右心前负荷，使用儿茶酚胺类血管活性药物可以维持灌注压，改善心肌缺血引起的右心室壁张力和舒张末压力，增加右心每搏输出量。优化机械通气策略对右心功能保护也很关键，在保证通气和氧合的前提下，降低平台压和 PEEP 可以降低肺循环阻力，从而减轻右心后负荷，改善右心功能。俯卧位通气可以在不增加 PEEP 和驱动压的情况下，改善氧合和缓解高碳酸血症，对右心功能保护也有作用。机械辅助装置在 RVD 引起的循环衰竭中应用越来越广泛，特别是右心室辅助装置（right ventricular assist device，RVAD）相关的体外生命支持（ECLS）配置，可以有效改善循环和右心功能。

二、V-PA 右心辅助模式简介

V-V ECMO 在严重 ARDS 患者中得到了广泛的应用，特别是 COVID-19 流行以来，已经成为重症 ARDS 常规而重要的治疗手段。ARDS 合并右心功能衰竭时，V-V ECMO 的治疗效果受到限制，由于其不能有效缓解右心室的前、后负荷，对循环衰竭的纠正往往很有限。在此背景下，一些既能改善氧合又能缓解右心功能的右心辅助模式应运而生。静脉-肺动脉体外膜氧合（veno-pulmonary artery extracorporeal membrane oxygenation，V-PA ECMO）是其中一种模式，它是一种双导管模式，引流管位于股静脉，而灌注管经右颈内静脉、右心房和右心室置入肺动脉（图 9-2-1），V-PA ECMO 的优点是通过将氧合的血流直接回输入肺动脉，改善氧合的同时能降低右心的前负荷，降低右心室舒张末压，减少右心室做功，改善右心功能，还能减少氧合血流的再循环率。ProtekDuo 是一种新型的右心辅助装置，其是一种双腔导管，经右侧颈内静脉入路，导管远端置入主肺动脉，血液从右心房引出，氧合后血液跨过右心室直接回流入肺动脉，ProtekDuo 可以与 Tandem-Heart 泵或 ECMO 离心泵配合使用，可以降低右心室前负荷，改善右心室功能[4]，见图 9-2-2。ProtekDuo 可提供 4.5L/min 左右的血流量，是类似于 V-PA ECMO 的体外生命支持模式。由于 ProtekDuo 是双腔导管，其插管并发症和血栓形成的风险要低于单腔导管的 V-PA ECMO 配置模式。

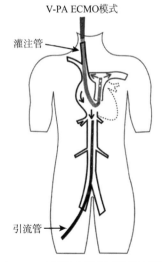

图 9-2-1　V-PA ECMO 模式示意图

引自：Evan F Gajkowski et al. ASAIO J. 2022, 68（2）：133-152.

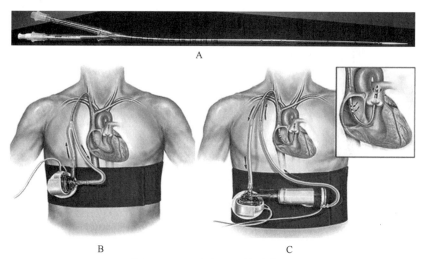

图 9-2-2　经皮右心室辅助装置

A. ProtekDuo 导管；B. 无氧合器的 ProtekDuo 配置；C. 连接氧合器的 ProtekDuo 配置

引自：Condello I. Crit Care. 2020，24（1）：674.

三、V-PA 右心辅助模式的临床疗效和相关并发症

（一）V-PA ECMO 的治疗时机

V-PA ECMO 主要用于 ARDS 合并 RVD 患者，对于 RVD 目前没有标准的定义，因此 V-PA ECMO 模式的应用也没有明确的指征，一般根据 RVD 临床表现，结合心脏超声相关结果来决定。临床表现：在左心功能正常的情况下，出现低心输出量、肝淤血和肾功能损伤的表现；心脏超声有 RVD 的表现，如右心室饱满扩张、三尖瓣环收缩期位移（TAPSE）下降和室间隔向左偏移等，以上严重 ARDS 患者可以考虑行 V-PA ECMO 支持治疗[5]。

（二）V-PA ECMO 的临床疗效

COVID-19 大流行期间，COVID-19 相关重症 ARDS 非常常见，由于低氧血症、肺血管微血栓形成及正压通气治疗等原因引起的 ARDS 相关 RVD 也屡见不鲜，针对 ARDS 合并 RVD，不恰当的治疗会造成严重不良预后。传统 V-V ECMO 模式可以改善低氧血症，但对于右心功能的保护和治疗作用有限，因此在 V-V ECMO 基础上进行了改良，形成了 V-PA ECMO，并逐渐应用到临床，得到了理想的结果。Ivins-O'Keefe 等[5]回顾了 21 例接受 V-V ECMO 治疗的重症 ARDS 患者，其中大部分患者病情是由 COVID-19 引起，在并发 RVD 后将 V-V 模式转为 V-PA 模式，更换模式的中位时间为 V-V ECMO 支持的第 12 天，他们发现在转为 V-PA ECMO 24h 后，所有患者的临床状态均有改善，去甲肾上腺素的剂量明显减少，血管活性药物的使用也明显减少，研究结束前有 16 例患者已经成功撤离 ECMO，其中有 4 例已经健康出院。Cain 等[6]回顾了 39 例由 COVID-19 引起的严重 ARDS 患者，其中 18 例接受 V-PA ECMO 治疗，21 例接受传统有创机械通气治疗，两组患者相比，V-PA ECMO 治疗组患者的院内死亡率（11.1% *vs.* 52.4%，*P*=0.008）、30 天死亡率（5.6% *vs.*

42.9%，P=0.011）和急性肾损伤的发生率（0 vs. 71.4%，P<0.001）明显低于仅接受机械通气治疗组的患者。最近，一项系统性回顾研究纳入 5 篇临床研究文献，包含 194 例接受 ProtekDuo 或 V-PA ECMO 治疗的由 COVID-19 引起的严重 ARDS 患者，生存率为 59%～89%，与单纯有创机械通气治疗或 V-V ECMO 模式治疗的患者相比，ProtekDuo 或 V-PA ECMO 治疗能取得明显生存获益，在呼吸机脱机率方面，其中一项研究的生存脱机率甚至达到了 100%[7]。对于同样具有右心辅助功能的 ProtekDuo 单导管双腔配置模式（C-PA）和双导管 V-PA ECMO 模式（V-PA），也有研究进行了比较。Ritter 等[8]回顾性分析了 24 例需要机械辅助的顽固性右心衰竭患者，用 C-PA 和 V-PA 模式支持的各 12 例，两组患者在 ICU 存活率（58.3% vs. 50%，P=0.68）上无显著性差异，虽然 C-PA 组的出院存活率要高于 V-PA 组（58.3% vs. 41.67%，P=0.4），但两者在统计学上没有显著性差异。然而，目前大多数以回顾性、观察性研究为主，研究结果价值有限，缺乏大样本的随机前瞻性研究，V-PA ECMO 模式在 ARDS 合并 RVD 患者中的应用仍缺乏循证医学证据。

（三）V-PA ECMO 的相关并发症

V-PA ECMO 的并发症与其他模式 ECMO 一样，主要以组织和脏器出血、血栓形成及继发感染等并发症为主。由于 ProtekDuo 是单导管，只有一个穿刺点，因此较双导管的 V-PA ECMO 并发症的发生率会更低一点。此外，对于接受 ProtekDuo 治疗的患者，可在腹股沟区提供更多其他监测和治疗的空间，患者的康复运动也更容易实施[8]。

四、小结和展望

V-PA 右心辅助模式有改善氧合、减轻右心室前负荷、改善右心功能和血流动力学的潜能，目前已被逐渐应用于 ARDS 合并 RVD 患者。虽然现有临床研究结果提示 V-PA 右心辅助模式能提高 ARDS 合并 RVD 患者的生存率，但目前的研究均以单中心、小样本、回顾性研究为主，仍缺乏足够的循证医学证据。如何精准地使用 V-PA 模式，包括适应证、启动时机、最佳流量、抗凝方案、与其他模式的配合使用、并发症的识别与管理等，未来仍需要大样本、多中心、前瞻性随机对照研究进一步探索。

参 考 文 献

[1] Zhang Z，Spieth PM，Chiumello D，et al. Declining mortality in patients with acute respiratory distress syndrome：an analysis of the acute respiratory distress syndrome network trials. Critical Care Med，2019，47（3）：315-323.

[2] Sato R，Dugar S，Cheungpasitporn W，et al. The impact of right ventricular injuryon the mortality in patients with acute respiratory distress syndrome：a systematic review and meta-analysis. Crit Care，2021，25（1）：172.

[3] Petit M，Jullien E，Vieillard-Baron A. Right ventricular function in acute respiratory distresssyndrome：impact on outcome，respiratory strategy and use of veno-venous extracorporeal membrane oxygenation. Front Physiol，2022，12：797252.

[4] Condello I. Percutaneous right ventricular assist device，rapid employment in right ventricular failure during

septic shock. Crit Care，2020，24（1）：674.

[5] Ivins-O'Keefe KM，Cahill MS，Mielke AR，et al. Percutaneous pulmonary artery cannulation to treat acute secondary right heart failure while on veno-venous extracorporeal membrane oxygenation. ASAIO J，2022，68（12）：1483-1489.

[6] Cain MT，Smith NJ，Barash M，et al. Extracorporeal membrane oxygenation with right ventricular assist device for COVID-19 ARDS. J Surg Res，2021，264：81-89.

[7] Maybauer MO，Capoccia M，Maybauer DM，et al. The ProtekDuo in ECMO configuration for ARDS secondary to COVID-19：a systematic review. Int J Artif Organs，2023，46（2）：93-98.

[8] Ritter LA，Haj Bakri M，Fahey HC，et al. Pulmonary artery dual-lumen cannulation versus two cannula percutaneous extracorporeal membrane oxygenation configuration in right ventricular failure. ASAIO J，2023，69（8）：766-773.

第三节　V-V ECMO 是否增加房性心律失常的发生

东南大学附属中大医院　杨从山

房性心律失常在重症患者中比较常见，新发心房颤动会导致患者不良预后的风险增加。V-V ECMO 是重症呼吸衰竭患者重要的支持手段之一，其对新发心律失常的影响如何，值得探究。

一、重症患者房性心律失常发生情况

心房颤动是重症监护病房中常见的心律失常之一。陈旧性心房颤动在患有慢性疾病且危重症发病风险较高的老年患者中普遍存在，危重症期间的心房重塑和致心律失常性触发可导致新发心房颤动。新发心房颤动以有效心房收缩消失和快速心室率为特点，导致心输出量下降和血流动力学紊乱。因此，新发心房颤动既是疾病严重程度的标志，也可能是产生不良结局的因素。除了急性血流动力学效应外，危重症期间新发心房颤动增加了短期和长期卒中、心力衰竭及死亡风险，出院后 1 年内心房颤动复发率约 50%[1]。

一项覆盖全球 12 个国家（包括中国）的多中心、前瞻性、初始队列研究显示，在重症监护病房中，约 1/6 的患者发生过心房颤动。心房颤动的危险因素包括接受儿茶酚胺类药物治疗、高龄、男性、电解质紊乱、既往心血管疾病、急性肾衰竭和就诊时疾病严重程度较高等。发生心房颤动的患者中缺血性血栓栓塞事件发生率（13.6% vs. 7.9%）、严重出血事件发生率（5.9% vs. 2.1%）及死亡率（41.2% vs. 25.2%）明显高于未发生心房颤动的患者。但多因素分析显示，心房颤动患者的 90 天死亡风险并未显著增加（HR 1.38，95% CI：0.95～1.99）[2]。

二、V-V ECMO 对心脏的影响

V-V ECMO 是重症呼吸衰竭患者重要的支持手段之一。总体来说，VV -ECMO 支持时，

由于血液由静脉引出经 ECMO 又回到静脉系统，血液引出和返回的流速相同，因此进入肺循环的血容量不变，即左心室的前负荷不变。V-V ECMO 支持时，由于其对前负荷和主动脉根部压力无影响，故对左心室后负荷也无明显影响。然而 V-V ECMO 提高了进入肺循环的血氧饱和度，降低了肺循环阻力，因此降低了右心室后负荷。冠脉血流来自主动脉根部，在舒张期室壁张力低时最高。V-V ECMO 不增加左心室后负荷，同时通过降低肺循环阻力和减轻右心室后负荷，降低右心室壁张力，室间隔右移，改善左心室功能，降低左心室心肌耗氧量。其次，心脏供血完全来自已被 ECMO 高度氧合的血液，可以改善心脏供血。因此，V-V ECMO 本身从机制上并不会明显增加快速性心律失常的发生。

ECMO 具有呼吸支持和快速改善心肺功能失代偿状态的作用，是一种有效救治顽固性呼吸衰竭和循环衰竭的过渡方法，但其使用期间，可能会发生一些严重的并发症。研究显示，ECMO 的短期并发症包括出血、血栓形成、溶血、肾脏和神经损伤、继发感染及技术和机械问题；长期并发症包括危重疾病的生理、功能和神经系统后遗症[3]，但心律失常不太常见。

三、V-V ECMO 与房性心律失常的发生

V-V ECMO 常见并发症有出血、感染、血栓等，关于心律失常等的统计数据较少。有研究显示 V-V ECMO 总体病死率为 37.7%，并发症相关病死率为 6.9%[4]。

Alshimali 等[5]研究显示 V-V ECMO 患者房性心律失常发生率为 42%。心房颤动发作原因有低氧、严重的电解质紊乱和全身炎症状态。没有特定的呼吸系统疾病过程（如限制性肺疾病、肺动脉高压等）与使用 ECMO 后发生心房颤动的风险增加相关。高龄、冠状动脉疾病和高血压与 V-V ECMO 置入后发生心房颤动的风险增加相关（$P<0.05$）。心房颤动组患者 ECMO 使用时间、气管插管时间、住院时间和脓毒症发生率均显著增加（$P<0.05$）。在 ECMO 使用期间和使用后记录的事件中，脓毒症的发生率显著高于心房颤动组。如果能够避免心房颤动，缩短 ECMO 使用时间，则脓毒症的风险也会降低。心房颤动在与死亡率增加直接相关的因素中被观察到，包括高龄、住院时间长和脓毒症。因此，如果我们认为心房颤动是一个与这些结局相关的、潜在的、可改变的危险因素，那么就应该密切评估并制定预防策略。另外，有研究显示 V-A ECMO 人群的心房颤动患病率从 2007 年的 30.4% 上升到 2015 年的 38.9%[6]。

Li[7]等发现 V-V ECMO 中共有 67 例（30.5%）患者在 ECMO 插管后新发房性心律失常。年龄、男性和去甲肾上腺素的使用与房性心律失常的发生独立相关。房性心律失常组住院病死率显著高于非房性心律失常组（38.8% vs. 19.1%，$P = 0.003$）。在多变量 Logistic 回归分析中，V-V ECMO 期间发生房性心律失常与院内死亡风险增加独立相关（OR 2.21，95% CI：$1.08\sim4.55$，$P = 0.03$）。炎症（即使在没有感染的情况下）通过对心房肌细胞的直接氧化损伤在房性心律失常的发生中发挥作用；在需要 V-V ECMO 支持的患者中经常发生的低氧血症也会促发房性心律失常，因为氧输送改变可触发心脏重塑和纤维化。房性心律失常可能与血流动力学受损有关，并且经常发生在严重生理应激期间。另外，在一项由 219 例接受 V-V ECMO 支持的患者组成的单中心队列中，即使在控制疾病严重程度和之前确定的

其他死亡危险因素后，新发房性心律失常仍与院内死亡率独立相关。除超额死亡率外，房性心律失常还可能与医疗支出和资源配置增加有关，新发房性心律失常患者的住院时间和ECMO 治疗时间较长。

四、房性心律失常的处理

在重症监护病房处理心房颤动的一般方法：①评估潜在的血流动力学效应和可能归因于心房颤动的血流动力学改变机制；②去除增加心房颤动风险的有害药物（即 β 受体激动剂）和（或）纠正可逆性致心律失常的触发因素（电解质紊乱、气道阻塞和心房扩张）；③当心房颤动可能导致机体损害时，选择使潜在益处最大化、风险最小化的初始治疗策略[1]。

ECMO 期间常见的心律失常如各种室性心动过速，严重时可出现尖端扭转性室性心动过速或心室颤动，应及时查找原因，对症处理。低氧血症、心力衰竭、酸碱失衡、电解质紊乱、炎症及基础疾病进展是常见的原因，但也应该警惕 ECMO 支持本身并发症所致心律失常。如 V-A ECMO 只能维持有效平均动脉压，则可能引起重要脏器灌注供血不足，引发顽固性室性心动过速、心房血栓等。此时联合使用 IABP，能迅速提升反搏压，加大脉压，维持正常的窦性心律。合并低血钾患者如果发生严重室性心律失常，切忌首选胺碘酮治疗，并及时补钾，必要时给予电复律[8]。

另外有研究显示，心房颤动处理时最常用的干预措施包括液体输注（19%）、补镁（16%）、补钾（15%）、应用胺碘酮（51%）、β_1 受体阻滞剂（34%）、钙通道阻滞剂（4%）和地高辛（16%）等[2]。

虽然很多心律失常在 1 天内消退，但对标准药物治疗（如 β 受体阻滞剂和胺碘酮）无效者中有一半以上需要至少一次电复律，而电复律本身也有相关风险[7]。

综上，房性心律失常在重症患者中比较常见。V-V ECMO 常见并发症有出血、感染、血栓等，从机制上讲单纯 V-V ECMO 本身引起新发房性心律失常并不常见。部分研究显示高龄、冠状动脉疾病和高血压与 V-V ECMO 置入后心房颤动的发生风险增加相关；高龄、男性和去甲肾上腺素的使用与房性心律失常的发生独立相关。新发房性心律失常患者的住院时间和 ECMO 治疗时间相对延长，值得临床重视，相关机制和防治策略仍需要进一步大规模研究。

参 考 文 献

[1] Bosch NA，Cimini J，Walkey AJ. Atrial fibrillation in the ICU. Chest，2018，154（6）：1424-1434.

[2] Wetterslev M，Møller MH，Granholm A，et al. Atrial fibrillation（AFIB）in the ICU：incidence, risk factors, and outcomes：the international AFIB-ICU cohort study. Crit Care Med，2023，51（9）：1124-1137.

[3] Teijeiro-Paradis R，Gannon WD，Fan E. Complications associated with venovenous extracorporeal membrane oxygenation—what can go wrong? Crit Care Med，2022，50（12）：1809-1818.

[4] Vaquer S，de Haro C，Peruga P，et al. Systematic review and meta-analysis of complications and mortality of

veno-venous extracorporeal membrane oxygenation for refractory acute respiratory distress syndrome. Ann Intensive Care，2017，7（1）：51.

[5] Alshimali H，Kuckelman J，Seethala R，et al. Adverse outcomes associated with atrial arrhythmias after veno-venous extracorporeal membrane oxygenation ASAIO J，2023，69（5）：e188-e191.

[6] Becher PM，Schrage B，Sinning CR，et al. Venoarterial extracorporeal membrane oxygenation for cardiopulmonary support. Circulation，2018，138（20）：2298-2300.

[7] Li C，Pajoumand M，Lambert K，et al. New-onset atrial arrhythmias are independently associated with in-hospital mortality in veno-venous extracorporeal membrane oxygenation. J Cardiothorac Vasc Anesth，2022，36（6）：1648-1655.

[8] 王宁夫. 体外膜氧合器使用中严重并发症的防治. 中华心血管病杂志，2020，48（6）：431-433.

第十章

V-V ECMO 在特殊患者中的应用

第一节　肺移植的 ECMO 支持进展

浙江大学医学院附属第二医院　须　欣

一、肺移植的现状

肺移植作为一种治疗手段，其概念最早可追溯至 20 世纪初期。尽管如此，首次成功的人类肺移植手术直到 1963 年才得以实施[1]。早期的肺移植尝试由于手术技术、器官保存方法和术后护理的限制而面临重大挑战，导致早期的肺移植临床结果并不理想。相较于同一时期的其他实体器官移植，肺移植的进展显得缓慢。当时的主要难题包括支气管吻合口的愈合问题、肺部本身的高度免疫原性及肺部感染的管理。20 世纪 80 年代，免疫抑制药物的引入成为这一领域的里程碑，其显著提高了移植后患者的生存率，改善了患者预后。自 20 世纪 90 年代以来，肺移植已成为治疗终末期肺疾病的首选方案，截至 2021 年，全球已完成超过 70 000 例肺移植手术[2]。

肺移植主要适用于晚期肺疾病患者，常见的适应证包括慢性阻塞性肺疾病（COPD）、肺囊性纤维化、特发性肺纤维化及肺动脉高压等。虽然肺移植技术已经取得显著进步，但该领域仍面临许多挑战，而体外膜氧合（ECMO）技术在肺移植领域的应用，为逐渐克服这些挑战提供了有力支持。

二、ECMO 在肺移植中的作用

自 21 世纪初以来，ECMO 技术的快速进展已使其成为管理重症呼吸衰竭和心力衰竭患者的重要手段[3]。凭借其独特的心肺辅助功能，ECMO 在肺移植领域的应用也取得了显著进展。ECMO 的角色在肺移植治疗中经历了根本性的转变，从最初的紧急救治手段演变为计划性的支持策略[4]，它不仅能够作为帮助患者达到肺移植要求的桥接手段，还成为手术过程中

和术后恢复期的一种常规辅助方法[5]。最新的大型回顾性研究进一步证实，尽管肺移植患者的平均年龄和病情严重程度有所增加，但接受 ECMO 支持的患者在移植后的存活率仍然呈现出持续的升高趋势[6]。

（一）移植的桥梁

肺源分配评分（lung allocation score，LAS）系统的引入，已经根本性地改变了器官分配的优先级，确保了那些迫切需要肺移植的患者能够优先接受治疗。这一制度的变化一方面促使各移植中心采用更先进的生命支持技术来维持病情恶化的患者，另一方面也导致许多患者面临更长的移植等待时间，这增加了对更为可靠的过渡性治疗策略的需求。自 1978 年首次将 ECMO 作为肺移植的桥接技术进行报道以来[7]，越来越多的患者开始采用这种方法以过渡至肺移植。然而，早期研究并未显示 ECMO 桥接肺移植在临床结果上优于机械通气，这不仅与 ECMO 相关的技术和管理理念有关，也与当时的器官分配体系有一定的关系。随着 ECMO 技术的不断进步，2005 年 LAS 体系被引入之后，依靠 ECMO 进行桥接的患者能够更快地获得移植机会，随后的研究开始逐步证实，与未进行桥接的患者相比，通过 ECMO 桥接的患者的术后临床结果可以达到相似甚至更佳的效果[8]。ECMO 在提供呼吸和血流动力学支持方面的能力，使其成为在稳定危重症患者和保持患者移植资格方面的重要工具。尽管有研究[9]指出，使用 ECMO 进行桥接的患者在临床结果上可能不如未使用任何支持的患者，但这通常与 ECMO 使用者的病情更为严重有关，如果没有 ECMO 的支持，这些患者的预后可能会更差。此外，不同地区的 ECMO 桥接策略[10]与 ECMO 中心的容量[11]也会影响生存率。

（二）术中支持

在肺移植手术的早期阶段，体外循环（cardiopulmonary bypass，CPB）的使用被视为移植成功的关键，因为它能在手术过程中出现低氧血症或血流动力学不稳定时提供必要的呼吸和循环支持。然而，随着手术技术的不断进步及术中 ECMO 应用的普及，对 CPB 的依赖已经逐渐减少[12]。虽然早期研究并未明确表明 ECMO 优于 CPB，但随着更大规模临床研究结果[13]的发布，我们发现与术中 CPB 相比，术中 ECMO 支持在抗凝需求、出血风险、血液制品需求等方面均表现出优势。此外，ECMO 在降低原发性移植物功能障碍（primary graft dysfunction，PGD）的发生率、减轻炎症反应及提高血流动力学稳定性等方面也显示出其优越性。当前的荟萃分析[14]表明，ECMO 在减少血液制品使用、缩短机械通气时间和 ICU 住院时间方面具有益处，且 ECMO 组在 3 个月和 1 年的死亡率均低于 CPB 组；然而，其中只有 ICU 住院时间的缩短具有显著的统计学意义。一项单中心的倾向评分匹配分析[15]也显示，在肺移植期间，术中使用 V-A ECMO 与术后较少的输血需求、更短的机械通气时间及较低的 72h 内 3 级 PGD 发生率相关。尽管如此，要确定 ECMO 相较于 CPB 的优越性，仍需要更多大规模的随机对照试验来证实。

在肺移植手术中，两种常用的 ECMO 模式各有其应用价值。V-V ECMO 作为呼吸支持在术中的应用非常普遍，而 V-A ECMO 则通常用于那些合并肺动脉高压的患者，它能在手术过程中同时提供呼吸与循环支持。有些患者在手术中启动的 V-A ECMO，采用与体外循环手术相似的中心插管方式，这被认为可以提供比外周插管方式更充分的血流动力学和气体交换支持。尽管过去大多数通过外周插管桥接至移植的患者会选择在外周 ECMO 的辅助下直接进行手术，但现在有时可能会转换为中央插管，或者采用 V-AV ECMO 模式（其中 A 代表中心插管），有时甚至在某些患者中采用并行 ECMO 模式以提供辅助[16]。此外，部分患者术中建立的中心 V-A ECMO 在术后可能会转换为外周插管 ECMO，以继续提供心肺支持[17]。术中和术后 ECMO 模式的这种转换反映了我们对 ECMO 相关病理生理学理解的深入，以及根据患者不同阶段的需求选择最合适的支持策略。

（三）移植后 ECMO 支持

对于大部分肺移植患者来说，无论是术前作为桥接还是术中作为支持的 ECMO 通常能在术后 24h 内撤除，从而便于患者尽早开始康复。然而，大约 5%的患者在肺移植后仍需继续 ECMO 支持，这通常基于两种情况：一是在术后出现严重 PGD 时，ECMO 可作为一种挽救生命的支持措施；二是作为术中 ECMO 的计划性延续，如在特发性肺动脉高压的受体中。

PGD 是一种复杂的炎症综合征，是肺移植后 72h 内的常见并发症，可导致急性呼吸衰竭。PGD 以缺氧和影像学上的肺部弥漫性浸润为特征，并根据严重程度分为 0~3 级。尽管在患者和供体的选择、围手术期管理及手术技术方面取得了显著进步，PGD 仍是肺移植后死亡的主要原因之一。目前尚无确立的公认的 PGD 治疗方案，但越来越多的证据和实践经验表明，ECMO 是预防和治疗 PGD 的一个有效选择。国际心肺移植学会（International Society for Heart and Lung Transplantation，ISHLT）关于 PGD 治疗的工作组报告指出，在严重 PGD 发生后的 24h 内启动 ECMO 可以获得最佳效果，并推荐对于 3 级 PGD 患者尽早采用 ECMO。虽然研究显示，需要术后 ECMO 支持的患者总体存活率低于无须 ECMO 支持的患者[18]，但在术后 3 个月的分析中，这两组患者的 1 年和 5 年生存率并无显著性差异。考虑到严重 PGD 的高死亡率，如果没有 ECMO 的支持，这些患者可能根本无法存活，这反过来强调了 ECMO 在治疗高风险 PGD 患者中的重要性。

在慢性肺动脉高压的肺移植患者中，移植后肺动脉压力的显著降低导致左心室前负荷的显著增加，可能引发心功能不全。ECMO 为左心室提供了适应新的前负荷条件的时间。研究表明，在慢性肺动脉高压患者中，采用计划性的术后 V-A ECMO 支持策略，可以实现较高的生存率、良好的心脏功能和较低的 PGD 发生率。

三、清醒 ECMO

过去，晚期肺疾病患者在等待移植时通常依赖于气管插管和机械通气。这种做法往往伴随着多种并发症，特别是呼吸机相关性肺损伤，这些并发症已被证实与肺移植前的不良预后有直接联系。随着 ECMO 应用经验的累积，一种新的方法——在无须机械通气的情况下使用 ECMO 来维持患者的自主呼吸，即所谓的"清醒 ECMO"开始被采用。回顾性研究证实了这种方法的可行性和优势。此外，荟萃分析也表明，保持清醒状态是 ECMO 患者成功桥接至肺移植的一个重要预测因素[19]。与传统方式相比,清醒 ECMO 患者经历的并发症更少,ICU 住院时间短,且预后更佳。清醒 ECMO 在心理上的益处也不容忽视,因为患者能够进行交流、进食甚至参与物理治疗,这些活动有助于提升其整体健康状况,并更好地为移植做准备。病理生理学研究也进一步证实了清醒 ECMO 的优势。尽管如此,心肺与 ECMO 系统的复杂相互作用,以及管理体外生命支持下清醒患者的难度,仍然给 ICU 工作人员带来了巨大的挑战。然而,随着时间的推移,使用清醒 ECMO 来避免气管插管和机械通气的策略越发成熟,已经成为等待肺移植的危重患者的首选治疗方案[8]。

四、可移动 ECMO

肺移植前患者的虚弱状态增加了移植后不良结果的风险[20]。以往的研究已经表明,长期依赖机械通气或 ECMO 支持的患者容易发展为 ICU 获得性肌无力。然而,对接受 ECMO 支持的患者而言,进行康复训练是安全的,并且康复可能对其移植后的快速恢复和最终的临床预后有益。在这种背景下,可移动的 ECMO 系统应运而生,满足了患者的迫切需求,并在以下两方面展现出优势:首先,它允许患者行走和进行社交互动,这有助于维持患者的积极和乐观心态;其次,它避免了长时间的镇静、肌松和气管插管所可能引发的并发症,如肺炎和气压伤。股静脉置管在患者下床活动时可能有移位和引流不畅的风险,因此自 2009 年起,颈静脉双腔置管技术被引入临床实践,极大提高了 ECMO 患者活动的可行性。这种置管方式通常在放射介入或经食管超声的引导下进行,以确保管道位置准确、引流充分,并最小化再循环的可能性。然而,这种置管方法也存在一些罕见的并发症,如上腔静脉、右心房和右心室的损伤,这些都需要临床医护予以关注[21]。对于需要静脉-动脉支持的患者,经过仔细评估,也可以选择腋静脉-腋动脉置管,以实现可移动 ECMO 的安装。

五、COVID-19 促进了 ECMO 与肺移植的应用

COVID-19 大流行期间,因为严重呼吸衰竭而需要 ECMO 支持的患者数量急剧增加[22]。对于那些在 ECMO 支持下仍难以恢复的严重 COVID-19 呼吸衰竭患者,肺移植可能成为他们最后的救命稻草。

美国器官共享联合网络(UNOS)的数据显示,在包括 COVID-19 相关急性呼吸衰竭和慢性纤维化在内的 305 例肺移植患者中,有 63%在移植前接受了 ECMO 治疗,中位治疗时间长达 66 天[23]。值得注意的是,经 ECMO 桥接的 COVID-19 患者与未经 ECMO 桥接的 COVID-19 患者在 6 个月和 12 个月的存活率上没有显著性差异。此外,经 ECMO 桥接的 COVID-19 患者 1 年存活率与经 ECMO 桥接的非 COVID-19 患者相似,这表明对于 COVID-19 所致呼吸衰竭患者进行 ECMO 桥接肺移植的 1 年生存结果是可接受的。

这些经验将有助于未来在决定是否对急性危重呼吸衰竭患者进行 ECMO 桥接肺移植时提供指导。随着这类案例的增多,医疗团队可以更好地理解何时及如何使用 ECMO 作为肺移植的桥接策略,以提高患者的生存机会和生活质量。

六、未来面临的挑战

ELSO 数据库提供了关于 ECMO 使用的全球性数据，包括肺移植受者和等待名单上的患者[24]。尽管自 1990 年以来已有超过 3900 名患者在肺移植的不同阶段接受了 ECMO 支持，但与进行肺移植的总患者数相比，该比例仍然较低。这可能反映了 ECMO 技术的应用还有待进一步普及和完善。为了改善这一现状，需要更多的高质量前瞻性研究，结合患者病情的严重程度和其他相关变量，以便更准确地评估 ECMO 桥接对移植后结果的影响。

机器学习已经在预测肺移植后患者的总体生存率方面显示出其价值[25]，尤其是在分析术后 ECMO 使用时间等影响因素方面。然而，为了提高预测的准确性，还需要进一步研究和验证。

尽管 ECMO 技术在肺移植手术中的应用越来越广泛，但目前还没有关于移植后使用 ECMO 的共识或指南。这主要是因为相关临床数据还不够充分，而且不同的移植中心在实践中有着不同的经验和偏好。随着技术的进步和更多的临床研究，我们可以期待未来会有更多关于 ECMO 在肺移植中应用的指导性文献和共识。这将有助于标准化治疗程序，提高患者的生存率和生活质量，同时减少并发症。此外，随着个性化医疗的发展，可能会有更多基于患者特定情况的定制化 ECMO 使用策略，从而进一步优化肺移植的结果。

参 考 文 献

[1] Venuta F，Van Raemdonck D. History of lung transplantation. J Thorac Dis，2017，9（12）：5458-5471.

[2] 焦国慧，王梓涛，陈静瑜. 肺移植全球发展概况与展望. 器官移植，2022，13（4）：417-424.

[3] Thiagarajan RR，Barbaro RP，Rycus PT，et al. Extracorporeal life support organization registry international report 2016. ASAIO J，2017，63（1）：60-67.

[4] Biscotti M，Gannon WD，Agerstrand C，et al. Awake extracorporeal membrane oxygenation as bridge to lung transplantation：a 9-year experience. Ann Thorac Surg，2017，104（2）：412-419.

[5] Hang D，Chandrashekarappa K，Schilling K，et al. A two-circuit strategy for intraoperative extracorporeal support during single lung transplantation in a patient bridged with venovenous extracorporeal membrane oxygenation. Perfusion，2022，39（2）：281-284.

[6] Rando HJ，Fanning JP，Cho SM，et al. Extracorporeal membrane oxygenation as a bridge to lung transplantation：practice patterns and patient outcomes. J Heart Lung Transplant，2024，43（1）：77-84.

[7] Nelems JM，Duffin J，Glynn FX，et al. Extracorporeal membrane oxygenator support for human lung transplantation. J Thorac Cardiovasc Surg，1978，76（1）：28-32.

[8] Lee SH. Awakening in extracorporeal membrane oxygenation as a bridge to lung transplantation. Acute Crit Care，2022，37（1）：26-34.

[9] Schechter MA，Ganapathi AM，Englum BR，et al. Spontaneously breathing extracorporeal membrane oxygenation support provides the optimal bridge to lung transplantation. Transplantation，2016，100（12）：2699-2704.

[10] Hayanga AJ，Aboagye J，Esper S，et al. Extracorporeal membrane oxygenation as a bridge to lung transplantation in the United States：an evolving strategy in the management of rapidly advancing pulmonary disease. J Thorac Cardiovasc Surg，2015，149（1）：291-296.

[11] Hayes D，Tobias JD，Tumin D. Center volume and extracorporeal membrane oxygenation support at lung transplantation in the lung allocation score era. Am J Respir Crit Care Med，2016，194（3）：317-326.

[12] Leibowitz JL，Krupnick AS，Shah A. Cardiopulmonary bypass in lung transplantation//Kırali K，Coselli J S，Kalangos A. Cardiopulmonary Bypass. Salt Lake City：Academic Press，2023.

[13] Ius F，Kuehn C，Tudorache I，et al. Lung transplantation on cardiopulmonary support：venoarterial extracorporeal membrane oxygenation outperformed cardiopulmonary bypass. J Thorac Cardiovasc Surg，2012，144（6）：1510-1516.

[14] Machuca TN，Collaud S，Mercier O，et al. Outcomes of intraoperative extracorporeal membrane oxygenation versus cardiopulmonary bypass for lung transplantation. J Thorac Cardiovasc Surg，2015，149（4）：1152-1157.

[15] Chan EG，Hyzny EJ，Furukawa M，et al. Intraoperative support for primary bilateral lung transplantation：a propensity-matched analysis. Ann Thorac Surg，2023，115（3）：743-749.

[16] Shah A，Dave S，Goerlich CE，et al. Hybrid and parallel extracorporeal membrane oxygenation circuits. JTCVS Tech，2021，8：77-85.

[17] Hoetzenecker K，Schwarz S，Muckenhuber M，et al. Intraoperative extracorporeal membrane oxygenation and the possibility of postoperative prolongation improve survival in bilateral lung transplantation. J Thorac Cardiovasc Surg，2018，155（5）：2193-2206. e3.

[18] Boffini M，Simonato E，Ricci D，et al. Extracorporeal membrane oxygenation after lung transplantation：risk factors and outcomes analysis. Ann Cardiothorac Surg，2019，8（1）：54-61.

[19] Wan XL，Bian T，Ye SG，et al. Extracorporeal membrane oxygenation as a bridge vs. non-bridging for lung transplantation：a systematic review and meta-analysis. Clin Transplant，2021，35（1）：e14157.

[20] Orozco-Hernandez E，DeLay TK，Gongora E，et al. State of the art—Extracorporeal membrane oxygenation as a bridge to thoracic transplantation. Clin Transplant，2023，37（2）：e14875.

[21] Lamb KM，Hirose H. Vascular complications in extracoporeal membrane oxygenation. Crit Care Clin，2017，33（4）：813-824.

[22] Cho HJ，Heinsar S，Jeong IS，et al. ECMO use in COVID-19：lessons from past respiratory virus outbreaks—a narrative review. Crit Care，2020，24（1）：301.

[23] Bermudez C，Bermudez F，Courtwright A，et al. Lung transplantation for COVID-2019 respiratory failure in the United States：outcomes 1-year posttransplant and the impact of preoperative extracorporeal membrane oxygenation support. J Thorac Cardiovasc Surg，2023，167（1）：384-395. e3.

[24] Extracorporeal Life Support Organization. ECLS Registry Report. ELSO，2022.

[25] Tian D，Yan HJ，Huang H，et al. Machine learning-based prognostic model for patients after lung transplantation. JAMA Network Open，2023，6（5）：e2312022.

第二节　ECMO 在孕产妇中的应用

广西医学科学院·广西壮族自治区人民医院　向淑麟

ECMO 可作为危重孕产妇行常规呼吸和循环支持治疗仍无效的一种抢救措施，对合并严重并发症的孕产妇，如羊水栓塞、肺栓塞、围产期心肌病、肺动脉高压、重症肺炎等，ECMO 可能为这些危重症患者的救治打开了一扇门，但目前 ECMO 对危重孕产妇的救治还受到很多方面的限制，如需要有专门的团队、抗凝及分娩的挑战、并发症较多、价格高昂等。因此，临床上应更好地把握适应证，规范监测、精细管理，以更好地运用于危重孕产妇的救治。孕产妇作为一类特殊人群，年龄相对较轻，自身基础疾病相对较少，相信随着ECMO 技术日趋成熟和临床应用日益规范，其会给危重孕产妇带来更多救治希望，成功挽救更多危重孕产妇的生命。

ECMO 在孕产妇中的应用面临众多挑战，需时刻兼顾孕妇及胎儿的病理生理状态，与非孕产妇的 ECMO 患者相比，有其特殊性。本节将从 ECMO 在孕产妇中应用的适应证、并发症、产科问题、终止妊娠的时机、挑战与展望等方面进行阐述。

一、ECMO 用于孕产妇的适应证

目前尚无指南对孕产妇使用 ECMO 的适应证与禁忌证给出推荐意见，亦缺乏孕产妇应用 ECMO 的前瞻性研究，但临床实践中越来越多的案例表明 ECMO 已可成功应用于孕产妇，当考虑对孕产妇进行 ECMO 支持时建议参考非妊娠成人的 ECMO 应用指南。当孕产妇出现羊水栓塞、围产期心肌病、妊娠合并中重度肺动脉高压、重度 ARDS 及大面积肺栓塞而导致的严重呼吸、循环衰竭时，可考虑行 ECMO 支持治疗。

（一）羊水栓塞

羊水栓塞指在分娩过程中羊水成分进入母体血液循环而引起急性呼吸循环衰竭、弥散性血管内凝血（disseminated intravascular coagulation，DIC）甚至猝死的严重分娩期并发症，其发病率约 0.025‰，死亡率高达 20%～60%[1]。羊水栓塞发病率低，但起病急、发展迅速、病情危重。研究表明，羊水栓塞孕产妇如果在大剂量血管活性药物、心肺复苏等支持下仍不能维持血流动力学稳定，可行 V-A ECMO 支持治疗，以改变孕产妇严重不良结局，提高生存率及改善预后[2]。羊水中的促凝成分可以引发母体凝血功能异常，导致全身微循环障碍，继发急性肺动脉高压，病程进展快，常出现顽固性低氧血症、血流动力学不稳定、心搏及呼吸骤停等严重呼吸、循环、凝血功能异常，在常规抢救方法疗效不佳时可考虑给予ECMO 支持，V-A ECMO 具备同时支持呼吸及循环的作用，成为危重羊水栓塞孕产妇的首选支持模式。

Ecker 等[3]报道了 1 例 43 岁足月孕妇因"前置胎盘"行剖宫产术后出现羊水栓塞，给予气管插管辅助通气、大剂量血管活性药物、心肺复苏后，超声心动图仍显示右心室扩张、左心充盈不足，循环严重衰竭，遂行 V-A ECMO 支持，24h 后超声提示右心室功能恢复正常，血流动力学稳定，逐步撤机后产妇顺利出院，无明显后遗症。国内亦有关于因羊水栓塞出现严重循环衰竭后行 V-A ECMO 的报道，1 例 31 岁孕足月产妇，诊断考虑羊水栓塞，给予气管插管接呼吸机辅助呼吸、大量输血、大剂量血管活性药物升压、糖皮质激素抗炎、罂粟碱缓解肺动脉高压等综合治疗后，仍存在严重的血流动力学不稳定，立即予以 V-A ECMO支持，3 天后成功撤机，最终治愈出院。随访患者一般情况良好，生活自理，无神经系统功能缺失表现[4]。因此，在抢救羊水栓塞孕产妇时，若使用大剂量血管活性药物、心肺复苏等支持治疗仍不能维持血流动力学稳定，可考虑使用 V-A ECMO 支持，降低羊水栓塞孕产妇严重不良结局发生率，提高生存率及改善预后。

（二）围产期心肌病

围产期心肌病是一种特发性心肌病，是发生在分娩前或分娩后，以心肌病变为基本特征，以左心室收缩功能不全继发急性充血性心力衰竭为主要表现的心脏病变[5]。虽然本病发病率不高，但一旦起病病情凶险，严重危害孕产妇及新生儿预后。V-A ECMO 通过保证部分或全身的血流灌注来辅助心脏，可用于治疗围产期心肌病患者出现的顽固性心力衰竭。Sieweke 等[6]报道围产期心肌病孕产妇应用 ECMO 可更好地维持灌注和氧合，改善心脏泵功能。Olson 等[7]回顾性分析了 2007～2019 年 ELSO 数据库中 88 例接受 ECMO 治疗的围产期心肌病孕产妇病例，结果表明 ECMO 成功撤机率达 72%，存活率达 64%，V-A ECMO 在围产期心肌病严重心力衰竭孕产妇中的应用具有重要价值。

（三）妊娠合并肺动脉高压

肺动脉高压是多种异源性疾病和不同发病机制所致肺血管结构或功能改变，进而引起肺动脉压力升高的临床和病理生理综合征，最终可发展为右心衰竭甚至死亡。目前全球范围内妊娠合并肺动脉高压的发病率呈上升趋势，妊娠合并重度肺动脉高压死亡率高达9%[8]。孕妇血流动力学、凝血机制、激素分泌等发生改变，使得妊娠合并肺动脉高压更易发生右心衰竭、肺动脉高压危象、休克等严重并发症，预后极差，死亡率高，因此及时诊断并启动治疗对妊娠合并肺动脉高压患者意义重大。对妊娠合并肺动脉高压患者的管理应由多学科团队共同完成。妊娠合并严重肺动脉高压最终可发展为终末期心力衰竭，治疗目标为减轻负荷、改善氧合及循环灌注。《中国肺动脉高压诊断与治疗指南（2021 版）》建议重症肺动脉高压患者可接受 V-A ECMO 辅助治疗。

（四）ARDS

妊娠期因呼吸功能和免疫系统的生理变化，孕妇发生严重呼吸衰竭的风险更高，ARDS发病率高达 7‰，随着 ARDS 病情的进展，孕产妇死亡率高达 23%～40%，胎儿死亡率达23%[9]。Lankford 等[10]报道 10 年间因 ARDS 或循环衰竭接受 V-A ECMO/V-V ECMO 的 21例危重孕产妇中，13 例予 V-V ECMO、8 例予 V-A ECMO 支持，其存活率＞80%，胎儿存活率为 67.9%。一项荟萃分析中包括 39 例在 COVID-19 大流行期间使用 V-V ECMO 的孕妇，其生存率为 74%，新生儿/胎儿生存率为 64%[11]。孕产妇因重度 ARDS 而导致严重右心衰竭的发病率为 21%，死亡风险高，研究提示 V-A ECMO 可以显著降低 ARDS 右心衰竭及循环衰竭孕产妇的死亡率，改善产妇和胎儿预后[12]。

（五）肺栓塞

妊娠期血液的高凝状态和腹部子宫增大压迫导致的静脉血液淤滞及血管壁损伤，合并子痫前期、先兆流产、前置胎盘等疾病，孕期活动减少等，均是静脉血栓发生的高危因素。肺栓塞是由于内源性或外源性栓子堵塞肺动脉主干或分支，引起肺循环障碍的病理生理综合征，包括肺血栓栓塞、脂肪栓塞等，临床上以肺血栓栓塞最常见。考虑到剖宫产及阴道分娩后手术切口或腹腔内出血、阴道出血等情况，孕产妇肺栓塞溶栓、抗凝等血管治疗的挑战更大。妊娠晚期深静脉血栓能增加孕妇肺栓塞发生风险，大面积肺栓塞可导致急性右心衰竭，甚至猝死。肺栓塞合并严重呼吸、循环衰竭时，可考虑行 V-A ECMO 支持稳定呼吸及循环，为进一步治疗肺栓塞赢得宝贵时间。Martillotti 等[13]关于妊娠期间或分娩 6 周内严重肺栓塞治疗的系统综述表明，127 例严重肺栓塞患者至少接受溶栓、经皮或手术取栓、ECMO 支持中的其中一种治疗措施，其中 83 例接受溶栓的患者生存率为 94%，妊娠期大出血风险为 17.5%，产后出血风险为 58.3%，出血风险较高，其中 11 例溶栓后仍有呼吸循环衰竭者接受 V-A ECMO 支持；36 例手术取栓的患者生存率为 86.1%，大出血风险为 20.0%；3 例严重肺栓塞孕产妇单纯予以 ECMO 支持治疗，均治愈出院且未出现大出血并发症。该研究提示对于溶栓存在大出血风险的严重肺栓塞孕产妇，可考虑行 ECMO 支持治疗。

二、孕产妇 ECMO 应用常见并发症

孕产妇应用 ECMO 期间，出血发生率高达 32%[14]，是最常见的并发症，出血原因可能包括血小板减少、纤溶亢进、DIC 等，出血常继发于抗凝、血小板减少症和体外回路中大量聚合物影响凝血功能。ECMO 支持会导致出血及血栓风险增加，对预后有重要影响。出血可发生在深静脉置管、气管插管、气管切开、阴道、消化道等部位，而中枢神经系统出血与预后密切相关。对于出血处理，最大的难点是如何辨别是抗凝相关出血，还是机体凝血功能异常（如 DIC）所致的出血，大多数出血原因与抗凝相关。目前，关于孕产妇抗凝的最佳水平尚无定论，建议监测其凝血功能，如果凝血 INR＞1.3，开始可采用无肝素抗凝策略，但需不断监测其凝血功能并维持低剂量抗凝水平。对于在分娩后应用 ECMO 的孕产妇，轻中度的出血，可以输注红细胞、冰冻血浆或者加压止血，而严重出血则需要外科手术，如切除子宫或者动脉栓塞止血[14]。

其他并发症包括肢体缺血、假性动脉瘤和伤口感染，神经系统功能障碍及病变（如认知障碍、缺氧性脑损伤、脑梗死、偏瘫、周围神经病变），下肢深静脉血栓形成，溶血及急性肾损伤等，均可在孕产妇 ECMO 中发生，其发生率及预后仍需进一步研究[15]。

三、孕产妇应用 ECMO 的产科问题

（1）主治医生必须了解在任何情况下 ECMO 支持的适应证；若因病情需要行 ECMO 治疗则随时可启动 ECMO 支持。

（2）孕产妇 ECMO 的启动及管理方案应该由产科、麻醉科、重症和新生儿科专家共同制订。

（3）V-V ECMO 置管时，为解决妊娠子宫压迫 ECMO 引流导管的问题，可考虑行右侧颈内静脉双腔导管置管。V-A ECMO 时，为减少长期逆行无搏动血流对胎儿的影响，建议孕产妇通过侧卧位改善子宫压迫下腔静脉和主动脉，继而改善血流。

四、ECMO 支持下孕产妇终止妊娠的时机

对于危重孕妇，在 ECMO 支持时，分娩的时机和方式至关重要，会直接影响母亲和胎儿的预后。虽然没有关于终止妊娠的绝对建议，但应该考虑以下因素：孕产妇疾病严重程度、胎龄、对妊娠的愿望及是否有一个能够熟练管理孕产妇 ECMO 的团队。

孕产妇撤离 ECMO 除了考虑常见因素如原发病、胸部影像学、肺顺应性、氧合指数、心脏泵功能改善的程度、呼吸机参数、血管活性药物剂量等因素外，还需充分考虑孕产妇、胎儿及分娩时机与方式等因素。若通过分娩可改善孕妇的心肺功能且胎儿预后良好，可考虑启动分娩，近 2/3 的 ECMO 孕妇有可能通过剖宫产分娩。若达到分娩指征，孕产妇可能因病情过重而无法进行引产，考虑其心肺功能及对引产的耐受力，可能选择剖宫产更为安全[16]。分娩时若仍需 ECMO 支持，需重点关注抗凝，V-V ECMO 时可暂停抗凝以适应分娩，而 V-A ECMO 时则尽量缩短不抗凝的时间，行快速剖宫产可能是更安全的选择。

五、小结和展望

研究表明，孕产妇应用 ECMO 可行、有效、安全[17]，危重孕产妇行 ECMO 治疗有更高的出院存活率，可改善孕产妇和新生儿的预后[18]，ECMO 可作为妊娠及围产期抢救治疗的手段之一。危重孕产妇应用 ECMO 时应全面平衡母亲和胎儿的益处和风险，孕产妇 ECMO 的运行及管理仍充满挑战。①抗凝与出血：ECMO 支持下剖宫产患者出血明显增加，而 ECMO 支持需抗凝。未来，需进一步研究 ECMO 支持下孕产妇抗凝与剖宫产结局之间的关系。②体位治疗对腹腔压力及胎儿的影响：ECMO 支持下孕产妇实施俯卧位及侧卧位等体位治疗时会改变腹腔压力，进而影响子宫血供，可能导致胎儿宫内窘迫等情况。③妊娠对 ECMO 置管及流量的影响：当孕妇妊娠子宫较大及腹腔高压明显时，下腔静脉引血的 ECMO 置管方式的流量可能受到影响。④其他方面：ECMO 支持下分娩时机或方式的选择仍是一难题，而对于胎儿监测及管理等方面也缺乏相关推荐。以上挑战需更多高质量的临床研究进一步探讨，争取能获得更多有益于临床的推荐意见。

展望未来，关于孕产妇的 ECMO 支持仍有许多问题亟待解决，这类特殊人群的 ECMO 管理需要强大的多学科团队（产科、新生儿科、重症医学科、麻醉科、呼吸科、药学专家等）共同努力，以尽量减少 ECMO 孕产妇及新生儿的并发症，使孕产妇及新生儿最大程度获益。

参 考 文 献

[1] Shamshirsaz AA, Clark SL. Amniotic fluid embolism. Obstet Gynecol Clin North Am, 2016, 43（4）：779-790.

[2] Adachi M, Adachi T, Fujita T, et al. Venoarterial extracorporeal membrane oxygenation as an early treatment for amniotic fluid embolism with cardiac arrest：a case report. J Obstet Gynaecol Res, 2021, 47（9）：3374-3378.

[3] Ecker JL, Solt K, Fitzsimons MG, et al. Case records of the Massachusetts General Hospital. Case 40-2012. A 43-year-old woman with cardiorespiratory arrest after a cesarean section. J Obstet Gynaecol Res, 2012, 367（26）：2528-2536.

[4] 左志刚，裴柳，刘秀娟，等. 体外膜氧合成功抢救羊水栓塞一例. 中华医学杂志, 2020, 100（23）：

1832-1833.

[5] Davis MB, Arany Z, McNamara DM et al. Peripartum cardiomyopathy: JACC state-of-the-art review. J Am Coll Cardiol, 2020, 75（2）: 207-221.

[6] Sieweke JT, Pfeffer TJ, Berliner D et al. Cardiogenic shock complicating peripartum cardiomyopathy: importance of early left ventricular unloading and bromocriptine therapy. Eur Heart J Acute Cardiovasc Care, 2020, 9（2）: 173-182.

[7] Olson TL, O'Neil ER, Ramanathan K, et al. Extracorporeal membrane oxygenation in peripartum cardiomyopathy: a review of the ELSO Registry. Int J Cardiol, 2020, 311: 71-76.

[8] Roos-Hesselink J, Baris L, Johnson M, et al. Pregnancy outcomes in women with cardiovascular disease: evolving trends over 10 years in the ESC registry of pregnancy and cardiac disease（ROPAC）. Eur Heart J, 2019, 40（47）: 3848-3855.

[9] Moore SA, Dietl CA, Coleman DM. Extracorporeal life support during pregnancy. J Thorac Cardiovasc Surg, 2016, 151（4）: 1154-1160.

[10] Lankford AS, Chow JH, Jackson AM, et al. Clinical outcomes of pregnant and postpartum extracorporeal membrane oxygenation patients. Anesth Analg, 2021, 132（3）: 777-787.

[11] Naoum EE, Chalupka A, Haft J, et al. Extracorporeal life support in pregnancy: a systematic review. J Am Heart Assoc, 2020, 9（13）: e016072.

[12] Sato R, Dugar S, Cheungpasitporn W, et al. The impact of right ventricular injury on the mortality in patients with acute respiratory distress syndrome: a systematic review and meta-analysis. Crit Care, 2021, 25（1）: 172.

[13] Martillotti G, Boehlen F, Robert-Ebadi H, et al. Treatment options for severe pulmonary embolism during pregnancy and the postpartum period: a systematic review. J Thromb Haemost, 2017, 15（10）: 1942-1950.

[14] Larson SB, Watson SN, Eberlein M, et al. Survival of pregnant coronavirus patient on extracorporeal membrane oxygenation. Ann Thorac Surg, 2021, 111（3）: e151-e152.

[15] 雷俊财, 赵扬玉, 张喆, 2022. 体外膜肺氧合在危重孕产妇中的应用. 中华妇产科杂志, 57（7）: 550-554.

[16] Aissi James S, Guervilly C, Lesouhaitier M, et al. Delivery decision in pregnant women rescued by ECMO for severe ARDS: a retrospective multicenter cohort study. Crit Care, 2022, 26（1）: 312.

[17] Malfertheiner SF, Brodie D, Burrell A, et al. Extracorporeal membrane oxygenation during pregnancy and peripartal. An international retrospective multicenter study. Perfusion, 2023, 38（5）: 966-972.

[18] Alvarado-Socarras JL, Quintero-Lesmes DC, Martin DT, et al. Maternal-fetal results of COVID-19-infected pregnant women treated with extracorporeal membrane oxygenation: a descriptive report. Am J Perinatol, 2023. doi: 10. 1055/a-2097-1852.

第三节　ECMO 用于难治性哮喘的救治

南昌大学第一附属医院　邵　强

　　难治性哮喘是一种高度异质性呼吸道慢性炎症性疾病, 部分哮喘急性发作患者合并呼吸衰竭需入住 ICU, 通常这部分患者经过规范化治疗, 采用无创或有创机械通气能有效缓解, 但气管插管机械通气患者中仍有 7%～15%死亡[1], 这一部分也称为重症哮喘患者。体外膜氧合（ECMO）作为一种有效的呼吸和（或）循环功能支持技术, 已被列为治疗难治性哮喘的挽救性手段, 可为原发病治疗争取时间并有效避免机械通气相关并发症, 降低病死率[2], 本节主要讨论 ECMO 在难治性哮喘救治中的临床应用。

一、ECMO 治疗对难治性哮喘患者死亡率的影响

哮喘急性发作可导致全球每年 180 000 人死亡，其中成人和青少年较为普遍[3,4]，而难治性哮喘是导致患者死亡的主要原因之一。体外生命支持组织（ELSO）已界定重症哮喘是需要 ECMO 支持的难治性呼吸衰竭，并且这类患者接受 ECMO 支持后，预后良好[4]。一项统计数据收集了 1992 年 3 月至 2016 年 3 月期间 ELSO 注册的接受 ECMO 支持哮喘患者的资料，其中有 272 例患者被纳入研究，统计发现，接受 ECMO 支持哮喘急性发作患者的成功救治率达到 83.5%，明显高于 ECMO 救治的其他呼吸衰竭类疾病[5]。近来一项回顾性、流行病学、观察性队列研究，收集 2010～2020 年美国具备 ECMO 资质医院的哮喘急性发作伴呼吸衰竭患者共 13 714 例，其中 127 例使用 ECMO，13 587 例接受常规治疗，以住院死亡率为主要观察指标。结果显示，与常规治疗方案相比，使用 ECMO 能明显降低哮喘急性发作伴呼吸衰竭患者的死亡率（39%～67%）[6]，这表明 ECMO 可作为难治性哮喘的补救治疗。

二、ECMO 治疗难治性哮喘的作用机制

（一）有效改善氧合，纠正高碳酸血症

哮喘急性发作时气道高反应性和气道痉挛会造成气流持续受限，有效通气量下降，引起低氧血症，即使有创机械通气下，呼出气流受限仍难以克服，导致顽固性高碳酸血症；此外，哮喘急性发作时往往合并肺通气血流比例失调等，容易导致顽固性低氧血症和高碳酸血症。ECMO 治疗可提供有效的气体交换，改善氧合，纠正高碳酸血症。

（二）有利于维持血流动力学稳定

低血压是重症哮喘机械通气时十分常见的并发症，哮喘急性发作时，广泛的支气管痉挛、肺动态过度充气及正压机械通气，导致胸腔内压增高及肺泡过度膨胀，引起肺血管阻力增加、静脉回心血量减少、心输出量下降，出现低血压。ECMO 治疗能有效降低呼吸机参数，延长呼气时间，减轻肺过度充气，降低胸腔内压力，以及纠正低氧血症和高碳酸血症，从而有利于维持血流动力学稳定。

（三）避免肺损伤

哮喘急性发作时，支气管痉挛会使肺泡排空速度减慢，引起肺过度充气和高内源性 PEEP，促进了气胸和纵隔气肿的发生，而气胸和纵隔气肿的合并往往致命；支气管阻塞、支气管痉挛及高内源性 PEEP，需要高参数的机械通气条件来克服，而高机械通气参数往往又容易导致呼吸机相关性肺损伤（VILI）[7]。ECMO 可提供有效的气体交换，减轻呼吸机支持的强度，改善呼吸力学，包括降低气道峰压、平台压和驱动压等，并延长呼气时间，避免肺过度充气和 VILI[5]。

（四）减轻镇痛镇静副作用

哮喘急性发作时的濒死感、支气管阻塞、支气管痉挛及高内源性 PEEP，导致患者在

机械通气时往往需要深镇痛镇静或者联合肌松药物来降低气道阻力和减少人机对抗，而大剂量镇痛镇静药物和肌松药物会导致心肌抑制、分布性休克、便秘、下肢静脉血栓等并发症。ECMO 可提供有效的气体交换，减少对呼吸机的依赖，避免大剂量镇痛镇静药物和肌松药物的使用。

（五）保障支气管镜检查及治疗

肺部炎症是诱发哮喘急性发作的常见原因，肺部炎症细胞的大量浸润会引起肺部黏性分泌物及血管渗出增多，以及气道痉挛，导致痰液引流不畅，从而形成痰栓，进一步加重哮喘，这部分患者往往需要气管镜辅助治疗；气道重塑是导致气道弹性下降及气流受限持续甚至不可逆的主要原因，其中平滑肌增生和肥大尤其明显，支气管热成形术能削弱支气管平滑肌的收缩力、减轻气道平滑肌的增生，从而减轻气道阻塞[8]。ECMO 治疗能有效保障支气管镜检查及治疗。

三、ECMO 上机指征

尽管采用最佳的内科治疗，当临床恶化持续时，特别是存在下列情况时，应考虑 ECMO[6, 9, 10]：①平台压持续超过 30cmH$_2$O；②高驱动压＞15～18cmH$_2$O；③血压不稳定，需要血管活性药物支持；④严重的呼吸性酸中毒，pH＜7.25 和 PaCO$_2$＞100mmHg；⑤低氧合指数，FiO$_2$＞0.8 且 PaO$_2$/FiO$_2$＜60mmHg 超过 3h，FiO$_2$＞0.8 且 PaO$_2$/FiO$_2$＜80mmHg 超过 6h；⑥供氧不足的证据，血乳酸＞5mg/dl，ScvO$_2$＜60%；⑦存在导致心脏随时停搏的可能诱因，如严重气压伤等。

四、ECMO 模式选择及呼吸机参数调整

（一）ECMO 模式选择

绝大部分重症哮喘患者以明显异常的呼吸力学指标为主要临床表现，这部分患者推荐 V-V ECMO 模式。当患者合并右心衰竭、出现心源性休克时，尚无明确的 ECMO 模式推荐，可参考表 10-3-1。

表 10-3-1　启动 ECMO 的一般标准

V-V ECMO	有可能逆转
	达到以下严重程度
	FiO$_2$＞0.8 且 PaO$_2$/FiO$_2$＜60mmHg 超过 3h
	FiO$_2$＞0.8 且 PaO$_2$/FiO$_2$＜80mmHg 超过 6h
	pH＜7.25 和 PaCO$_2$＞80mmHg 超过 6h
	顽固性低氧血症或高碳酸血症
	俯卧位 12h 后氧分压增加不超过 20%
	ECCO$_2$R 清除 CO$_2$ 无效

续表

V-A ECMO	有可能逆转
	达到以下严重程度
	收缩压<90mmHg 超过 30min，CI<2.2L/（min·m²）
	顽固性低氧供
	血管活性药物的使用：
	去甲肾上腺素>0.5μg/（kg·min）
	多巴酚丁胺>20μg/（kg·min）
	如有需要，可采用主动脉球囊泵

（二）ECMO 期间呼吸机参数调整

允许超保护性通气策略：潮气量≤4ml/kg，平台压≤30cmH$_2$O，PEEP≥10cmH$_2$O，驱动压≤14cmH$_2$O。

五、ECMO 并发症

1. ECMO 相关常见并发症　血管损伤、出血、溶血、血栓、感染、肢体远端缺血、空气栓塞等[5]。

2. ECMO 相关少见并发症

（1）体外循环可能通过细胞因子释放促进全身炎症反应，进一步加重病情，然而，随着更具生物相容性膜肺的使用，这种并发症已很少出现[11]。

（2）由于支气管痉挛、肺过度充气及正压机械通气，导致静脉回流受阻，ECMO 引血不畅，而压力的显著波动可能导致微气栓和溶血的发生[12]。

六、小结和展望

ECMO 能有效改善氧合、纠正高碳酸血症、避免 VILI 及稳定血流动力学等，已被作为难治性哮喘的补救治疗，但目前仍然缺乏大样本随机对照试验，对于 ECMO 上机时机和上机模式仍未有明确推荐，未来需进一步探索。

参 考 文 献

[1] Binachon A，Grateau A，Allou N，et al. Acute severe asthma requiring invasive mechanical ventilation in the era of modern resuscitation techniques：a 10-year bicentric retrospective study. PLoS One，2020，15（10）：e0240063.

[2] Lozano-Espinosa M，Antolín-Amérigo D，Riera J，et al. Extracorporeal membrane oxygenation（ECMO）and beyond in near fatal asthma：a comprehensive review. Respir Med，2023，215：107246.

[3] Pate CA，Zahran HS，Qin X，et al. Asthma surveillance—United States，2006-2018. MMWR Surveill Summ，2021，70（5）：1-32.

[4] Grennan KN，Maul TM，Nelson JS. Extracorporeal life support for status asthmaticus：early outcomes in

teens and young adults. ASAIO J，2022，68（10）：1305-1311.

[5] Yeo HJ，Kim D，Jeon D，et al. Extracorporeal membrane oxygenation for life-threatening asthma refractory to mechanical ventilation：analysis of the Extracorporeal Life Support Organization registry. Crit Care，2017，21（1）：297.

[6] Zakrajsek JK，Min SJ，Ho PM，et al. Extracorporeal membrane oxygenation for refractory asthma exacerbations with respiratory failure. Chest，2023. 163（1）：38-51.

[7] Manasrah N，Abdelazeem B，Al Qasem S，et al. Extracorporeal membrane oxygenation（ECMO）：a life saver in near-fatal asthma. Cureus，2021，13（12）：e20117.

[8] Chaudhuri R，Rubin A，Sumino K，et al. Safety and effectiveness of bronchial thermoplasty after 10 years in patients with persistent asthma（BT10+）：a follow-up of three randomised controlled trials. Lancet Respir Med，2021，9（5）：457-466.

[9] Medar SS，Peek GJ，Rastogi D. Extracorporeal and advanced therapies for progressive refractory near-fatal acute severe asthma in children. Pediatr Pulmonol，2020，55（6）：1311-1319.

[10] Combes A，Hajage D，Capellier G，et al. Extracorporeal membrane oxygenation for severe acute respiratory distress syndrome. N Engl J Med，2018，378（21）：1965-1975.

[11] Al-Fares A，Pettenuzzo T，Del Sorbo L. Extracorporeal life support and systemic inflammation. Intensive Care Med Exp，2019，7（Suppl 1）：46.

[12] Niimi KS，Lewis LS，Fanning JJ. Impairment of venous drainage on extracorporeal membrane oxygenation secondary to air trapping in acute asphyxial asthma. J Extra Corpor Technol，2015，47（2）：109-112.

第四节　ECMO 用于烧伤所致急性呼吸窘迫综合征的救治

临沂市人民医院　韩佃明

烧伤是全球创伤的主要原因之一，急性呼吸窘迫综合征（ARDS）是烧伤患者死亡的常见原因。当烧伤导致 ARDS 患者出现对常规治疗无效的难治性低氧血症和（或）高碳酸血症，以及无法实施保护性通气时，ECMO 可提供足够的气体交换，并允许肺超保护性通气，减轻呼吸机相关性肺损伤，降低病死率。本节主要对烧伤所致 ARDS 的特点、ECMO 用于烧伤所致 ARDS 的救治对临床结局的影响及目前的研究进展进行探讨。

一、烧伤所致 ARDS 的特点

（一）病理生理学

在病理学上，ARDS 的急性特征是炎症介导的损伤，导致肺泡-毛细血管通透性增加、肺间质水肿、肺泡塌陷/萎缩，引起肺顺应性降低、肺血管阻力增加、通气/灌注（V/Q）失调和分流及气体交换受损[1]。大面积烧伤后呼吸功能障碍的病理生理学是多因素的，ARDS 和吸入性损伤是其中最重要的因素。烧伤所致 ARDS 可能是由多种风险因素引起的，如肺炎、吸入烟雾、休克、菌血症和输血等。促炎介质不仅会引发局部组织损伤，还会加剧全身炎症反应。炎性细胞因子和白三烯的失调会导致肺微血管内皮和肺泡上皮表面的破坏，这两者被共同称为肺泡毛细血管屏障[2]。

（二）高风险及高发病率

全身性炎症、液体复苏、蛋白质丢失、长时间的机械通气（MV）和多器官功能障碍（MOD），均为烧伤患者发生 ARDS 的风险。吸入性损伤可通过直接细胞损伤、黏膜纤毛清除功能破坏、气道阻塞和促炎性细胞因子释放等进一步增加风险[3]。严重烧伤患者尤其容易发生 ARDS，这可能与烧伤引起的全身炎症反应和肺部损伤有关。相关文献报道，20%～50%的机械通气烧伤患者会发展为 ARDS。发病最常见于烧伤后第 1 周，但也可能延迟[4, 5]。根据柏林定义，机械通气的烧伤患者 ARDS 发病率为 32.6%～53.2%[6]，而根据欧美共识会议定义其发病率为 39.5%[7]。ARDS 对烧伤患者的死亡率和发病率有重要影响。

（三）液体管理的挑战

在治疗烧伤所致 ARDS 时，液体管理是一个具有挑战性的问题。液体限制疗法与非烧伤所致 ARDS 的结局改善相关，但有可能影响烧伤患者的复苏。因此，在烧伤合并 ARDS 患者中应用限制性液体治疗方法时应谨慎考虑，并密切观察。过度补液可能导致肺水肿和加重 ARDS，而限制补液则可能导致低血容量和器官灌注不足，应在仍能实现充分器官灌注的情况下给予最少的液体[8]。

（四）预后不良

烧伤所致 ARDS 常常伴随严重的病情和高死亡率。烧伤本身所致严重创伤、全身炎症反应和多器官功能障碍使得 ARDS 的预后较差。相关研究证实，ARDS 与烧伤患者的死亡率增加有关[9]。而一项研究报告称，与没有此并发症的烧伤患者相比，合并中度 ARDS 的患者死亡率增加了 5 倍以上，合并严重 ARDS 的患者死亡率增加了 9 倍[10]。

二、烧伤所致 ARDS 应用 ECMO 治疗的进展

（一）对临床的影响

ECMO 作为一种救治烧伤患者合并吸入伤或 ARDS 的方法显示出极大的潜力。非烧伤 ARDS 患者传统的治疗方法主要包括肺保护性通气、限制性液体疗法、俯卧位通气和神经肌肉阻滞，但这些方法在需要持续液体复苏和频繁手术的烧伤患者身上可能无法实施。由于这些限制，对于即使采用最大限度的传统治疗仍然持续进展的烧伤 ARDS 患者，ECMO 支持可起到特殊的作用[11]。

1. 改善氧合和通气　ECMO 可以为患者提供高水平的氧合和促进二氧化碳排出，有助于改善氧合和通气功能。对于烧伤所致重度 ARDS 患者，ECMO 可以提供额外的呼吸支持，减轻肺部负担。

2. 保护肺组织　ECMO 可以通过减少机械通气的需求，减轻肺泡过度膨胀和损伤，从而有助于保护肺组织，这对于烧伤患者尤其重要，因为他们常常伴有吸入性损伤和肺部炎症。

3. 提高生存率　一些研究表明，在烧伤所致重度 ARDS 患者中，ECMO 治疗可以改善其生存率[11]，这为烧伤患者的救治提供了新的可能性。一项荟萃分析显示，以接受 ECMO

治疗的烧伤或吸入性损伤患者的生存率为主要研究结果，对 10 项研究共 110 例患者进行的系统综述和荟萃分析发现，平均年龄和男性患者比例与存活率显著相关，总生存率（出院后存活）为 54%[12]。Huang 等[2]回顾性分析了 2012 年至 2019 年期间一所医疗烧伤中心收治的 14 名患者，所有患者均为合并吸入性损伤和 ARDS 的重度烧伤，并接受了 ECMO 治疗，结果显示对于合并吸入性损伤和 ARDS 的严重烧伤患者，ECMO 可能是一种挽救性治疗，可改善持续性低氧血症。

（二）目前研究的局限性

ECMO 治疗在烧伤所致 ARDS 中仍然存在一些挑战和限制，包括对患者的筛选、操作的复杂性、并发症的风险及设备和资源的限制等。因此，对 ECMO 在烧伤所致 ARDS 中的应用仍然需要进一步研究和评估。

既往研究已经证明 ECMO 对烧伤患者的益处，这促使 ECMO 在烧伤和吸入性损伤患者中广泛应用[2]。然而，有限的研究报道了 ECMO 在严重烧伤、伴发吸入性损伤和随后的 ARDS 患者中的疗效。由于患者数量相对较少，数据的积累需要很长时间，因此当前的文献可能无法反映接受 ECMO 的烧伤患者的真实存活率。到目前为止，尚无随机对照试验证明 ECMO 在烧伤所致 ARDS 方面的疗效[2]。然而，进行一项随机对照试验以明确是否应该使用 ECMO 也具有挑战性。

三、小结和展望

ECMO 可为烧伤所致 ARDS 患者提供足够的气体交换、保护性通气，减轻呼吸机相关性肺损伤，降低病死率。随着医疗技术的不断发展和对烧伤所致 ARDS 救治的深入研究，证明 ECMO 在这一领域的应用前景广阔，但仍需进一步的研究来明确其最佳应用策略。另外，目前的研究大多是回顾性研究，缺乏随机对照试验证明 ECMO 在治疗烧伤所致 ARDS 方面的疗效。

参 考 文 献

[1] Matthay MA, Zemans RL, Zimmerman GA, et al. Acute respiratory distress syndrome. Nat Rev Dis Primers, 2019, 5: 18.

[2] Huang CH, Tsai CS, Tsai YT, et al. Extracorporeal life support for severely burned patients with concurrent inhalation injury and acute respiratory distress syndrome: experience from a military medical burn center. Injury, 2023, 54（1）: 124-130.

[3] Lam NN, Hung TD. ARDS among cutaneous burn patients combined with inhalation injury: early onset and bad outcome. Ann Burns Fire Disasters, 2019, 32（1）: 37-42.

[4] Lam NN, Hung TD, Hung DK. Acute respiratory distress syndrome among severe burn patients in a developing country: application result of the Berlin definition. Ann Burns Fire Disasters, 2018, 31: 9-12.

[5] Cartotto R, Li Z, Hanna S, et al. The acute respiratory distress syndrome（ARDS）in mechanically ventilated burn patients: an analysis of risk factors, clinical features, and outcomes using the Berlin ARDS definition. Burns, 2016, 42（7）: 1423-1432.

[6] Bertoni M，Spadaro S，Goligher EC. Monitoring patient respiratory effort during mechanical ventilation：lung and diaphragm-protective ventilation. Crit Care，2020，24：106.

[7] Zavlin D，Chegireddy V，Boukovalas S，et al. Multi-institutional analysis of independent predictors for burn mortality in the United States. Burns Trauma，2018，6：24.

[8] Bittner E，Sheridan R. Acute respiratory distress syndrome，mechanical ventilation，and inhalation injury in burn patients. Surg Clin North Am，2023，103（3）：439-451.

[9] Silva L，Garcia L，Oliveira B，et al. Acute respiratory distress syndrome in burn patients：incidence and risk factor analysis. Ann Burns Fire Disasters，2016，29（3）：178-182.

[10] Belenkiy SM，Buel AR，Cannon JW，et al. Acute respiratory distress syndrome in wartime military burns：application of the Berlin criteria. J Trauma Acute Care Surg，2014，76（3）：821-827.

[11] Fouché TW，Vrouwe SQ，Gottlieb LJ，et al. Extracorporeal membrane oxygenation utilization in burn patients with severe acute respiratory distress syndrome. Burns，2023，49（1）：244-246.

[12] Ng EST，Ling RR，Mitra S，et al. The use of extracorporeal membrane oxygenation for burns：a systematic review and meta-analysis. ASAIO J，2023，69（1）：e7-e13.

第五节　ECMO 用于困难气道及气道手术的进展

华中科技大学同济医学院附属协和医院　任乐豪

体外膜氧合（ECMO）被广泛应用于呼吸衰竭或（和）循环衰竭的救治。近年来，ECMO 应用于困难气道及气道手术的报道越来越多，为此类患者的处理提供了新的思路，本节主要讨论 ECMO 用于困难气道及气道手术的应用时机、模式选择、抗凝管理、并发症等问题。

一、困　难　气　道

（一）指南推荐及应用时机

多篇病例报告报道了将 ECMO 用于困难气道管理[1-3]，然而关于其应用时机仍有争议。2022 年更新的美国麻醉医师协会（ASA）困难气道管理指南，将困难气道管理策略分为预期的困难气道和非预期的紧急困难气道[4]。无论是预期的困难气道还是非预期的紧急困难气道，当紧急气道[不能插管也不能通气（can not intubate，can not ventilate，CICV）]的情况出现时，指南均推荐使用有创气道，包含环甲膜切开术、气管切开术、经导丝逆行引导气管插管术等，必要时使用 ECMO，ECMO 成为处理困难气道患者的"最后一步"[4]。这是 ECMO 首次出现在 ASA 困难气道管理指南中。国内马武华等认为 ASA 困难气道管理指南推荐的 ECMO 启用时机可能过晚，对于困难气道患者，当预料到建立紧急颈前有创气道抢救困难，在尝试无创方法插管失败时，有条件者就可以启动 ECMO 备用[5]。

（二）模式及插管部位选择

ECMO 用于困难气道管理一般选择静脉-静脉（V-V）模式，若患者出现循环不稳定或预计出现循环不稳定，则可以考虑应用静脉-动脉（V-A）模式[2]。Bozer 等[6]总结了 65

篇文献报道的 125 例 V-V ECMO 用于预期困难气道的病例，其中 66 例患者使用股静脉-股静脉置管方法，36 例使用股静脉-颈内静脉置管方法，另有 1 例采用颈内静脉置入双腔导管[7]，其余 22 例未报道置管部位。Yunoki 等[1]认为对于预期困难气道，前期应对双侧股静脉进行评估，使用 V-V ECMO 时首选双股静脉置管，以使插管远离气道处理区域，若双侧股静脉置管方案无法实现，则可以考虑股静脉-颈内静脉/锁骨下静脉等替代方案。Bozer 等[6]还总结了 16 篇文献报道的 21 例 V-V ECMO 用于紧急气道的挽救性治疗，其中 5 例患者采用股静脉-股静脉置管方法，9 例患者采用股静脉-颈内静脉置管方法，余 7 例未报道置管部位。

二、气 道 手 术

气道通畅和充足的氧合是气道手术的重要要求，特别是影响中央气道的病例，在麻醉诱导和手术期间维持气道通畅和充分氧合非常具有挑战性。在大多数气道手术的情况下，可以使用常规方法（间歇性呼吸暂停、左右支气管交叉通气或喷射通气等）安全地维持患者的术中氧合。但在需要复杂重建或气道通畅可能丧失的情况下，应评估行 ECMO 辅助的必要性。

（一）ECMO 用于气道手术的主要适应证

1. 中央气道原发性恶性肿瘤　如鳞状细胞癌、腺样囊性癌、神经内分泌肿瘤、肉瘤等。根据肿瘤位置，切除类型分为隆突切除术、节段性气管切除术、无隆突的肺支气管袖状切除术等。

2. 气管恶性浸润　气管被源自周围结构的肿瘤（如甲状腺癌、淋巴瘤等）严重阻塞。术式主要包括切除肿瘤和气管的一部分。

3. 气管狭窄　各种病因导致的严重气管狭窄患者，术式主要包括气管切除术、气管成形术、隆凸切除术等。

4. 气道损伤　医源性(气管插管、气管切开术等)或创伤(钝性或穿透性)所致气道损伤。

5. 先天性疾病　如先天性气管狭窄等。

（二）应用时机

目前对气道手术应用 ECMO 的时机，尚无统一的标准。Maxwell 等[8]建议存在声门下气道梗阻并有严重呼吸困难症状（或成人气管狭窄处直径＜5mm）时在气道手术前启动 ECMO。对于没有严重呼吸困难症状及气管狭窄处直径＞5mm 的声门下气道梗阻患者，则可以考虑在气道手术前血管入路处放置导丝或血管鞘，准备好相关耗材和人力资源，如果术中需要 ECMO，立即进行置管并启动 ECMO[8]。在创伤或肿瘤阻塞导致急性氧饱和度降低和血流动力学不稳定的病例中，气道手术前可急诊启动 ECMO[9]。

（三）模式及插管部位选择

V-V ECMO 和 V-A ECMO 是气道手术中最常用的 ECMO 模式。体外循环因为并发症风险较高，目前在气道手术中已很少应用，仅应用于同时涉及大血管或心脏的气道手术。由于大部分气道手术患者仅需要通气及氧合支持，且 V-V ECMO 更容易置入、并发症风险低于 V-A ECMO，因此 V-V ECMO 是气道手术中最常见的支持模式。

V-V ECMO 中最常报道的置管方案是股静脉-颈内静脉置管。Slama 等[9]总结了文献中 57 例因气道手术行 V-V ECMO 的病例，其中 41 例（72%）采用股静脉-颈内静脉置管，14 例（25%）采用双股静脉置管。气道手术中若外科需要很大的手术视野或者需要保留颈部活动度，双股静脉置管具有一定的优势。使用双股静脉置管，难以避免地会出现再循环现象，因此两个插管的尖端在下腔静脉中应该保留一定的距离。双腔插管是传统双部位插管的替代方法，但目前双腔插管在气道手术中的应用仍然非常有限。

对于气道手术前已经存在血流动力学不稳定或手术期间可能出现不稳定的患者，如纵隔肿物压迫气道并累及心脏及大血管的患者，应考虑使用 V-A ECMO。气道手术行 V-A ECMO 支持的 58 例文献报道中，64%（37/58）的病例采用外周插管，而 36%（21/58）的病例采用中央插管[9]。

在一些特殊情况下，上腔静脉或颈内静脉被血栓或肿瘤浸润或阻塞，结合患者具体情况可以考虑股静脉-股静脉置管（V-V ECMO）或股静脉-股动脉置管（V-A ECMO）。

三、ECMO 在困难气道及气道手术中的抗凝管理

困难气道及气道手术需要 ECMO 辅助的时间一般较短，插管或体外循环引起血栓栓塞事件的风险相对较低。如无抗凝禁忌或出血风险较小，则应使用普通肝素进行抗凝[目标活化凝血时间（ACT）：160～180s][10, 11]。有的中心在整个过程中定期测量和调整 ACT，而有的中心则在插管时予以肝素负荷剂量。新一代的肝素涂层导管和氧合器可显著降低 ECMO 回路血栓形成的风险。对于创伤患者，下调抗凝目标甚至无抗凝，上调 ECMO 流量，仍可以成功运用 ECMO[12]。有研究显示对于 V-V ECMO 而言，低肝素化的抗凝策略（插管后全身不使用肝素，或使用低剂量连续静脉输注肝素）与完全肝素化治疗策略，两者的患者生存率、出血发生率、血栓形成并发症发生率和输血率之间没有差异[13]。因此，对于传统抗凝禁忌的困难气道及气道手术患者，V-V ECMO 是一种更为安全的选择，可以考虑采用低肝素化或无肝素的抗凝策略[14]。

四、困难气道及气道手术应用 ECMO 的结局和并发症

关于困难气道及气道手术应用 ECMO 辅助的远期结局，目前报道仍较少。由于 ECMO 辅助时间一般较短，报道的 ECMO 相关并发症较少。Bozer 等[6]总结了 21 例行 V-V ECMO 挽救性治疗的紧急困难气道病例，所有患者均成功撤除 ECMO，且未出现并发症；125 例行 V-V ECMO 用于预期困难气道的病例中，1 例患者因撤机不成功而死亡，其余患者均成功撤机，4 例患者出现并发症，分别为腹股沟血肿、腹股沟淋巴囊肿、静脉破裂、动静脉瘘形成。

五、小结和展望

过去 10 多年里，ECMO 在困难气道及气道手术中的应用越来越多，为此类患者的气道

管理提供了新的选择。启动 ECMO 是一个耗时且需要人力资源的过程，ECMO 用于困难气道及气道手术时需要麻醉医师、外科医师、重症医学科医师等多学科医师的预判、沟通及计划。早期的多学科评估及多学科气道管理机制的建立会提升患者治疗的安全性。

目前 ECMO 用于困难气道管理主要集中在一些大的医学中心，而困难气道却是几乎所有麻醉医师都可能遇到的问题，ECMO 在困难气道中的应用仍需进一步的培训及推广。困难气道及气道手术需要 ECMO 辅助的时间一般较短，行 V-A ECMO 时下肢远端灌注管是否一定需要放置、是否可常规使用低肝素化抗凝策略等问题仍需进一步优化。同时，对于 ECMO 用于困难气道及气道手术的有效性和安全性需要进一步研究。

参 考 文 献

[1] Yunoki K，Miyawaki I，Yamazaki K，et al. Extracorporeal membrane oxygenation-assisted airway management for difficult airways. J Cardiothorac Vasc Anesth，2018，32（6）：2721-2725.

[2] Malpas G，Hung O，Gilchrist A，et al. The use of extracorporeal membrane oxygenation in the anticipated difficult airway：a case report and systematic review. Can J Anaesth，2018，65（6）：685-697.

[3] Kakizaki R，Bunya N，Uemura S，et al. Successful difficult airway management with emergent venovenous extracorporeal membrane oxygenation in a patient with severe tracheal deformity：a case report. Acute Med Surg，2020，7（1）：e539.

[4] Apfelbaum JL，Hagberg CA，Connis RT，et al. 2022 American Society of Anesthesiologists practice guidelines for management of the difficult airway. Anesthesiology，2022，136（1）：31-81.

[5] 刘雨睿，王勇，李静静，等. 2022 年美国麻醉医师协会《困难气道管理实践指南》解读. 临床麻醉学杂志，2022，38（6）：643-647.

[6] Bozer J，Vess A，Pineda P，et al. Venovenous extracorporeal membrane oxygenation for a difficult airway situation-a recommendation for updating the American Society of Anesthesiologists "difficult airway algorithm". J Cardiothorac Vasc Anesth，2023，37（12）：2646-2656.

[7] Choi SR，Eom DW，Lee TY，et al. Anesthetic management of upper tracheal cancer resection and reconstruction：a case report. Int Med Case Rep J，2022，15：443-447.

[8] Maxwell C，Forrest P. The role of ECMO support in airway procedures. BJA Educ，2023，23（7）：248-255.

[9] Slama A，Stork T，Collaud S，et al. Current use of extracorporeal life support in airway surgery：a narrative review. J Thorac Dis，2023，15（7）：4101-4110.

[10] Kim DH，Park JM，Son J，et al. Multivariate analysis of risk factor for mortality and feasibility of extracorporeal membrane oxygenation in high-risk thoracic surgery. Ann Thorac Cardiovasc Surg，2021，27(2)：97-104.

[11] Hoetzenecker K，Klepetko W，Keshavjee S，et al. Extracorporeal support in airway surgery. J Thorac Dis，2017，9（7）：2108-2117.

[12] Van Sant L，Giuliani S，Mitchell J. Evolving role for extracorporeal membrane oxygenation（ECMO）in trauma patients. Int Anesthesiol Clin，2021，59（2）：31-39.

[13] Carter KT，Kutcher ME，Shake JG，et al. Heparin-sparing anticoagulation strategies are viable options for patients on veno-venous ECMO. J Surg Res，2019，243：399-409.

[14] Chen H，Liu J，Wu L，et al. Heparin-free veno-venous extracorporeal membrane oxygenation in non-trauma patients with difficult airways for surgery. Chin Med J，2023，136（10）：1251-1252.

第十一章

体外二氧化碳清除

第一节　体外二氧化碳清除的价值和局限性

广州医科大学附属第一医院　刘学松

体外二氧化碳清除（ECCO$_2$R）是体外生命支持（ECLS）技术之一，主要目的是通过体外的回路清除急性低氧血症或急性高碳酸血症型呼吸衰竭患者体内的 CO$_2$ 以减少呼吸性酸中毒，从而允许更多的肺保护性通气设置、减少呼吸机相关性肺损伤。随着体外生命支持相关技术的发展和临床规范化应用，ECCO$_2$R 也在多种场景中具有重要的临床应用价值。但目前为止，缺乏明确的高质量益处证据，而与该技术相关的并发症仍令人关注。本节对 ECCO$_2$R 的原理、临床应用价值及局限性进行综述，为该技术的创新及临床应用积累经验，促进该技术的临床规范化应用。

一、ECCO$_2$R 原理

ECCO$_2$R 的体外装置与体外膜氧合（ECMO）相似，由基本的引流、回流通路，人工膜肺和（或）驱动泵组成。根据体外通路的不同，ECCO$_2$R 可分为动脉-静脉 CO$_2$ 清除（arteriovenous carbon dioxide removal，AV-ECCO$_2$R）与静脉-静脉 CO$_2$ 清除（veno-venous carbon dioxide removal，VV-ECCO$_2$R）两种模式。AV-ECCO$_2$R 又称为无泵体外膜肺辅助技术，用自身心脏功能代替人工驱动泵，但由于血管并发症多，AV-ECCO$_2$R 技术近年来已逐渐退出临床。目前临床常用的模式为 VV-ECCO$_2$R 模式，与 V-V ECMO 原理类似，该模式从静脉将体内血流引出，在体外泵的驱动下将静脉血引流至人工膜肺进行 CO$_2$ 清除，最后再经静脉回流至体内。在不明显影响血氧的情况下去除血液中的 CO$_2$，通过调节经膜肺的气流量可以获得目标动脉 CO$_2$（PaCO$_2$）。CO$_2$ 在血液中主要以碳酸氢盐的形式运输，其动力学呈线性，血液脱羧无饱和，且 CO$_2$ 在血液中的溶解速度比 O$_2$ 大，在体外膜肺中更易通过弥散作用被清除，因此在达到相同的 CO$_2$ 清除率下，ECCO$_2$R 允许在比 ECMO 所需血流速度（2～7L/min）更低的血流速度（0.2～1.5L/min）下实现，具有对患者血流动力学影响小、血液系统破坏小、所需置管尺寸小（13～18Fr）、人工膜面积小（0.33～0.67m²）、人工膜肺使用寿命长、并发症少、使用成本更低等优点。临床上，$ECCO_2R$ 的置管、抗凝、监测等操作与连续性肾脏替代治疗（CRRT）相似，两者可以联合治疗。$ECCO_2R$ 清除效率与血流量、气流量、膜肺面积及跨膜 CO_2 梯度相关。当血流量<0.5L/min 时，通过设备的 CO_2 清除量为患者 CO_2 产生总量的 20%～40%，随后脱羧反应随血流量增加而呈线性增加，但在血流量>1.5L/min 时 CO_2 清除主要取决于通过人工膜的气流量、膜面积、CO_2 梯度差及患者端 CO_2 压力。增加气流量、膜面积及 CO_2 梯度差均可提高 CO_2 清除效能[1, 2]。

二、临床应用价值

（一）ARDS：$ECCO_2R$ 与肺超保护性通气策略的实施

急性呼吸窘迫综合征（ARDS）是一种急性、弥漫性的炎症性肺损伤，临床表现为难治性低氧血症及呼吸窘迫，其发病率及死亡率高，机械通气是关键的治疗措施之一。机械通气常常造成呼吸机相关性肺损伤（VILI）；随着对呼吸机诱导肺损伤的性质及其与潮气量和气道压关系的深入了解，肺超保护性通气的概念被提出来，即临床上需要更低水平的潮气量（VT≤4ml/L）、驱动压（ΔP≤15cmH₂O）、平台压（≤20cmH₂O）及呼吸频率（RR）以降低机械功率，同时通过"开放肺"，即维持适当的呼气末正压通气（PEEP）水平来保证氧合；但这种保护性措施可能会导致更严重的高碳酸血症、肺内分流增加、肺萎陷、心肌收缩力下降、右心衰竭和内脏血流量减少等。因此，这种通气设置并不适用于所有 ARDS 患者，但通过 $ECCO_2R$ 技术实现 ARDS 肺超保护性通气策略具备可行性。

2022 年 Chiumello 等[3]的前瞻性观察性研究发现，在 10 例中重度 ARDS 患者中，$ECCO_2R$ 支持能够在维持 $PaCO_2$ 和平均气道压相近的情况下允许潮气量由 6ml/kg 降至 4ml/kg，呼吸频率由 20 次/分降至 11 次/分，机械能由20J/min 降至 8J/min，CO_2 清除率始终>90ml/min。此研究结果支持将低血流量 $ECCO_2R$ 支持与肺超保护性通气相结合，以尽量减少机械能，适当增加 PEEP，从而避免 ARDS 患者的呼吸性酸中毒、肺泡塌陷和改善氧合。

Worku 等的研究报道了 421 例应用静脉 $ECCO_2R$ 治疗的中重度 ARDS 患者，患者体外血流量为 0.35～1.5L/min，与基线相比，24h 驱动压下降了 3.56cmH₂O，潮气量减少了1.89ml/kg，而氧合、呼吸频率和 PEEP 保持不变。在 ARDS 患者中，$ECCO_2R$ 有助于使用较低的潮气量（3～4ml/kg）减轻肺部炎症，表明该方法可以减少呼吸机相关性肺损伤。但关于 $ECCO_2R$ 联合肺超保护性通气策略是否能改善 ARDS 患者的临床转归，目前仍然缺乏高质量的证据[4]。2019 年，SUPERNOVA 研究在三种不同 $ECCO_2R$ 系统治疗 ARDS 患者（n=95）的可行性和安全性中发现，使用 $ECCO_2R$ 可以将潮气量从大约 6ml/kg 降至 4ml/kg，驱动压由 13cmH₂O 降至 9cmH₂O，而 $PaCO_2$ 变化很小。28 天存活率和出院存活率分别为73%和62%[5]。2019 年在英国完成的 REST 试验是一项多中心临床研究，入组的 412 例因中重度 ARDS（PaO_2/FiO_2<150mmHg）而接受机械通气的成年患者，被随机分为 $ECCO_2R$ 低于标准潮气量组（$ECCO_2R$ 组）和标准肺保护性通气策略组（标准组）。由于有效性和可

行性的问题，该试验提前停止。标准组与 ECCO$_2$R 组的 90 天死亡率差异无统计学意义，分别为 41.5% 和 39.5%（P=0.68）；远期随访也表明两组在 2 年病死率方面差异无统计学意义，分别为 47.2% 和 47.9%（P=0.89），但 ECCO$_2$R 组第 28 天无呼吸机天数减少；此外 ECCO$_2$R 组报告的严重不良反应事件更常见，发生率高达 31%，大多数与出血并发症相关，包括颅内出血[6, 7]。

2023 年 Ewan 等的研究提出了对未来的 ECCO$_2$R 临床试验研究的新看法。此研究是对 REST 试验的一项探索性 post-hoc 分析，通过预测疗效将观察到的治疗效果分层，因此被称为异质性治疗效果基于效果的分析。结果表明在 REST 试验中，低流量 ECCO$_2$R 的极低潮气量通气对 ARDS 患者死亡率的影响，因其生理特征而有很大差异。尽管 REST 试验发现总体平均治疗效果没有差异，但预测绝对风险降低的一部分患者似乎可能从干预中获得显著的生存获益，而预测绝对风险降低率（ARR）为负值的另一部分患者似乎很可能受到伤害。低氧血症相对较轻但通气率较高的患者最有可能从干预中受益。高通气率良好效果的假定生理基础是，对于给定的 ECCO$_2$R，具有较高无效腔的患者将获得更大的潮气量、肺应激和高碳酸血症的减少。俯卧位通气通过降低驱动压、促进 CO$_2$ 排出及降低右心负荷，可能与 ECCO$_2$R 存在协同作用。ECCO$_2$R 开始时氧合指数 >100mmHg、治疗 4h 内高碳酸血症显著改善及机械通气支持下调与 ICU 住院时间独立相关，但长期疗效与远期预后仍需进一步评估。当低氧血症严重时，ECMO 可能是超保护性通气的首选[8]。ECCO$_2$R 临床效果存在异质性，病例选择（急性/慢性高碳酸血症）、设备类型（AV-ECCO$_2$R 与 VV-ECCO$_2$R）、设备熟悉程度或设备管理可能导致结果的差异。为了解释异质性效应，未来的 ECCO$_2$R 临床试验可能需要将预测的绝对风险降低作为试验进入标准或分析中的分层变量。

值得注意的是，ECCO$_2$R 的主要作用是清除机体的 CO$_2$，对氧合的改善作用并不突出，ECCO$_2$R 联合肺超保护性通气策略的临床应用有可能加剧低氧血症的发生，需在 ECMO 和 ECCO$_2$R 中谨慎选择。2020 年欧洲圆桌会议 ECCO$_2$R 治疗共识提到：ECCO$_2$R 治疗 ADRS 患者的主要目标是通过控制 CO$_2$ 水平来应用肺超保护性通气。驱动压（$\geqslant$14cmH$_2$O）、平台压（$\geqslant$25cmH$_2$O）是 ECCO$_2$R 启动的最重要标准。接受 ECCO$_2$R 治疗的 ARDS 患者的关键治疗目标包括 pH（>7.30）、呼吸频率（<25 次/分或 20 次/分）、驱动压（<14cmH$_2$O）和平台压（<25cmH$_2$O）[9]。除此之外，仍需高质量的临床研究检验 ECCO$_2$R 联合肺超保护性通气的临床效益，包括合适病例的选择、高效的 CO$_2$ 清除技术或策略、更佳的肺超保护策略等。

（二）慢性阻塞性肺疾病急性加重：ECCO$_2$R 避免气管插管及早期脱机拔管

在慢性阻塞性肺疾病加重期，可导致急性呼吸衰竭等危及生命的情况。无创机械通气（NIV）是最主要的治疗手段之一，但相当多的患者需要长时间的 NIV 支持或气管插管。ECCO$_2$R 的使用可减少因 NIV 失败而使用有创机械通气（IMV）及帮助慢性阻塞性肺疾病急性加重（AECOPD）患者早期脱机。Stefan 等的四项回顾性队列研究均证明了对有 NIV 失败风险的 AECOPD 患者，经 ECCO$_2$R 治疗 24h，PaCO$_2$ 及呼吸频率显著降低，pH 显著改善。其中，21 例入组患者，最终有 19 例避免了气管插管。相关研究中 25 例 NIV 患者，

22 例避免了气管插管，死亡率仅为 8%，表明 $ECCO_2R$ 对降低插管率和死亡率有有利的影响[10]。近期 Barrett 等[11]的一项随机对照试验显示，在入组的 18 例患者中，与单纯接受 NIV 组相比，$ECCO_2R$ 组的 $PaCO_2$、pH 及呼吸困难等症状均得到更加迅速的改善，并且停止使用 NIV 的时间更早，减少了 IMV 的使用。Diehl 等[12]开展的 $ECCO_2R$ 启动前后的前瞻性研究表明，12 例 NIV 治疗失败且需深度镇静插管的 AECOPD 患者经 $ECCO_2R$ 治疗后 pH、$PaCO_2$ 显著改善；其中 9 例患者顺利拔管出院，中位 IMV 总持续时间为 8 天，$ECCO_2R$ 启动后的中位 IMV 持续时间为 6 天。虽然 2020 年欧洲圆桌会议 $ECCO_2R$ 治疗共识提到，在急性阻塞性肺疾病中，有 NIV 失败风险的患者，$PaCO_2$ 和呼吸频率未降低是启动 $ECCO_2R$ 治疗的关键标准，但我们仍需更高质量的临床研究证明 $ECCO_2R$ 在 AECOPD 治疗中避免有 NIV 失败风险患者气管插管及帮助患者加速 IMV 撤机和早期拔管的安全性及对预后的影响。

（三）$ECCO_2R$ 应用于哮喘持续状态

哮喘持续状态是一种重度急性哮喘，因症状控制不佳、肺功能显著下降导致严重的呼吸性酸中毒和潜在的循环衰竭。当呼吸衰竭难以纠正时需立即进行气管插管，但需要 IMV 患者的院内死亡率高达 7%；$ECCO_2R$ 可有效降低呼吸机支持水平，是一种安全有效的支持手段。2020 年 Bromberger 等[13]开展的迄今为止最大的临床回顾性研究表明，26 例接受优化调整机械通气及利用适当药物治疗（包括持续沙丁胺醇雾化、静脉类固醇治疗、深度镇静和神经肌肉阻断药物治疗）均难以纠正其高碳酸血症的哮喘持续状态的危重患者，在接受 $ECCO_2R$ 治疗 24h 后 $PaCO_2$、pH、血流动力学指标显著改善，呼吸机支持水平显著降低，并且 20 例患者（76.9%）在接受 $ECCO_2R$ 期间拔管，无患者在 $ECCO_2R$ 治疗期间需要重新插管，所有患者（100%）均存活出院；治疗中并发症的发生率低，最常见的并发症是深静脉血栓。

（四）$ECCO_2R$ 作为等待肺移植的桥梁

先前 Ricci 等的多项研究表明，$ECCO_2R$ 可改善等待肺移植患者的高碳酸血症型呼吸衰竭或呼吸性酸中毒，提供呼吸支持以提高肺移植患者存活率。2023 年 Dinh 等[14]报道了 1 例 COVID-19 相关 ARDS 合并难治性高碳酸血症型呼吸衰竭、脓毒血症及心源性休克的患者，在接受 ECMO 治疗 39 天脱管 8h 后呼吸循环恶化。经评估不宜重上 ECMO，随后经 $ECCO_2R$ 治疗 12h 后，血流动力学及 $PaCO_2$、pH 得到改善，在治疗 38 天后成功移除 $ECCO_2R$ 导管，并在住院第 161 天进行了双侧原位肺移植，术后 12 天出院。等待肺移植的患者大多数情况下同时存在高碳酸血症和低氧血症，因此需严格明确其应用 $ECCO_2R$ 与 ECMO 的指征。虽然需更多的数据证明，但将 $ECCO_2R$ 作为初始或降级的 ECLS 应用于等待肺移植的患者具有潜在安全有效的应用前景。

（五）其他

在危重患者中，呼吸衰竭与肾损伤常同时存在，高达 30% 的 ARDS 患者可出现一定程度的肾脏损害，可能与 ARDS 期间静脉充血、神经激素激活、缺血性损伤驱动血流动力学改变、机械通气影响肾灌注及高碳酸血症促进肾血管收缩相关。临床中 35%～60% 呼吸衰竭患者需要 CRRT，ECCO₂R 联合 CRRT 用于因高碳酸血症型呼吸性酸中毒合并肾损害而需要 CRRT 的患者，可显著降低其 PCO_2 水平，实现小潮气量/超小潮气量肺保护性通气，改善炎症因子水平及肌酐水平，但目前没有证据表明 ECCO₂R-CRRT 在改善患者预后和降低死亡率方面的优势。另外，颅脑损伤合并呼吸衰竭患者可通过 ECCO₂R 缓解高碳酸血症，降低颅内压，通过保护性肺通气设置改善右心衰竭。ARDS 和 AECOPD 相关的肺动脉高压亦可通过 VV-ECCO₂R 改善右心功能，降低肺动脉压。

三、ECCO₂R 的局限性

ECCO₂R 可能会导致呼吸力学和血流动力学变化。随着 CO_2 的有效清除，混合静脉血 PaO_2 和 $PaCO_2$ 改变将导致患者呼吸频率下降甚至出现呼吸暂停。ECCO₂R 和机械通气氧浓度设置相差过大可引起肺泡内气体含氮量下降，导致肺泡塌陷。为了纠正这一现象，在自主呼吸患者中实施 IMV，可同时使用高水平 PEEP 和俯卧位来维持功能残气量，而顽固性低氧血症患者可能需要切换到 V-V ECMO 以维持氧合。

ECCO₂R 患者出血、溶血、血栓形成等并发症的发生率往往高于 ECMO 患者。ECCO₂R 不良事件包括患者相关、导管相关和装置回路相关三类。最常见的不良反应是出血（脑、胃肠道和鼻咽部），主要由全身抗凝所致。其他常见并发症包括血小板减少症和溶血。下肢远端肢体缺血、假性动脉瘤和骨筋膜室综合征（需切开筋膜或截肢）与动脉置管相关。低流量 VV-ECCO₂R 常因血液在膜肺及管路中的暴露时间增加而导致血栓形成，回路中凝块形成减少了膜 CO_2 清除，导致 $PaCO_2$ 迅速增加。肝素抗凝方案对于维持 ECCO₂R 的疗效和性能十分必要，出血性事件是其最常见的并发症，并与 ECCO₂R 治疗期间输血次数增加有关。肝素的使用可导致短暂性血小板减少和凝血因子降低。值得注意的是，膜血栓的发生应该被认为是危及生命的事件，在 NIV 的情况下，需要迅速更换管路，改变呼吸机参数，并进行气管插管。此外，大型 REST 试验研究表明，与标准小潮气量通气组相比，ECCO₂R 组患者的 90 天死亡率差异无统计学意义，由此对 ECCO₂R 的临床效益产生了质疑，未来仍需高质量的临床研究证实 ECCO₂R 的临床效益[6, 10]。

四、需探讨的问题

ECCO₂R 在急性高碳酸血症型呼吸衰竭患者的治疗中具有潜在安全有效的应用前景，已被证明可实现肺保护性通气甚至肺超保护性通气策略，并获得短期治疗效果，但在改善整体死亡率与预后方面优势并不明显。可靠的证据支持及在日常实践中的应用指南是未来研究的重点。

（一）确定获益人群

目前 ECCO₂R 主要用于治疗 ARDS 及 AECOPD，以及重症哮喘和肺移植桥接等。但基于 ARDS 的 REST 试验结果及正在进行的随机临床试验（RCT）研究中 ECCO₂R 治疗 AECOPD 结局的潜在风险受益比的不确切性，ECCO₂R 的前景充满了极大的挑战；仍需高

质量的证据明确 $ECCO_2R$ 临床适应证、评估疗效收益及如何控制并发症和进行规范化系统管理，促进高碳酸血症型呼吸衰竭 $ECCO_2R$ 治疗的个体化。大规模的 RCT 对 $ECCO_2R$ 获益人群筛选、适用性与安全性评估至关重要。

（二）提高 CO_2 清除率

CO_2 的清除主要取决于：①血流量；②气体流量；③膜面积及材料；④膜与血液接触时间。在最近的研究中使用的 $ECCO_2R$ 装置的 CO_2 清除能力存在很大差异，临床实践所需的最佳血流量尚未确定。体外酸化技术、电渗析或新开发的泵/膜技术（如超低流量 $ECCO_2R$ 装置）及联合 CRRT 技术在实验模型中可提高 CO_2 清除效率，同时减少有创机械通气引起的肺损伤，实现更多的肺保护性通气。体外酸化技术通过体外酸化血液使碳酸氢盐向溶解的 CO_2 转移；电渗析技术通过碳酸氢盐与氯化物交换增加进入膜肺之前的 $PaCO_2$，促进 CO_2 清除；在人工膜上添加碳酸酐酶促进碳酸分解成 CO_2 和水及通过离子交换树脂对体外血液进行区域性酸化等技术，可明显提高 CO_2 清除效率，但对于人体安全性评估仍需进一步探索[15-18]。另外，CO_2 的清除与氧合器的膜面积也有关，膜面积越大，CO_2 的清除效率越高，氧合器膜肺材质的升级也是未来的研究方向之一，包括磷酰胆碱涂层优化生物相容性、应用散片或蜂窝技术增加膜交换面积、内含泵技术减少血液制品的破坏等。

（三）优化抗凝方案

$ECCO_2R$ 运行血流量低导致回路血栓形成风险增加。肝素抗凝仍是 $ECCO_2R$ 的主要抗凝方案，维持活化部分凝血活酶时间（aPTT）为正常值的 1.5～2 倍，可有效减少出血并发症的发生[6]。对于不适合肝素抗凝治疗（如存在出血风险或肝素诱导的血小板减少症）的低血流速度患者，可采用 CRRT 局部抗凝方案（枸橼酸抗凝）或其他抗凝方案。更好的抗凝监测方法、更合理的抗凝方案及 $ECCO_2R$ 对内皮损伤和功能障碍的标志物，仍需要进一步研究以预测出血和血栓形成及抗凝方案的调整。关于 $ECCO_2R$ 剪切力对血液成分的影响、不同血流量下是否需要不同的抗凝方案，同样值得进一步思考。

总之，$ECCO_2R$ 填补了传统呼吸机与 ECMO 技术衔接的空白，是处理重症 ARDS、COPD、急性重症支气管哮喘等肺相关疾病及肺移植患者术前术后过渡及康复的治疗手段之一，具有广泛的临床应用前景。对于 $ECCO_2R$ 治疗的适应证、禁忌证、支持模式选择、并发症防治等相关问题仍需进一步探索，对于其安全性及有效性也需要大量临床数据的进一步证实。

参 考 文 献

[1] Ficial B，Vasques F，Zhang J，et al. Physiological basis of extracorporeal membrane oxygenation and extracorporeal carbon dioxide removal in respiratory failure. Membranes（Basel），2021，11（3）：225.

[2] Gattinoni L，Coppola S，Camporota L. Physiology of extracorporeal CO_2 removal. Intensive Care Med，2022，48（10）：1322-1325.

[3] Chiumello D，Pozzi T，Mereto E，et al. Long term feasibility of ultraprotective lung ventilation with low-flow

extracorporeal carbon dioxide removal in ARDS patients. J Crit Care，2022，71：154092.

[4] Worku E，Brodie D，Ling RR，et al. Venovenous extracorporeal CO_2 removal to support ultraprotective ventilation in moderate-severe acute respiratory distress syndrome：a systematic review and meta-analysis of the literature. Perfusion，2023，38（5）：1062-1079.

[5] Combes A，Fanelli V，Pham T，et al. Feasibility and safety of extracorporeal CO_2 removal to enhance protective ventilation in acute respiratory distress syndrome：the SUPERNOVA study. Intensive Care Med，2019，45（5）：592-600.

[6] Combes A，Brodie D，Aissaoui N，et al. Extracorporeal carbon dioxide removal for acute respiratory failure：a review of potential indications，clinical practice and open research questions. Intensive Care Med，2022，48（10）：1308-1321.

[7] McNamee JJ，Gillies MA，Barrett NA，et al. Effect of lower tidal volume ventilation facilitated by extracorporeal carbon dioxide removal vs standard care ventilation on 90-day mortality in patients with acute hypoxemic respiratory failure：the REST randomized clinical trial. JAMA，2021，326（11）：1013-1023.

[8] Goligher EC，McNamee JJ，Dianti J，et al. Heterogeneous treatment effects of extracorporeal CO_2 removal in acute hypoxemic respiratory failure. Am J Respir Crit Care Med，2023，208（6）：739-742.

[9] Combes A，Auzinger G，Capellier G，et al. $ECCO_2R$ therapy in the ICU：consensus of a European round table meeting. Crit Care，2020，24（1）：490.

[10] Staudinger T. Update on extracorporeal carbon dioxide removal. a comprehensive review on principles，indications，efficiency，and complications. Perfusion，2020，35（6）：492-508.

[11] Barrett NA，Hart N，Daly KJR，et al. A randomised controlled trial of non-invasive ventilation compared with extracorporeal carbon dioxide removal for acute hypercapnic exacerbations of chronic obstructive pulmonary disease. Ann Intensive Care，2022，12（1）：36.

[12] Diehl JL，Piquilloud L，Vimpere D，et al. Physiological effects of adding $ECCO_2R$ to invasive mechanical ventilation for COPD exacerbations. Ann Intensive Care，2020，10（1）：126.

[13] Bromberger BJ，Agerstrand C，Abrams D，et al. Extracorporeal carbon dioxide removal in the treatment of status asthmaticus. Crit Care Med，2020，48（12）：e1226-e1231.

[14] Dinh K，Akkanti B，Patel M，et al. Use of subclavian extracorporeal carbon dioxide removal for COVID-19 acute respiratory distress syndrome as a bridge to lung transplantation. ASAIO J，2023，70（1）：e9-e12.

[15] Tiruvoipati R，Akkanti B，Dinh K，et al. Extracorporeal carbon dioxide removal with the hemolung in patients with acute respiratory failure：a multicenter retrospective cohort study. Crit Care Med，2023，51（7）：892-902.

[16] Zanella A，Pesenti A，Busana M，et al. A minimally invasive and highly effective extracorporeal CO_2 removal device combined with a continuous renal replacement therapy. Crit Care Med，2022，50（5）：e468-e476.

[17] Leypoldt JK，Kurz J，Echeverri J，et al. Targeting arterial partial pressure of carbon dioxide in acute respiratory distress syndrome patients using extracorporeal carbon dioxide removal. Artif Organs，2022，46（4）：677-687.

[18] Taccone FS，Rinaldi S，Annoni F，et al. Safety and effectiveness of carbon dioxide removal CO_2RESET device in critically ill patients. Membranes（Basel），2023，13（7）：686.

第二节　REST 研究带来的启示

厦门大学附属第一医院　徐　颢

重症监护病房（ICU）中约 23% 的机械通气患者存在急性呼吸窘迫综合征（ARDS），重度 ARDS 患者的死亡率高达 45%[1]。肺保护性通气策略可改善中重度 ARDS 患者的预后，包括降低潮气量和限制平台压、PEEP 滴定、肺复张和俯卧位通气等，其目标是将潮气量限制在 4~8ml/kg 预测体重（PBW）并维持气道平台压<30cmH$_2$O[2]。然而，即使使用肺保护性通气策略，仍有可能出现肺过度膨胀和呼吸机相关性肺损伤（VILI）。将潮气量进一步降至<4ml/kg PBW 可能会改善预后，但也可能由于通气量过低导致呼吸性酸中毒及高碳酸血症，从而造成肺动脉高压或右心功能不全等不良反应。体外二氧化碳清除（ECCO$_2$R）是一种体外生命支持形式，旨在清除患者体内的二氧化碳，以最大限度地减少呼吸性酸中毒，允许更大程度的肺保护性通气，从而减少 VILI 的发生。

一、REST 研究

来自英国的学者研究了与标准小潮气量通气治疗相比，ECCO$_2$R 辅助的较低潮气量通气是否会降低急性低氧性呼吸衰竭（AHRF）患者的 90 天死亡率，研究结论于 2021 年发表在 *JAMA* 杂志[3]。这项多中心、随机、分配隐藏、开放标签的临床试验，计划招募 1120 例因 AHRF 接受机械通气的成年患者。2016 年 5 月至 2019 年 12 月间纳入 412 例患者，最终 405 例完成随访。ECCO$_2$R 组（$n = 200$）在随机分组 8h 内接受 ECCO$_2$R 治疗，干预时间至少 48h，ECCO$_2$R 最长使用 7 天。ECCO$_2$R 采用双腔导管，肝素全身抗凝，血流量维持在 350~450ml/min，气流量最高 10L/min，逐步降低潮气量最低至 3ml/kg PBW。对照组（n=205）采用 6ml/kg PBW 的标准小潮气量通气。主要研究终点是随机化后 90 天的全因死亡率，次要研究终点包括第 28 天的无机械通气天数和不良事件发生率。由于研究组未显示获益，该试验提前终止。ECCO$_2$R 组与对照组相比 90 天死亡率无显著性差异（41.5% *vs.* 39.5%，P=0.68），与对照组相比，ECCO$_2$R 组的第 28 天无机械通气天数显著减少[7.1 天（95% CI：5.9~8.3 天）*vs.* 9.2 天（95% CI：7.9~10.4 天）]，平均差异为−2.1 天（95% CI：−3.8~−0.3 天，P=0.02）。ECCO$_2$R 组的严重不良事件发生率较对照组明显增加（31% *vs.* 9%），其中 ECCO$_2$R 组 9 例（4.5%）发生自发性脑出血，6 例发生其他部位出血，而对照组患者未发生脑出血，1 例发生其他部位出血。最终该研究得出结论：在 AHRF 患者中，与标准小潮气量机械通气相比，ECCO$_2$R 辅助的较低潮气量机械通气并没有显著降低 90 天死亡率。

二、REST 长期预后

2022 年发表的对 REST 试验的预先指定分析[4]评估了 2 年死亡率，并使用标准化问卷评估了随机分组后存活 1 年患者的呼吸功能、创伤后应激障碍、认知功能和健康相关生活质量。在参加 REST 试验的 412 例患者中，391 例（95%）完成 2 年死亡率随访。$ECCO_2R$ 组和标准小潮气量组之间的死亡时间无显著性差异[HR 1.08（0.81，1.44），对数秩检验 P=0.61]。两组的呼吸功能、创伤后应激障碍、认知功能或健康相关生活质量没有差异。研究认为 $ECCO_2R$ 联合超保护性通气不会降低中重度 AHRF 患者的 1 年死亡率，通过问卷调查发现，$ECCO_2R$ 对长期呼吸功能、创伤后应激障碍、认知功能或健康相关生活质量没有改善效果。

三、REST 研究带来的启示

（1）除 REST 研究外，目前有两项调查 ARDS 患者使用 $ECCO_2R$ 的随机对照研究[5,6]，研究结果均未提示 $ECCO_2R$ 可提高 ARDS 患者生存率。这三项研究均未达到计划的样本量，且 REST 研究提前终止，所以这些研究的样本量可能不足以检测出具有临床意义的差异。

（2）REST 研究中，患者的纳入标准是 AHRF，可能并未表现出传统的 ARDS 病理生理特征，如肺泡无效腔分数增加和呼吸系统顺应性降低。与低氧血症的严重程度相比，肺泡无效腔分数和呼吸系统顺应性可能更适合作为 $ECCO_2R$ 的纳入标准[7]。

（3）Xtravent 研究[6]通过 post-hoc 分析发现，在 P/F＜150mmHg 的患者中，与标准肺保护性通气策略相比，$ECCO_2R$ 联合 3ml/kg 潮气量能够增加第 60 天无机械通气天数。而在 REST 研究中，虽然 $ECCO_2R$ 组第 28 天的无机械通气天数更少，但治疗过程中也伴随 P/F 下降。究其原因，在超保护性通气时，每分通气量随着肺泡通气量而下降，导致 P/F 进一步下降。所以，对于 P/F＜100mmHg 的 ARDS 患者，使用 $ECCO_2R$ 可能是不适宜的。

（4）在 $ECCO_2R$ 期间实行超保护性通气策略，通常会调高 PEEP，降低平台压，而呼吸频率保持不变以维持肺泡开放。而在 REST 研究中，$ECCO_2R$ 组呼吸机参数与对照组非常相似，无法充分发挥 $ECCO_2R$ 在超保护性通气方面的潜在优势，反而增加 $ECCO_2R$ 相关的出凝血风险。根据生理学方面的建议，使用低频率加上肺复张，可以进一步增强肺保护[8,9]。

（5）俯卧位通气已被证明不仅可以有效改善氧合，而且可以通过减少 VILI 来有效降低 ARDS 患者的死亡率。REST 研究最终的阴性结果，可能与其俯卧位通气执行率较低有关。研究结果显示入组第 1 天，$ECCO_2R$ 组俯卧位通气的比率为 5%，而对照组为 14%。$ECCO_2R$ 组只有 11% 的患者在入组后继续执行俯卧位通气。所以重度 ARDS 患者使用 $ECCO_2R$ 后仍然应该继续执行俯卧位通气。

（6）Xtravent 研究[6]中，$ECCO_2R$ 持续时间为（7.4±4）天。SUPERNOVA 研究[7]中，$ECCO_2R$ 持续时间平均为 5 天（3～8 天）。而 REST 研究[3]中，基于当地的相关规定，$ECCO_2R$ 持续时间应限制在 7 天以下，所以 33 例患者因此终止了干预，$ECCO_2R$ 持续时间为（4±2）天。也许未来的研究，可能通过延长 $ECCO_2R$ 持续时间降低死亡率。

（7）REST 研究中，使用的设备血流量约为 450ml/min，与 CRRT 的血流量相当，对应的二氧化碳清除率约为 25%，$ECCO_2R$ 清除的二氧化碳量不足以达到超保护性通气的目标。高流量 $ECCO_2R$ 装置能更好地将潮气量降至 4ml/kg 并将平台压降至≤25cmH$_2$O。

SUPERNOVA 试验[10]表明，使用高流量（800～1000ml/min）和大膜肺（1.30m²）的 ECCO₂R 系统较使用低流量（＜500ml/min）和小膜肺（0.59m²）的系统能更有效地执行超保护性通气 策略。

（8）虽然 ECCO₂R 装置管路较 ECMO 更小，血流量更低，但需要增加肝素用量，所以治疗过程中发生溶血和出血的频率较高。此外，在 SUPERNOVA 研究[10]中，低流量 ECCO₂R 设备和高流量 ECCO₂R 设备之间肝素用量与 aPTT 无明显差异。过度抗凝可能导致出血、溶血，而抗凝不足容易发生凝血，两者之间的平衡对于 ECCO₂R 的安全性和可行性至关重要，因此使用低流量 ECCO₂R 期间，需要特别注意监测凝血功能，并且相应的副作用也会更大。

（9）最后，由于干预的复杂性，REST 研究无法对临床医生或患者实施盲法，这可能也会导致实施偏倚。

四、小结和展望

未来针对重症 ARDS 患者，在选择应用 ECCO₂R 联合超保护性通气前，要充分考虑其可行性和安全性。应使用配备更大膜面积和更大血流量（800～1000ml/min）的 ECCO₂R 设备，选用血流量＜500ml/min、低流量 ECCO₂R 装置可能无法达到充分肺保护性通气的治疗目的[11]。随着科技的进步和膜材的发展，未来可能开发出在低血流量下增加二氧化碳清除率的高效膜肺，同时插管及膜肺增加肝素涂层并使用新型抗凝剂，以减少低血流量条件下肝素的使用，降低出血、血栓和溶血的风险[12]。ECCO₂R 期间，在无禁忌证的前提下，应尽量联合俯卧位通气，并延长 ECCO₂R 的辅助时间。除 P/F 外，应评估患者肺泡无效腔分数和呼吸系统顺应性，以选择更适宜的 ECCO₂R 流量和膜肺。当 ARDS 患者氧合情况不佳，P/F＜100mmHg 时，应及时改为 V-V ECMO 治疗[6]。

参 考 文 献

[1] Bellani G，Pham T，Laffey J，et al. Incidence of acute respiratory distress syndrome-reply. JAMA，2016，316（3）：347.

[2] Grasselli G，Calfee CS，Camporota L，et al. ESICM guidelines on acute respiratory distress syndrome：definition，phenotyping and respiratory support strategies. Intensive Care Med，2023，49（7）：727-759.

[3] McNamee JJ，Gillies MA，Barrett NA，et al. Effect of lower tidal volume ventilation facilitated by extracorporeal carbon dioxide removal vs standard care ventilation on 90-day mortality in patients with acute hypoxemic respiratory failure. JAMA，2021，326（11）：1013-1023.

[4] Boyle AJ，McDowell C，Agus A，et al. Acute hypoxaemic respiratory failure after treatment with lower tidal volume ventilation facilitated by extracorporeal carbon dioxide removal：long-term outcomes from the REST randomised trial. Thorax，2023，78（8）：767-774.

[5] Morris AH，Wallace CJ，Menlove RL，et al. Randomized clinical trial of pressure-controlled inverse ratio ventilation and extracorporeal CO₂ removal for adult respiratory distress syndrome. Am J Respir Crit Care Med，1994，149（2）：295-305.

[6] Bein T，Weber-Carstens S，Goldmann A，et al. Lower tidal volume strategy（≈3ml/kg）combined with

extracorporeal CO_2 removal versus 'conventional' protective ventilation（6ml/kg）in severe ARDS：the prospective randomized Xtravent-study. Intensive Care Med，2013，39（5）：847-856.

[7] Goligher EC，Combes A，Brodie D，et al. Determinants of the effect of extracorporeal carbon dioxide removal in the SUPERNOVA trial：implications for trial design. Intensive Care Med，2019，45（9）：1219-1230.

[8] Gattinoni L，Coppola S，Camporota L，et al. Physiology of extracorporeal CO_2 removal. Intensive Care Med，2022，48（10）：1322-1325.

[9] Abrams D，Schmidt M，Pham T，et al. Mechanical ventilation for acute respiratory distress syndrome during extracorporeal life support. Research and Practice. Am J Respir Crit Care Med，2020，201（5）：514-525.

[10] Combes A，Tonetti T，fanelli V，et al. Efficacy and safety of lower versus higher CO_2 extraction devices to allow ultraprotective ventilation：secondary analysis of the SUPERNOVA study. Thorax，2019，74（12）：1179-1181.

[11] Karagiannidis C，Strassmann S，Brodie D，et al. Impact of membrane lung surface area and blood flow on extracorporeal CO_2 removal during severe respiratory acidosis. Intensive Care Med Exp，2017，5（1）：34.

[12] Combes A，Brodie D，Aissaoui N，et al. Extracorporeal carbon dioxide removal for acute respiratory failure：a review of potential indications，clinical practice and open research questions. Intensive Care Med，2022，48（10）：1308-1321.

第三节　体外二氧化碳清除用于慢性阻塞性肺疾病急性加重

广西医科大学第二附属医院　卢俊宇

体外二氧化碳清除（ECCO₂R）是体外生命支持（ECLS）的形式之一，主要目的是清除急性低氧血症或急性高碳酸血症呼吸衰竭住院患者的 CO_2 以尽量减少呼吸性酸中毒，允许更好地进行肺保护性通气设置，从而减少呼吸机相关性肺损伤[1]。慢性阻塞性肺疾病急性加重（AECOPD）是一种急性加重事件，指 COPD 患者在 14 天内呼吸困难和（或）咳嗽、咳痰症状发生恶化，可能会危及生命[2,3]。根据 COPD 患者症状、体征、动脉血气分析、稳定期肺功能与既往 AECOPD 综合研判，将 AECOPD 严重程度分为无呼吸衰竭、急性呼吸衰竭-不危及生命、急性呼吸衰竭-危及生命三级，其中有危及生命风险者应在 ICU 接受治疗[3]。文献报道，将 ECCO₂R 应用于伴随高碳酸血症 AECOPD 患者的治疗，可以减少插管事件或缩短有创通气的治疗时间，本节就目前 ECCO₂R 用于 AECOPD 治疗的相关研究进行回顾。

一、ECCO₂R 的定义

ECLS 是一种通过人工肺在患者体内泵出的血液中添加氧气（O₂）并去除 CO_2 的方法，包括体外膜氧合（ECMO，可提供完全氧合和 CO_2 去除）及体外 CO_2 去除（ECCO₂R）[4]。ECCO₂R 作为 ECLS 的其中一种形式，在多个方面与传统 ECMO 设置不同，其中主要区别之一是以较低体外血流速率（200～1500ml/min）去除 CO_2，因为减少高碳酸血症所需的血流速率远低于低氧血症患者实现充分氧合所需的水平[1]。尽管 $ECCO_2R$ 期间使用的流量不足以使成人的血液完全充氧，但如果 O_2 是气流的组成部分，则一些 O_2 会被添加到血液中。因此，$ECCO_2R$ 这个术语最好根据临床医生的预期用途来定义，如果临床医生应用 ECLS 的目标是去除 CO_2，那么无论血流速率如何，该技术就是 $ECCO_2R$；如果目标是改善氧合，那么该技术就是 ECMO；如果目标是同时解决 O_2 和 CO_2 问题，那么按照惯例使用术语 ECMO[1]。

二、$ECCO_2R$ 的生理学

低流量 $ECCO_2R$ 的关键概念是，由于静脉血中 CO_2 含量较高（静脉 PCO_2 = 45mmHg 时为 45～50ml/100ml），代谢产生的 CO_2（150～200ml/min）理论上可以从 400～500ml 血液中去除[5]。在恒定气流的情况下，去除的 CO_2 量与人工肺表面积和膜前血液 PCO_2 为成正比的线性关系，并与血流量呈对数关系。人工肺需要高通气灌注比例才能充分去除 CO_2，使膜后 PCO_2 降低 5～10mmHg[6]。

虽然通过天然肺交换的 O_2 量没有被 $ECCO_2R$ 改变，但由于体外添加的 O_2 可以忽略不计，自然肺消除的 VCO_2 与通过 $ECCO_2R$ 消除的 VCO_2 成比例减少，因此呼吸商（$RQ = VCO_2/VO_2$）降低[5]。根据肺泡气体方程，RQ 的变化会改变肺泡 PO_2，肺泡 PO_2 是 FiO_2 和 PCO_2/RQ 比率的函数。因此，在 $ECCO_2R$ 期间，尽管 FiO_2 恒定，但肺泡和动脉 PO_2 可能会因 RQ 下降而下降。$ECCO_2R$ 对心血管的影响将取决于肺泡和动脉 PO_2 减少及高碳酸血症（肺动脉压增加）对肺血管阻力的净影响，以及由体外支持产生的混合静脉血中的 PO_2 和 PCO_2[5]。此外，肺泡气体成分受到人工肺中氮浓度的影响，如果人工肺中的氮含量低于天然肺，即如果通过膜肺输送的 O_2 比例大于 FiO_2，则天然肺中的氮气将逐渐耗尽，这可能有利于通气灌注比例低的天然肺区域发生重吸收性肺不张，从而增加肺单位的不稳定性[5]。

在实施肺超保护性通气策略和 $ECCO_2R$ 期间，PEEP 通常增加，平台压降低，而呼吸频率保持恒定。因此，$ECCO_2R$ 在机械通气方面的潜在优势并未得到充分利用，只会导致与 $ECCO_2R$ 和抗凝相关的并发症增加。在实施肺超保护性通气策略期间，三种情况可能会促进肺不张：①潮气量和平台压较低；②通过人工肺使用 100%氧气时肺脱氮；③PEEP 水平不足以保持肺开放（≥20～25cmH_2O）[5]。而低频结合叹息通气的设置，以及在天然肺和人工肺中使用同样的 FiO_2，可以增强肺保护并防止进行性肺泡萎陷。

三、$ECCO_2R$ 应用于 AECOPD 的时机和目标

欧洲专家建议，对于有无创正压通气（NPPV）失败风险的 AECOPD 患者，$PaCO_2$ 和呼吸频率不下降是开始 $ECCO_2R$ 治疗的关键标准[7]。Barrett 等[8]则将 18 岁以上的 AECOPD 患者，在初始药物治疗和至少 1h NIV 后因高碳酸血症而导致持续 pH≤7.30 的情况作为 $ECCO_2R$ 治疗介入的时机。Azzi 等[9]将 AECOPD 患者纳入 $ECCO_2R$ 治疗的标准：无创通气治疗后呼吸性酸中毒没有改善或恶化，呼吸窘迫体征没有改善或意识水平下降。国内詹庆

元团队[10]报道，1 例 AECOPD 患者经历了 NPPV 8 天失败，转而行有创正压通气（IPPV）4 天并拔除气管插管 12h 后，因 $PaCO_2$ 升至 130mmHg 再次给予 IPPV 并进行了为期 5 周的 $ECCO_2R$ 辅助治疗而获得成功。此外，$ECCO_2R$ 还可用于协助两次或多次脱机尝试失败或脱机尝试失败但不希望继续 IPPV 的患者去除 IPPV[10]。而不适宜 $ECCO_2R$ 辅助治疗的情况则包括低氧血症（FiO_2＞40%才能维持 NPPV 氧饱和度≥90%）、抗凝治疗禁忌证、无法改变的不良预后[9]。

AECOPD 的关键治疗目标是患者舒适度，使 pH＞7.30～7.35，呼吸频率＜20～25 次/分，$PaCO_2$ 降低 10%～20%，HCO_3^- 降低，保持血流动力学稳定，减少 NPPV 失败，协助去除 IPPV，防止插管和使用 IMV [7, 11]。NPPV 失败和插管的标准[10]：①呼吸性酸中毒恶化（$PaCO_2$＞55mmHg，或 pH＜7.25）；②氧合恶化；③呼吸频率增加（＞30 次/分）；④提示呼吸肌疲劳和（或）呼吸功增加的临床体征。

四、$ECCO_2R$ 的建立及管理

目前，实现 $ECCO_2R$ 的模式主要有三种：①以 ECMO 形式实现 CO_2 清除；②将 $ECCO_2R$ 装置连接于 CRRT 回路（$ECCO_2R$-CRRT）实现 CO_2 清除；③以无泵体外辅助（PECLA）系统在动脉-静脉（AV）建立回路实现 CO_2 清除[10-14]。常用的方法是以 15.5～22Fr 双腔静脉导管在右颈内静脉或股静脉之一进行插管以建立回路，或以适用的动静脉单腔导管在股动静脉之间建立回路[10, 12-14]。

$ECCO_2R$ 治疗期间，根据不同模式，体外回路血流量为 0.3～1.5L/min；抗凝则给予肝素（400～600U/h），目标是使 aPTT 维持 60～80s，ACT 为 160～240s，即维持各指标基线值的 1.5～2.0 倍[9-14]。

五、$ECCO_2R$ 撤除

随着 AECOPD 患者呼吸衰竭的改善，考虑停用 $ECCO_2R$，目标是将呼吸频率维持在 25 次/分或更低，pH 为 7.35～7.45，当气流量降至 1L/min 并持续至少 4h 后停止送气 4～12h，如果在此过程中没有呼吸衰竭的迹象，则停用 $ECCO_2R$ 装置并移除插管[8]。

六、小结和展望

对于将 $ECCO_2R$ 应用于 AECOPD 患者，国外已有不少可以借鉴的成功经验，其能够降低 AECOPD 患者插管率和缩短 NPPV 使用时间，但 $ECCO_2R$ 启用的时机、对血流量的要求及撤除的标准仍存争议。国内在该领域的应用尚未普及，主要的原因：①可用的 $ECCO_2R$ 装置及静脉双腔导管的耗材仍是稀缺资源；②呼吸专科 ICU 的普及导致更多 AECOPD 患者停留在专科治疗，但呼吸专科 ICU 的体外生命支持相关技术却未普及建立，这导致部分 AECOPD 患者失去治疗的机会。如何拓展 $ECCO_2R$ 技术在 AECOPD 患者中的应用，仍需多方的共同努力。

参 考 文 献

[1] Combes A, Brodie D, Aissaoui N, et al. Extracorporeal carbon dioxide removal for acute respiratory failure: a review of potential indications, clinical practice and open research questions. Intensive Care Med, 2022, 48（10）: 1308-1321.

[2] Agustí A, Celli BR, Criner GJ, et al. Global initiative for chronic obstructive lung disease 2023 report: gold executive summary. Eur Respir J, 2023, 61（4）: 2300239.

[3] 慢性阻塞性肺疾病急性加重诊治专家组. 慢性阻塞性肺疾病急性加重诊治中国专家共识（2023 年修订版）. 国际呼吸杂志, 2023, 43（2）: 132-149.

[4] Conrad SA, Broman LM, Taccone FS, et al. The extracorporeal life support organization maastricht treaty for nomenclature in extracorporeal life support. A position paper of the extracorporeal life support organization. Am J Respir Crit Care Med, 2018, 198（4）: 447-451.

[5] Gattinoni L, Coppola S, Camporota L. Physiology of extracorporeal CO_2 removal. Intensive Care Med, 2022, 48（10）: 1322-1325.

[6] Duscio E, Cipulli F, Vasques F, et al. Extracorporeal CO_2 removal: the minimally invasive approach, theory, and practice. Crit Care Med, 2019, 47（1）: 33-40.

[7] Combes A, Auzinger G, Capellier G, et al. ECCO（2）R therapy in the ICU: consensus of a European round table meeting. Crit Care, 2020, 24（1）: 490.

[8] Barrett NA, Hart N, Daly K, et al. A randomised controlled trial of non-invasive ventilation compared with extracorporeal carbon dioxide removal for acute hypercapnic exacerbations of chronic obstructive pulmonary disease. Ann Intensive Care, 2022, 12（1）: 36.

[9] Azzi M, Aboab J, Alviset S, et al. Extracorporeal CO_2 removal in acute exacerbation of COPD unresponsive to non-invasive ventilation. BMJ Open Respir Res, 2021, 8（1）: e001089.

[10] Li M, Gu SC, Xia JG, et al. Acute exacerbation of chronic obstructive pulmonary disease treated by extracorporeal carbon dioxide removal. Chin Med J（Engl）, 2019, 132（20）: 2505-2507.

[11] Giraud R, Banfi C, Assouline B, et al. The use of extracorporeal CO_2 removal in acute respiratory failure. Ann Intensive Care, 2021, 11（1）: 43.

[12] Morales-Quinteros L, Del Sorbo L, Artigas A. Extracorporeal carbon dioxide removal for acute hypercapnic respiratory failure. Ann Intensive Care, 2019, 9（1）: 79.

[13] Cappadona F, Costa E, Mallia L, et al. Extracorporeal carbon dioxide removal: from pathophysiology to clinical applications; focus on combined continuous renal replacement therapy. Biomedicines, 2023, 11（1）: 142.

[14] Kluge S, Braune SA, Engel M, et al. Avoiding invasive mechanical ventilation by extracorporeal carbon dioxide removal in patients failing noninvasive ventilation. Intensive Care Med, 2012, 38（10）: 1632-1639.

第三篇
成人 ECLS 管理

第十二章

ECMO 期间的监测和评估

第一节　ECMO 患者神经系统监测进展

宁波大学附属第一医院　范　震

目前,体外膜氧合(ECMO)患者的神经系统并发症越来越受到关注。许多需要 ECMO 支持的患者处于昏迷状态或需要深度镇静进行机械通气支持。在 ECMO 支持患者中有一部分患者会发生急性脑损伤(acute brain injury,ABI),包括缺血性卒中(acute ischemic stroke,IS)、脑出血(intracerebral hemorrhage,ICH)和缺氧缺血性脑损伤(hypoxic-ischemic brain injury,HIBI),ABI 发生后患者的死亡率将进一步增加。而由于缺乏标准化的神经监测,接受 ECMO 支持的患者完成神经影像检查十分困难,所以目前已经登记的研究中仅有 5%~10% 的 ABI 发生率可能被低估。一些临床研究描述的实际发生率高得多(高达 85%),支持实际的 ABI 被低估的观点[1]。病理和前瞻性临床研究提示来自心脏或回路的栓塞是 ABI 的另一个潜在来源。目前常用的 ECMO 支持后的神经功能监测方法包括脑电图(electroencephalogram,EEG)、经颅多普勒(transcranial Doppler,TCD)、颅脑超声、颅脑 CT、磁共振成像(magnetic resonance imaging,MRI)等。

一、一般体格检查

2017 年体外生命支持组织(ELSO)指南建议在开始 ECMO 治疗的前 12~24h 采用镇静以防止自主呼吸发生空气栓塞,并提高患者舒适度。因此,由于使用镇静、镇痛药,有时还会使用肌松药,接受 ECMO 支持的患者神经系统查体的敏感性通常会降低[2]。镇静和镇痛药物引起的对中枢神经系统的抑制作用会降低意识水平,也会影响对高级皮质功能的评估。此外,更深的药物性中枢抑制损害了脑干反射。一项研究报道,24% 的患者在接受 ECMO 支持时出现神经系统并发症,在神经影像学之前并没有临床神经系统体征。

二、脑　电　图

EEG 已成为监测 ICU 各种神经和非神经性患者癫痫发作、谵妄和脑缺血的有用工具。在常规 ICU 人群中，非惊厥性癫痫发作可影响约 20% 的患者。在心脏停搏人群中，约 33% 的患者可能有惊厥发作或癫痫持续发作，即周期性事件或可影响脑代谢并可能导致脑损伤的节律性癫痫样活动。Amorim 等[3]的一项纳入 395 例成人 ECMO 患者的回顾性研究中，有 113 例（28.6%）患者进行了 EEG 监测，其中有 58 例患者出现癫痫样电活动或癫痫持续状态，在 ECMO 支持患者中癫痫发生率较高。尽管 EEG 可用于评估危重症患者的脑功能，但目前关于接受 ECMO 的成人患者脑监测的研究不多。

美国临床神经生理学会（American Clinical Neurophysiology Society）的一份共识声明中，推荐对需要全身麻醉和有癫痫发作风险的 ECMO 患者进行连续 EEG 监测。EEG 反应性对昏迷患者预后有预测价值。据报道，缺乏反应性是意识水平降低患者不良预后的标志。危重患者的癫痫样活动与预后不良相关[4]。

2020 年，Peluso 等[5]研究报道，静脉-静脉（V-V）和静脉-动脉（V-A）ECMO 组的 EEG 结果无差异。此外，研究发现严重的脑电图背景抑制（定义为整个时期没有任何 <10μV 的脑电图活动）和脑电图背景无反应性，与较差的结局（根据 3 个月时的格拉斯哥评分）独立相关。然而，癫痫发作（8%）或外周放电（7%）与较差结局无关。此外，研究还表明，脑电图背景对称性的改变可能提示存在潜在的神经损伤。1 例患者表现为弥漫性低电压活动，第 5 天在神经影像学上出现继发于 IS 的左半球衰减。此外，1 例患者通过脑电图检查发现非惊厥性癫痫持续状态给予治疗后预后良好。另一个相似的发现是 Magalhaes 等[6]在 2020 年的研究，在 V-A ECMO 人群中，结合脑电图背景无反应性和背景波速度减慢至 ≤4Hz，在预测 28 日（定义为死亡）和 90 日（定义为死亡或 4～6 日的神经功能预后评分）时结局较差的假阳性率为 0。然而，校正协变量后，低背景频率与主要不良结局的唯一独立关联出现在 28 日。本研究受限于短暂的 30min 脑电图监测，仅 1 例患者出现癫痫持续状态。

最近，Touchard 等[7]研究表明，即使使用简化的四导联额部脑电图，ICU 医师也可以获取与不良结局（28 日时死亡或 90 日时 4～6 日的神经功能预后评分）相关的常见脑电图模式。根据评分与脑电图背景不连续和节律相关性，使用简化评分（1 分为良性，5 分为恶性）作为不良结局的预测因素。

三、非对比计算机断层扫描

在 ECMO 患者中，非对比计算机断层扫描（non-contrast computed tomography，NCCT）是一种相对可行、安全且经济有效的神经系统评估方法。Lidegran 等回顾了 10 年间的 123 例 ECMO 患者，通过 NCCT 确定了 ECMO 支持的神经系统并发症并做出了相应的治疗调整，包括从调整抗凝到发生严重损伤（如弥漫性脑水肿）时撤除 ECMO 等治疗调整，对遭受可存活损伤（如局灶性出血或急性 IS）的患者进行了全身抗凝强度的调整以便于 ECMO 支持。NCCT 上的神经损伤与插管的侧别无关。

四、磁共振成像

MRI 仍然是识别 ECMO 拔管后脑微出血（cerebral microbleed，CMB）等神经系统并发症的良好方法。CMB 在接受 V-A ECMO 或 V-V ECMO 治疗的成人中有不同的分布，主要局限于皮质下 U 纤维和深部白质，而在脑淀粉样血管病和小血管动脉病中 CMB 更多地分布在脑叶的深部灰质中。然而，可否将基线 MRI 与 ECMO 后 MRI 进行比较目前还不明确。有趣的是，在接受 V-A ECMO 治疗的儿童患者中观察到不同的模式，CMB 定位于插管侧颈内动脉分水岭区域。这可能是由于在同侧颈内动脉中放置 ECMO 套管继发的灌注不足，或由于小栓塞颗粒（如空气栓子）。然而这两种人群的 CMB 都是无症状的。Cho 等[8]在 SAFE- MRI ECMO 研究中发现，对于 ECMO 患者，低磁场便携式 MRI 是一种安全且可行的选择，在 ECMO 患者中使用床旁 MRI 系统对大脑进行成像，从而早期检测 ABI，与 NCCT 相比具有诊断优势。然而，目前大多数机构的便携式 MRI 设备有限阻碍了这一目标的实现。MRI 普及应用的另一个挑战是 ECMO 设备本身可能与 MRI 不兼容。

五、经颅多普勒

TCD 是一种有用的无创床旁监测技术，用于脑血流动力学监测。TCD 在脑血管疾病患者中的使用已经具有大量且完善的数据。TCD 测量的平均流速（mean flow velocity，MFV）和搏动指数（pulsatility index，PI）为评估大脑的自动调节提供了有用的信息。然而并不是所有的机构都可以取得 TCD 的应用资格，需要有经验的技术人员和血管神经科医师分别进行获取和解读。

在一项研究中，Marinoni 等根据 60min 连续 TCD 期间测量的信号数量将微栓子信号（microembolic signal，MES）监测分为轻度组、中度组和重度组，分别对应的 MES 数量为 1～20、21～99 和≥100。V-V ECMO 组中 26.2% 的患者未检测到 MES，其余患者的 MES 均＜100。V-A ECMO 组中 81.8% 的患者检出 MES，其中 45.4% 的患者 MES≥100。与之一致的是，在左心室射血分数较低的患者中检出的 MES 数量较多。各组 MES 的偏侧性无明显差异。此外，在 MES 和凝血值之间未观察到相关性，说明空气栓子占 MES 的比例较高。Cho 等[9]的研究也表明，V-V ECMO 患者均未发生 MES。然而，V-A ECMO 组 47% 的患者检出 MES，77.7% 的栓塞事件发生于该组。有趣的是，在治疗性和非治疗性 aPTT 水平均观察到 MES（分别为 29.4% 和 18%）。Caturegli 等[10]的一项纳入 146 例 ECMO 支持患者的回顾性研究显示，在 V-A ECMO 中有 35% 的患者发现 MES，而在 V-V ECMO 中仅有 4.7%。V-A ECMO 支持患者中左心室辅助或主动脉内球囊反搏（IABP）患者的 MES 发生率进一步升高，分别为 57.1% 和 38.1%。

心功能严重下降的 V-A ECMO 患者的搏动性血流会明显降低或丧失。一项研究发现，在射血分数＜10% 的患者中，PI 与搏动丧失后心肌抑制的严重程度直接相关，不应将其与脑血管扩张混淆。另一项研究表明，射血分数低至 20% 时，搏动消失，PI 升高与心肌功能改善相符。PI 通常在 ECMO 撤机拔管后正常化[11]。

在一项关于 ECMO 患者神经监测的系统综述中，PI 与 ECMO 流速呈负相关。在高

ECMO 流速下，低 PI 的脑血流量（CBF）增加可能是导致 ICH 的一种高灌注损伤机制。Yang 等在 V-A ECMO 支持期间通过 TCD 评估了 IABP 对双侧大脑中动脉血流的影响。心脏术后患者应用 IABP，在无心肌顿抑患者中 CBF 增加（搏动压＞10mmHg），在有心肌顿抑患者中 CBF 降低（搏动压＜10mmHg），这进一步说明了 TCD 监测 ECMO 期间 CBF 的重要性。

Salna 等[12]评论称在经腋动脉或股动脉插管的 V-A ECMO 患者中，腋动脉组和股动脉组的 MFV 和 PI 无差异。腋动脉组有双侧 MFV 增加的统计学显著趋势，他们将此归因于较高的流速。该研究受到样本量和缺乏对照组的限制。

六、体感诱发电位

体感诱发电位（somatosensory evoked potential，SEP）被用作缺氧缺血性脑病患者的预后工具已有很多年，诱发电位的无应答与神经系统预后不良相关。Cho 等在 2019 年研究了13 例 ECMO 患者接受 SEP 监测后，表现为正常的诱发电位，或至少在一个大脑半球监测到诱发电位的延迟。在出现延迟反应的 6 例患者中，仅 1 例患者出现双侧大脑半球的延迟，NCCT 显示不相关的右侧小脑梗死。然而，在 1 例患者中，左侧正中反应缺失与右侧丘脑梗死相关。13 例患者中有 12 例神经功能预后不良。2020 年，Cho 等[9]研究了由 20 例 ECMO 患者组成的队列，其中 7 例患者发生了 N20 应答完整的 SEP，但结局不良。因此，需要更多的数据来确定 SEP 在 ECMO 患者神经功能监测中的价值。

七、近红外光谱法

近红外光谱法（near infrared spectrum，NIRS）已被证实具有在 ECMO 患者中评估脑损伤的潜力。Hunt 等[13]开展了一项前瞻性研究，通过局部组织氧饱和度（regional oxygen saturation，rSO$_2$）评估了脑氧输送和脑氧消耗之间的平衡，以检测 V-A ECMO 中的 ABI。rSO$_2$ 较基线水平下降 25%，提示 ABI 的敏感度为 86%。Pozzebon 等[14]的一项前瞻性分析，通过 NIRS 检测在 ECMO 支持患者中发现有 74%出现了 ABI 的饱和度降低。

接受 ECMO 支持的患者发生神经系统并发症的风险较高，这些并发症可导致患者残疾或急性死亡。同时因为接受 ECMO 支持的患者多数会被给予镇痛镇静，所以临床医生需要提高对神经系统并发症的敏感性。关于 ECMO 患者神经系统监测，现有的文献仍然较为有限，并且具有异质性，在神经监测的最佳临床实践方面仍缺乏共识。未来的研究应集中于优化神经的监测模式和在 ECMO 患者中的应用，以指导床旁评估和管理。

参 考 文 献

[1] Cho SM, Ziai W, Mayasi Y, et al. Noninvasive neurological monitoring in extracorporeal membrane oxygenation. ASAIO J, 2020, 6694：388-393.

[2] Aboul Nour H, Poyiadji N, Mohamed G, et al. Challenges of acute phase neuroimaging in VA-ECMO,

pitfalls and alternative imaging options. Interv Neuroradiol，2021，27（3）：434-439.

[3] Amorim E，Firme MS，Zheng WL，et al. High incidence of epileptiform activity in adults undergoing extracorporeal membrane oxygenation. Clin Neurophysiol，2022，140：4-11.

[4] Zafar SF，Rosenthal ES，Jing J，et al. Automated annotation of epileptiform burden and its association with outcomes. Ann Neurol，2021，90（2）：300-331.

[5] Peluso L，Rechichi S，Franchi F，et al. Electroencephalographic features in patients undergoing extracorporeal membrane oxygenation. Crit Care，2020，24（1）：629.

[6] Magalhaes E，Reuter J，Wanono R，et al. Early EEG for prognostication under venoarterial extracorporeal membrane oxygenation. Neurocrit Care，2020，33（3）：688-694.

[7] Touchard C，Cartailler J，Vellieux G，et al. Simplified frontal EEG in adults under veno-arterial extracorporeal membrane oxygenation. Ann Intensive Care，2021，11（1）：76.

[8] Cho SM，Wilcox C，Keller S，et al. Assessing the Safety and feasibility of bedside portable low-field brain magnetic resonance imaging in patients on ECMO（SAFE-MRI ECMO study）：study protocol and first case series experience. Crit Care，2022，26（1）：119.

[9] Cho SM，Ziai W，Mayasi Y，et al. Noninvasive neurological monitoring in extracorporeal membrane oxygenation. ASAIO J，2020，66（4）：388-393.

[10] Caturegli G，Kapoor S，Ponomarev V，et al. Transcranial Doppler microemboli and acute brain injury in extracorporeal membrane oxygenation：a prospective observational study. JTCVS Tech，2022，15：111-122.

[11] Marinoni M，Cianchi G，Trapani S，et al. Retrospective analysis of transcranial doppler patterns in veno-arterial extracorporeal membrane oxygenation patients：feasibility of cerebral circulatory arrest diagnosis. ASAIO J，2018，64（2）：175-182.

[12] Salna M，Ikegami H，Willey JZ，et al. Transcranial Doppler is an effective method in assessing cerebral blood flow patterns during peripheral venoarterial extracorporeal membrane oxygenation. J Card Surg，2019，34（6）：447-452.

[13] Hunt MF，Clark KT，Whitman G，et al. The use of cerebral NIRS monitoring to identify acute brain injury in patients with VA-ECMO. J Intensive Care Med，2021，36（12）：1403-1409.

[14] Pozzebon S，Blandino Ortiz A，Franchi F，et al. Cerebral near-infrared spectroscopy in adult patients undergoing veno-arterial extracorporeal membrane oxygenation. Neurocrit Care，2018，29（1）：94-104.

第二节　机器学习在 ECMO 患者中的应用

江苏省苏北人民医院　於江泉

体外膜氧合（ECMO）是一种重症治疗技术，用于支持呼吸和循环功能严重衰竭的患者[1]。针对 ECMO 患者的评估非常重要，它可以帮助医生了解患者的病情严重程度及治疗效果，并为医疗团队制订个性化的治疗方案提供指导。随着技术的进步，人工智能技术被广泛应用，医学领域也不例外。机器学习作为人工智能的一个分支，是一种强大的工具，机器学习在重症方面的应用历史可以追溯至 20 世纪 80 年代[2]，早期的研究主要集中在医学图像处理和诊断方面。然而，随着技术的进步和数据的积累，机器学习在重症监护和临床决策支持系统中的应用逐渐增多。在重症监护领域，机器学习可以通过分析大量的监测数据，帮助医生提前预警并预测患者的病情发展。在 ECMO 治疗领域关于机器学习指导临床决策的研究越来越受到大家的关注，本节主要讨论机器学习在 ECMO 患者评估方面的研究进展。

一、机器学习预测 ECMO 治疗获益人群

尽管 ECMO 应用越来越广泛，但不适当地扩大 ECMO 适应证将造成严重的社会经济负担[3]，因此预先判断并将 ECMO 主要用于那些能够从中受益较多的患者显得很重要。目前尚缺乏 ECMO 资源分配的有效工具，预测模型可能会提供重要的帮助来决定哪些患者得到这样的支持会有明显的生存优势。有研究开发了机器学习模型来预测有接受 ECMO 治疗需求的 COVID-19 患者，以指导患者分诊和资源分配[4]。将入住 ICU 大于 24h 的 COVID-19 患者纳入研究，分为培训组、测试开发组和仅测试组。使用梯度提升树开发了 ECMO 部署及时预测模型（Forecast ECMO）。结果发现 ECMO 在测试开发组和仅测试组的使用率分别为 2.89% 和 1.73%。在两个队列中，与 PaO_2/FiO_2、序贯器官衰竭估计评分、ECMO 治疗生存预测评分、Logistic 回归相比，30 个预选临床变量梯度提升树开发的 Forecast ECMO 模型表现最好。研究认为 Forecast ECMO 模型有可能作为指导 COVID-19 患者 ECMO 资源分配的早期预警工具。

二、机器学习预测 ECMO 启动最佳治疗时机

心脏外科术后低心输出量综合征（post-cardiotomy low cardiac output syndrome，PC-LCOS）是心脏手术后患者常见的一种可危及生命的并发症。对于 V-A ECMO 的启动时机一直没有统一的标准。Morisson 等[5]研究开发了一种机器学习算法来预测 PC-LCOS 患者对 V-A ECMO 置入的需求。该研究纳入了来自巴黎两所大学医院的中重度 PC-LCOS 患者。深度超级学习是一种集成机器学习算法，经过训练可以使用体外循环结束时容易获得的特征来预测 V-A ECMO 上机可能。结果 285 名患者被纳入开发数据集，190 名患者被纳入外部验证数据集。在开发和外部验证数据集中，主要结局是需要 V-A ECMO 置入，分别发生在 16%（n = 46）和 10%（n = 19）患者中。深度超级学习器算法在外部验证数据集中受试者工作特征（receiver operator characteristic，ROC）曲线下面积为 0.863（95% CI：0.793～0.928）。研究者认为这是一种可解释的集成机器学习算法，可以帮助临床医生预测存在中重度恶化风险和 V-A ECMO 置入需求的 PC-LCOS 患者。研究证明，机器学习模型在增强 V-A ECMO 患者临床决策方面有较大潜力。

三、机器学习预测 ECMO 治疗患者预后

机器学习在预测 ECMO 治疗患者的预后方面具有潜力。机器学习可以通过识别出与治疗成功或失败相关的特征和模式，从而预测患者的生存率、康复情况和治疗效果。一项研究利用网络数据库分析了心脏移植术后接受 ECMO 支持的患者，构造了一个使用极端梯度

增强（extreme gradient boosting，XGBoost）的机器学习模型，预测患者术后 1 年死亡率。研究共纳入 1584 名患者，实际 1 年死亡率是 12.1%。在 498 个可用变量中，43 个被选为最终模型。预测 1 年死亡率最重要的变量包括患者功能状态、年龄、肺毛细血管楔压、心输出量和血清肌酐等。XGBoost 模型的 ROC 曲线下面积为 0.71（95% CI：0.62~0.78）。研究认为机器学习可用于提高临床医生对高危心脏移植受者术后生存情况的判断[6]。一项单中心回顾性研究对接受 V-A ECMO 的 282 名患者进行分析[7]，数据的 70% 用于培训，15% 用于验证，15% 用于测试。通过训练深度神经网络来预测患者是否可存活至出院，并使用独立测试队列评估最终模型。282 名成人 V-A ECMO 患者中，117 名（41%）存活至出院。从电子病历中提取了 196 万份检验值，其中为每名患者导出了 270 个不同的汇总变量。预测主要预后最重要的变量包括乳酸、年龄、总胆红素和肌酐。对于测试队列，最终模型在预测存活至出院方面达到 82% 的总体准确度，并且其 ROC 曲线下面积大于 SAVE 评分（0.92 *vs.* 0.65，$P=0.01$）。另有研究采用深度神经网络、机器学习 ECMO 预测算法，对 2017~2020 年的 18 167 名患者进行回顾性队列训练，并使用五倍交叉验证来衡量其表现。对 2021 年之后的 5015 名患者进行外部验证，并与现有的预后评分——SAVE 评分、改良的 SAVE 评分和 ECMO ACCEPTS 评分进行比较。结果表明，体外膜氧合预测算法（extracorporeal membrane oxygenation predictive algorithm ECMO PAL）（72.7%）准确度优于 ECMO ACCEPTS 评分（54.7%）、SAVE 评分（61.1%）和改良的 SAVE 评分（62%）[8]。

四、机器学习预测 ECMO 支持患者的并发症

机器学习在预测 ECMO 支持患者的并发症方面也具有一定的应用潜力。ECMO 是一项复杂的重症治疗技术，患者可能会出现各种并发症，如出血、感染、血栓形成等。通过机器学习建立预测模型可以帮助医生及早发现并发症的风险，采取相应的预防措施，从而提高患者的治疗效果和安全性。脑损伤是影响 ECMO 支持患者发病率和死亡率的重要因素。有研究利用神经网络预测儿科 ECMO 支持患者脑损伤的影像学证据，并确定可以成为未来研究探索的特定变量。该研究收集了 174 名 ECMO 支持患者在 ECMO 过程前 24h 和持续时间内的数据，共收集了 35 个变量，包括生理数据、终末器官灌注标志物、酸碱稳态、血管活性药物输注、凝血标志物和 ECMO 机器因素。主要结局是存在中重度脑损伤的放射学证据（CT 或 MRI）。通过神经网络对这些信息进行分析，并将结果与逻辑回归模型及临床医生的判断进行比较。该神经网络模型预测脑损伤的 ROC 曲线下面积为 0.76，敏感度为 73%，特异度为 80%。Logistic 回归的敏感度为 62%，特异度为 61%。临床判断敏感度为 39%，特异度为 69%。序列特征组表明生理数据对模型性能的贡献相对较大，而凝血因子对模型性能的贡献较小[9]。出血和血栓形成是 ECMO 支持过程中发病和死亡的主要原因。在 EOLIA 试验中，几乎一半（46%）随机接受 ECMO 的患者有出血而需要输血[10]。有研究纳入 44 名接受 ECMO 支持的患者，将卡方与五种监督分类和回归机器学习模型进行了比较，生成的预测出血模型相较血栓预测模型（40%~64%）表现较好（准确率为 58%~80%）[11]。

五、小结和展望

需要注意的是，机器学习模型仅仅是辅助工具，最终的治疗决策仍需要基于医生的专业判断和经验。目前已有大量针对 ECMO 患者的各种预测模型，但只有少数模型得到了外部验证，并且研究人群和模型性能之间的异质性很大，最重要的是，现有模型不适合为选择启动个体提供决策支持[12]。此外，模型的预测结果也受到数据质量和样本数量的影响，因此在应用机器学习模型进行 ECMO 患者预后评估时，需要谨慎使用并结合临床实际情况进行综合判断。总之，基于机器学习的 ECMO 患者评估可以为医生提供重要的参考信息，帮助他们更好地了解患者的病情和治疗效果，并为个性化的治疗方案制订提供指导。随着技术的发展，其有望在临床实践中发挥越来越重要的作用。

参 考 文 献

[1] Bernhardt AM，Schrage B，Schroeder I，et al. Extracorporeal membrane oxygenation. Dtsch Arztebl Int，2022，119（13）：235-244.

[2] Hong N，Liu C，Gao J，et al. State of the art of machine learning-enabled clinical decision support in intensive care units—literature review. JMIR Med Inform，2022，10（3）：e28781.

[3] Dennis M，Zmudzki F，Burns B，et al. Cost effectiveness and quality of life analysis of extracorporeal cardiopulmonary resuscitation（ECPR）for refractory cardiac arrest. Resuscitation，2019，139：49-56.

[4] Xue B，Shah N，Yang H，et al. Multi-horizon predictive models for guiding extracorporeal resource allocation in critically ill COVID-19 patients. J Am Med Inform Assoc，2023，30（4）：656-667.

[5] Morisson L，Duceau B，Do Rego H，et al. A new machine learning algorithm to predict veno-arterial ECMO implantation after post-cardiotomy low cardiac output syndrome. Anaesth Crit Care Pain Med，2023，42（1）：101172.

[6] Shou BL，Chatterjee D，Russel JW，et al. Pre-operative machine learning for heart transplant patients bridged with temporary mechanical circulatory support. J Cardiovasc Dev Dis，2022，9（9）：311.

[7] Ayers B，Wood K，Gosev I，et al. Predicting survival after extracorporeal membrane oxygenation by using machine learning. Ann Thorac Surg，2020，110（4）：1193-1200.

[8] Stephens AF，Šeman M，Diehl A，et al. ECMO PAL：using deep neural networks for survival prediction in venoarterial extracorporeal membrane oxygenation. Intensive Care Med，2023，49（9）：1090-1099.

[9] Shah N，Farhat A，Tweed J，et al. Neural networks to predict radiographic brain injury in pediatric patients treated with extracorporeal membrane oxygenation. J Clin Med，2020，9（9）：2718.

[10] Combes A，Hajage D，Capellier G，et al. Extracorporeal membrane oxygenation for severe acute respiratory distress syndrome. N Engl J Med，2018，378（21）：1965-1975.

[11] Abbasi A，Karasu Y，Li C，et al. Machine learning to predict hemorrhage and thrombosis during extracorporeal membrane oxygenation. Crit Care，2020，24（1）：689.

[12] Pladet L，Barten J，Vernooij LM，et al. Prognostic models for mortality risk in patients requiring ECMO. Intensive Care Med，2023，49（2）：131-141.

第十三章

ECMO 支持期间的输血策略

第一节　ECMO 支持期间红细胞的输注阈值

保定市第一中心医院　安　辉

体外膜氧合（ECMO）支持期间需要使用体外循环管路，人工管道和人体内部结构的巨大差异，对血液成分有极大的影响，患者往往会出现出血等并发症[1-3]。红细胞在一定程度上可以提高 ECMO 过程中的氧输送，因而在 ECMO 支持治疗中，输血必不可少，对于红细胞的输注阈值，目前国内外研究尚无定论。

一、ECMO 支持期间导致红细胞破坏的原因

1. 出血　注册数据显示，22%～45%的患者在 ECMO 运行过程中出现出血并发症。插管部位（15.5%）和手术部位（9.6%）是最常见的出血部位[4, 5]。ECMO 患者中，部分患者会采用静脉切开术的方式进行置管，静脉切开术是 ECMO 支持期间红细胞输注的重要因素。

2. 溶血　红细胞具有高度的可变形性，可以使红细胞顺利通过只有自身直径一半的毛细血管，使红细胞在正常情况下占据全血容量 50%时还能保持低黏滞性。血泵在 ECMO 支持过程中快速运转，存在高剪切力，可使红细胞的聚集性和可变形性出现改变，导致溶血的发生[6]。

3. 血流动力学改变　ECMO 系统的血液流动在引流管中产生的负压可达–200mmHg，然后在血泵中产生正压，根据管径、血细胞比容和泵速，该正压最高可达 200mmHg。当血液流过氧合器或流经因技术原因变窄的管路时，会产生相当大的湍流和张力，造成红细胞破坏[5]。

4. 氧合器的影响　ECMO 辅助过程中，血液在离心泵驱动下流经氧合器，经过中空纤维结构时，血液流经约 10μm 的纤维间隙时将发生周期性压缩，并且红细胞在流经整个氧合器时将发生 100～1000 次的压缩变形。随着 ECMO 辅助时间延长，异常红细胞百分比明

显增加，且游离血红蛋白百分比明显增加[7]。

二、ECMO 患者红细胞的输注阈值

输注红细胞的最初目的是增加氧输送，但并不意味着氧摄取也会随之增加。大多数红细胞输注是为了保持预先定义的血细胞比容，不会提高组织氧合水平，所以有学者认为不一定要保持正常的血红蛋白（hemoglobin，Hb）水平。Hb 水平的管理仍然是一个有争议的话题，ELSO 建议将 Hb 水平维持在正常范围（12～14g/dl），目的是为严重氧合功能障碍患者提供足够的氧气支持。

在近些年的研究中，接受限制性输血方案（Hb＜8g/dl）或较为宽松的输血方案（Hb＞10g/dl）的急性呼吸窘迫综合征（ARDS）患者，28 天 ECMO 脱机成功率并没有差异，因此并不提倡在接受 V-V ECMO 治疗的 ARDS 患者中给予更高的输血阈值[8, 9]，特别是在没有乳酸水平和 ECMO 血流设置所反映的贫血性缺氧证据的情况下，较低的输血阈值是安全的。Martucci 等[9]研究发现，V-V ECMO 期间需要输血的 Hb 阈值为（9.1±1.8）g/dl，高于其他危重患者[（8.3±1.7）g/dl]。欧洲心胸外科协会（EACTS）和法国麻醉与重症监护学会（SFAR）推荐在 ECMO 治疗中接受输血患者阈值为 Hb≤8g/dl。Martucci 等对 41 个 ECMO 中心进行的一项多中心前瞻性队列研究发现，在接受 V-V ECMO 治疗的 ARDS 患者中，Hb 低于 7g/dl 时输注浓缩红细胞与提高生存率相关。当患者 Hb 浓度在 7～8g/dl 时，应该先考虑优化其他临床干预措施后再输注浓缩红细胞，避免增加患者容量负荷。研究发现，需要输血患者往往具有体表面积较大、住院时间较长、呼吸功能差等特点。输注浓缩红细胞的原因分别为 Hb 低、出血、血流动力学不稳定、ECMO 流量偏低或其他原因。输血前的平均 Hb 浓度为 8.1g/dl，但根据输血的临床原因不同稍有变化。高龄、肾衰竭、连续性肾脏替代治疗患者需要维持更高的 Hb 浓度[2]。

出血在 V-A ECMO 中更为普遍，因为它需要更大的抗凝范围和动脉插管。Guimbretière 等[10]研究发现，与 V-V ECMO 患者相比，V-A ECMO 患者有更高的血栓、出血并发症发生率（$P < 0.001$），红细胞单位输注率无显著性差异。在输血患者中，未观察到 V-A ECMO 和 V-V ECMO 亚组在任何血液制品的消耗（每位患者的平均单位数）方面存在显著性差异。2020 年 ESICM 指南在非出血性成人危重症患者的输血策略中，对于接受 V-V ECMO 或 V-A ECMO 的危重成人患者，未对限制性（7g/dl）与非限制性（9g/dl）输血阈值给出推荐意见，采用任何一种输血阈值都是合适的。一项多中心回顾性研究采用与调查相结合的方法，对全球 16 个 ICU 中心接受 V-V ECMO 的 230 例患者进行研究，几乎 90% 的患者在 V-V ECMO 期间接受了红细胞输注，ECMO 开始前，Hb 为 10.8g/dl（8.9～13.0g/dl）。在不同的输血阈值之间，生存率、出血和血栓并发症发生率没有差异，且非限制性输血阈值患者接受输血的数量和频率更高[11]。与 V-V ECMO 患者调查结果不同，对 16 个 ICU 中心进行的回顾性研究中，417 例患者中有 374 例（90%）接受了一次或多次的红细胞输注。对于不同输血阈值：限制型（Hb＜7.5g/dl）、中间型（Hb 7.5～9.0g/dl）和自由型（Hb＞9.0g/dl），在输注红细胞的频率和数量上未发现差异。出血是 V-A ECMO 患者接受红细胞输注最重要的独立因素。因 V-A ECMO 血流量会保持固定的心输出量，从而维持氧输送，所以应

减少不必要的输血[12]。

三、小结和展望

目前 ECMO 患者的最佳红细胞输注阈值尚不确定。研究发现，限制性输血阈值会减少临床红细胞输注需求和并发症的发生。对于红细胞输注阈值，仍需要进一步大规模开展临床前瞻性研究。如何个体化实施红细胞输注，包括红细胞输注时机、输注量、输注频率及何时停止红细胞输注，未来仍需不断探索，以制定最佳输注策略。

参 考 文 献

[1] Aubron C，Depuydt J，Belon F，et al. Predictive factors of bleeding events in adults undergoing extracorporeal membrane oxygenation. Ann Intensive Care，2016，6（1）：97.

[2] Martucci G，Schmidt M，Agerstrand C，et al. Transfusion practice in patients receiving VV-ECMO （PROTECMO）：a prospective, multicentre, observational study. Lancet Respir Med, 2023, 11（3）：245-255.

[3] Combes A，Hajage D，Capellier G，et al. Extracorporeal membrane oxygenation for severe acute respiratory distress syndrome. N Engl J Med，2018，378（21）：1965-1975.

[4] Willers A，Swol J，Buscher H，et al. Longitudinal trends in bleeding complications on extracorporeal life support over the past two decades-extracorporeal life support organization registry analysis. Crit Care Med，2022，50（6）：e569-e580.

[5] Nunez JI，Gosling AF，O'gara B，et al. Bleeding and thrombotic events in adults supported with venovenous extracorporeal membrane oxygenation：an ELSO registry analysis. Intensive Care Med，2022，48（2）：213-224.

[6] Voelker MT，Busch T，Bercker S，et al. Restrictive transfusion practice during extracorporeal membrane oxygenation therapy for severe acute respiratory distress syndrome. Artif Organs，2015，39（4）：374-378.

[7] Pan Y，Li Y，Li Y，et al. Fatigue of red blood cells under periodic squeezes in ECMO. Proc Natl Acad Sci U S A，2022，119（49）：e2210819119.

[8] Vlaar AP，Oczkowski S，De Bruin S，et al. Transfusion strategies in non-bleeding critically ill adults：a clinical practice guideline from the European Society of Intensive Care Medicine. Intensive Care Med，2020，46（4）：673-696.

[9] Martucci G，Grasselli G，Tanaka K，et al. Hemoglobin trigger and approach to red blood cell transfusions during veno-venous extracorporeal membrane oxygenation：the international TRAIN-ECMO survey. Perfusion，2019，34（1_suppl）：39-48.

[10] Guimbretière G，Anselmi A，Roisne A，et al. Prognostic impact of blood product transfusion in VA and VV-ECMO. Perfusion，2019，34（3）：246-253.

[11] Raasveld SJ，Karami M，Van Den Bergh WM，et al. RBC transfusion in venovenous extracorporeal membrane oxygenation：a multicenter cohort study. Crit Care Med，2022，50（2）：224-234.

[12] Raasveld SJ，Karami M，Schenk J，et al. Transfusion of red blood cells in venoarterial extracorporeal membrane oxygenation：a multicenter retrospective observational cohort study. Transfusion，2023，63（10）：1809-1820.

第二节 ECMO 患者血小板和血浆输注与预后分析

哈尔滨医科大学附属第二医院 姜雪松

近年来，随着体外膜氧合（ECMO）技术日趋成熟、设备不断升级，尤其管路材料生物相容性越来越好，ECMO 硬件本身对患者血液成分的损耗在一定程度上有所改善，但出血及血栓形成等依然是当下 ECMO 患者最常见的并发症，血液制品包括血小板（platelet，PLT）和血浆的输注也成为诸多 ECMO 患者难以回避的治疗策略。

一、PLT 输注

（一）PLT 输注的原因

ECMO 患者几乎都会发生不同程度的 PLT 减少及功能障碍，特别在女性、ECMO 前存在 DIC、卒中史、冠状动脉疾病史、手术史（尤其心脏外科手术）、高乳酸水平、高 SOFA 和 APACHE Ⅱ 评分、ECMO 初始较低的 PLT 计数、较多的中心插管及合并多器官功能衰竭等情况中更易发生。其中，APACHE Ⅱ 评分每增加 5 分，PLT 减少的概率将增加 35%。V-A ECMO 患者 PLT 减少发生率（7.3%～95%）和严重程度均明显高于 V-A ECMO（1.9%～80%），且不同医疗中心之间差异较大[1]。

PLT 减少可归因于生成减少、血液稀释、消耗和清除增加，少数患者原因未明。生成减少多与原发病进展、药物因素致骨髓抑制或肝肾功能严重受损影响血小板生成素（TPO）合成有关。消耗增加主要是由于 PLT 激活、机械性损耗及免疫等因素，ECMO 患者 PLT 细胞外囊泡水平增加，提示 PLT 被激活或凋亡。ECMO 患者出血及血栓形成、血液与人工材料接触等均可激活 PLT，造成不同程度的损耗。虽然 ECMO 环路及氧合器材料更新迭代，但转换头、连接部及伴行的血液过滤器等均为硬质材料且无涂层，内径减小，呈现出促凝促炎表面；另外，氧合器外围存在湍流和淤积区域，极易发生 PLT 激活、黏附和聚集，继之启动各种凝血和炎症级联反应，进一步消耗 PLT[2-4]。ECMO 灌注速率和压力导致剪切力增加及随后的 PLT 激活和聚集，大量 PLT 黏附在血管内皮或人工材料上，损耗同时也增加了血栓风险。ECMO 患者也需要警惕肝素诱导的血小板减少症（heparin-induced thrombocytopenia，HIT），其发生率为 0.8%～22.2%，一般出现在使用肝素第 5～14 天，PLT 下降 30%～50% 及以上。有报道改用直接凝血酶抑制剂后红细胞（red blood cell，RBC）、血浆和 PLT 输注量及大出血事件显著减少。稀释性 PLT 减少症在小体重成人及儿童中多见，ECMO 预充及运行时，PLT 被不含 PLT 的回路容积稀释导致凝血障碍和 PLT 减少。即便同时输注 RBC 和血浆，凝血障碍不严重，但 PLT 减少依然会发生，因此要注意血液制品的均衡输注。PLT 被激活后形成聚集体由肝细胞清除，受损及衰老的 PLT 也将在脾、肝、肺组织中被吞噬破坏。另外，当 ECMO 患者因过高剪切力产生溶血时，游离血红蛋白会增强 PLT 黏附，抑制 PLT 功能，并加快其清除；同时促进微血栓形成，引起消耗性凝血功能障碍，增加出血风险[5,6]。除原发病、溶血等原因引起血小板功能障碍外，ECMO 高剪切力也

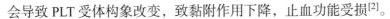

会导致 PLT 受体构象改变，致黏附作用下降，止血功能受损[2]。

ECMO 持续时间与 PLT 减少的关系尚存争议。PLT 损耗最早发生在 ECMO 启动 15min 内，而后进行性下降直至 7 天稳定，并持续到 ECMO 撤机。撤机后 PLT 计数逐渐恢复正常，可能得益于病情好转，也可能来自新生 PLT 的补充[7-9]。

（二）PLT 输注现状

ECMO 患者 PLT 输注率为 25%～92%，出血患者最高达 72%，重度 PLT 减少者达 80%，是轻中度患者输注率的 31.8 倍；输注率随 PLT 减少严重程度的增加而增加。若出血和 PLT 减少并存，则输注率更高。虽有 36% 的非出血患者输注了 PLT，但这种预防性输注降低出血风险的获益是否超过其弊端值得商榷[2-5]。

（三）PLT 输注阈值

由于缺乏循证医学证据，该阈值尚无定论，统计发现 PLT 计数从 $20 \times 10^9/L$ 到 $100 \times 10^9/L$ 不等。出血时，大多数研究或指南建议 PLT 维持（75～100）$\times 10^9/L$ 以上。PLT 低于 $20 \times 10^9/L$ 时自发性出血风险增高，ELSO 指南建议至少应达到 $80 \times 10^9/L$，纤维蛋白原（fibrinogen，FIB）维持正常水平；Greinacher 等建议无论 PLT 水平如何，存在 PLT 功能异常的出血患者均要输注 PLT。也有研究认为，对于 PLT $> 50 \times 10^9/L$ 的非出血患者不应给予预防性输注，而将绝对阈值与 PLT 功能相结合可能更为严谨[2, 3, 6]。

（四）PLT 输注预后分析

出血、PLT 减少和 PLT 输注相互交织并与死亡率相关。重度 PLT 减少患者致命性颅内出血的风险明显增加。心脏术后第一天的 ECMO 患者，PLT 减少≥50% 是住院死亡率的独立高危因素。另有研究发现，肌酐升高与 PLT 输注相关。ECMO 期间未输注 PLT 患者死亡率为 19.6%，输注 1～3 个治疗量死亡率为 40.8%，输注 4 个治疗量以上死亡率高达 78.6%。一项针对儿童的回顾性研究发现，PLT 输注会造成氧合器后 PaO_2 降低 3.4%，氧合器前后压力梯度增加 4.3%，但需进一步研究验证[6, 7]。

二、血　浆　输　注

（一）血浆输注的原因

1. FIB 水平下降　ECMO 患者 FIB 水平均随时间推移而降低，可能是炎症级联激活和 FIB 吸附到 ECMO 回路所致[10]。

2. 获得性血管性血友病综合征（acquired von Willebrand syndrome，AVWS）　ECMO 患者中，AVWS 最早可在 1 天内发生。ECMO 的高剪切力可致大分子血管性血友病因子（von Willebrand factor，VWF）多聚体损失。虽可补充冷沉淀或 vWF 浓缩液，但由于剪切力持续存在，疗效很难持久。因此，可在监测凝血因子水平的前提下反复小剂量输注，避免血栓形成。vWF 是一把双刃剑：失去大分子多聚体有出血风险，但替代疗法或过多的内源性 vWF 会促进血栓形成[3]。

（二）血浆输注现状

半数左右的 ECMO 患者在支持期间接受了新鲜冰冻血浆（fresh-frozen plasma，FFP）输注，其中包括一部分非出血患者。心脏外科和心脏移植术后 ECMO 患者的 FFP 和 PLT 输注率显著高于其他病例。较高的 aPTT、尿酸和较低的 PLT 计数是血浆输注的危险因素[2, 10]。ECMO 患者使用其他促凝血物质的概率相对较低。

（三）血浆输注适应证

活动性出血是补充凝血因子或血液制品的主要适应证。ELSO 指南建议非出血 ECMO 患者输注血浆的 INR 阈值为 3.0，FIB 维持在正常范围。一项多中心研究报道，对于出血 ECMO 患者应给予 FFP 输注以维持 INR≤1.5 或凝血酶原活动度＞70%。综合多项研究及指南发现，常规输注 FFP 和人凝血酶原复合物不能使无出血患者的 INR 正常化；INR＞2.0 时，补充维生素 K（10mg 静脉注射，连续 3 天）后可考虑输注 FFP；有创操作时可考虑输注 FFP 维持 INR 1.5 的目标；发生 HIT 时建议使用重组抗凝血酶或 FFP 补充抗凝血酶；对于稳定、无出血患者，应采用限制性输血策略，减少并发症和血液制品消耗[11]。

（四）预后分析

血浆输注是 ECMO 患者发生医院感染、多器官衰竭、住院时间延长和死亡的独立危险因素。输注总量超过 19 个单位 RBC、5 个治疗量 PLT 和（或）12 个单位 FFP 的患者死亡率达 80% 以上[5, 6]。接受 RBC 和血浆输注，或给予 FIB 或氨甲环酸的比例随着 PLT 减少程度的增加而增加；输注 PLT 的患者 RBC 和血浆输注量也明显增加[12, 13]。对凝血和肾功能的加强管理可减少 FFP 输注，进而改善患者预后。

三、小结和展望

PLT 和血浆输注是 ECMO 患者管理中极为重要的一环，需密切监测及调整凝血功能，重视出血及血栓并发症，尽可能减少不必要的输血。迄今为止，关于 PLT 和血浆输注的数据大多来源于回顾性或单中心研究，对混杂因素的校正有限或不充分。虽有一些荟萃分析结果可供参考，但由于异质性较高，结论不具备普遍性。所以，PLT 及血浆输注的诸多问题，尤其阈值的确定尚待进一步的多中心、前瞻性研究来阐明。

参 考 文 献

[1] Rivosecchi RM, Arakelians AR, Ryan J, et al. Comparison of anticoagulation strategies in patients requiring venovenous extracorporeal membrane oxygenation：heparin versus bivalirudin. Crit Care Med, 2021, 49(7): 1129-1136.

[2] Balle CM, Jeppesen AN, Christensen S, et al. Platelet function during extracorporeal membrane oxygenation in adult patients. Front Cardiovasc Med, 2019, 6：114.

[3] Raasveld SJ, van den Oord C, Schenk J, et al. The interaction of thrombocytopenia, hemorrhage, and platelet transfusion in venoarterial extracorporeal membrane oxygenation：a multicenter observational study. Crit

Care，2023，27（1）：321.

[4] Jiritano F，Serraino GF，Ten Cate H，et al. Platelets and extra-corporeal membrane oxygenation in adult patients：a systematic review and meta-analysis. Intensive Care Med，2020，46（6）：1154-1169.

[5] van Haeren MMT，Raasveld SJ，Karami M，et al. Plasma transfusion and procoagulant product administration in extracorporeal membrane oxygenation：a secondary analysis of an international observational study on current practices. Crit Care Explor，2023，5（8）：e0949.

[6] Mazzeffi M，Rabin J，Deatrick K，et al. Platelet transfusion and in-hospital mortality in veno-arterial extracorporeal membrane oxygenation patients. ASAIO J，2022，68（10）：1249-1255.

[7] Karam O，Nellis ME. Transfusion management for children supported by extracorporeal membrane oxygenation. Transfusion，2021，61（3）：660-664.

[8] Atchison C，Widdershins A，Chandler WL. Causes of platelet loss during extracorporeal life support. Artif Organs，2023，47（1）：160-167.

[9] Arachchillage DRJ，Laffan M，Khanna S，et al. Frequency of thrombocytopenia and heparin-induced thrombocytopenia in patients receiving extracorporeal membrane oxygenation compared with cardiopulmonary bypass and the limited sensitivity of pretest probability score. Crit Care Med，2020，48（5）：e371-e379.

[10] Worku ET，Win AM，Parmar D，et al. Haematological trends and transfusion during adult extracorporeal membrane oxygenation：a single centre study. J Clin Med，2023，12（7）：2629.

[11] Singh G，Nahirniak S，Arora R，et al. Transfusion thresholds for adult respiratory extracorporeal life support：an expert consensus document. Can J Cardiol，2020，36（9）：1550-1553.

[12] Wang L，Shao J，Shao C，et al. The relative early decrease in platelet count is associated with mortality in post-cardiotomy patients undergoing venoarterial extracorporeal membrane oxygenation. Front Med（Lausanne），2021，8：733946.

[13] Luo Z，Qin L，Xu S，et al. Impact of fresh frozen plasma transfusion on mortality in extracorporeal membrane oxygenation. Perfusion，2024，39（2）：294-303.

第十四章

ECMO 抗凝

第一节　ECMO 抗凝监测策略

中南大学湘雅医院　马新华

体外膜氧合（ECMO）是一种先进的生命支持技术，利用膜肺对未氧合的静脉血进行氧和二氧化碳交换，然后通过静脉-静脉 ECMO（V-V ECMO）或静脉-动脉 ECMO（V-A ECMO）回流至循环系统，进而暂时替代心脏和（或）肺的功能，为循环和（或）呼吸系统衰竭的重症患者的恢复提供宝贵时间[1]。尽管 ECMO 的管路、膜肺及动静脉插管的生物相容性得到了提高，但仍无法与机体正常血管内皮细胞一样具有调节抗凝与凝血平衡的功能。因此，当 ECMO 患者的血液与 ECMO 环路表面接触后，促使凝血系统向促凝方向倾斜时，常需要使用抗凝药物以防止血栓形成。据体外生命支持组织（ELSO）报道，40.2%的 V-V ECMO 患者经历一次或多次出血或血栓事件[2]，而 62.1%的 V-A ECMO 患者则存在出血事件[3]。此外，ECMO 患者多合并凝血功能紊乱，如何有效及时地监测 ECMO 患者的抗凝效果并针对性地进行抗凝目标调整，保证 ECMO 的有效抗凝仍是临床医生亟待解决的难题之一。

一、ECMO 抗凝药物的选择

根据抗凝药物作用机制的不同，ECMO 常用的抗凝药物分为普通肝素和直接凝血酶抑制剂（direct thrombin inhibitor，DTI）。普通肝素是一种带负电荷的硫酸化糖胺聚糖复合物，通过与抗凝血酶Ⅲ（antithrombin-Ⅲ，AT-Ⅲ）结合将 AT-Ⅲ 的活性增强 1000～2000 倍，激活的 AT-Ⅲ 主要通过抑制凝血酶的活性而发挥抗凝作用[4]。因其具有成本低、可滴定性好、起效快、易被鱼精蛋白中和等优点，普通肝素仍是目前 ECMO 最常用的抗凝剂[5, 6]。但在使用普通肝素抗凝的治疗过程中，需要警惕肝素抵抗及肝素诱导的血小板减少症（HIT）的发生[4]。

DTI 是一类可直接与凝血酶活性部位可逆性结合的抗凝剂，具有半衰期短、发挥作用

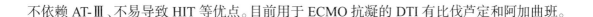

不依赖 AT-Ⅲ、不易导致 HIT 等优点。目前用于 ECMO 抗凝的 DTI 有比伐芦定和阿加曲班。

二、ECMO 抗凝监测策略

ECMO 患者的抗凝效果需要综合考虑患者的基础疾病、抗凝药物及剂量、ECMO 持续时间等多种因素。为了保证 ECMO 最佳的抗凝效果，临床医生需要对抗凝效果进行动态监测，及时调整抗凝药物的剂量，使 ECMO 患者的凝血、抗凝、纤溶系统达到动态平衡，在有效抗凝的同时降低血栓/出血的风险。目前常用的抗凝监测方法包括活化部分凝血活酶时间（aPTT）、抗凝血因子Ⅹa、D-二聚体、凝血酶原时间（prothrombin time，PT）与国际标准化比值（international normalized ratio，INR）、活化凝血时间（ACT）、血栓黏弹性测试[血栓弹力图（thromboelastogram，TEG）和旋转血栓弹性测量（rotational thromboelastometry，ROTEM）]等。除了传统的抗凝监测方法外，还有利用声学、光学和电阻抗等监测抗凝的新方法。

（一）常规 ECMO 抗凝监测策略

实验室抗凝监测方法：

（1）aPTT：用于评估内源性和共同凝血途径，是最常用于评估肝素和比伐芦定抗凝效果的传统检测指标[7]。该方法通过将无钙血浆暴露于磷脂、钙和接触途径活化剂（如二氧化硅、天青石、高岭土等）后激活凝血过程，促进纤维蛋白凝块形成。因此，aPTT 的定义为无钙血浆在暴露于纤维蛋白活化剂和钙后产生凝块所需的时间。血凝块的形成可以通过光学、机械和电化学技术等多种分析方法检测。大多数实验室将 aPTT 正常范围定义为 20～40s，ECMO 抗凝监测建议将 aPTT 水平定为基线的 1.5～2.5 倍[8]。aPTT 与体内肝素浓度存在中度相关性，当肝素浓度在 0.1～1U/ml 时，aPTT 是监测肝素抗凝效果的敏感试验。临床上，除了检测仪器及试剂可以影响 aPTT 结果外，药物、高胆红素血症、高脂血症及狼疮性抗凝物质等可以延长 aPTT 的结果。此外，aPTT 需要在实验室进行测试，无法实现床旁监测，制约了其成为 ECMO 抗凝监测的理想手段。

（2）抗Ⅹa 因子试验：是一种功能性显色试验，不受血液中其他凝血因子的影响，直接反映肝素对Ⅹa 因子的抑制作用。该方法的原理：血浆中的肝素与抗凝酶结合形成复合物，再加入过量的Ⅹa 因子形成肝素-AT-Ⅲ-Ⅹa 复合物，剩余的Ⅹa 因子可以催化发光底物裂解，在 405nm 波长下测定显色物质的量，以此计算药物实际抗凝效果，并以抗Ⅹa 单位表达。由于样本中剩余Ⅹa 因子的含量与血浆中肝素含量成反比，因此与Ⅹa 因子相互作用的肝素-AT-Ⅲ复合物越少，颜色变化越大，表明肝素水平越低。研究显示，与 aPTT 相比，Ⅹa 因子与肝素浓度具有更强的相关性[8]，越来越多的 ECMO 中心倾向于通过监测抗Ⅹa 因子来指导肝素剂量的调整。目前 ECMO 中广泛使用的抗Ⅹa 因子为 0.3～0.7IU/ml[5,9]。需要注意的是，抗Ⅹa 因子检测只反映了肝素抗凝的整体作用，不能区分 AT-Ⅲ缺乏或肝素剂量不足；同时不能反映患者体内产生的纤维蛋白和凝血酶的量，因此亦不能反映其他凝血参数或患者整体的凝血状态。此外，与 ACT 或 aPTT 相比，抗Ⅹa 因子检测价格更高，对实验室要求较高，其结果可能会因患者 AT 缺乏、高胆红素血症或高脂血症而受到影响。

（3）D-二聚体：是纤溶过程中交联纤维蛋白的裂解产物，因此 D-二聚体可以用来监测患者及 ECMO 环路中纤维蛋白原形成及纤溶的发生。研究发现，利用 D-二聚体水平的动态变化可以预测膜肺功能及计算膜肺更换的时间[5]。但因脓毒症、深静脉血栓、肺栓塞等导致弥散性血管内凝血的患者，体内 D-二聚体水平也通常会升高。此外，D-二聚体的检测通常耗时较长，成本也较高。

（4）PT 和 INR：PT 是临床主要监测外源性凝血途径的方法之一。该方法包括在患者血浆中加入凝血激活因子（组织因子、钙和磷脂的混合物），并测量血浆凝固所需的时间。不同的凝血激活因子可导致 PT 不同，因此 INR 被用来标准化 PT 并成为 PT 报告的标准方法。使用肝素抗凝患者的 INR 应<1.5。DTI 及 I、II、V 和 X 因子的缺乏可使 PT 延长。

（二）床旁进行的监测方法

（1）ACT：ACT 是一种快速、简单易行且广泛使用的床旁全血凝固时间检测方法。在检测过程中，需要将全血转移到涂有各种活化剂（如玻璃、硅藻土、二氧化硅等）的试管中，通过激活凝血途径中凝血酶原激活剂（如凝血因子 XII、凝血因子 XIII 等）启动凝血过程，并以秒为单位测量凝血反应（纤维蛋白凝块形成）。随着凝血反应的进行，凝块形成过程中磁体的流动性，或血液开始凝固时血液流动速度的变化被连续记录下来。与常规实验室检测方法相比，ACT 检测的优势在于可以在床旁进行测试、需要的样本量小、成本低、不需专人操作。根据 ACT 机器不同，上机需要的全血样本量为 10μl 到 2ml 不等。延长 ACT 的因素包括血液稀释、血小板功能障碍、血小板减少、低体温、低纤维蛋白原、抗血小板药物和凝血因子缺乏。

目前 ECMO 支持中 ACT 尚无统一的标准范围，ELSO 建议的 ACT 范围为 140～240s[9]。与 aPTT 不同，ACT 更适用于监测肝素浓度在 1～5U/ml 时的抗凝效果。虽然 ACT 与其他凝血试验（如抗 Xa 因子水平和 aPTT）的相关性经常不一致[10]，但很多医院仍然将 ACT 作为 ECMO 的常规抗凝监测方法。

（2）血栓黏弹性测试（TEG/ROTEM）：与其他凝血监测方法不同，TEG 或 ROTEM 可以对整个凝血过程进行监测，提供由凝血启动到血小板联结形成、纤维蛋白丝形成、血块生长、最大血块形成、血块降解至溶解的全部信息。插入盛血杯中的不锈钢的小圆柱体连接传感器，可用来测量形成的血块强度。在 TEG 中，小圆柱体是静止的，盛血杯来回转动，而 ROTEM 则相反。当血液开始凝固时，杯与圆柱体之间因纤维蛋白黏附性而产生阻力，随着纤维蛋白的增加，传感器感受到的阻力也不断增大，经过信号转换在描图纸上形成特有的 TEG。该方法需要用含肝素和未含肝素的一对样本进行测试，通过凝血时间等参数对比分析肝素的抗凝效果。不同 TEG/ROTEM 参数需要的时间不同：凝血因子的评估可在 5min 内完成，而纤溶分析则需要 60～90min。但是黏弹性试验不能检测血友病因子的水平。目前关于 TEG 指导 ECMO 抗凝的研究日渐增多，但尚未在大多数中心广泛应用。

（三）新颖抗凝监测方法

（1）声学监测：ECMO 的离心泵具有高剪切速率等特点，因此易成为血栓形成的潜在部位之一。通过测量离心泵产生的声音来检测离心泵是否有血栓形成是一种有前景的方法。研究发现在不同的泵速下，血凝块通过离心泵时会导致声音频率的变化[11]。声学分析法是一种成本低、简单、易于获取的方法，在血栓形成的早期阶段可以检测到泵内的血栓形成[11]。虽然这是一种非侵入性技术，但由于其分析是基于离心泵发出的声音，因此只能用于监测泵内血栓形成。

（2）光学监测：光学方法是一种非侵入性的实时血栓监测技术，可以检测血液在不同波长下散射的光强度。其中一项技术是高光谱成像技术，其利用高光谱相机在 608～752nm 波长范围内获取离心泵内的多幅实时图像，可以在血液循环 24h 内检测到血栓形成[12]。但是该方法有一些局限性，例如，高光谱相机的安装及对焦距离需要反复调整，光纤的脆性限制了其弯曲半径。另外一项技术是显微光学监测方法，该方法利用两个微型光学血栓传感器检测 660nm 和 855nm 两个波长的散射光。一个光学传感器放置在离心泵上（用于监测凝血情况），另一个放置在血流环路上（以不易形成血栓的位置作为参考点）。每个 LED 向血流中发射 660nm 和 855nm 的光，这些光被血液成分（主要是红细胞）吸收或散射，然后被光电二极管检测，通过测量两个传感器在每个波长的光强比确定离心泵中有无血栓形成[13]。但是，这两种方法尚未在临床上使用。

（3）电阻抗监测：基于单频或多频电阻抗测量的研究证实，血栓形成与电阻率/介电常数之间存在关系。红细胞表面含有磷脂，可激活凝血因子Ⅸ。因此，可以推断红细胞聚集性与血栓形成有关。在 ECMO 中利用多频电阻抗监测红细胞的聚集性，发现在凝固的血液中，红细胞聚集性降低，表明血栓形成[14]。电阻抗测量具有低成本、容易应用到床旁凝血测试设备的优点，但是这种方法的局限性在于其电极必须与血液接触，属于侵入性检查。

三、小结和展望

有效及时地监测 ECMO 患者的抗凝效果并针对性地调整抗凝目标，对于抗凝药物发挥最佳抗凝效果，并尽可能减少血栓/出血事件的发生至关重要。为此，多种抗凝监测方法被广泛应用于临床，并有一些新颖的实时监测方法被开发出来。但是，机体的凝血、抗凝与纤溶是动态变化的，每种抗凝监测方法都有其优缺点，只有通过多种抗凝监测方法对患者的抗凝效果进行评估，才能建立抗凝和血栓/出血的最佳平衡。未来如何实现实时、全面、床旁监测 ECMO 抗凝效果，值得进一步研究。

参 考 文 献

[1] 侯晓彤. 危重症患者的体外膜氧合辅助治疗：机遇与挑战. 中华医学杂志，2019，（25）：1942-1944.

[2] Nunez JI，Gosling AF，O'Gara B，et al. Bleeding and thrombotic events in adults supported with venovenous extracorporeal membrane oxygenation：an ELSO registry analysis. Intensive Care Med，2022，48（2）：213-224.

[3] Chung M，Cabezas FR，Nunez JI，et al. Hemocompatibility-related adverse events and survival on venoarterial extracorporeal life support：an ELSO registry analysis. JACC Heart Fail，2020，8（11）：892-902.

[4] Levy JH，Connors JM. Heparin resistance—Clinical perspectives and management strategies. N Engl J Med，2021，385：826-832.

[5] Zeibi Shirejini S，Carberry J，McQuilten ZK，et al. Current and future strategies to monitor and manage

coagulation in ECMO patients. Thromb J，2023，21（1）：11.

[6] Raasveld SJ，van den Oord C，Schenk J，et al. The interaction of thrombocytopenia，hemorrhage，and platelet transfusion in venoarterial extracorporeal membrane oxygenation：a multicenter observational study. Crit Care，2023，27（1）：321.

[7] Koster A，Ljajikj E，Faraoni D. Traditional and non-traditional anticoagulation management during extracorporeal membrane oxygenation. Ann Cardiothorac Surg，2019，8（1）：129-136.

[8] McMichael ABV，Ryerson LM，Ratano D，et al. 2021 ELSO adult and pediatric anticoagulation guidelines. Asaio J，2022，68（3）：303-310.

[9] Levy JH，Staudinger T，Steiner ME. How to manage anticoagulation during extracorporeal membrane oxygenation. Intensive Care Med，2022，48（8）：1076-1079.

[10] Delmas C，Jacquemin A，Vardon-Bounes F，et al. Anticoagulation monitoring under ECMO support：a comparative study between the activated coagulation time and the anti-Xa activity assay. J Intensive Care Med，2020，35（7）：679-686.

[11] Fuchs G，Berg N，Eriksson A，et al. Detection of thrombosis in the extracorporeal membrane oxygenation circuit by infrasound：proof of concept. Artif Organs，2017，41（6）：573-579.

[12] Fujiwara T，Sakota D，Ohuchi K，et al. Optical dynamic analysis of thrombus inside a centrifugal blood pump during extracorporeal mechanical circulatory support in a porcine model. Artif Organs，2017，41（10）：893-903.

[13] Morita N，Sakota D，Oota-Ishigaki A，et al. Real-time，non-invasive thrombus detection in an extracorporeal circuit using micro-optical thrombus sensors. Int J Artif Organs，2021，44（8）：565-573.

[14] Li J，Sapkota A，Kikuchi D，et al. Red blood cells aggregability measurement of coagulating blood in extracorporeal circulation system with multiple-frequency electrical impedance spectroscopy. Biosens Bioelectron，2018，112：79-85.

第二节　以 aPTT 为导向的抗凝策略

南方医科大学顺德医院　卢剑海

体外膜氧合（ECMO）可提供心肺功能支持，因此在临床上应用越发广泛，至今国际注册例数已超过 20 万。ECMO 的侵入，在发挥治疗作用的同时，不可避免地扰乱了患者的出凝血平衡，因而需要抗凝治疗，从而预防血栓形成和血液破坏。然而，不恰当抗凝同样会带来出血的风险。体外生命支持组织（ELSO）发布的抗凝指南推荐，在 ECMO 期间维持目标 aPTT 区间为基础的 1.5～2.5 倍[1]，但这一推荐尚未得到循证医学的支持。出血和血栓事件仍然是 ECMO 最常见的并发症。在重症状态下实施 ECMO 支持治疗会使出凝血状态变得更加复杂，出凝血管理更为棘手。本节主要介绍 ECMO 对出凝血系统的影响及 aPTT 导向下抗凝的相关临床证据，提出以 aPTT 为导向的抗凝策略优化推荐。

一、ECMO 对出凝血系统的影响

在正常生理情况下，完整的内皮细胞可阻断血管内血液与其他细胞的接触，并分泌促凝和抗凝物质，动态调节出凝血平衡。

　　在体外循环过程中，血液暴露于非生物性材料的表面，迅速激发促炎和促凝反应，加重出凝血功能紊乱[2]。尽管目前 ECMO 系统多采用肝素化涂层，改善了生物相容性，但仍然无法避免其间的接触反应。另外，ECMO 系统的材料、ECMO 产生的剪切力及机体血流动力学、内环境、温度等的变化，均会影响血液系统。

　　启动 ECMO 的凝血途径可分为接触系统和内源性、外源性及共同凝血途径。其中，内源性凝血途径发挥主要作用。在接触反应后，凝血因子相继被激活，然后通过一系列瀑布级联反应，生成凝血酶，纤维蛋白原被裂解为纤维蛋白。纤维蛋白与活化的血小板和（或）白细胞、红细胞、补体等黏附在一起，形成血栓。由于 ECMO 的创面一般较小，外源性凝血途径的作用相对较弱。值得注意的是，血液成分中的炎症细胞、炎症因子、补体等物质也参与凝血过程，加速凝血反应。

　　除凝血系统以外，ECMO 的出凝血状态与抗凝系统、纤溶系统同样密切相关，且三者存在复杂的相互联系。在血液接触非生物表面时，具有抗凝活性的物质将同时被激活。凝血系统生成的凝血酶，也是纤溶系统主要的激活物质之一，可启动纤溶过程。血栓或出血的发生是三个系统在全身或局部共同反应的最终结果。

二、aPTT 与出血

　　与 ECMO 中凝血启动过程和肝素的药理作用相对应，aPTT 主要检测内源性凝血途径。相比于活化凝血时间（ACT），aPTT 与肝素使用剂量的关系更为密切[3]。监测 aPTT 是目前 ECMO 出凝血管理中最常用且重要的措施。相比于 ELSO 推荐的抗凝目标，各 ECMO 中心实施的监测目标不尽相同，在 40～90s 之间。尽管如此，ECMO 的出血事件仍高达 46%，成为 ECMO 支持治疗的第二大并发症。其中，最常见的为导管位置出血和手术伤口出血，其次为胃肠道出血、气道出血、心脏压塞及脑出血[4]。

　　关于 aPTT 与出血的联系，尚未得到一致结论。一些研究认为，高 aPTT 并不能预示出血事件的发生，导致出血的独立危险因素主要为血小板减少、肌酐清除率下降、纤维蛋白原减少、血流感染、ECMO 支持时间长、女性、二氧化碳快速变化、ECMO 前抗血小板治疗、糖尿病等[5,6]。然而，这些均为回顾性、观察性研究，且样本量相对较小。最近一项大型荟萃分析纳入了 17 项临床研究，共 3249 例患者。研究认为，无论根据管理中 aPTT 的最高值还是平均值，aPTT 高的患者并发出血的概率更高。其中，对亚组进行单因素回归分析得出，当 aPTT>60s 时，似乎更容易并发脑出血，但未达统计学标准。一旦发生出血事件，不仅会延长 ECMO 支持时间，而且会明显增加患者的病死率（54% vs. 35%）[4]。然而，本研究尚未能指出 aPTT 的最佳区间，需要更多高质量随机对照研究进一步阐明。

　　aPTT 能作为 ECMO 中抗凝效果的指示剂，主要基于 aPTT 与普通肝素呈较好的量效关系，以及普通肝素在 ECMO 抗凝中发挥主要的作用。实际上，在临床实践中存在许多干扰因素。例如，重症患者常合并凝血因子的消耗或丢失，使 aPTT 与普通肝素失去了良好的量效关系；XII 因子缺乏和激肽释放酶-激肽系统受损，导致 aPTT 延长；aPTT 试剂不同，结果各异，影响各研究的对比和临床应用。考虑 aPTT 的局限性，一些 ECMO 中心加入抗Ⅹa

因子活性检测、血栓弹力图等指标来进一步评估,但其效果有待验证[7]。鉴于抗凝的复杂性,以及缺乏更多临床证据支持,直至 2022 年出版的 ELSO 第六版红宝书,也并未提出新的抗凝策略和更优的监测方案。

三、aPTT 与血栓

抗凝可防止凝血进一步启动,是保证 ECMO 顺利进行的基础。ELSO 关于 aPTT 目标的建议主要源于 1972 年一项关于静脉血栓防治的前瞻性非 ECMO 相关的研究,其在 ECMO 应用中的有效性仍缺乏循证医学证据证实。

血栓事件的发生率仅次于出血,其中最常见的是缺血性卒中及 ECMO 系统的血栓形成,其次是肢体缺血。与出血事件相比,关于 aPTT 与血栓的研究相对较少,多为回顾性研究,且样本量较小。这些研究总结出血栓事件的高危因素,如 ECMO 支持治疗时间、反复并发感染、血小板计数高、心脏手术、合并自身免疫性疾病、高龄、外科切开置管、中心置管、溶血等,但未能证实 aPTT 与血栓有着密切联系[8, 9]。Rajsic 等[10]从现有研究中筛选出 6 项高质量研究进行荟萃分析,纳入病例达 1728 例。在该研究中,ECMO 中心的 aPTT 目标设定为 45~80s,符合 ESLO 的建议要求,然而血栓事件的发生率仍达 36%。该研究关于 aPTT 与血栓的联系,最终结论同样为阴性[10]。

aPTT 能否用于指导预防血栓形成,目前仍难以下定论。一方面,与出血事件相似,在重症患者中,存在一些影响 aPTT、肝素、血栓三者间联系的因素,使部分患者脱离联系;另一方面,由于缺乏对血栓事件的明确定义,膜肺轻度血栓形成容易被忽视,研究之间难以同质化;此外,部分血栓事件发生较为隐匿,在临床实践中,少有日常全面筛查和尸检反馈,血栓事件往往会被明显低估。因此,如何进行分层、去除干扰因素,获得更准确的研究数据,从而进一步分析两者间的关系,值得探讨。

四、以 aPTT 为导向的抗凝策略优化

虽然基于循证医学证据,出血和血栓事件的发生与 aPTT 的关系仍有待研究,但并不代表 aPTT 在 ECMO 抗凝监测中的意义甚微。相反,aPTT 在全球范围内仍然是最常用的,而且是 ELSO 推荐的监测工具。由于重症状态下出凝血系统的异质性,以及现有的监测手段难以对整个出凝血系统做出全面评估,所以优化以 aPTT 为导向的抗凝策略,结合当地条件和临床经验进行个体化抗凝、滴定式管理,可能是最佳的选择。

首先,需要了解患者的基础疾病状态,评估器官功能,归纳出影响凝血系统的关键因素。例如,长期严重营养不良,抗凝血酶(antithrombin,AT)缺乏,可能导致肝素抵抗;肝功能异常会使凝血因子生成不足;肾功能损害,影响肝素代谢,增加出血风险。这些因素不仅有助于抗凝强度的选择,还会促进对发生出血和血栓事件的警惕。

其次,进一步评估凝血功能,进行危险分层,合理选择初始 aPTT 抗凝目标。取得的不同实验室数据可以多角度反映凝血功能,如凝血酶原时间(PT)、国际标准化比值(INR)、纤维蛋白原、aPTT、D-二聚体、血小板计数、AT、ACT、血栓弹力图等。根据出血对患者

的影响程度，分为不同危险等级。例如，未控制的活动性出血、合并脑出血、脊髓出血等可能影响生命和导致严重不良后果的，可被视为高危，选择暂时性不抗凝，尽可能维持正常或轻度增高的 aPTT。待相对平稳后，开始抗凝治疗，逐步提高 aPTT 目标值。无抗凝禁忌者则选择较高的 aPTT 目标值。

再次，定期进行出凝血筛查，检测抗凝治疗的安全性与有效性，滴定式调整 aPTT 目标。出凝血筛查包括体外 ECMO 系统、置管伤口和体内器官。需特别注意隐匿器官和重要器官出凝血事件的发生，如腹膜后血肿、心腔内血栓形成、下腔静脉血栓形成、脑血管意外等。超声具有床旁、无创、可重复等特点，是出凝血筛查必不可少的工具。另外，由于 ECMO 患者在初始阶段多处于深镇静镇痛状态，影响神经系统的判断。利用经颅多普勒、脑组织氧监测和量化脑电等多模态脑功能监测手段，可能更早发现脑血管意外的发生[11]。根据出凝血状态，设定筛查强度。同时根据结果反馈，调整 aPTT 的目标，导向抗凝治疗。

最后，其他指标可作为 aPTT 导向抗凝的辅助工具。不同的抗凝指标各有优缺点。ACT 可反映凝血启动到纤维蛋白形成的时间，但受影响因素较多，且测量仪器标准不一。抗 Xa 因子活性监测是肝素监测的可靠方法，可协助判断 aPTT 异常的原因，不过当游离血红蛋白、甘油三酯、胆红素增高或 AT 降低时，可出现假性下降，且标准尚未统一[12]。血栓弹力图不仅可监测全血凝血情况，还能反映血小板的功能，然而价格高昂，其有效性未得到广泛证实[13]。AT 是肝素产生抗凝作用的必备因子。当出现肝素抵抗时，需考虑是否存在继发性 AT 缺乏。建议每天复查，维持 AT＞50%～80%。D-二聚体作为纤维蛋白降解的产物是凝血激活的标志。ECMO 治疗期间，在没有其他病理解释的情况下，D-二聚体的水平升高反映了膜肺内的凝血活性增高，且与血栓事件发生率成正比[14]。D-二聚体也可能提示过度纤维蛋白溶解。Otani 等[15]的研究认为，D-二聚体水平可能可以预测院外心搏骤停 ECPR 患者的大出血发生。

五、小结和展望

ECMO 支持下抗凝治疗可使者在出血和血栓形成的狭缝中维持新的平衡。以 aPTT 为导向的抗凝是目前最常用且相对成熟的抗凝策略，但其最佳目标区间仍然需要进一步探讨。未来随着对凝血系统研究的深入，可能会根据 ECMO 的支持方式、疾病种类、临床表型等进行分类分层，采用不同的抗凝策略，或通过改善材料，引入新的抗凝药物、监测手段，使抗凝治疗更安全有效。

参 考 文 献

[1] McMichael ABV, Ryerson LM, Ratano D, et al. 2021 ELSO adult and pediatric anticoagulation guidelines. ASAIO J, 2022, 68（3）: 303-310.

[2] Mirus M, Heubner L, Kalbhenn J, et al. Hemostatic disorders associated with extracorporeal membrane oxygenation. Minerva Anestesiol, 2023, 89（6）: 586-596.

[3] Sun J, Ma Y, Su W, et al. Comparison of anticoagulation monitoring strategies for adults supported on

extracorporeal membrane oxygenation：a systematic review. Heart Lung，2023，61：72-83.

[4] Rajsic S，Treml B，Jadzic D，et al. aPTT-guided anticoagulation monitoring during ECMO support：a systematic review and meta-analysis. J Crit Care，2023，77：154332.

[5] Le Guennec L，Cholet C，Huang F，et al. Ischemic and hemorrhagic brain injury during venoarterial-extracorporeal membrane oxygenation. Ann Intensive Care，2018，8（1）：129.

[6] Worku ET，Win AM，Parmar D，et al. Haematological trends and transfusion during adult extracorporeal membrane oxygenation：a single centre study. J Clin Med，2023，12（7）：2629.

[7] Jiritano F，Fina D，Lorusso R，et al. Systematic review and meta-analysis of the clinical effectiveness of point-of-care testing for anticoagulation management during ECMO. J Clin Anesth，2021，73：110330.

[8] Saeed O，Jakobleff WA，Forest SJ，et al. Hemolysis and nonhemorrhagic stroke during venoarterial extracorporeal membrane oxygenation. Ann Thorac Surg，2019，108（3）：756-763.

[9] Malfertheiner MV，Koch A，Fisser C，et al. Incidence of early intra-cranial bleeding and ischaemia in adult veno-arterial extracorporeal membrane oxygenation and extracorporeal cardiopulmonary resuscitation patients：a retrospective analysis of risk factors. Perfusion，2020，35（1_suppl）：8-17.

[10] Rajsic S，Breitkopf R，Treml B，et al. Association of aPTT-guided anticoagulation monitoring with thromboembolic events in patients receiving VA-ECMO support：a systematic review and meta-analysis. J Clin Med，2023，12（9）：3224.

[11] Vitt JR，Loper NE，Mainali S. Multimodal and autoregulation monitoring in the neurointensive care unit. Front Neurol，14：1155986.

[12] Rajsic S，Breitkopf R，Jadzic D，et al. Anticoagulation strategies during extracorporeal membrane oxygenation：a narrative review. J Clin Med，2022，11（17）：5147.

[13] Zeibi Shirejini S，Carberry J，McQuilten ZK，et al. Current and future strategies to monitor and manage coagulation in ECMO patients. Thromb J，2023，21（1）：11.

[14] Bemtgen X，Zotzmann V，Benk C，et al. Thrombotic circuit complications during venovenous extracorporeal membrane oxygenation in COVID-19. J Thromb Thrombolysis，2021，51（2）：301-307.

[15] Otani T，Sawano H，Natsukawa T，et al. D-dimer predicts bleeding complication in out-of-hospital cardiac arrest resuscitated with ECMO. Am J Emerg Med，2018，36（6）：1003-1008.

第三节 ECMO 抗凝并发症

郑州大学第二附属医院 郭 燕

ECMO 作为一种有创且管理过程复杂的治疗技术，治疗过程中可能会出现多种并发症[1]。ECMO 启动后，要保证回路持续运行需要进行凝血管理，凝血功能的评估和管理贯穿 ECMO 整个过程，其间最常见的并发症是出血及血栓形成。它们的发生直接与 ECMO 期间的抗凝管理相关，同时与患者原发疾病、炎症、免疫状态等有关。

一、ECMO 支持期间凝血系统的特点

当血液与 ECMO 生物材料表面接触时，纤维蛋白原、纤连蛋白、血管性血友病因子等

蛋白首先被吸附于材料表面，之后纤维蛋白原被亲和力更高的Ⅻ因子、Ⅺ因子所取代，激活的Ⅻ因子通过内源性凝血途径触发凝血酶生成。另外，材料表面吸附的蛋白通过与血小板 GPⅡb/Ⅲa 受体结合介导血小板的吸附、粘连及激活，从而形成血小板-凝血酶复合物。此外，血小板在管道和泵中受到剪切力影响，导致血小板聚集增加，通过接触激活使机体处于高凝状态。

ECMO 支持过程中，内源性凝血途径起主要作用，外源性凝血激活作用较弱。但 ECMO 患者大部分病情危重，在 ECMO 支持前及支持过程中需要接受多种有创治疗，同时 ECMO 本身就是一种有创抢救治疗措施，因此外源性凝血途径仍然在凝血酶的生成过程中发挥了重要作用。血管内皮损害可直接暴露组织因子，炎症反应和全身性感染也会触发组织因子从白细胞释放入血，启动外源性凝血途径。内源性和外源性凝血过程存在交叉激活，可加速凝血过程。凝血系统被激活后会消耗凝血因子和血小板，同时激活纤溶系统，造成凝血功能紊乱，甚至导致消耗性凝血病；激活补体系统，导致炎症反应失控，加重多器官功能损害。随着 ECMO 支持时间的延长，尤其对于 V-V ECMO 患者，凝血系统、抗凝系统、纤溶系统、全身炎症反应等相互影响，使其过程更加复杂和难以调控。长时间 ECMO 支持造成慢性凝血酶生成，过量和慢性生成的凝血酶可持续激活纤溶系统，纤溶亢进在 ECMO 支持晚期增加了出血风险[2]。

二、ECMO 抗凝并发症

（一）出血

ECMO 支持期间插管部位出血最常见，而颅内出血后果最严重。普通肝素是最常用的抗凝剂，它通过与抗凝血酶（AT）结合发挥抗凝作用，并通过肝脏代谢。普通肝素剂量个体差异很大，在不同病理阶段其反应也不相同，长时间使用普通肝素会消耗血液中的抗凝血酶，增加出血倾向。对于合并血小板减少、血小板功能障碍、纤维蛋白原水平降低、凝血因子消耗、获得性血管性血友病、纤溶亢进及接受有创治疗的患者，出血风险更高。但是，过度抗凝不能解释所有的出血。最新研究发现，体外循环可能刺激内皮纤溶酶原激活因子释放，纤溶亢进会损害组织修复，内源性纤溶亢进可能是 ECMO 期间出血的根本原因。同样，D-二聚体作为继发纤溶激活的标志物[3]，其动态纵向增加有助于预测 ECMO 期间的出血并发症[4]。

（二）血小板减少与血栓形成

普通肝素还可与血小板因子4（PF4）结合形成抗原复合物，诱发特异性 IgG 型抗体产生，导致血小板活化形成微血栓，血小板持续消耗，发生肝素诱导的血小板减少症（HIT）。HIT 会发展为动静脉血栓形成，称为肝素诱导的血小板减少症伴血栓形成（HITT）。HIT 的发生与肝素暴露时间、暴露方式、剂量大小、全身炎症反应、免疫状态等有关。尽管 HIT 发生率不高，但一旦发生，后果极其严重。高度怀疑或确诊 HIT 的患者应立即停用肝素，可选择直接凝血酶抑制剂，如阿加曲班和比伐芦定可用于治疗疑似或确诊 HIT 的 ECMO 患者[5]。

（三）肝素抵抗

ECMO 支持中会出现肝素量增加但 aPTT 未相应延长，甚至应用大剂量肝素仍达不到抗凝目标的现象，称为肝素抵抗。这是因为肝素通过结合抗凝血酶发挥抗凝作用，当抗凝血酶大量消耗或者遗传性抗凝血酶缺乏时，肝素的抗凝效果很差，这是肝素抵抗的主要原因。ECMO 中重症感染、低蛋白血症、感染性心内膜炎是肝素抵抗的危险因素，HIT 是一种特殊类型的肝素抵抗。补充抗凝血酶，可纠正肝素抵抗现象，也可更换为直接凝血酶抑制剂，以降低肝素抵抗所致血栓形成的风险。

三、小结和展望

ECMO 的适应证在扩大，但相关并发症却制约着它的发展。ECMO 启动、运转、撤离的整个过程都需要对凝血功能进行评估和管理。凝血过程非常复杂，目前所用的抗凝剂，有其临床局限性，凝血监测也不能很好地指导抗凝剂的使用，更不能准确预测相关并发症的发生。未来如能寻找到更好的抗凝药物和相关监测方法、更好的生物相容性表面涂层材料，也许能够更好地减少抗凝并发症的发生。

参 考 文 献

[1] Teijeiro-Paradis R, Gannon WD, Fan E. Complications associated with venovenous extracorporeal membrane oxygenation-what can go wrong? Crit Care Med，2022，50（12）：1809-1818.

[2] Millar JE, Fanning JP, McDonald CI, et al. The inflammatory response to extracorporeal membrane oxygenation（ECMO）：a review of the pathophysiology. Crit Care，2016，20（1）：387.

[3] Favresse J, Lippi G, Roy PM, et al. D-dimer：preanalytical, analytical, postanalytical variables, and clinical applications. Crit Rev Clin Lab Sci，2018，55（8）：548-577.

[4] Helms J, Curtiaud A, Severac F, et al. Dynamic longitudinal increase in D-dimers：an early predictor of bleeding complications in ECMO. Intensive Care Med，2023，49（11）：1416-1417.

[5] Arachchillage DRJ, Laffan M, Khanna S, et al. Frequency of thrombocytopenia and heparin-induced thrombocytopenia in patients receiving extracorporeal membrane oxygenation compared with cardiopulmonary bypass and the limited sensitivity of pretest probability score. Crit Care Med, 2020, 48(5)：e371-e379.

第四节　用于 ECMO 的新型抗凝剂

武汉大学中南医院　蔡书翰

体外膜氧合（ECMO）通过离心泵将患者静脉血引出体外，经过膜式氧合器氧合并清除二氧化碳后回输患者体内，可进行较长时间心肺支持，为原发病恢复或过渡至心脏辅助装置/心肺移植提供时机。由于血液暴露于 ECMO 回路中会增加血栓形成的风险，还会导致炎症反应和凝血的激活，在 ECMO 管理中，抗凝是非常重要的一环。不同于心肺转流术（cardiopulmonary bypass，CPB）运行时间较短，也不同于连续性肾脏替代治疗（CRRT）运行流量低，ECMO 运行时间长、流量高，对机体的凝血和出血机制干扰较大，抗凝的机制极其复杂，凝血和出血可以同时出现，抗凝手段的选择、抗凝目标的设定和调整都是临床需要关注的问题。

目前临床 ECMO 抗凝最常用的方法是肝素抗凝，使用肝素抗凝有以下优点：相对便宜，医务人员使用经验丰富，而且有拮抗剂，在肝素过量或患者大量出血的情况下，可以通过鱼精蛋白来中和。肝素抗凝的机制是通过与抗凝血酶（AT）形成复合物，增强抗凝血酶的活性，并从内皮细胞中释放组织因子通路抑制剂（tissue factor pathway inhibitor，TFPI），从而实现抗凝作用。因此，抗凝血酶在肝素的抗凝作用中发挥着重要作用。当 AT-Ⅲ 缺乏时，肝素无法发挥作用，此时一味增加肝素的剂量并不能达到目标抗凝作用，反而出血和血栓形成的风险会增加。另外，部分患者使用肝素可能会导致肝素诱导的血小板减少症（HIT）。当 ECMO 患者存在肝素抵抗或者 HIT 时，需要调整、停药或是换药。临床医生此时需要寻找其他合适的新的抗凝剂，其中直接凝血酶抑制剂（direct thrombin inhibitor，DTI）和萘莫司他（nafamostat mesilate，NM）可供选择。

一、直接凝血酶抑制剂

凝血酶是一种丝氨酸蛋白酶，在凝血级联反应和血凝块的产生及稳定过程中起关键作用。凝血酶一旦激活，可促进可溶性纤维蛋白原形成不可溶性纤维蛋白。DTI 可直接与凝血酶结合发挥抗凝作用，这与肝素不同，肝素是间接凝血酶抑制剂。凝血酶包含三个对凝血和抗凝至关重要的结合位点，包括催化位点、外结合位点-1、外结合位点-2。间接凝血酶抑制剂与抗凝血酶（一种肝素合成的糖蛋白）结合，形成肝素-抗凝血酶复合物，随后与凝血酶上的结合位点-2 结合并阻断催化位点。因此，间接凝血酶抑制剂仅对循环凝血酶发挥作用，因为纤维蛋白结合的凝血酶催化位点被预先形成的血凝块占据。但是，在无抗凝血酶存在的情况下，DTI 可直接与凝血酶催化位点结合或同时与催化位点和外结合位点-1 结合，因此，与间接凝血酶抑制剂相比，DTI 的主要药理优势是能够结合循环及与纤维蛋白结合的凝血酶[1]。

目前常用的 DTI 有比伐芦定、阿加曲班（表 14-4-1）及重组水蛭素，后者因为是由非人类蛋白组成，有潜在的免疫反应风险，因此在临床上的使用受限。现有关于阿加曲班用于 ECMO 的数据有限，大部分是病例报告。比伐芦定用于 ECMO 支持成人患者的文献均来源于回顾性研究，包括病例对照试验和多例病例报告。从目前的研究结果来说，无论 ECMO 患者是否有 HIT，使用比伐芦定都是非常常规的，也似乎是一个安全的抗凝策略。最近发表的一项纳入 16 项研究、1365 名成人和 312 名 ECMO 儿科患者的系统综述表明，使用比伐芦定和肝素抗凝的出血风险相同，比伐芦定不增加 ECMO 中的血栓并发症，并且因为更稳定的抗凝作用而减少了此类并发症的发生。在使用成本上，总体与肝素是相同的，但就成本占比来说，使用比伐芦定的药物成本占比较高，而肝素治疗的成本占比更大部分来源于实验室诊断和 AT 替代成本[2]。

表 14-4-1　比伐芦定与阿加曲班比较

	比伐芦定	阿加曲班
效价	2 价	1 价
凝血酶结合	可逆	可逆
起效时间	2～4min	30min
半衰期	25min	45min
蛋白质结合	忽略不计	较大的血清蛋白结合力（20%与白蛋白结合，34%与 α 酸性糖蛋白结合）
代谢	血清蛋白水解酶	肝脏代谢
特殊建议	避免低血流量	肝功能障碍时需要降低剂量
	透析时通过非弥散的方式清除	
	肾功能不全时需要降低剂量	

　　使用剂量上，大多数报道都是以体重为基础的剂量。起始推注剂量在报道中有较大的差异，从 0.025mg/kg 至 0.5mg/kg 不等。维持推注剂量根据监测的参数调整，用量为 0.05mg/（kg·h）～0.5mg/（kg·h）[1, 3]。肾功能障碍患者需要降低剂量。与接受肝素的患者对比，接受比伐芦定治疗的患者更容易维持在治疗范围。比伐芦定的监测以 aPTT 最常用，治疗标准目标是 60～80s，在某些中心活化凝血时间（ACT）也可作为活化部分凝血活酶时间（aPTT）的辅助，目标为 180～220s。

　　比伐芦定半衰期短，是由于其代谢主要是由血液中的蛋白水解酶快速裂解。比伐芦定被蛋白水解酶裂解后从催化位点解离，重建凝血酶促进纤维蛋白酶形成的能力。在正常流量状态下，这是一个优点，但是在血液淤滞的情况下，比伐芦定的快速裂解可能会导致局部血栓形成。尽管 ECMO 是高流量系统，但在心功能不全的情况下，心脏腔室可能会导致血液淤滞，这一点在进行主动脱机实验的患者中尤为明显。因此，在任何自身心肌运动差并有血液在心室中淤滞的状态时均应高度关注比伐芦定的局部血栓风险[1]。

二、萘莫司他

　　萘莫司他（nafamostat mesilate，NM）是一种新药，1986 年在日本被研发出来，最开始是用于治疗胰腺炎，后来由于其较好的抗炎及抗凝作用，适应证已经扩展到除胰腺炎之外的 DIC 及体外生命支持期间的抗凝[4]。在过去两年中，国内一些医院为需要抗凝和抗炎的患者应用了萘莫司他，其中就包括 ECMO 支持患者。

　　萘莫司他是人工合成的超短效丝氨酸蛋白水解酶抑制药，可通过多个方面发挥抗凝作用：①不依赖抗凝血酶Ⅲ，直接与凝血酶形成偶联物，从而阻止凝血酶活动。②抑制激活的凝血因子，如凝血因子Ⅻa、Ⅹa，纤溶酶，激肽释放酶和补体等。③通过抑制糖蛋白Ⅱb-Ⅲa 复合体的激活使其能够与纤维蛋白原结合，从而抑制血小板聚集。目前，在一些国家萘莫司他已是 CRRT 首选抗凝药物之一。该药半衰期短，只有 5～8min，因此被认为适合作为仅在体外循环回路发挥抗凝作用的局部抗凝剂。与传统肝素抗凝相比，萘莫司他的优点表现在以下几方面：①出血风险降低，尽管在一些临床研究中报道了相反的结论；②抗凝的同时具有抗炎作用，这在 ECMO 治疗过程中非常重要，因为在 ECMO 期间，除了凝血的激活，还存在因接触和补体系统的激活造成的全身炎症反应；③半衰期短，虽然没有拮抗剂，但这么短的半衰期降低了蓄积造成的出血风险。在萘莫司他使用过程中，需要注意其存在的一些不良反应。在肾功能不全患者中，萘莫司他可能会诱发高钾血症，原因是萘莫司他的某些代谢产物会阻碍 Na，K-ATP 酶依赖途径，导致 K^+ 分泌抑制[5]。其次，某些研究还报道了萘莫司他会导致严重的过敏反应。另外，同其他新型抗凝药物一样，萘莫司他的成本很高，这无疑是阻碍其广泛应用的障碍之一。

在使用剂量上，萘莫司他的抗凝作用依赖于剂量，但是 ECMO 期间萘莫司他的理想剂量和目标水平尚未确定，在所有关于萘莫司他使用的研究报道中，萘莫司他的剂量在 0.2mg/（kg·h）～2.19mg/（kg·h）[4, 6]。在使用萘莫司他抗凝时，多数研究推荐 aPTT 和 ACT 作为监测指标，抗凝目标设定与肝素相同。

ECMO 患者目前仍以肝素全身抗凝为主，DTI 和萘莫司他可以作为确诊或疑似 HIT 病例，以及出血倾向比较大的患者的抗凝新选择，与普通肝素相比其有多个优势。但是，对于这两种新药物的最佳剂量和监测方案，仍需进一步的前瞻性试验确定其安全性和有效性。

参 考 文 献

[1] Burstein B，Wieruszewski PM，Zhao YJ，et al. Anticoagulation with direct thrombin inhibitors during extracorporeal membrane oxygenation. World J Crit Care Med，2019，8（6）：87-98.

[2] Navaei A，Kostousov V，Teruya J. Is it time to switch to bivalirudin for ECMO anticoagulation? Front Med（Lausanne），2023，10：1237601.

[3] Burša F，Sklienka P，Frelich M，et al. Anticoagulation management during extracorporeal membrane oxygenation-a mini-review. Medicina（Kaunas），2022，58（12）：1783.

[4] Lang Y，Zheng Y，Qi B，et al. Anticoagulation with nafamostat mesilate during extracorporeal life support. Int J Cardiol，2022，366：71-79.

[5] Iwama H，Nakane M，Ohmori S，et al. Nafamostat mesilate，a kallikrein inhibitor，prevents pain on injection with propofol. Br J Anaesth，1998，81（6）：963-964.

[6] Lee JH，Park JH，Jang JH，et al. The role of nafamostat mesilate as a regional anticoagulant during extracorporeal membrane oxygenation. Acute Crit Care，2022，37（2）：177-184.

第十五章

ECMO 期间的医院感染防治

第一节　ECMO 患者医院感染特征

四川大学华西医院　赖　巍

体外膜氧合（ECMO）是一种暂时的心肺功能替代支持技术，广泛应用于顽固性心肺功能衰竭患者。而此类患者由于病情危重，更易发生感染。感染是 ECMO 支持期间常见的并发症，常见的感染类型包括呼吸机相关性肺炎（VAP）、血流感染（bloodstream infection，BSI）、尿路感染（urinary tract infection，UTI）及导管相关感染等。感染的发生不仅会延长患者 ECMO 运行时间和住院时间，而且会增加患者的病死率。

一、背　景

（一）流行病学

接受 ECMO 支持的患者与 ICU 内其他患者相比，感染的风险更高。由于对感染的定义不一致，从临床怀疑到阳性培养结果再到更标准化的指标均可，各家医院的感染率有很大差异。迄今为止，MacLaren 等的综述提供了最全面的总结，在单中心成人研究中观察到 8%~64% 的感染发生率[1]，有的中心以血流感染为主，有的中心以呼吸道感染为主。在呼吸支持的静脉-静脉体外膜氧合（V-V ECMO）中，呼吸道分泌物培养阳性率最高，达到 64.9%，呼吸道是最常见的感染部位[2]。血流感染发生率在静脉-动脉体外膜氧合（V-A ECMO）和 V-V ECMO 支持期间分别是 44.26 次/1000 ECMO 日和 16.56 次/1000 ECMO 日[3]。

（二）病原学

在病原学方面，呼吸道中最常见的病原菌包括金黄色葡萄球菌、假单胞菌属和克雷伯菌属等，与 ICU 中普通 ARDS 患者 VAP 的病原菌类似[4]。血流感染以凝固酶阴性葡萄球菌属、肠球菌属、克雷伯菌属和真菌最为多见，而尿路感染则以真菌、大肠埃希菌和肠球菌属最常见[5]。

二、感染相关的危险因素

与 ECMO 支持直接相关的一些因素可能是造成感染风险增加的原因，如放大的全身炎症反应、免疫损伤、皮肤屏障完整性的破坏及插管、管路和中空纤维结构的膜肺提供了很好的微生物生长环境。

（一）年龄

患者的年龄越大，组织器官的代偿能力越差，ECMO 运行期间发生感染的可能性越高。有研究表明，相较于年轻人，年龄超过 50 岁的患者运行 ECMO 过程中发生医院感染的概率增加，而且随着年龄的增长，感染的风险也明显上升[1]。

（二）免疫状态

对于接受 ECMO 支持的患者，如果合并免疫系统疾病、免疫力低下，则发生医院感染的风险远高于没有罹患免疫系统疾病的患者，在一项最新研究中，V-A ECMO 启动时的免疫反应显示，V-A ECMO 组危重疾病感染风险增加有关的免疫抑制细胞因子表达，明显高于常规治疗对照组[6]。这也就解释了对于合并严重免疫疾病的患者，为何不建议行 ECMO 治疗。

（三）ECMO 运行时间与 SOFA 评分

最新的回顾性研究表明，ECMO 运行的时间越长，感染的发生率就越高，但是仍未确定感染发生的时间阈值[1]。安装 ECMO 前患者 SOFA 评分越高，提示疾病的严重程度越高，发生感染的概率也就越大。

（四）ECMO 插管方式

大型回顾性研究指出，ECMO 感染风险与插管方式、环路配置有关，其中中央型 V-A ECMO 插管的感染风险最高[7]。V-A ECMO 外周插管中，经皮穿刺置管技术是安全的，而且与外科切开置管相比，其创面明显减小，感染并发症较少。

三、感染的监测与防控

监测与诊断 ECMO 辅助期间的感染比较困难，因为感染的大多数临床表现和实验室检测可能被体外治疗所掩盖。即使发生感染，通常也不会出现发热，因为变温水箱会弥补通过回路损失的热量，并维持正常温度。另外，血液在体外运行过程中会引起炎症反应（类似感染的表现）。C 反应蛋白和降钙素原等，对于区分感染和炎症价值有限，而且结果甚至可能是矛盾的。因此，ECMO 辅助期间需高度警惕感染的发生，应进行如血培养、痰培养、尿培养、支气管镜检查和院内转运 CT 等检查进一步明确诊断。根据 ELSO 的调查，按需血培养是较好的感染监测方法[8]。气道分泌物及泌尿系分泌物的培养对感染的诊断也有一定的帮助。而不依赖于培养技术的快速诊断测试领域的新兴技术，如宏基因组二代测序

（metagenomic next-generation sequencing，mNGS）等也很有前景，可以应用于 ECMO 患者。

四、感控管理措施

（1）ECMO 上机前备皮（不建议使用备皮刀）、去定植，清洁房间预充 ECMO 管路备用，最大化无菌屏障，无菌等级等同于心脏手术。

（2）ECMO 上机时建议首选超声引导下经皮穿刺置管，可减少创面，降低感染发生的风险。

（3）建议对 ECMO 辅助患者尽可能使用单间隔离。隔离 ECMO 患者与伤口污染、严重感染或多重耐药菌定植的其他 ICU 患者；专人护理，管理 ECMO 患者要做好手卫生。限制查房进入人数，进出病房需穿脱隔离衣。

（4）建议对 ECMO 辅助患者使用氯己定，对管路及插管部位进行全程消毒，可以减少血流感染和 ECMO 插管处细菌定植[9]，同时定期进行口腔护理和全身擦浴。

（5）充分遵循预防 VAP 指南和 VAP 集束化管理策略。

（6）减少非必要的静脉通路断开，对所有连接通路和采血处操作均需要严格无菌操作和使用无针采集器。尽量避免使用长期的静脉通路，移除非必要的中心静脉导管和其他侵入性装置。

（7）早期建立肠内营养，若需行肠外营养支持，应使用专用通道。

（8）建议根据病情评估撤机的可能性，当达到 ECMO 撤除标准时，不建议延长 ECMO 辅助时间。

参 考 文 献

[1] MacLaren G，Schlapbach LJ，Aiken AM. Nosocomial infections during extracorporeal membrane oxygenation in neonatal，pediatric，and adult patients：a comprehensive narrative review. Pediatr Crit Care Me，2020，21（3）：283-290.

[2] Menaker J，Galvagno S，Rabinowitz R，et al. Epidemiology of blood stream infection in adult extracorporeal membrane oxygenation patients：a cohort study. Heart Lung，2019，48（3）：236-239.

[3] Abrams D，Grasselli G，Schmidt M，et al. ECLS-associated infections in adults：what we know and what we don't yet know. Intensive Care Med，2020，46（2）：182-191.

[4] Luyt CE，Bouadma L，Morris AC，et al. Pulmonary infections complicating ARDS. Intensive Care Med，2020，46（12）：2168-2183.

[5] Kim HS，Park S，Ko HH，et al. Different characteristics of bloodstream infection during venoarterial and venovenous extracorporeal membrane oxygenation in adult patients. Sci Rep，2021，11（1）：9498.

[6] Frerou A，Lesouhaitier M，Gregoire M，et al. Venoarterial extracorporeal membrane oxygenation induces early immune alterations. Crit Care，2021，25（1）：9.

[7] Danial P，Hajage D，Nguyen LS，et al. Percutaneous versus surgical femorofemoral veno-arterial ECMO：a propensity score matched study. Intens Care Med，2018，44（12）：2153-2161.

[8] Roux Q，Renaudier M，Bougouin W，et al. Diagnostic yield of routine daily blood culture in patients on veno-arterial extracorporeal membrane oxygenation. Crit Care，2021，25（1）：241.

[9] Yeo HJ，Kim D，Ha M，et al. Chlorhexidine bathing of the exposed circuits in extracorporeal membrane oxygenation：an uncontrolled before-and-after study. Crit Care，2020，24（1）：595.

第二节　ECMO 对抗细菌药物药代动力学的影响

青海大学附属医院　司立宁

体外膜氧合（ECMO）是一种通过体外机械支持方式，对常规治疗无效的危急重症患者进行挽救性治疗的措施，可以部分或完全替代患者的心肺功能，为严重呼吸衰竭或循环衰竭重症患者提供器官功能支持。接受ECMO支持的患者部分合并严重感染或感染风险高，抗菌药物的应用对其至关重要，而且在很大程度上 ECMO 治疗的成功要依赖抗菌药物的合理使用。重症患者由于病情严重、低蛋白血症、多器官功能障碍等因素影响抗菌药物药代动力学（PK）[1]，ECMO 的应用使抗感染治疗变得更复杂。研究表明 ECMO 可增加药物的表观分布容积（V_d）[2]、回路对药物的吸附及降低药物的清除率（CL）[3]，从而影响其 PK 过程。若药物浓度无法达到有效的治疗浓度，可能会导致感染难以控制，甚至不良的临床结局或诱导细菌耐药[4]。

（一）ECMO 影响重症患者抗菌药物药代动力学/药效学的主要机制

1. ECMO 相关因素

（1）ECMO 改变药物 V_d：ECMO 时，预充和液体复苏会增加抗菌药物的 V_d[5]，使血药浓度下降。氨基糖苷类抗菌药物（如庆大霉素和妥布霉素）的血浆蛋白结合率（PB）低、亲水性高，重症患者的 V_d 明显增加，ECMO 使 V_d 进一步加大[6]，故需要较高负荷剂量。因此，对于 V_d 小的亲水性药物，建议 ECMO 时增加负荷剂量。

（2）ECMO 增加药物吸附，降低血药浓度，ECMO 管路和膜肺对药物的直接吸附作用，可造成药物被吸附扣留[7]。ECMO 对不同药物的吸附存在差异，主要与膜材和药物本身的性质有关，特别是对亲脂性药物和高 PB 药物影响较大。吸附会增加药物的 V_d，降低血药浓度[8]。例如，伏立康唑因其脂溶性强，ECMO 时血药浓度会发生显著变化，给药后 24h 的吸附率高达 71%，需要增加负荷剂量和维持剂量。卡泊芬净体外试验结果显示，回收率下降可能与 ECMO 膜肺和管路表面的吸附有关。两性霉素 B 脂质体蛋白结合力高，可能因吸附等因素导致血药浓度下降。氟康唑 PB 低，不受 ECMO 膜肺和管路吸附的影响，其 24h 平均药物回收率达 91%，不需要调整剂量。

2. 患者相关因素

接受 ECMO 支持的重症患者往往合并心肺以外的器官功能不全，药物清除减少可导致血药浓度升高。肾血流量减少或功能减退将导致肾小球滤过率（GFR）下降，影响亲水性药物的消除，而肝脏功能降低则会导致需要肝脏代谢的药物血药浓度增加[9]。大量输液和毛细血管渗漏等也是导致 V_d 增加的因素[10]。

3. 药物因素

（1）药物的亲水性和 PB：亲水性药物的 V_d 较低，其浓度受体液改变和大容量液体复苏的影响。亲脂性药物容易分布到组织中，V_d 大，导致血药浓度低。由于重症患者血浆蛋白水平下降，PB 高的药物，其游离药物浓度会显著增加。

（2）药物的 PK/药效学（PD）特征：优化时间依赖性抗菌药物的杀菌效果可通过延长大于最低抑菌浓度（MIC）的时间（T）来实现[11]。研究结果显示，接受美罗培南或哌拉西林他唑巴坦治疗的 ECMO 患者中，约 30% 的患者没有达到有效治疗的 PK/PD 靶标，需要适当增加剂量、缩短间隔时间和延长静脉滴注时间[12]。常规剂量的美罗培南 1g，1 次/8h 对于 MIC=2mg/L 的病原菌可获得 100%T>MIC，但对于 MIC=8mg/L 的耐药菌，需要给予 2g，1 次/8h，方可维持 100%T>MIC[13]。

（二）优化 ECMO 患者的抗感染治疗

对接受 ECMO 支持的重症患者，影响抗菌药物 PK/PD 的因素较多，制订和调整抗菌药物给药方案时需根据病原菌及对药物的敏感性选择合适的药物，还应考虑每种药物的理化特性及 ECMO 对 PK/PD 的影响，给予合适的剂量和给药方案。

在明确致病微生物目标性治疗的基础上，根据抗菌药物治疗药物监测（TDM）结果进行调整是理想的 PK/PD 指数优化手段。此外，感染灶的控制和引流、致病微生物的 MIC 及耐药性等也是影响 ECMO 患者抗菌药物疗效的重要因素。此外，采用新材料和新技术可减少 ECMO 膜材和管路对抗菌药物的吸附，也是减少 ECMO 对抗菌药物 PK 影响的重要措施[14]。

参 考 文 献

[1] Abdul-Aziz MH，Roberts JA. Antibiotic dosing during extracorporeal membrane oxygenation：does the system matter? Curr Opin Anaesthesiol，2020，33（1）：71-82.

[2] Mansoor A，Mahabadi N. Volume of Distribution//StatPearls [Internet]. Treasure Island（FL）：StatPearls Publishing，2024.

[3] Levy SB，Chávez AD，Rosenberg AS. Antimicrobial therapy//Mayer SA，Shapiro JM，Gidwani UK，et al. Mount sinai expert guides：critical care. Hoboken：Wiley Online Library，2020：429-448.

[4] Tukacs M. Pharmacokinetics and extracorporeal membrane oxygenation in adults：a literature review. AACN Adv Crit Care，2018，29（3）：246-258.

[5] Charlton M，Thompson JP. Pharmacokinetics in sepsis. BJA Education，2019，19（1）：7-13.

[6] Fong KM，Au SY，Ng GWY，et al. Positive fluid balance and mortality in adult patients treated with extracorporeal membrane oxygenation：a retrospective study. J Intensive Care Soc，2020，21（3）：210-220.

[7] Cies JJ，Moore WS 2nd，Marino D，et al. Oxygenator impact on peramivir in extra-corporeal membrane oxygenation circuits. Perfusion，2023，38（3）：501-506.

[8] Cies JJ，Moore WS 2nd，Giliam N，et al. Oxygenator impact on ceftolozane and tazobactam in extracorporeal membrane oxygenation circuits. Pediatr Crit Care Med，2020，21（3）：276-282.

[9] Zoratti C，Moretti R，Rebuzzi L，et al. Antibiotics and liver cirrhosis：what the physicians need to know. Antibiotics（Basel），2021，11（1）：31.

[10] Puerto E，Tavazzi G，Gambaro A，et al. Interaction between VA-ECMO and the right ventricle. Hellenic J Cardiol，2022，68：17-24.

[11] Gomez F，Veita J，Laudanski K. Antibiotics and ECMO in the adult population-persistent challenges and practical guides. Antibiotics（Basel），2022，11（3）：338.

[12] Zhang Y，Hu H，Zhang Q，et al. Effects of *ex vivo* extracorporeal membrane oxygenation circuits on sequestration of antimicrobial agents. Front Med（Lausanne），2021，8：748769.

[13] Duceppe MA，Kanji S，Do AT，et al. Pharmacokinetics of commonly used antimicrobials in critically ill adults during extracorporeal membrane oxygenation：a systematic review. Drugs，2021，81（11）：1307-1329.

[14] 中国医师协会呼吸医师分会危重症医学专业委员会，中华医学会呼吸病学会危重症医学学组.体外膜式氧合治疗成人重症呼吸衰竭推荐意见. 中华结核和呼吸杂志，2019，42（9）：660-684.

第三节　ECMO 对抗真菌药物药代动力学的影响

新疆医科大学第一附属医院　王正凯

　　体外膜氧合（ECMO）是一种成熟的高级生命支持系统，可为危重患者提供临时的心脏和（或）呼吸支持。此类患者长期应用广谱抗菌药物，加之导管处容易有微生物定植，很容易受到真菌的侵袭和感染[1]。有研究证明，应用 ECMO 时发生的血流感染有 15% 由真菌造成，真菌感染会增加 ECMO 患者的死亡率。但是，由于 ECMO 患者的药代动力学（PK）会发生变化，尤其是 ECMO 会加剧药物 V_d 和 CL 的变化，所以 ECMO 对抗真菌药物 PK 的影响这一问题值得深入探讨。

一、机　　制

　　危重病和一些 ECMO 相关的患者自身因素会影响药物的 PK，这些因素包括肝肾功能损害和液体调节的改变。ECMO 循环由五个主要部件组成：大的动静脉插管、气体交换膜式氧合器、血液管道、热交换器和泵。ECMO 循环由晶体液、白蛋白和血液组成。从本质上讲，增加 ECMO 循环可进一步改变重症患者的 PK，由于药物螯合在 ECMO 循环上而增加 V_d，并由于肾脏和肝脏血流的变化及血浆蛋白结合的改变而改变药物的 CL[2]。

（一）V_d 增加

1. 与危重疾病相关的生理变化　危重症患者通常会出现一系列生理变化，包括体液转移、血液 pH 改变、器官功能障碍和全身炎症反应综合征（SIRS）。这些变化与亲水性药物 V_d 的明显增加有关。由于药物被螯合到回路中及引流液造成的血液稀释，ECMO 回路的加入会进一步增加重症患者，尤其是新生儿和婴幼儿患者的 V_d。

2. 药物封存　数据表明，某些药物有可能被螯合到 ECMO 循环中，这可能是由于膜式氧合器和管道的表面积较大，可以吸附药物。药物流失或螯合的程度取决于药物的理化性质及与回路本身相关的因素。药物的螯合程度可能因多个因素而异，如氧合器[3]、管道和 ECMO 循环中使用的泵的类型、以及回路的使用时间和使用的启动液。因此，同一种药物在不同条件下的螯合程度可能不同。体外和体内试验表明，亲脂性药物和高蛋白结合率药物在回路中的螯合程度更高[4]。随着药物在回路中的结合位点趋于饱和，螯合作用可能会随着时间的推移而减弱。然而，目前仍不清楚 ECMO 循环是否会起到药物储存库的作用，药物是否有可能渗回血液循环。多年来，ECMO 环路的改进减少了与 ECMO 使用相关的并发症，但是有越来越多的其他疗法也可能导致药物螯合，如同时使用血液吸附疗法[如使用 Cytosorb®和（或）ECMO 进行 RRT]，这需要进一步研究，以了解对药物 PK 的影响。

3. 血液稀释　V_d 值较低的亲水性药物（如氟康唑）较 V_d 值较高的亲脂性药物（如泊沙康唑）更容易受到血液稀释的影响，对于新生儿和婴儿，这一影响更为显著，这个液体容量被增加到循环中就相当于其循环血容量比例增加了。

（二）改变药物清除率

在接受 ECMO 支持的重症患者中，肾功能障碍很常见，其原因是多方面的，但部分原因可能是运行 ECMO 之前，肾脏灌注减少和缺氧。最近的一项荟萃分析显示，使用 V-V ECMO 和 V-A ECMO 的重症患者发生 AKI 或严重 AKI 的风险无明显差异[5]。此外，SIRS 反应可抑制药物代谢酶[如细胞色素 P450（CYP450）]的表达和功能[6]，再加上肝脏灌注减少和缺氧，可导致药物的肝脏清除减少。

二、常 用 药 物

（1）氟康唑是亲脂性较弱、蛋白结合率低的时间依赖性抗真菌药物，主要经肾脏清除。体外研究并未发现 ECMO 对氟康唑血药浓度的影响。对于肾功能受损的患者，需要减少剂量。然而，对于接受 RRT 的患者，氟康唑的 CL 会增加，因此建议增加剂量[7]。

（2）伏立康唑亲脂性高、蛋白结合率中等，主要通过肝脏代谢清除。由于伏立康唑具有极强的亲脂性，容易被 ECMO 回路所吸附，体外试验均显示其在 ECMO 回路中的高丢失率。

（3）卡泊芬净兼有亲水及亲脂基团，蛋白结合率高，41%经尿液排泄，35%经粪便排泄。有学者进行的成人 ECMO 体外试验得出，ECMO 回路中卡泊芬净的 24h 平均药物丢失率为 44%，但现有研究中 ECMO 患者间的差异较大，且总样本量很小，因此很难得出统一的结论。对于 ECMO 期间是否需要改变卡泊芬净的常规用药剂量尚存争议，仍需根据临床实际病情及 TDM 结果来及时调整[8]。

（4）米卡芬净具有很高的蛋白结合率，为亲水性药物，主要经粪便排泄。但一项在 12 名成年 ECMO 患者中进行的前瞻性观察性研究发现，米卡芬净的 PK 参数没有明显改变[9]，所以，在成年 ECMO 患者中可考虑维持常规剂量并进行 TDM。目前关于米卡芬净的研究有限，当前结论仍需进一步研究证实。

三、小结和展望

当前的证据研究仍然存在不少局限：首先，ECMO 对每种药物的影响是特异的，需要对每种药物单独进行试验。其次，ECMO 的影响可能因患者年龄、病种等自身条件及 ECMO 回路类型而异，针对不同的人群及 ECMO 类型，现有结论并不一定适用。尽管在 ECMO 期间进行了较多的 PK 研究，但由于样本量小、方法差异及缺乏对照组等问题，尚难以制订 ECMO 期间抗菌药物给药方案的指南。由于 ECMO 及危重患者本身的病理生理条件带来的 PK 变化，常规开展 TDM 将有利于防止血药浓度不足的发生，并降低 ECMO 期间不良事件发生的可能性。将来，我们仍需采用最新的 ECMO 技术及适当的对照组在成人 ECMO 患者中进行大型 PK 试验，以开发基于 PK/PD 模型的给药指南，用于临床实践。

参 考 文 献

[1] Cavayas YA, Yusuff H, Porter R .Fungal infections in adult patients on extracorporeal life support. Crit Care, 2018, 22（1）: 98.

[2] Lyster H, Shekar K, Watt K, et al. Antifungal dosing in critically ill patients on extracorporeal membrane oxygenation. Clin Pharmacokinet, 2023, 62（7）: 931-942.

[3] Raffaeli G, Cavallaro G, Allegaert K, et al. Sequestration of voriconazole and vancomycin into contemporary extracorporeal membrane oxygenation circuits: an *in vitro* study. Front Pediatr, 2020, 8: 468.

[4] Lemaitre F, Hasni N, Leprince P, et al. Propofol, midazolam, vancomycin and cyclosporine therapeutic drug monitoring in extracorporeal membrane oxygenation circuits primed with whole human blood. Crit Care, 2015, 19（1）: 40.

[5] Mou Z, He J, Guan T, et al. Acute kidney injury during extracorporeal membrane oxygenation: VA ECMO versus VV ECMO. J Intensive Care Med, 2022, 37（6）: 743-752.

[6] Stanke-Labesque F, Gautier-Veyret E, Chhun S, et al. Infammation is a major regulator of drug metabolizing enzymes and transporters: consequences for the personalization of drug treatment. Pharmacol Ther, 2020, 215: 107627.

[7] Ronda M, Llop-Talaveron JM, Fuset M, et al.Voriconazole pharmacokinetics in critically ill patients and extracorporeal membrane oxygenation support: a retrospective comparative case-control study. Antibiotics（Basel）, 2023, 12（7）: 1100.

[8] Wang QL, Zhang Z, Liu DL, et al. Population pharmacokinetics of caspofungin among extracorporeal membrane oxygenation patients during the postoperative period of lung transplantation. Antimicrob Agents Chemother, 2020, 64（11）: e00687-e00720.

[9] López-Sánchez M, Moreno-Puigdollers I, Rubio-López MI, et al. Pharmacokinetics of micafungin in patients treated with extracorporeal membrane oxygenation: an observational prospective study. Rev Bras Ter Intensiva, 2020, 32（2）: 277-283.

第十六章

ECLS 与血液净化

第一节　ECMO 患者接受连续性肾脏替代治疗研究现状

重庆医科大学附属第一医院　赵　林

接受 ECMO 支持的患者可能发生各种并发症，其中部分患者会出现急性肾损伤（acute kidney injury，AKI），AKI 的发生与患者的病死率密切相关。AKI 患者需要在接受 ECMO 治疗的同时接受连续性肾脏替代治疗（CRRT），而接受 ECMO 支持的患者 CRRT 的指征、上机的时机、CRRT 与 ECMO 的连接方式、CRRT 治疗模式的选择及抗凝等相关问题目前仍存在争议[1]。本节主要就接受 ECMO 支持的患者发生 AKI 的流行病学、上机的指征、上机的时机、CRRT 的连接方式、CRRT 模式的选择、CRRT 的抗凝等相关研究进行综述。

一、ECMO 支持期间 AKI 流行病学

研究发现接受 ECMO 支持的患者出现 AKI 的比例较高，Ostermann 等[2]研究发现，在接受 ECMO 支持的患者中，由于患者特征、AKI 定义和临床环境的不同，报道的 AKI 发生率从 26%到 85%不等。需要 CRRT 的重度 AKI 患者约占 45%。Mou 等[3]的研究结果显示，不同 ECMO 类型患者发生 AKI/重度 AKI 的风险无显著性差异。然而，V-A ECMO 期间 AKI 和严重 AKI 的存在与死亡率的相关性更强，而且影响患者的整体预后。因此，对 V-A ECMO 期间发生 AKI/重度 AKI 的患者应给予更多关注，因为是否发生 AKI/重度 AKI 被认为是患者病情恶化甚至死亡的有力指标。Mou 等[4]荟萃分析发现导致 ECMO 支持患者发生 AKI 或者重度 AKI 的因素，如年龄较大或 APACHE II 评分较高，而重度 AKI 与更高的 SOFA 评分、糖尿病和更长的 ECMO 支持时间有关，AKI 在 V-A ECMO 中比在 V-V ECMO 中更常见（61% vs. 46%），并且最常发生于 ECMO 插管当天。AKI 的发生常常伴随着液体过负荷，而且两者相互影响，互为因果。Pettit[5]等研究发现，在 ECMO 上机的儿童患者中，液体过负荷的峰值与死亡率的相关性仅在 AKI 存在的情况下发生。类似地，只有在液体过负荷峰值存在的情况下，AKI 的存在才与死亡率相关，液体过负荷与住院时间密切相关。有

效的针对性液体管理有可能缩短 ECMO 支持患者的住院时间,降低其死亡率。因此,ECMO 支持期间液体过负荷与 AKI 之间存在相互影响,ECMO 支持期间发生 AKI 对患者的住院时间和预后会产生不良影响。

二、ECMO 期间 CRRT 上机的指征及时机

对 ECMO 支持患者何时开始 CRRT 一直存在争议[1, 6],而对于 ECMO 支持患者是否早期进行 CRRT 也存在很大的分歧。最近的一篇荟萃分析[7]显示,针对没有 ECMO 支持的危重患者,在没有紧急 CRRT 指征的情况下,CRRT 开始的时间早晚不会影响合并重度 AKI 危重患者的生存率。推迟 CRRT 的启动,并密切监测患者,可能会减少 CRRT 的使用,从而节省医疗资源。但是,关于 ECMO 支持患者是否应该早期启动 CRRT 的相关研究并不多。目前的研究结果显示,ECMO 支持患者的 CRRT 指征与非 ECMO 支持患者基本一致,包括酸中毒、电解质紊乱、中毒、液体过负荷和尿毒症[8]。ECMO 支持患者需要 CRRT 治疗的比例约占总 ECMO 支持患者的 20%,不同的 ECMO 中心因为病种差异,ECMO 支持患者需要 CRRT 的比率略有不同[9]。2010 年 KIDMO 研究结果显示,ECMO 支持患者启动 CRRT 最常见的适应证是液体过负荷(43%)、预防液体过负荷(16%)和 AKI(35%);KIDMO 研究小组对儿科和新生儿中心进行了类似的调查,并显示在 85% 的 ECMO 中心,液体过负荷和(或)预防液体过负荷是 ECMO 支持期间进行 CRRT 的主要指征。这些数据强调了液体过负荷在 ECMO 支持患者启动 CRRT 的决策中的重要性。另外有研究也发现。其他指标对确定启动 CRRT 的指征有一定的帮助,如 Hiramatsu 等[10]研究发现,APACHE Ⅱ和 SAPS Ⅱ评分可能在 ECMO 支持患者是否应该接受 CRRT 中起到决策作用。该研究结果还表明,APACHE Ⅱ和 SAPS Ⅱ评分在预测接受 ECMO 和 CRRT 患者的死亡率方面也具有潜在效用。

三、ECMO 支持患者 CRRT 的实施策略

(一)ECMO 支持患者 CRRT 连接的方式

ECMO 支持患者需要 CRRT,如何将 CRRT 机器与 ECMO 进行连接有很多种方式,这些方式各有优缺点和注意要点,需要考虑到 CRRT 和 ECMO 之间的相互影响,ECMO 管路泵前后具有不同的压力(如引血端是负压、泵后膜前的压力高),以及连接在 ECMO 不同管路需要考虑不同 CRRT 机器压力报警设置范围,CRRT 滤器和管路的耐受压力及使用寿命,CRRT 管路和 ECMO 管路血栓形成及造成器官栓塞的风险,抗凝的目标等。研究报道的连接模式有以下 8 种(图 16-1-1)[2, 6, 9, 11]。①在 ECMO 管路中集成一个直插式血液过滤器,将置换液直接注入 ECMO 回路。可以在逆流位置供应透析液,通过输液泵控制透析液速度和超滤率。目前采用这种方式进行滤过的报道不多。②CRRT 设备通过独立于 ECMO 管路的单独导管连接到患者。例如,在患者身体其他部位的深静脉处置入独立的 CRRT 深静脉导管。这种方式不与 ECMO 管路发生交互,相互影响不大,但是额外建立 CRRT 通路,会增加创伤和感染等相关并发症的风险。③CRRT 装置的引血端(入口)和回流端(出口)

管路连接在 ECMO 回路的离心式血泵（低压部分）之前。CRRT 整个管路压力均较低，这样对 CRRT 的压力报警和滤器的压力影响较小。④CRRT 装置的引血端和回流端均在血泵后、氧合器前连接，使整个 CRRT 管路处于较高的压力下。⑤CRRT 装置的引血端连接在血泵（高压）后、氧合器前，CRRT 回流端连接在离心式血泵之前（负压）。⑥CRRT 装置的引血端直接连接在膜肺氧合器之后，而回流端直接连接在血泵和氧合器之间，这种连接方式增加了氧合血液的再循环。⑦CRRT 引血端在泵与膜肺氧合器之间，回血端位于氧合器后，这种方式会导致部分没有氧合的血液直接经 CRRT 管路回到 ECMO 的回血端而进入患者体内，降低氧合器的效率。⑧CRRT 引血端在氧合器后，回血端在血泵前，这种连接方式也会增加氧合血液的再循环。CRRT 与 ECMO 的不同连接方式对 ECMO 膜前、膜后的血液含氧量及 CRRT 管路压力，连接导致氧合器进入空气的风险（导致栓塞和停泵），氧合血液再循环，氧供/氧耗的计算准确性等均可能造成一定的影响，在临床中需要注意 CRRT 管路的连接与 ECMO 管路的相互影响。

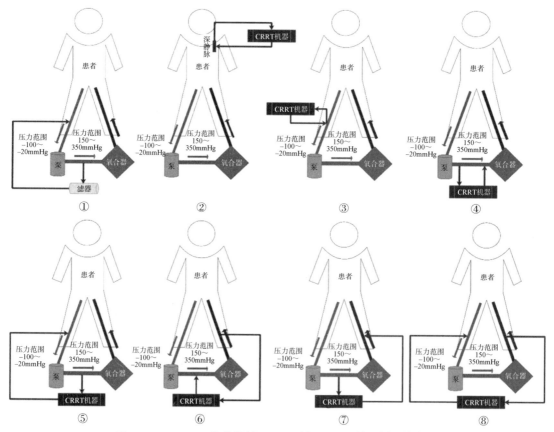

图 16-1-1　ECMO 患者进行 CRRT 时与 ECMO 的不同连接方式

（二）ECMO 患者 CRRT 的模式选择

关于 ECMO 支持期间选择何种模式目前没有具体的推荐，理论上可以选择并应用所有的 RRT 模式，如连续静脉-静脉血液滤过（CVVH）、连续静脉-血液透析（CVVHD）、持续静脉-静脉透析滤过（CVVHDF）或慢速连续超滤（SCUF）等不同模式[9]。不同连接方式各有其优缺点，目前没有推荐的模式。在临床实践中，采取何种模式通常取决于各自的机构规范和当地的指南规范等。关于 ECMO 期间 CRRT 模式的相关研究有限。Lee 等[12]研究显示，CVVH 模式优于 CVVHD 模式，在 ECMO 支持进行 CRRT 的 1077 名患者（平均年龄 57.9 岁，71.8% 为男性）中，采取 CVVH 组住院死亡率较低（68.4% *vs.* 76.9%，OR 0.65，95%CI：0.50～0.85）。与 CVVHD 组相比，CVVH 组的平均 ICU 时间更短（平均差值为 -4.59 天，95%CI：-9.15～-0.03 天）。但是该研究纳入了大量的心脏手术后发生休克患者，占总人数的 49.2%，结果可能对整体的评估参考价值有限。何种患者采取何种 CRRT 模式需要结合患者状态、CRRT 目的及治疗有效性综合判断。对于哪种方式更适合 ECMO 支持患者，仍然需要大量的临床研究来证实。

（三）CRRT 抗凝的处理

对于 ECMO 患者在 CRRT 期间是否选择抗凝及使用何种抗凝药物，目前尚缺乏统一的要求。目前很多 ECMO 中心的 CRRT 回路通常不采用额外的抗凝治疗，这样可能会增加血栓栓塞的风险，从而缩短氧合器的使用寿命并增加患者的风险。近期发现 ECMO 支持患者 CRRT 采取枸橼酸局部抗凝处理，取得了较好的结果。国内的一项回顾性研究[13]纳入 108 例 CRRT+ECMO 治疗患者的临床资料，比较了枸橼酸局部抗凝组和非枸橼酸抗凝组结果，发现枸橼酸局部抗凝可以延长单个滤器的使用时间，增加滤器的使用效率，减少单位时间内的输血量。Shum 等[14]研究也发现，与 ECMO 回路相连的枸橼酸局部抗凝连续静脉-静脉血液滤过（RCA-CVVH）方法可行，该方法可应用于要求低肝素或无肝素 ECMO 支持的患者。该研究应用 AK200US 机器进行 CRRT 并进行枸橼酸局部抗凝，血流量设置为 150ml/min，枸橼酸速度为 240ml/h，该方法可以使 CRRT 滤器平均正常运行 27.2h，明显增加了 CRRT 滤器的使用寿命。

四、小结和展望

ECMO 支持期间发生 AKI 的比率较高，治疗方式主要是 CRRT。CRRT 的指征主要是液体过负荷或者预防液体过负荷、内环境紊乱和中毒等；目前不推荐过早启动 CRRT 干预；CRRT 连接 ECMO 的方式多样，各有优缺点；在 CRRT 治疗模式的选择上，针对部分患者，CVVH 可能优于 CVVHD；采取枸橼酸局部抗凝的方式，可以延长 CRRT 滤器的寿命，适合需要低肝素或者无肝素 ECMO 支持的患者。CRRT 与 ECMO 的联合治疗还有很多值得研究的问题，这些问题需要进一步的临床研究来进行阐明。

参 考 文 献

[1] Ostermann M, Connor M, Kashani K. Continuous renal replacement therapy during extracorporeal membrane oxygenation. Current Opinion in Critical Care, 2018, 24（6）：493-503.

[2] Ostermann M, Lumlertgul N. Acute kidney injury in ECMO patients. Critical Care, 2021, 25（1）：313.

[3] Mou Z, He J, Guan T, et al. Acute kidney injury during extracorporeal membrane oxygenation：VA ECMO versus VV ECMO. J Intensive Care Med, 2022, 37（6）：743-752.

[4] Mou Z，Guan T，Chen L. Risk factors of acute kidney injury in ECMO patients：a systematic review and meta-analysis. J Intensive Care Med，2022，37（2）：267-277.

[5] Pettit KA，Selewski DT，Askenazi DJ，et al. Synergistic association of fluid overload and acute kidney injury on outcomes in pediatric cardiac ECMO：a retrospective analysis of the KIDMO database. Pediatr Nephrol，2023，38（4）：1343-1353.

[6] Worku B，Khin S，Gaudino M，et al. Renal replacement therapy in patients on extracorporeal membrane oxygenation support：who and how. Int J Artif Organs，2021，44（8）：531-538.

[7] Gaudry S，Hajage D，Benichou N，et al. Delayed versus early initiation of renal replacement therapy for severe acute kidney injury：a systematic review and individual patient data meta-analysis of randomised clinical trials. Lancet，2020，395（10235）：1506-1515.

[8] Selewski DT，Wille KM. Continuous renal replacement therapy in patients treated with extracorporeal membrane oxygenation. Semin Dial，2021，34（6）：537-549.

[9] Foti L，Villa G，Romagnoli S，et al. Acute kidney injury and extracorporeal membrane oxygenation：review on multiple organ support options. Int J Nephrol Renovasc Dis，2021，14：321-329.

[10] Hiramatsu T，Shimizu S，Koga H. Prognostic factors in patients treated with extracorporeal membrane oxygenation and continuous renal replacement therapy. Perfusion，2022，37（6）：570-574.

[11] Zeidman AD. Extracorporeal membrane oxygenation and continuous kidney replacement therapy：technology and outcomes—a narrative review. Adv Chronic Kidney Dis，2021，28（1）：29-36.

[12] Lee CC，Chen SW，Cheng YL，et al. The impact of CRRT modality in patients with AKI receiving ECMO：a nationwide registry study in Taiwan. J Crit Care，2020，57：102-107.

[13] 辛萌，王红，王坚刚，等. 枸橼酸局部抗凝对连续性肾脏替代治疗连接体外膜氧合时滤器的影响. 中国医药，2022，17（4）：568-571.

[14] Shum HP，Kwan AM，Chan KC，et al. The use of regional citrate anticoagulation continuous venovenous hemofiltration in extracorporeal membrane oxygenation. ASAIO J，2014，60（4）：413-418.

第二节　ECMO 与连续性肾脏替代治疗的一体化系统连接

四川省人民医院　贺宏丽

体外膜氧合（ECMO）是一种广泛应用于临床的体外生命支持技术，当患者出现严重的心肺功能障碍时，ECMO 可以帮助患者维持充分的氧合和器官灌注，降低病死率。然而，根据报道，在患者使用 ECMO 的治疗过程中，常常出现严重的体液潴留，并且 ECMO 带来的血流动力学异常和应激等因素也会提高急性肾损伤（AKI）的发生率，因此临床上常常联合使用连续性肾脏替代治疗（CRRT）治疗体液潴留和 AKI。本节主要讨论 ECMO 与 CRRT 联合使用的相关原理、优势，以及 ECMO 与 CRRT 的一体化系统连接在临床实践中的可行性。

一、ECMO 与 CRRT 一体化系统连接的原理及分类

对于心肺衰竭的危重症患者来讲，ECMO 和 CRRT 可以根据患者的临床特征、APACHE Ⅱ

评分、临床检验结果及影像学证据单独使用或者联合使用。ECMO 和 CRRT 的联合分为独立的连接系统和集成系统。对于独立的连接系统，ECMO 和 CRRT 独立运行，分开置管，互不干扰，不存在与压力相关的问题[1]。

在 ECMO 和 CRRT 联合使用的集成系统中，连接方式与传统 CRRT 不同，常常受到 ECMO 管道压力的影响，通常分为两种，第一种是将 CRRT 的过滤器连接到 ECMO 的血流通路中（图 16-2-1），即"串联"，然而这种方法由于缺乏透析液和置换液，同时也不利于医护人员调整、控制患者的超滤量，因此大多数时候并不推荐。第二种是将 ECMO 和 CRRT 这两个设备通过共用一部分通路相连，即"管路并联"。

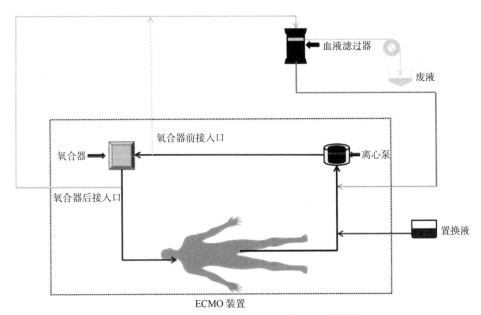

图 16-2-1 ECMO 和 CRRT "串联"示意图

根据导管连接的位置不同，集成系统又可以分为以下五种主要方式（图 16-2-2），即氧合器后-离心泵前、氧合器后-离心泵后、离心泵后-离心泵前、离心泵后-离心泵后及离心泵前-离心泵前。氧合器后-离心泵前模式指血液净化装置从装置的氧合器后接入血液通路，将经过血液滤器的血液回输至动力泵之前的通路中。氧合器后-离心泵后模式指血液净化装置接收的是经过氧合器之后的血液，将经过血液滤过器的血液与通过动力泵的血液相混合。离心泵后-离心泵前模式是指将通过动力泵的血液经CRRT净化后再次输入未进入动力泵的通路之中。离心泵后-离心泵后模式是指将通过动力泵的血液经过 CRRT 净化后再次输入已通过动力泵的通路之中。离心泵前-离心泵前模式是指将未通过动力泵的血液经过 CRRT 净化后再次输入未进入动力泵与 CRRT 的血液通路中。

Ponte 等[2]报道了另外一种 ECMO 和 CRRT 连接方法，并将之应用于一名 22 岁男性患者，此种连接模式中，透析液由悬浮在患者上方的两个 5L 袋提供（图 16-2-3），使用"Y"形管系统输送透析液，液体经过过滤器，另一个"Y"形管收集引流液至患者下方的两个 5L 袋，经计算实现了零平衡，但这种连接方式被认为是内联血液过滤器的变体。

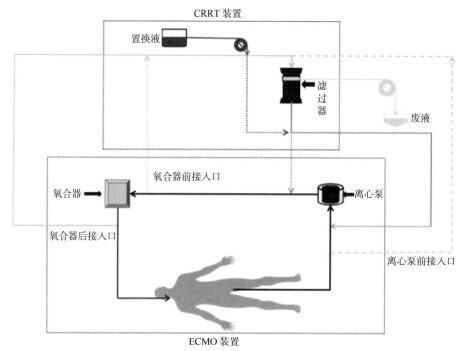

图 16-2-2 ECMO 和 CRRT "管路并联" 示意图

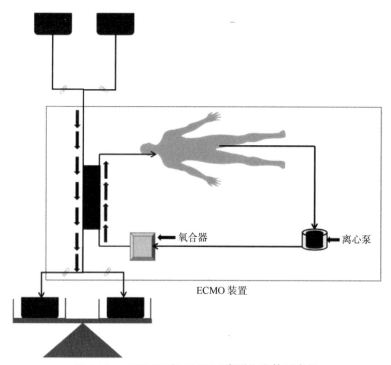

图 16-2-3 ECMO 和 CRRT "串联" 变体示意图

CRRT 回路回流管的压力会因为连接在 ECMO 回路的位置不同而改变,在临床实践中,根据回路压力的不同及患者的情况,可以选择不同的集成系统,没有证据表明集成系统的不同连接方式会造成死亡率的差异[3]。

二、ECMO 与 CRRT 一体化系统连接的优势

在 ECMO 和 CRRT 的联合使用中，值得关注的问题是患者的出院率、死亡率，以及 ECMO 和 CRRT 运行过程的相关数据，同时生命支持装置相关并发症及不良反应的发生率也是不可忽视的部分。Wu 等[1]的研究表明，在所有目标患者均达到 CRRT 靶向治疗剂量 [CRRT 的目标治疗剂量为 20～25ml/（kg·h）]的情况下，独立连接系统的 CRRT 的启动时间明显长于集合系统的启动时间，这可能受到操作人员置管熟练度的影响。简单来看，单独使用独立于 ECMO 回路的静脉通道进行 CRRT 似乎是最简单的，CRRT 可以通过标准方式来运行，消除两种体外技术之间的潜在干扰，允许使用局部抗凝，然而却忽视了在使用 ECMO 抗凝的情况下，采用大口径导管进行有创操作，并建立中心静脉回路复杂且具有难度[4]，增加了后续抗凝治疗的难度及出血的风险，且体外循环总血容量也相应增加。在 Wu 等[1]的研究中，在使用 ECMO 且全身抗凝患者中，独立连接的 CRRT 的置管部位伴随着很高的出血风险。由此来看，集合系统不仅可以免除 CRRT 置管材料多余的花费，还可以减少再次置管的有创操作对患者的损伤。当 CRRT 与 ECMO 连接使用时，与直接接入患者的串联系统相比，管路并联的 CRRT 能精确调节血流量，监测滤器压、跨膜压等压力，实现精细的液体管理，并且管路使用寿命更长，管路中发生凝血的可能性更低，而且没有明显增加不良事件的发生率[5]。在 Wu 等[1]的研究中，以平均过滤器寿命为研究对象，得到的研究结果一致。

三、ECMO 与 CRRT 一体化系统连接的可行性

尽管 Mitra 等[6]发现，同时接受 ECMO 和 CRRT 的成年患者，新发感染和死亡的风险更高，但是近年来联合使用的患者的死亡率有下降趋势。同时，在使用 ECMO 和 CRRT 的患者中，常常存在其他器官功能障碍，这也可能造成其死亡风险的增加[7]。在我国，ICU 的医护比例还远远达不到要求，而对于单独使用 ECMO 的患者，需要维持呼吸循环稳定、恰当抗凝及预防 ECMO 插管的滑脱，这些会增加护理工作的难度[8]。若在使用 ECMO 的基础上，再次单独置管运行 CRRT，无疑会增加护理工作量。此外，体外循环装置的使用常常需要长时间的培训与练习，而繁重的临床工作通常会影响团队的学习效率[9]，造成一些非必要的不良事件。ECMO 和 CRRT 的一体化无疑会减轻医护人员的学习压力与临床工作压力，减少由 CRRT 导致的 ECMO 相关不良事件。ECMO 与 CRRT 的熟练使用和精心护理可以降低患者的死亡率。CRRT 相关 ECMO 回路进气或者血栓形成，是可以通过医护人员的密切监测来预防的[1]，并且 ECMO 和 CRRT 的一体化有助于改善对 CRRT 过滤功能的监测和保持液体平衡的准确性[4]。

四、小结和展望

对于目前合用 ECMO 与 CRRT 患者死亡率和感染率较高的现状，未来的研究不仅应该侧重于确定 V-A ECMO 和 V-V ECMO 启动的最佳时机，以降低 AKI 的发生率，达到改善

患者预后的效果，而且应该进一步探索在 ECMO 期间启动 CRRT 的最佳时机、最佳连接回路及如何减轻患者的负担。同时，还应进行前瞻性研究，确定 ECMO 和 CRRT 联合应用对危重症患者预后的影响。

参 考 文 献

[1] Wu J, Huang X, Mei Y, et al. Impact of connecting methods of continuous renal replacement therapy device on patients underwent extracorporeal membrane oxygenation: a retrospectively observational study. Aust Crit Care, 2023, 36 (5): 695-701.

[2] Ponte B, Tenorio MT, Hiller R, et al. Continuous dialysis by gravity through the filter of the extracorporeal membrane oxygenation. Nephrol Dial Transplant, 2007, 22 (12): 3676-3677.

[3] Ostermann M, Connor M Jr, Kashani K. Continuous renal replacement therapy during extracorporeal membrane oxygenation: why, when and how? Curr Opin Crit Care, 2018, 24 (6): 493-503.

[4] Santiago MJ, Sánchez A, López-Herce J, et al. The use of continuous renal replacement therapy in series with extracorporeal membrane oxygenation. Kidney Int, 2009, 76 (12): 1289-1292.

[5] de Tymowski C, Desmard M, Lortat-Jacob B, et al. Impact of connecting continuous renal replacement therapy to the extracorporeal membrane oxygenation circuit. Anaesth Crit Care Pain Med, 2018, 37 (6): 557-564.

[6] Mitra S, Ling RR, Tan CS, et al. Concurrent use of renal replacement therapy during extracorporeal membrane oxygenation support: a systematic review and meta-analysis. J Clin Med, 2021, 10 (2): 241.

[7] Kielstein JT, Heiden AM, Beutel G, et al. Renal function and survival in 200 patients undergoing ECMO therapy. Nephrol Dial Transplant, 2013, 28 (1): 86-90.

[8] Lucchini A, Elli S, De Felippis C, et al. The evaluation of nursing workload within an Italian ECMO Centre: a retrospective observational study. Intensive Crit Care Nurs, 2019, 55: 102749.

[9] Ebberts M. Competent management of patients receiving ECMO and CRRT. Crit Care Nurse, 2020, 40 (1): 79-81.

第三节　ECMO 与连续性肾脏替代治疗期间应用比伐芦定抗凝

无锡市人民医院　许红阳

体外膜氧合（ECMO）可用于心肺严重衰竭患者，此类患者急性肾损伤（AKI）和液体过负荷的发生率往往更高。目前，连续性肾脏替代治疗（CRRT）为治疗 AKI 和优化容量最常用的手段，但关于 ECMO 联合 CRRT 治疗中使用的抗凝方案尚无统一标准。而比伐芦定可降低该类患者血栓形成、出血风险和住院死亡率，可作为 ECMO 支持期间抗凝剂的新选择。

一、ECMO 的应用

ECMO 是体外支持技术，主要模式包括 V-V ECMO 和 V-A ECMO。V-V ECMO 用于常规药物治疗或机械通气难以治疗的原发性呼吸衰竭；而 V-A ECMO 可额外提供与自然心脏功能平行的机械循环辅助[1]。目前，虽然 ECMO 已在临床中得到广泛应用，但仍有许多与 ECMO 相关的并发症影响着患者的预后，其中最常见的是血液相容性相关不良事件，如出血和凝血[2]。尽管体外电路和设备表面有肝素涂层，但仍需系统性抗凝来维持 ECMO 的稳定循环[3]。

二、CRRT 的应用

CRRT 是体外血液净化治疗技术，常用于 AKI 的危重患者，也用于重症监护病房中血流动力学不稳定的危重患者，主要作用是清除由于肾小球滤过减少或缺失而潴留的多余液体和血液溶质[4]，可根据患者的病情需要，调节液体清除速度，避免 ECMO 流量难以维持的情况。

三、联 合 应 用

由于原发疾病或暴露于 ECMO 回路引起的血流动力学、病理生理学异常，患者面临极大的器官衰竭风险，其中 AKI 尤为常见。患者在 ECMO 支持期间发生 AKI 的原因往往是复杂的，包括发病前的共病、急性炎症和免疫介导的过程、血流动力学的不稳定、缺血再灌注损伤、血小板和凝血异常、肾毒性物质暴露，以及直接与 ECMO 相关的因素，如红细胞应激、溶血和游离铁的释放[5]。在病程严重进展时，患者可面临肺水肿、心功能不全、水电解质紊乱等风险。而 CRRT 是临床最常用的治疗手段，可优化容量管理，清除多余杂质，极大程度上增加 ECMO 尽早撤机的可能性[6]。

四、抗 凝 选 择

比伐芦定是直接凝血酶抑制剂，与普通肝素相比，它不依赖于辅助因子的活性，与肝素诱导的血小板减少症无关，并且能够抑制游离凝血酶和纤维蛋白结合凝血酶。因半衰期较短（25min），临床工作中便可及时监测、处理出血事件，故似乎更适合 ECMO 患者使用，尤其在颅内出血等严重情况下[7]。此外，Rivosecchi 等[8]的研究证实，比伐芦定可减少 ECMO 在循环中的血栓和出血事件，大幅降低对血液制品的需求。因此，比伐芦定也许可以作为 ECMO 支持期间抗凝剂的新选择。

五、相 关 剂 量

在 Lahart 等[9]的研究中，对 20 例未使用 CRTT 的 ECMO 患儿和 11 例使用 CRRT 的 ECMO 患儿使用比伐芦定的剂量进行了对比，无论支持期间是否需要 CRRT，比伐芦定的抗凝平均剂量基本相似，分别为 $0.13mg/(kg \cdot h)$（IQR $0.08 \sim 0.26$）和 $0.15mg/(kg \cdot h)$（IQR $0.11 \sim 0.22$），并且较小年纪和较低体重的患儿需要的比伐芦定剂量更高（$P < 0.05$），同时还提出 CRRT 的应用并不影响比伐芦定的给药，在肾功能不全的情况下，比伐芦定可定期减少剂量。此外，Walker 等[10]的报道指出，接受 CRRT 的 ECMO 成人患者需要更

高剂量的比伐芦定[中位剂量 0.21mg/（kg·h）]，根据出血、血栓等不良事件发生情况，可适当降低 aPTT 目标值，调整比伐芦定的剂量。因此，无论是在儿童还是成人中，采用比伐芦定进行抗凝均需注意个体化治疗，寻找最合适的抗凝剂量范围，避免不良事件的发生。

六、小结和展望

当前，比伐芦定已被越来越多地应用于 ECMO 联合 CRRT 治疗中，从不良事件发生率和患者预后情况来看，比伐芦定似乎是一种有效的抗凝新选择，然而需要注意的是，比伐芦定的最佳剂量和监测策略仍未明确，还需要大量前瞻性研究进一步探索。

参 考 文 献

[1] Rao P, Khalpey Z, Smith R, et al. Venoarterial extracorporeal membrane oxygenation for cardiogenic shock and cardiac arrest. Circ Heart Fail, 2018, 11（9）: e004905 .

[2] Graboyes SDT, Owen PS, Evans RA, et al. Review of anticoagulation considerations in extracorporeal membrane oxygenation support. Pharmacotherapy, 2023, 43（12）: 1339-1363.

[3] Liu L, Liu F, Tan J, et al. Bivalirudin versus heparin in adult and pediatric patients with extracorporeal membrane oxygenation therapy: a systematic review and meta-analysis. Pharmacol Res, 2022, 177: 106089.

[4] Claure-Del Granado R, Clark WR. Continuous renal replacement therapy principles. Semin Dial, 2021, 34（6）: 398-405.

[5] Lee H, Cho YH, Chang HW, et al. The outcome of extracorporeal life support after general thoracic surgery: timing of application. Ann Thorac Surg, 2017, 104（2）: 450-457.

[6] Antonucci E, Lamanna I, Fagnoul D, et al. The impact of renal failure and renal replacement therapy on outcome during extracorporeal membrane oxygenation therapy. Artif Organs, 2016, 40（8）: 746-754.

[7] Ryerson LM, Balutis KR, Granoski DA, et al. Prospective exploratory experience with bivalirudin anticoagulation in pediatric extracorporeal membrane oxygenation. Pediatr Crit Care Med, 2020, 21（11）: 975-985.

[8] Rivosecchi RM, Arakelians AR, Ryan J, et al. Comparison of anticoagulation strategies in patients requiring venovenous extracorporeal membrane oxygenation: heparin versus bivalirudin. Crit Care Med, 2021, 49（7）: 1129-1136.

[9] Lahart MA, Burns EL, Streb MM, et al. Impact of continuous renal replacement therapy on bivalirudin dosing in pediatric extracorporeal membrane oxygenation. ASAIO J, 2022, 68（11）: 1393-1398.

[10] Walker EA, Roberts AJ, Louie EL, et al. Bivalirudin dosing requirements in adult patients on extracorporeal life support with or without continuous renal replacement therapy. ASAIO J, 2019, 65（2）: 134-138.

第四节　与 ECMO 联合对连续性肾脏替代治疗管路使用寿命的影响

山东第一医科大学第一附属医院　周天罡

体外膜氧合（ECMO）和连续性肾脏替代治疗（CRRT）是两种重要的体外生命支持方法，

近年技术的成熟和普及使其在临床中的应用得到了广泛发展。至少 20% 的 ECMO 患者在转机伊始或 ECMO 运行期间需联合 CRRT 治疗，其原因包括但不限于患者所存在的液体过负荷、急性肾损伤、酸碱代谢紊乱等[1, 2]。ECMO-CRRT 联合使对患者的液体管理及稳定内环境、保护肾功能等临床目的变得更为可控，继而可能会对患者的预后产生积极作用。然而，联合使用意味着会产生更为复杂的血流动力学变化及管道回路的工程学变化。此外，机体在该状态下对生物材料耐受程度的改变、由联合而导致的抗凝药物的调整或机器间软件的适配情况等，均会导致 CRRT 管路的使用寿命受到 ECMO 运行的影响。本节主要讨论 ECMO-CRRT 联合状态下，CRRT 管路寿命的变化、相关临床证据及未来值得探讨的科研问题。

一、ECMO 与 CRRT 的不同连接方式

基于 CRRT 与 ECMO 管路连接方式的不同，可将其分为独立式和整合式两种。独立式常见于在 ECMO 启动前已经使用 CRRT 的情况，其连接方式即建立单独的血管通路，使 CRRT 和 ECMO 管路各自独立运行。整合式连接根据所使用的 ECMO 设备，可有多种组合方式，目前较为成熟且被广泛使用的两种连接方式分别为搭桥式和逆流式。搭桥式指的是 CRRT 管路在血泵和氧合器之间进行"搭桥"，在入氧合器之前完成抽吸及回流两个过程，其管路内部血流方向与 ECMO 管路一致。而逆流式则将引血端建立在膜肺之后，回流端建立在膜肺之前（泵前或泵后均有报道）。CRRT 管路内血流方向与 ECMO 管路相反。相比于更符合单纯 CRRT 运转规律的独立式连接方式，整合式连接的管路内部受影响最大的便是滤器前后压力或血流速。

二、不同连接方法及 ECMO 不同工作模式对 CRRT 管路寿命的影响

（一）ECMO 与 CRRT 不同连接方法对 CRRT 管路寿命的影响

一般来讲，CRRT 管路寿命受抗凝水平、血细胞比容、滤过分数和管路内血流动力学的影响，对于少数患者来讲，对生物材料耐受的异质性可能更为重要。多项研究已说明，与单独建立 CRRT 管路相比，与 ECMO 管路进行整合的方式与更长的管路使用时间相关[1-3]。

2023 年 Sansom 等[1]完成的迄今为止最大的 ECMO-CRRT 多中心研究证明，ECMO-CRRT 联合较单独 CRRT 患者的 CRRT 管路使用寿命显著延长[28.8h（14.0～65.2h）*vs.* 20.2h（9.8～40.2h），*P*<0.0001]。其中，ECMO 的联合对 CRRT 管路内滤器凝血时间的影响最为明显[38.7h（17.0～69.4h）*vs.* 27.0h（14.6～48.0h），*P*=0.0003]。在更早的几项研究中，大多数报道只涉及少数患者，且结论不一[1, 4-7]。一项针对 21 名患者的研究分析显示，整合式的两种不同连接方式的 CRRT 管路寿命相似（55h *vs.* 58h）。一项纳入 6 名儿童患者的 ECMO-CRRT 研究发现，管路平均寿命为 138h（37～271h），其认为管路寿命的延长可能与患儿 ECMO-CRRT 期间流量较低和由此产生的较低管路压力有关。其他几项小型研究发现管路寿命普遍为 22～32h[4, 6]。然而，当考虑到整合式连接 ECMO 与 CRRT 管路所造成的管路内压力变化时，在少数极端情况下，如在 ECMO 造成较高引血端压力（arterial pressure，

AP）时，其对管路寿命的影响又变得较为复杂。一项涵盖了 170 名患者的较大型 ECMO-CRRT 研究发现，整合式连接下的 CRRT 管路寿命约为 21.8h，当加入压力控制线时可能将平均寿命延长至 45.0h。该连接方式不可避免地带来了更高的 AP，在多变量 Cox 模型中，在发生连接故障（access dysfunction，AD），即动脉压≥190mmHg 时，管路报废的风险显著增加[HR 1.58（1.09～2.30）][1]。但是，考虑到稳定 CRRT 管路内压力是一个可以在未来解决的技术性问题，压力本身对寿命的影响或许并不是一个应该深入探讨的重点问题，需要的只是更多数据所提供的"最优压力区间"。

值得注意的是，CRRT 管路内血流动力学的稳定性与管路寿命的相关性甚至要高于抗凝剂的使用[8]。由于整合式的连接方式本身不再需要静脉置管，故有效避免了由置管管径、结构或置入部位等因素所带来的血流动力学不稳定现象，这也间接延长了 CRRT 管路的使用寿命。但目前这方面的研究具有很大的局限性，在相关研究中，为了保持滤过分数（FF）低于 25%而对 CRRT 设置了更高的血流速度（起始血流速度为 200ml/min，若管路压力允许会逐渐增至 300ml/min）[9]，在该种情况下，独立式连接方式的导管管径对血流动力学的影响将会被放大，这自然限制了结果的普适性。当考虑到置管部位和置管口径时，结论可能会变得更为复杂，而目前并没有有关该方面更为完善的研究。然而，当考虑到临床功效、有创操作数量及其潜在的感染风险、重症患者珍贵的血管预留部位、降低医疗成本和医师工作量过载等综合问题，并结合目前有限的临床证据及对管路寿命的影响数据，整合式的连接方式依然是当下更为推荐的 ECMO-CRRT 联合方式，在合理应用抗凝剂的前提下，这种方式会有更为稳定的管路内血流动力学特征、更低的滤过分数，而其也与更长的管路寿命相关。

（二）ECMO 不同工作模式对 CRRT 管路寿命的影响

de Tymowski C 等的研究表明，ECMO 类型不同，CRRT 管路寿命也不同，V-A ECMO-CRRT 的管路寿命低于 V-V ECMO-CRRT。然而，在 Benjamin 等的研究中，V-A ECMO-CRRT 管路和 V-V ECMO-CRRT 管路之间的滤器寿命没有显著性差异，分别为 29.6h（14.1～66.8h）和 26.3h（13.8～52.0h）。考虑到 ECMO 本身血流量远大于 CRRT，其自循环所带来的滤过效率问题可基本忽略[10]。此外，两种不同工作模式下管路的压力并不相同，但据以往的文献报道，这对 CRRT 循环管路运行过程中的几个关键压力指标的变化趋势并无太大影响。其不同连接方式所产生的湍流问题、血栓形成问题、不均衡的压力问题等，对管路寿命所产生的影响到目前为止均缺乏相应的研究证据，目前的数据仅能说明两种不同 ECMO 运行模式会对 CRRT 产生不同影响，但关于其具体的影响程度，笔者通过对一些单中心病例调查走访，得到的结论是并未达到能够明显且稳定影响 CRRT 管路寿命的程度。

三、小结和展望

目前 ECMO 联合 CRRT 的治疗方案对 CRRT 管路寿命的影响结论不一，其受到抗凝药物的联合方式、管路的连接方式、运行状态的管理、患者病情的变化及个体的异质性等多方面因素的影响，但从当前的绝大多数数据来看，在合理使用抗凝剂并尽可能优化管路内压力波动的前提下，ECMO 与 CRRT 进行整合式连接是被推荐的，且目前的证据已经充分说明 CRRT 的管路寿命不会因 ECMO 运行本身而有明显的不利变化。未来需要更大量的数据样本和更精准的实验分组来证明该结论。

整合式连接对于减少并发症的优势仍需要进一步的前瞻性研究证实，CRRT 连接至 ECMO 管路是否会增加剪切力，从而增加溶血和获得性血友病综合征的风险尚未得到正式评估，对于整合模式下的全身、局部抗凝方案问题，目前依然没有准确数据为标准化流程的抗凝方式提供支撑。此外，纵然将 CRRT 连至 ECMO 管路可以避免新导管所带来的感染风险，对 ECMO 管路进行额外操作所引发的机械性、感染性、血栓栓塞和血液系统等其他并发症依然不能被忽略，当落实到患者本身时，整合策略是否确实会减少 CRRT 和 ECMO 相关并发症仍有待验证。

参 考 文 献

[1] Sansom B，Riley B，Udy A，et al. Continuous renal replacement therapy during extracorporeal membrane oxygenation：circuit haemodynamics and circuit failure. Blood Purif，2023，52（6）：522-531.

[2] de Tymowski C，Desmard M，Lortat-Jacob B，et al. Impact of connecting continuous renal replacement therapy to the extracorporeal membrane oxygenation circuit. Anaesth Crit Care Pain Med，2018，37（6）：557-564.

[3] Wu J，Huang X，Mei Y，et al. Impact of connecting methods of continuous renal replacement therapy device on patients underwent extracorporeal membrane oxygenation：a retrospectively observational study. Aust Crit Care，2023，36（5）：695-701.

[4] Santiago MJ，Sánchez A，López-Herce J，et al. The use of continuous renal replacement therapy in series with extracorporeal membrane oxygenation. Kidney Int，2009，76（12）：1289-1292.

[5] de Tymowski C，Augustin P，et al. CRRT connected to ECMO：managing high pressures. ASAIO J，2017，63（1）：48-52.

[6] Zhou XL，Chen YH，Wang QY. A new approach combining venoarterial extracorporeal membrane oxygenation and CRRT for adults：a retrospective study. Int J Artif Organs，2017，40（7）：345-349.

[7] Liu M，Yan Y，Li G，et al. Comparison of clinical outcomes of different connection modes of extracorporeal membrane oxygenation combine with continuous renal replacement therapy. Heart Surg Forum，2021，24（6）：E1018-E1022.

[8] Baldwin I，Bellomo R，Koch B. Blood flow reductions during continuous renal replacement therapy and circuit life. Intensive Care Med，2004，30（11）：2074-2079.

[9] Schetz M，Legrand M. CRRT and ECMO：dialysis catheter or connection to the ECMO circuit? Anaesth Crit Care Pain Med，2018，37（6）：519-520.

[10] Ricci Z，Ronco C，Picardo S. CRRT in series with extracorporeal membrane oxygenation in pediatric patients. Kidney Int，2010，77（5）：469-470；author reply 471.

第五节　ECMO 治疗期间的血液吸附治疗

南方医科大学珠江医院　刘占国

体外膜氧合（ECMO）可为严重心力衰竭或呼吸衰竭患者提供支持，是一种重要的体

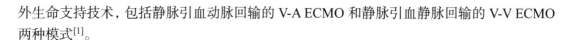

外生命支持技术，包括静脉引血动脉回输的 V-A ECMO 和静脉引血静脉回输的 V-V ECMO 两种模式[1]。

（一）ECMO 支持患者的炎症状态

ECMO 的使用常伴随复杂的炎症反应。需要 ECMO 支持的患者体内病原体相关分子模式（PAMPs）和损伤相关分子模式（DAMPs）可以导致不同程度的炎症反应，如心搏骤停、心源性休克、病毒性肺炎、脓毒症等[2]。心搏骤停患者在恢复自主循环后，常出现心搏骤停后综合征，白细胞介素-6（IL-6）等细胞因子不受控制地释放，可能加重血流动力学不稳定[3]。血清 IL-6 浓度升高也与严重 COVID-19 导致的急性呼吸窘迫综合征的不良预后相关[4]。脓毒症伴发的全身炎症反应综合征可导致血流动力学不稳定和全身多器官功能障碍[5]。此外，ECMO 环路与膜材本身又可能因为生物相容性激活或放大宿主的炎症，进一步加剧炎症环境。过于严重、持续和失控的免疫反应可导致内皮细胞损伤、微循环障碍和器官功能障碍[6]。

（二）ECMO 支持联合血液吸附治疗的理论基础

血液吸附治疗可通过吸附材料静电吸引和三维网状分子筛结构等原理，选择性或非选择性地清除 PAMP 和 DAMP 来减轻过度激活的炎症反应[7, 8]。

近年来，越来越多的研究关注在高炎症反应的疾病病例中使用血液吸附与病死率之间的关系。既往研究所关注的血液吸附装置包括 CytoSorb、HA330/380、oXiris 等[9]。CytoSorb 是一种非选择性吸附柱，可吸附多种 5～60kDa 的分子，包括细胞因子、游离血红蛋白、毒素、胆红素/胆汁酸、肌红蛋白等，可用于治疗脓毒性休克、血管麻痹性休克、肝衰竭、横纹肌溶解等疾病[7, 9]。HA330/380 的吸附剂为苯乙烯-二乙烯基苯共聚物树脂，清除物质种类与 CytoSorb 相似，可用于脓毒症、外伤、烧伤、肝衰竭、横纹肌溶解和中毒等疾病的救治[9]。oXiris 膜是一种半选择性高吸附膜，其表面带正电荷的聚乙烯亚胺可通过离子相互作用将内毒素等物质吸附在膜表面。oXiris 是目前为数不多的可同时吸附内毒素和细胞因子的吸附装置。此外，oXiris 膜表面包被有大量肝素，因此其拥有较强的局部抗凝特性，可减少全身的肝素用量[7, 9]。

（三）ECMO 支持联合血液吸附治疗的现状

ECMO 支持在一定程度上伴随着全身性高炎症反应，而血液吸附治疗可能是控制严重炎症状态的一种有效措施。目前有少量研究探讨了在 ECMO 运行过程中联合 CytoSorb 或 HA330 吸附装置进行血液吸附治疗对患者预后的影响。在 CYCOV 研究中，对于接受 V-V ECMO 支持的严重 COVID-19 患者，早期联用 CytoSorb 滤器进行血液吸附未能降低血清 IL-6 水平，且增加了患者的 30 天病死率[4]。而在 Akil 等[5]的研究中，V-V ECMO 支持的肺源性脓毒症患者使用 CytoSorb 吸附装置进行血液吸附，可快速降低降钙素原和 C 反应蛋白的水平，并降低患者的 30 天病死率。在 CYTER 研究中，对于接受 V-A ECMO 支持的心搏骤停后综合征患者，使用 CytoSorb 进行血液吸附未能降低血清 IL-6 水平，且有增加患者病死率的趋势，但差异未达统计学意义[3]。在 Lesbekov 等[10]的研究中，对于接受 V-A ECMO 支持的患者，联用 CytoSorb 或 HA330 均能有效降低患者 IL-6 和降钙素原水平，

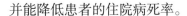

并能降低患者的住院病死率。

（四）ECMO 支持联合血液吸附治疗的挑战

对于在 ECMO 运行过程中联合血液吸附治疗对患者预后的影响，既往的研究呈现出了相互矛盾的结果，这可能与不同研究之间的异质性较大有关，不同研究所纳入患者的原发病、基线炎症水平和合并的治疗方式均有不同。鉴于 CYCOV 等研究中出现的有害结果，Supady 等研究者认为，在 ECMO 运行过程中联合血液吸附的治疗策略在现阶段并不推荐常规用于临床实践，应限制于严谨的临床试验中使用[4, 8]。

CytoSorb 和 HA330/380 等吸附装置具有吸附细胞因子作用，该作用在不同的血清细胞因子水平时是否存在差异及是否存在启动吸附治疗的细胞因子阈值尚不清楚。在 CYTER 研究中，相比于对照组，CytoSorb 组呈现出的增加患者病死率的趋势可能与基线时更高的血清 IL-6 水平有关[3]。关于基线细胞因子水平如何影响血液吸附治疗的疗效，目前尚无研究能够充分回答这一问题；此外，血液吸附治疗不可忽视其对体内非致病物质的吸附作用。Putzu 等[11]认为，在 CYCOV 等研究中呈现的血液吸附治疗与重症患者临床不良预后的相关性，可能与其对机体免疫力、炎症、微量营养素、电解质和血药浓度及药物活性的影响有关。一项动物研究发现，CytoSorb 对多种抗感染药物（包括氟康唑、利奈唑胺等）存在显著的吸附作用[12]。因此，在进行血液吸附治疗时也应该进行相关药物浓度监测，根据监测结果考虑是否给予额外剂量的治疗药物。此外，不同原发病伴随的炎症状态及治疗药物也存在不同，这也影响着血液吸附治疗的效果。

（五）ECMO 支持联合血液吸附治疗的展望

ECMO 治疗期间的血液吸附治疗是一种有前景的治疗策略，基于既往的研究尚不能给出肯定或否定的结论，仍需更多研究的进一步探索。

参 考 文 献

[1] 中国心胸血管麻醉学会，中华医学会麻醉学分会，中国医师协会麻醉学医师分会，等. 不同情况下成人体外膜肺氧合临床应用专家共识（2020 版）. 中国循环杂志，2020，35（11）：1052-1063.

[2] Karki R，Kanneganti TD. The 'cytokine storm': molecular mechanisms and therapeutic prospects. Trends Immunol，2021，42（8）：681-705.

[3] Supady A，Zahn T，Kuhl M，et al. Cytokine adsorption in patients with post-cardiac arrest syndrome after extracorporeal cardiopulmonary resuscitation（CYTER）—a single-centre，open-label，randomised，controlled trial. Resuscitation，2022，173：169-178.

[4] Supady A，Weber E，Rieder M，et al. Cytokine adsorption in patients with severe COVID-19 pneumonia requiring extracorporeal membrane oxygenation（CYCOV）: a single centre，open-label，randomised，controlled trial. Lancet Respir Med，2021，9（7）：755-762.

[5] Akil A，Ziegeler S，Reichelt J，et al. Combined use of cytosorb and ECMO in patients with severe pneumogenic sepsis. Thorac Cardiovasc Surg，2021，69（3）：246-251.

[6] Millar JE，Fanning JP，McDonald CI，et al. The inflammatory response to extracorporeal membrane oxygenation（ECMO）: a review of the pathophysiology. Crit Care，2016，20（1）：387.

[7] 丁朔，黄曼. 体外血液吸附治疗脓毒症的研究进展. 中华急诊医学杂志，2023，32（4）：574-576.

[8] Supady A，Wengenmayer T，Brodie D. Hemoadsorption therapy during ECMO：emerging evidence//Vincent JL. Annual update in intensive care and emergency medicine. Switzerland：Springer Cham，2022：39-48.

[9] Ronco C，Chawla L，Husain-Syed F，et al. Rationale for sequential extracorporeal therapy（SET）in sepsis. Crit Care，2023，27（1）：50.

[10] Lesbekov T，Nurmykhametova Z，Kaliyev R，et al. Hemadsorption in patients requiring V-A ECMO support：comparison of cytosorb versus Jafron HA330. Artif Organs，2023，47（4）：721-730.

[11] Putzu A，Schorer R. Hemoadsorption in critically ill patients with or without COVID-19：a word of caution. J Crit Care，2021，65：140-141.

[12] Schneider AG，André P，Scheier J，et al. Pharmacokinetics of anti-infective agents during CytoSorb hemoadsorption. Sci Rep，2021，11（1）：10493.

第十七章

ECMO 镇痛镇静

浙江省台州医院　张　胜

体外膜氧合（ECMO）是一项关键的生命支持技术，用于治疗危重患者，特别是心肺功能严重衰竭的患者。对于接受 ECMO 支持的患者来说，镇痛镇静至关重要。在 ECMO 支持期间，镇痛镇静的主要目标是控制疼痛、预防和治疗应激、呼吸机同步、优化 ECMO 流程、降低代谢需求、促进与患者的沟通和神经检查、尽早脱机和从长远角度优化器官功能结局。不充分和过度的镇痛均可能导致潜在的伤害，并恶化短期和长期的功能和认知结局[1]。虽然危重患者的镇痛镇静原理可能是相似的，但对于接受 ECMO 支持的患者并没有具体的指南。而且，ECMO 会对镇痛镇静药物的药代动力学（PK）产生显著影响，本节将探讨 ECMO 影响镇痛镇静药物 PK 的原理和机制，以及对不同类别药物的影响，以便为临床实践提供更加清晰的指导。

一、ECMO 影响镇痛镇静药物 PK 的机制

（一）ECMO 回路的材料特点

ECMO 管路系统通常由以下组件组成：一条引流管（静脉端导管，材料为聚氯乙烯）、一条回流管（动脉端导管，材料为聚氯乙烯）、一台离心泵、一个氧合器[材料为聚 4-甲基-1-戊烯（PMP）]和内置的热交换器。回路的内表面经过特殊处理，包括糖蛋白或预肝素化的共价键和（或）离子键处理，旨在促进血液与系统的相容性，减少机体的炎症反应，并提高抗凝效果。

（二）ECMO 回路对表观分布容积和清除率的影响

1. 对表观分布容积（V_d）的影响　成人 ECMO 氧合器面积可达约 $1.8m^2$，再加上管路的表面积，可以扣留大量的药物，从而增加 V_d，因此也有学者认为 ECMO 回路可能代表另一个 PK 室[2]。目前认为扣留药物的主要是回路，氧合器的扣留作用很小。扣留的程度通常

取决于药物的亲脂性和蛋白结合能力[3]，但分子大小和电离度的影响尚未得到很好的佐证[4]。药物在正辛醇相中的浓度与在水相中的浓度之比称为分配系数（P），其对数（$\log P$）常被用于描述治疗药物的亲脂性，$\log P>2$ 的亲脂性药物由于在有机材料（如聚氯乙烯）中的溶解性，较亲水性药物具有更高的扣留风险。在 ECMO 循环回路中，血液或预充液中的蛋白质可能与药物结合，导致更多的高蛋白结合率药物受到扣留。在危重疾病状态下，白蛋白减少，同时 α_1-酸性糖蛋白浓度增加，也会影响高蛋白结合率药物在血浆中的浓度。在 ECMO 期间，预充液、容量复苏或毛细血管渗漏引发全身炎症反应所导致的血液稀释，可以导致亲水性药物的 V_d 增加。另外，血液稀释会降低血浆蛋白浓度，导致高蛋白结合率药物游离浓度及其毒性增加（图 17-0-1）。需要注意的是，研究发现一种不可预测的现象，即一旦停止特定药物的输注，ECMO 回路可能会继续释放被扣留的药物，从而导致作用持续时间延长。

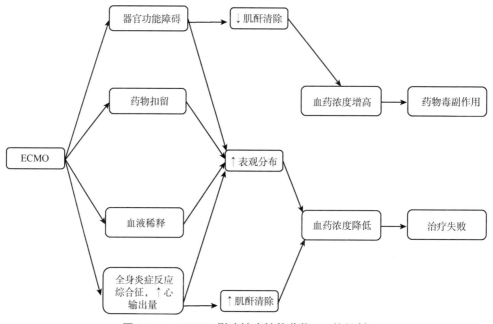

图 17-0-1　ECMO 影响镇痛镇静药物 PK 的机制

2. 对清除率（CL）的影响　在接受 ECMO 的患者中，由于肾和肝脏灌流不足或功能不全，药物清除通常会减少，从而导致药物和代谢物的积累。然而，由于容量复苏、正性肌力药物和 V-A ECMO 心脏支持导致心输出量增加，药物清除可能会开始增加。

二、ECMO 对镇痛镇静药物 PK 的具体影响

镇痛镇静药物的选择一般依据临床目标和与患者相关的特定因素，如血流动力学、肝肾功能等。此外，由于 ECMO 循环回路会改变药物的 PK，药物的亲脂性、蛋白结合率是需要重点考虑的因素。一般来说，高蛋白结合率（＞70%）和 $\log P>2$ 的药物应考虑剂量调整。低蛋白结合率（＜30%）和低 $\log P$（＜1）的药物似乎不太容易因扣留而损失（表 17-0-1）。2017年，Marhong 等[5]进行了一项国际性调查，该调查涉及来自世界各地经验丰富的 ECMO 中心

的 209 名受访者，研究的主题是急性呼吸衰竭患者在 V-V ECMO 治疗中的镇静实践。调查结果显示，最常用的镇静药包括咪达唑仑（48%）和丙泊酚（19%），而最常用的阿片类药物则是芬太尼（44%）和吗啡（20%）。但是，目前的临床实践与循证医学证据之间存在一定的差距，下面重点阐述常见镇痛镇静药物的循证医学证据。

表 17-0-1　镇痛镇静药物的 PK 特性及其在 ECMO 中的应用

种类	药物	蛋白结合率	亲脂性（$\log P$）	ECMO 循环回路中的扣留	在 ECMO 中应用时的注意事项
非苯二氮䓬类镇静剂	右美托咪定	94%	2.8	可能扣留	为了达到镇静目标，增加剂量可能是必要的，但由于存在心动过缓和低血压的风险，仍建议最高剂量为 1.5μg/（kg·h）
	丙泊酚	95%～99%	3.8	高度扣留	为了达到镇静目标，增加剂量可能是必要的，但应避免长时间、高剂量使用 存在丙泊酚相关输注综合征的风险，尤其是在 ECMO 拔管时
	氯胺酮	54%	2.2	可能扣留	如果有心肌缺血、失代偿性心力衰竭、儿茶酚胺耗竭、心动过速或心律失常或存在发生风险，应避免使用
苯二氮䓬类	氯硝西泮	82%～86%	2.4	可能中度扣留，但没有 PK 依据	需要胃肠道充分吸收，可能需要稍高的剂量才能达到镇静目标
	劳拉西泮	85%	2.4	中度扣留（59%）	监测丙二醇中毒的体征和症状，包括渗透压差，特别是接受长时间或高剂量治疗的患者
	咪达唑仑	97%	4.3	高度扣留（87%）	可能需要高剂量才能达到镇静目标
	地西泮	98%～99%	2.8	高度扣留（88%）	由于半衰期长和高度扣留作用，不推荐使用
阿片类药物	氢吗啡酮	8%～19%	1.1	有限扣留（<25%）	标准剂量或略微增加剂量可能就足够
	芬太尼	80%～85%	4.1	高度扣留（高达 97%）	可能需要高剂量
	吗啡	35%	0.9	不扣留	肾功能不全患者不推荐使用，会引起积聚和不良反应

（一）镇痛药物

1. 芬太尼及其衍生物　《中国成人 ICU 镇痛和镇静治疗指南》推荐在镇静治疗的同时或之前给予镇痛治疗，镇痛优先的理念同样适用于 ECMO 患者。芬太尼起效快且易于控制剂量，因此通常用于重症监护病房（ICU）患者镇痛。芬太尼因其很高的脂溶性和蛋白结合率会影响在 ECMO 回路中的扣留。一项体外研究评估了晶体和白蛋白预充回路中的芬太尼浓度，结果显示与基线相比，24h 芬太尼的丢失达到 97%[6]。体外研究与体内研究结果存在矛盾。临床研究发现，ECMO 患者芬太尼的剂量并未明显增加[7, 8]，镇静药的使用、病情严重程度、ECMO 模式、年龄等均能影响结果，亟待高质量的研究来阐明[9]。舒芬太尼药效更强，同样具有高脂溶性和高蛋白结合率，目前针对舒芬太尼在 ECMO 患者中药代动力学的研究有限。有研究表明，其清除率与体温和血浆蛋白浓度相关[10]。瑞芬太尼起效快，维持时间短，在 ECMO 患者中研究较少，Yang 等[11]的一项研究表明，其清除率可能与性别和 ECMO 泵速有关。

2. 吗啡 是亲水性的，具有低蛋白结合率，因此不被扣留在 ECMO 回路。吗啡在新生儿和成人 ECMO 回路中相对稳定，似乎是 ECMO 期间首选的镇痛药[12]。然而，在危重患者中，吗啡给药的副作用风险可能超过了其益处。吗啡及其活性代谢物可能在肾功能不全患者中积累，不良反应包括长期镇静、神经毒性和组胺释放导致低血压和支气管痉挛。

3. 氢吗啡酮 氢吗啡酮具有低脂溶性和低蛋白结合率等优点，在 ECMO 患者中 PK 改变较少，且在 ECMO 回路中药物扣留少，Martin 等[13]的一项研究表明，与芬太尼相比，接受氢吗啡酮治疗的患者需要更少的吗啡毫克当量（MME），在镇静需求或 48h Richmond 躁动-镇静评分（Richmond agitation-sedation scale，RASS）方面无差异。而且，氢吗啡酮相较芬太尼用量减少，可降低谵妄发生率[14]。最近文献中描述的一项策略是将芬太尼作为初始一线阿片类药物，如果芬太尼剂量达到 400μg/h 而没有达到足够的镇痛效果，则将其转换为氢吗啡酮。在一项对 81 名（38 名肥胖和 43 名非肥胖）接受 V-V ECMO 治疗的患者的回顾性队列研究中，有 31 名（38%）患者需要在前 7 天内改用氢吗啡酮[15]。

（二）镇静药物

1. 苯二氮䓬类 咪达唑仑是最常用的苯二氮䓬类镇静药，通过激动中枢神经系统 γ-基丁酸受体，达到镇静、遗忘、催眠和抗焦虑的作用。咪达唑仑具有亲脂性和高蛋白结合率。一项体外研究表明，咪达唑仑在 24h 内的损失率为 87%，而另一项体外研究显示，在 30min 和 24h 内类似的损失率分别为 46% 和 89%（$P=0.01$）。造成这种现象的原因可能与 ECMO 本身有关，更可能的原因是 PVC 管路药物扣留[6]。依据体外研究结果，在 ECMO 患者中增加咪达唑仑的用量是合理的。部分回顾性临床研究也发现咪达唑仑的用量增加，但是存在争议[7]，需要高质量的临床研究证实。劳拉西泮的亲脂性和蛋白结合率低于咪达唑仑，在接受 ECMO 治疗的患者中可能更可取，没有关于 ECMO 患者使用氯硝西泮的数据。地西泮具有高度的亲脂性和蛋白结合率，在 ECMO 回路有 88% 的扣留率，因此它不是 ECMO 患者的首选药物[1]。

2. 非苯二氮䓬类

（1）右美托咪定：系 α_2 受体激动剂，能提供镇静和抗焦虑作用而不引起呼吸抑制，是实现轻度镇静目标的理想药物。在接受 ECMO 的患者中使用右美托咪定的临床数据有限。由于其高蛋白结合率和高亲脂性，对 PK 的影响也很显著。最近的一项体外研究表明，24h 内右美托咪定的实际浓度仅为原来的 23%～24%[16]。虽然右美托咪定可能被 ECMO 回路中的 PCV 管和（或）氧合器扣留，但当需要浅镇静时，它仍然是一个实用的选择。在一项回顾性临床研究中，共纳入 26 例患者，其中 92% 的患者使用了右美托咪定，中位剂量为 0.7μg/（kg·h），无须为持续使用增加剂量[17]。

（2）丙泊酚：是一种 γ-氨基丁酸激动剂，具有高度亲脂性，作用时间短，是 ICU 中常用的镇静药。Lemaitre 等[18]开展的一项以全人血为基础的体外试验证实，丙泊酚的血药浓度随时间延长而下降，24h 后几乎测不到。但是，临床试验的情况却很不同。最近的一项研究发现，与咪达唑仑相比，用丙泊酚镇静第一次氧合器更换时间（7 天）没有差异[19]。一项小样本的前瞻性研究（$n=43$）发现，使用异丙酚镇静的患者氧合器的中位寿命明显长于使用非异丙酚镇静的患者（9 天 *vs.* 5 天，*P*=0.02）[20]。因此，丙泊酚用于 ECMO 镇静的安全性和有效性可被证明。但是，由于其在 ECMO 回路中被吸附，长时间应用有发生丙泊酚输注综合征的风险，尤其是在 ECMO 撤离后。在将丙泊酚作为镇静药应用时，要密切监测甘油三酯水平变化，并避免长时间应用[21]。

（3）氯胺酮：可能是一种很有前途的镇痛镇静辅助药物，其主要作用是 *N*-甲基-D-天冬氨酸（NMDA）非竞争性受体拮抗剂、μ 及 δ 受体，能够提供血流动力学相对稳定的镇痛。关于氯胺酮在 ECMO 患者中的应用，目前只有少数研究报道，在 ECMO 患者中，接受低剂量氯胺酮输注可能维持或降低阿片类药物/镇静药物输注率[22]。

三、小结和展望

在 ECMO 支持期间，合理的镇静和镇痛至关重要，但 ECMO 会对药物的 PK 产生显著影响，主要源于 ECMO 回路的材料与药物分布和清除的改变。ECMO 回路的特殊材料可与药物分子相互作用，影响药物的分布和清除，故需要谨慎调整剂量，做好血药浓度监测。一些药物已可安全有效地应用于 ECMO 患者，如咪达唑仑、丙泊酚、右美托咪定，氢吗啡酮等药物也显示出治疗潜力，但需指出的是，临床实践与循证医学证据间存在差距，需更多研究明确最佳治疗药物。

参 考 文 献

[1] Crow J, Lindsley J, Cho SM, et al. Analgosedation in critically ill adults receiving extracorporeal membrane oxygenation support. ASAIO J, 2022, 68（12）: 1419-1427.

[2] Shekar K, Roberts JA, Mcdonald CI, et al. Protein-bound drugs are prone to sequestration in the extracorporeal membrane oxygenation circuit: results from an ex vivo study. Crit Care, 2015, 19（1）: 164.

[3] Mehta NM, Halwick DR, Dodson BL, et al. Potential drug sequestration during extracorporeal membrane oxygenation: results from an ex vivo experiment. Intensive Care Med, 2007, 33（6）: 1018-1024.

[4] Ha MA, Sieg AC. Evaluation of altered drug pharmacokinetics in critically ill adults receiving extracorporeal membrane oxygenation. Pharmacotherapy, 2017, 37（2）: 221-235.

[5] Marhong JD, DeBacker J, Viau-Lapointe J, et al. Sedation and mobilization during venovenous extracorporeal membrane oxygenation for acute respiratory failure: an international survey. Crit Care Med, 2017, 45（11）: 1893-1899.

[6] Shekar K, Roberts JA, Mcdonald CI, et al. Sequestration of drugs in the circuit may lead to therapeutic failure during extracorporeal membrane oxygenation. Crit Care, 2012, 16（5）: R194.

[7] DeGrado JR, Hohlfelder B, Ritchie BM, et al. Evaluation of sedatives, analgesics, and neuromuscular blocking agents in adults receiving extracorporeal membrane oxygenation. J Crit Care, 2017, 37: 1-6.

[8] Shekar K, Roberts JA, Mullany DV, et al. Increased sedation requirements in patients receiving extracorporeal membrane oxygenation for respiratory and cardiorespiratory failure. Anaesth Intensive Care, 2012, 40（4）: 648-655.

[9] Remmington C, McKenzie C, Camporota L, et al. Analgosedation in extracorporeal membrane oxygenation: a retrospective UK cohort study. Br J Anaesth, 2023, 131（2）: e50-e52.

[10] Hahn J, Yang S, Min KL, et al. Population pharmacokinetics of intravenous sufentanil in critically ill

patients supported with extracorporeal membrane oxygenation therapy. Crit Care, 2019, 23 (1): 248.

[11] Yang S, Noh H, Hahn J, et al. Population pharmacokinetics of remifentanil in critically ill patients receiving extracorporeal membrane oxygenation. Sci Rep, 2017, 7 (1): 16276.

[12] Shekar K, Fraser JF, Smith MT, et al. Pharmacokinetic changes in patients receiving extracorporeal membrane oxygenation. J Crit Care, 2012, 27 (6): 741.e9-e18.

[13] Martin NJ, Peitz GJ, Olsen KM, et al. Hydromorphone Compared to fentanyl in patients receiving extracorporeal membrane oxygenation. ASAIO J, 2021, 67 (4): 443-448.

[14] Landolf KM, Rivosecchi RM, Goméz H, et al. Comparison of hydromorphone versus fentanyl-based sedation in extracorporeal membrane oxygenation: a propensity-matched analysis. Pharmacotherapy, 2020, 40 (5): 389-397.

[15] Verkerk BS, Dzierba AL, Muir J, et al. Opioid and benzodiazepine requirements in obese adult patients receiving extracorporeal membrane oxygenation. Ann Pharmacother, 2020, 54 (2): 144-150.

[16] Dallefeld SH, Sherwin J, Zimmerman KO, et al. Dexmedetomidine extraction by the extracorporeal membrane oxygenation circuit: results from an *in vitro* study. Perfusion, 2020, 35 (3): 209-216.

[17] Patel M, Altshuler D, Lewis TC, et al. Sedation requirements in patients on venovenous or venoarterial extracorporeal membrane oxygenation. Ann Pharmacother, 2020, 54 (2): 122-130.

[18] Lemaitre F, Hasni N, Leprince P, et al. Propofol, midazolam, vancomycin and cyclosporine therapeutic drug monitoring in extracorporeal membrane oxygenation circuits primed with whole human blood. Crit Care, 2015, 19 (1): 40.

[19] Lamm W, Nagler B, Hermann A, et al. Propofol-based sedation does not negatively influence oxygenator running time compared to midazolam in patients with extracorporeal membrane oxygenation. Int J Artif Organs, 2019, 42 (5): 233-240.

[20] Hohlfelder B, Szumita PM, Lagambina S, et al. Safety of propofol for oxygenator exchange in extracorporeal membrane oxygenation. ASAIO J, 2017, 63 (2): 179-184.

[21] Lal A, Nabzdyk C, Ramakrishna H, et al. Consider heightened awareness of propofol infusion syndrome after extracorporeal membrane oxygenation (ECMO) decannulation. J Cardiothorac Vasc Anesth, 2020, 34 (8): 2174-2177.

[22] Maybauer MO, Koerner MM, Maybauer DM. Perspectives on adjunctive use of ketamine for analgosedation during extracorporeal membrane oxygenation. Expert Opin Drug Metab Toxicol, 2019, 15 (5): 349-351.

第十八章

ECLS 的并发症

第一节 ECMO 患者出血和血栓事件的危险因素和预后分析

中国医科大学附属第一医院 安 欣

在体外膜氧合（ECMO）患者中，出血和血栓形成是常见并发症，其发生率高，影响因素复杂，不仅增加患者负担，而且与不良预后直接相关。本节将对 ECMO 患者出血和血栓不良事件的危险因素及相关预后进行深入探讨。

一、流 行 病 学

研究显示，尽管随着时间的推移、科技材料及相关技术的进步，ECMO 患者出血和血栓的发生率已经逐渐下降，但它们仍然是 ECMO 患者最为常见的并发症，在不同研究中，发病率也各不相同。

Nunez 等[1]对 2010～2017 年在体外生命支持组织（ELSO）注册的 V-V ECMO 患者的资料进行了分析，发现有 40.2%的患者至少经历过一次出血/血栓事件，其中 37%的患者只发生过出血事件，包括外科出血（心脏压塞、插管和手术部位出血）及内科出血（肺出血、胃肠道出血或颅内出血）；41.7%的患者只经历过血栓事件，包括 ECMO 回路血栓（回路凝血或氧合器/泵故障）、溶血和缺血性卒中；21.2%的患者同时经历过这两种事件。其中，最常见的出血事件是置管部位（15.5%）和手术部位出血（9.6%）。最常见的血栓事件是回路凝血（31.8%）和氧合器/泵故障（12.7%）。

Baumgartner 等[2]对 2009～2017 年只发生呼吸衰竭而应用 V-V ECMO 的患者进行分析，发现有高达 73%的患者经历过至少一次的大失血（定义为血红蛋白每 24h 下降≥2g/dl，每 24h 需要输注≥2 单位浓缩红细胞，腹膜后、肺部、中枢神经系统出血或需要手术的出血），30%的患者有肺栓塞或静脉血栓形成（闭塞度＞管腔直径的 50%）。

Mansour 等[3]分析了截至 2022 年 3 月 31 日在法国登记的需 V-V ECMO 或 V-A ECMO

支持的 COVID-19 患者，发现有 65.5% 的患者在 ECMO 支持期间出现出血或血栓形成，其中 29% 仅发生出血事件，16% 仅发生血栓事件，20% 同时发生出血和血栓事件。插管部位（18.4%）和耳鼻咽喉（12.3%）出血是最常见的出血类型，颅内出血占 6.8%；13.2% 发生回路血栓需要更换，9.5% 的患者更换了氧合器，另有 9.4% 的患者发生了肺栓塞。V-V ECMO 和 V-A ECMO 在出血和血栓形成的总发生率方面未观察到显著性差异，但 V-A ECMO 伴随更多的消化道出血、下肢缺血及缺血性卒中。

Chung 等[4]对 2010～2017 年在 ELSO 注册的 V-A ECMO 患者进行分析，发现 11 984 例患者中，2893 例（24.1%）发生出血事件，1356 例（11.3%）发生血栓事件，1036 例（8.6%）同时发生了出血和血栓事件。最常见的出血事件是插管部位（23.5%）和手术部位（20.8%）出血，内科出血占 12.6%；最常见的血栓事件是回路中的血栓（18.4%），缺血性卒中占 6.1%。

通过近年的相关研究不难发现，由于各项研究的设计不同，最终得到的出血与血栓的发生率有所差异，虽然相较 10 年前整体不良事件的发生率有所下降，但某些特定部位的出血（内科或者颅内出血）的发生率降低并不明显，而且与不良预后直接相关。

二、主要危险因素

关于出血/血栓事件的危险因素，各项研究报道的结果不同，从整体上来讲，与患者 ECMO 前的状态、原发疾病、置管技术的选择、整体运行期间的管理等均有关。

经多变量逻辑回归分析，Nunez 等[1]研究提示，ECMO 前发生的急性肾损伤（AKI）、血管升压药的使用和更长的 ECMO 持续时间，与更高的出血概率显著相关。年份更近的 ECMO 支持、高龄和 pH 较低与出血风险较低相关，但与内科出血无关。较高的基线氧合指数与较低的内科出血概率之间存在微弱但显著的关系。同时，更高的体重、更长的 ECMO 持续时间、更高的 ECMO 前 $PaCO_2$ 和 pH 均与血栓形成和 ECMO 回路血栓形成的风险显著相关。年龄较大、单部位插管和年份更近的 ECMO 支持均与血栓形成和 ECMO 回路血栓形成的风险较低有关。ECMO 前心搏骤停是血栓形成的重要危险因素，但 ECMO 回路血栓形成除外。AKI 与 ECMO 回路血栓形成风险降低显著相关。缺血性卒中的危险因素包括 ECMO 开始前较低的氧合指数和施行 ECMO 后动脉血氧分压的变化（ΔPaO_2）>80mmHg。ΔPaO_2 超过 80mmHg 后，每增加 10mmHg，缺血性卒中的发生率就会增加 15%。值得注意的是，ECMO 前心搏骤停与缺血性卒中有着强烈但不显著的相关性，颅内出血的危险因素包括非白种人、ECMO 启动前需要血管升压药及 ΔPaO_2<80mmHg。$\Delta PaCO_2$ 与缺血性卒中或颅内出血无显著相关性。关于不同原发病对出血/血栓事件的影响，研究者发现创伤是唯一一个与出血事件增加和血栓事件增加具有强烈相关性的独立危险因素；病毒性肺炎和吸入性肺炎与高出血事件发生率的相关性较弱，且不显著；哮喘与血栓性事件的发生率较低有密切关系。

关于出凝血的实验室检查结果与出血/血栓事件的关系，Baumgartner 等[2]发现，在因呼吸衰竭而应用 V-V ECMO 的患者中，发生大出血事件的患者与没有发生出血事件的患者相比，活化部分凝血活酶时间（aPTT）、纤维蛋白原和 D-二聚体的中位水平没有显著性差异；为了排除 aPTT 和出血之间的相互依赖性，研究者还检验了在第一次大出血事件之前的 aPTT 中位数，结果未发现显著性差异；此外，大出血患者的肝素剂量与无大出血患者相比没有显著性差异。在 ECMO 运行期间，大出血患者的血小板中位数显著较低，而两组之间首次大出血前的血小板中位数没有差异。发生和未发生颅内出血的患者之间，在血小板中位数、aPTT 或纤维蛋白原水平方面没有显著性差异。然而，颅内出血患者在插管前的 $PaCO_2$ 中位数显著较高。此外，开始 ECMO 前后的 $PaCO_2$ 差异，在颅内出血患者中更大。发生血栓事件和无血栓事件的两组患者相比，在 aPTT、血小板计数、纤维蛋白原水平或 D-二聚体的中位数，以及肝素剂量方面，均未显示出显著性差异；插管技术也不影响血栓栓塞事件的发生率。

在 COVID-19 患者中[3]，与所有出血事件发生独立相关的因素是 ECMO 前通气持续时间≥7 天和 ECMO 支持时间。与所有血栓形成事件发生独立相关的因素包括插管时纤维蛋白原≥6g/L 和 ECMO 支持时间。

对于 V-A ECMO 患者[4]，与较高出血风险相关的因素包括中心插管、ECLS 时间较长、肾衰竭、PMP 氧合器的使用和高龄。年份更近的 ECMO 治疗、较高的 pH 和亚洲人种与较低的出血风险相关。与血栓事件相关的因素包括肾衰竭、ECMO 持续时间较长、中心插管和亚洲人种等。高龄、年份更近的 ECMO 治疗和 PMP 氧合器与血栓事件的风险较低有关。与缺血性卒中相关的因素包括 ECMO 前停搏、较低的 pH 和较长的 ECMO 时间。

也有学者强调，在 ECMO 运转期间，抗凝策略的选择对出血/血栓事件有很大影响[5]，关于如何平衡出血与血栓事件之间的关系，也一直存在争议[6]。有关抗凝相关问题的具体内容，将在其他章节讨论，这里不再赘述。

三、预 后 分 析

有多项研究进行了 Logistic 回归分析，用于评估出血和血栓并发症与住院死亡率之间的关系，从而为实现个体化 ECMO 管理提供可能。尽管近年的研究结果略有不同，但似乎均提示，出血事件的相关病死率要高于血栓事件。

在 V-V ECMO 患者中[1]，无出血和血栓并发症的患者病死率为 30.6%，血栓形成患者病死率为 36.1%，出血患者病死率为 46.1%，发生两种并发症的患者病死率为 43.7%。整体来说，发生出血的患者病死率高于发生血栓的患者。其中，内科出血伴随较高的病死率，而外科出血并未伴随病死率的增加。在血栓事件中，缺血性卒中的病死率显著增加，氧合器/泵故障和溶血的病死率略有增加。回路凝血与病死率无显著相关性。相关的病死率如下：缺血性卒中 73.9%，颅内出血 73.2%，肺出血 53.6%，胃肠道出血 48.6%，填塞 46.6%，氧合器/泵故障 45.7%，溶血 42.2%，手术部位出血 39.6%，髓核部位出血 39.3%，回路凝血 34.7%。由此不难看出，颅内出血/血栓事件是增加病死率的最大危险因素。

在 COVID-19 患者中观察到类似的结果[3]，即出血事件与较高的住院病死率相关，仅发生出血的患者住院病死率为 71.8%，同时发生出血和血栓的患者为 69.4%，仅发生血栓的患者为 42.4%，无出血或血栓的患者为 40.3%。经多变量分析，出血事件会增加住院病死率而血栓事件并没有。

在 V-A ECMO 患者中[4]，无出血和血栓并发症的患者病死率为 54.6%，血栓形成患者为 59.8%，出血患者为 66.5%，发生两种并发症的患者病死率为 64.4%。与住院病死率增加相关的出血事件包括出血性卒中、肺出血、胃肠道出血和手术部位出血。插管部位出血与住院病死率无关。与住院病死率相关的血栓事件包括缺血性卒中和溶血。

四、小结和展望

从近年的研究结果来看，ECMO 患者整体的出血/血栓事件发生率在不断下降，但仍是临床工作中经常面临的问题。相关危险因素在各项研究中也略有差异，一旦发生不良事件，将会加重患者负担，降低其生存率。这就需要临床医生结合患者的实际情况进行精细评估，做到合理干预，以达到降低不良事件发生率和患者病死率的目的。

参 考 文 献

[1] Nunez JI, Gosling AF, O'Gara B, et al. Bleeding and thrombotic events in adults supported with venovenous extracorporeal membrane oxygenation：an ELSO registry analysis. Intensive Care Med，2022，48（2）：213-224.

[2] Baumgartner S, Lubnow M, Malfertheiner MV, et al. Major bleeding and thromboembolic events in veno-venous extracorporeal membrane oxygenation-patients with isolated respiratory failure. ASAIO J，2022，68（12）：1529-1535.

[3] Mansour A, Flecher E, Schmidt M, et al. Bleeding and thrombotic events in patients with severe COVID-19 supported with extracorporeal membrane oxygenation：a nationwide cohort study. Intensive Care Med，2022，48（8）：1039-1052.

[4] Chung M, Cabezas FR, Nunez JI, et al. Hemocompatibility-related adverse events and survival on venoarterial extracorporeal life support：an ELSO registry analysis. JACC Heart Fail，2020,8(11)：892-902.

[5] Seeliger B, Wendel-Garcia PD, Stahl K, et al. It takes two to bleed：anticoagulation intensity and the host's vascular susceptibility. Intensive Care Med，2022，48（5）：619-620.

[6] Nunez JI，Grandin EW. It takes two to bleed：anticoagulation intensity and the host's vascular susceptibility. Author's reply. Intensive Care Med，2022，48（5）：621-623.

第二节　ECMO 患者并发急性肾损伤的危险因素和预后分析

哈尔滨医科大学附属第二医院　郑俊波

急性肾损伤（AKI）是接受体外膜氧合（ECMO）患者最常见的并发症之一，其发病率高，病因及相关危险因素复杂，与患者接受肾脏替代治疗及不良预后密切相关。充分了解 ECMO 患者并发 AKI 的危险因素及预后，有助于改善临床实践中对于此类情况的预防和管理。

一、ECMO 患者并发 AKI 的发生率和病死率

在接受 ECMO 支持的患者中，AKI 的发生率和病死率均较高。由于患者特征、AKI 定

义及临床背景不同，其发生率从 26% 到 85% 不等[1]。Thongprayoon 等[2]的研究纳入了 10 282 名 ECMO 成人患者，统计归纳了其并发 AKI 的情况，根据风险、损伤、衰竭、肾功能不全和终末期肾病（RIFLE）、急性肾损伤网络（AKIN）和全球改善肾脏疾病预后（KDIGO）标准，AKI 发生率分别为 67.5%、57.8% 和 68.2%。根据需要肾脏替代治疗（RRT）和不需要 RRT 治疗，其发生率分别为 44.9% 和 62.8%；根据 ECMO 支持的类型，V-A ECMO 患者 AKI 发生率高于 V-V ECMO 患者，V-V ECMO 患者中 AKI 和重度 AKI 的发生率分别为 45.7% 和 37.0%，V-A ECMO 患者中 AKI 和重度 AKI 的发生率分别为 60.8% 和 49.5%，并且最常出现在 ECMO 上机当日。并发 AKI 或需要 RRT 的重度 AKI 的 ECMO 患者的病死率分别为 62.0% 和 68.4%，接受 RRT 的重度 AKI 患者的医院病死率增加了 3.7 倍，因此预防和早期识别存在 ECMO 相关性 AKI 风险的患者在提高患者生存率方面具有重要作用。并发中重度 AKI 的 ECMO 患者的 ECMO 撤机失败率和 30 天病死率，相较没有发生 AKI 并发症的 ECMO 患者更高，且 5 年生存率显著降低[3]。在高危经皮冠脉介入术（PCI）患者中，与 V-A ECMO 相比，Impella 支持患者的 AKI 发生率更低[4]，选择合适的血流动力学支持可以有效降低高危 PCI 患者 AKI 并发症的发生率。在 EOLIA 和 CESAR 两项研究中，ECMO 患者 AKI 发生率和 RRT 使用率与接受常规方案治疗的患者相比更低[5]。

二、ECMO 患者并发 AKI 的危险因素

致 ECMO 患者发生 AKI 的因素很多，病理生理机制复杂，与患者因素、机械通气和 ECMO 支持等均有关联[1]。患者的高龄、既往存在的合并症、血流动力学不稳定、心力衰竭、严重低氧血症、高碳酸血症等均可能引起肾脏灌注不足，进而导致 AKI 的发生；机械通气引起的血流动力学改变及炎症因子释放会使 ECMO 患者 AKI 风险增加，呼气末正压通气（PEEP）的升高会减少静脉回流，从而减少心输出量，引起肾脏血流灌注减少；另外，ECMO 相关因素也会导致 AKI 的发生，ECMO 的插管与缺血再灌注损伤和活性氧的产生有一定程度的关联；溶血的发生会导致血浆游离血红蛋白（cell-free hemoglobin，CFH）水平升高、游离铁释放等，造成肾小管阻塞，从而引起 AKI；V-A ECMO 的非搏动性血流可能会影响肾脏皮层的血流量。临床上需要充分、全面评估 ECMO 患者 AKI 的危险因素，从而改善预防和管理。

关于 ECMO 患者并发 AKI 危险因素的研究众多，Chen 等[6]的研究发现，在 ECMO 患者中发生 AKI 的三个独立危险因素分别是 ECMO 支持前的低左心室射血分数、ECMO 支持前的 SOFA 评分和 ECMO 支持后 24h 内的高血清乳酸水平。Pilarczyk 等[3]研究发现，ECMO 支持前的高血清乳酸水平、血清肌酐、ECMO 泵速、低血小板水平、低碱剩余和低血细胞比容是 ECMO 患者发生中重度 AKI 的独立预测因子，在并发 AKI 的死亡患者中，血清肌酐和碳酸氢盐水平较存活患者显著升高。Ostermann 等[1]的研究总结出年龄、合并症、左心室射血分数、血浆游离血红蛋白等是 ECMO 患者发生 AKI 的危险因素，另外红细胞体积分布宽度＞14.1% 也与严重 AKI 的发生风险有关。

已有研究表明，溶血标志物血浆游离血红蛋白与 ECMO 患者的病死率增加相关[7]，血浆游离血红蛋白通过一氧化氮清除同时导致血管收缩、血小板聚集、脂质过氧化及刺激促炎

受体等机制损伤肾小管进而加重肾脏损伤。Graw 等[8]进一步研究了 V-V ECMO 患者中血浆游离血红蛋白和结合珠蛋白与 AKI 的关系，研究根据血浆游离血红蛋白浓度，将患者分为游离血红蛋白低、中、高浓度三组，研究得出随着游离血红蛋白浓度的增加，患者并发 AKI 的概率也随之增加，与低浓度游离血红蛋白组相比，中浓度和高浓度游离血红蛋白组患者的 AKI 发生风险分别增加了 3 倍和 5 倍，证实游离血红蛋白浓度也是 ECMO 支持患者发生 AKI 的独立危险因素。

ECMO 患者细胞因子风暴的发生会导致单器官或多器官功能障碍，白细胞介素-10（IL-10）作为一种强有效的抗炎性细胞因子，是否能够预测并降低 ECMO 患者的 AKI 发生率和病死率？Grins 等[9]对 IL-10 的作用进行了相应研究，该研究纳入 V-A ECMO 患者，并收集 V-A ECMO 支持前、支持时和支持后的患者血液样本进行分析，最后得出 ECMO 支持前 IL-10 水平可以作为 AKI 发展的预测因子。

Wang 等[10]的研究建立了一个早期预测 ECMO 患者发生 AKI 的风险模型，记录收集了 ECMO 支持过程中 2h 时间点的临床特征和实验室化验结果，最后分析得出基于 2h 时间点时的血清肌酐、尿酸、血清乳酸和 ECMO 模式这四个预测因子，可以对 ECMO 患者的 AKI 风险进行个体化预测。Gaisendrees 等[11]在体外心肺复苏（ECPR）患者中进行相关研究，发现 ECPR 并发 AKI 的患者的入院肌酐、尿酸、肌酸激酶水平和 ECMO 支持 24h 后的肌酸激酶水平，较未发生 AKI 的患者均显著升高，基线尿酸水平与 AKI 发生具有显著相关性，可以预测 AKI 的发生。

AKI 的发生与肾脏生物标志物、溶血标志物及细胞因子水平均有明显相关性，因此进一步明确危险因素，分析预测因子，建立预测模型，在疾病的个体化防治中发挥着越来越重要的作用。

三、ECMO 患者并发 AKI 的预后分析

AKI 作为 ECMO 患者的常见并发症之一，发生率和病死率均较高。随着研究的进展，分析发生 AKI 的危险因素及预测因子，降低其发生率和病死率仍是一项艰难的挑战。

血浆游离血红蛋白浓度作为 ECMO 患者并发 AKI 的独立危险因素，利用结合珠蛋白与游离血红蛋白结合形成结合珠蛋白-血红蛋白复合物，从而减少游离血红蛋白的肾小球滤过，能否对肾脏损伤起相应的保护作用并改善 AKI 患者的预后，还有待进一步研究和论证。但已有研究发现，在高浓度游离血红蛋白组患者中，与未出现 AKI 并发症的患者相比，出现 AKI 并发症的患者的血浆结合珠蛋白水平更低，由此推断更高的血浆结合珠蛋白水平可能会降低 AKI 的发生率，并且将中浓度游离血红蛋白组中的结合珠蛋白浓度＞2.7g/L 或高浓度游离血红蛋白组中的结合珠蛋白浓度＞2.4g/L，确定为预防游离血红蛋白相关 AKI 的临床临界值[8]。但是，关于结合珠蛋白对肾脏保护作用的机制，目前还缺少相关研究。

在 V-A ECMO 支持患者中 AKI 的发生率更高，也与更差的预后相关。与未发生 AKI 且肾小球滤过率≥45ml/min 的患者相比，V-A ECMO 患者 AKI 的发生与 30 天病死率增加相关。关于其预后，研究表明 30 天存活的 V-A ECMO 支持并发 AKI 患者的 1 年生存率与未发生 AKI 的 ECMO 患者相比没有显著性差异[9]。在 V-A ECMO 期间，肾脏功能恢复或

保留对患者预后至关重要，Prasad 等[12]的研究定义恢复或保留肾脏功能为 0（AKI 无改善）或 1（未发生 AKI 或 AKI 改善），并进一步分析得出，肾脏功能恢复或保留是全队列和并发 AKI 队列生存的独立预测因素。Sitbon 等[13]的研究旨在评估 V-A ECMO 患者中早期肾功能恢复的发生率及 AKI 持续存在的相关因素。该研究纳入 145 例 ECMO 前严重 AKI 患者，其中 82 例患者未实现早期肾功能恢复，63 例患者符合早期肾功能恢复标准，两者相比，早期肾功能恢复患者的 90 天生存率更高。研究进一步分析发现，早期肾功能恢复的独立预测因素分别是 AKI 3 期、较低的每日液体平衡、较低的血管活性-肌张力评分和更少剂量的肾毒性抗生素，这些变量也与较短的早期肾功能恢复时间独立相关。启动 V-A ECMO 之后迅速恢复肾功能并预防肾脏应激反应至关重要，而限制性液体复苏策略和减少肾毒性药物的使用对 V-A ECMO 患者早期肾功能的恢复可发挥有利作用。

四、小结和展望

ECMO 支持下并发 AKI 患者的发生率和病死率均居高不下，虽然已有众多研究分析 ECMO 患者并发 AKI 的危险因素及预测因子，如年龄、合并症、左心室射血分数、血浆游离血红蛋白、IL-10 水平等，但仍有待未来进一步的研究探索早期如何综合评估 ECMO 患者 AKI 的发生和发展，从而采取积极有效的干预措施降低其发生率和病死率。

参 考 文 献

[1] Ostermann M，Lumlertgul N. Acute kidney injury in ECMO patients. Crit Care，2021，25（1）：313.

[2] Thongprayoon C，Cheungpasitporn W，Lertjitbanjong P，et al. Incidence and impact of acute kidney injury in patients receiving extracorporeal membrane oxygenation：a meta-analysis. J Clin Med，2019，8（7）：981.

[3] Pilarczyk K，Huenges K，Bewig B，et al. Acute kidney injury in patients with severe ards requiring extracorporeal membrane oxygenation：incidence，prognostic impact and risk factors. J Clin Med，2022，11（4）：1079.

[4] Schweitzer J，Horn P，Voss F，et al. Incidence of acute kidney injury is lower in high-risk patients undergoing percutaneous coronary intervention supported with impella compared to ECMO. J Cardiovasc Transl Res，2022，15（2）：239-248.

[5] Combes A，Peek GJ，Hajage D，et al. ECMO for severe ARDS：systematic review and individual patient data meta-analysis. Intensive Care Med，2020，46（11）：2048-2057.

[6] Chen W，Pei M，Chen C，et al. Independent risk factors of acute kidney injury among patients receiving extracorporeal membrane oxygenation. BMC Nephrol，2023，24（1）：81.

[7] Bünger V，Hunsicker O，Krannich A，et al. Potential of cell-free hemoglobin and haptoglobin as prognostic markers in patients with ARDS and treatment with veno-venous ECMO. J Intensive Care，2023，11（1）：15.

[8] Graw JA，Hildebrandt P，Krannich A，et al. The role of cell-free hemoglobin and haptoglobin in acute kidney injury in critically ill adults with ARDS and therapy with VV ECMO. Crit Care，2022，26（1）：50.

[9] Grins E，Leacche M，Shrestha NM，et al. Interleukin-10：a potential pre-cannulation marker for development of acute kidney injury in patients receiving veno-arterial extracorporeal membrane oxygenation. Blood Purif，2023，52（7-8）：631-641.

[10] Wang L，Chen L，Ni H，et al. Development of an acute kidney injury risk prediction model for patients undergoing extracorporeal membrane oxygenation. Heliyon，2022，8（12）：e12585.

[11] Gaisendrees C，Ivanov B，Gerfer S，et al. Predictors of acute kidney injury in patients after extracorporeal cardiopulmonary resuscitation. Perfusion，2023，38（2）：292-298.

[12] Prasad A，Brehm C，Singbartl K. The impact of preservation and recovery of renal function on survival after veno-arterial extracorporeal life support：a retrospective cohort study. Artif Organs，2023，47（3）：554-565.

[13] Sitbon A，Coutrot M，Montero S，et al. Early renal recovery after acute kidney injury in patients on venoarterial extracorporeal membrane oxygenation：a retrospective study. J Crit Care，2023，78：154368.

第三节　ECMO 患者神经系统并发症的危险因素和预后分析

大连市中心医院　高　恺

体外膜氧合（ECMO）能为心肺衰竭患者提供短期的心肺功能支持，从而挽救部分心肺衰竭患者的生命。然而这种支持不是没有风险的，近年来越来越多的研究报道了 ECMO 支持期间出现的各种神经系统并发症，而神经系统并发症的发生和患者更高的死亡率相关，需引起重视。

一、流　行　病　学

近年来许多研究对 ECMO 期间神经系统并发症的流行病学进行了统计分析，Hwang 等[1]对 2012～2021 年 ELSO 数据库中 V-A ECMO 相关数据进行回顾性分析，在 12 327 名患者中，3% 发生缺血性卒中，1% 发生出血性卒中，0.2% 同时发生缺血性和出血性卒中。同样来自于 ELSO 2010～2017 年的数据显示，在接受 V-V ECMO 支持的成人患者中，出血性卒中的发生率为 4.5%，包括脑实质出血、蛛网膜下腔出血、硬膜下出血，而缺血性卒中的发生率为 1.9%[2]。一项针对 COVID-19 患者 V-V ECMO 支持过程中神经系统并发症的荟萃分析发现，脑出血的发生率为 11%，缺血性卒中的发生率为 2%[3]。随着治疗时间的延长，缺血性卒中的发生率似乎略有增加，但这可能是由于对 ECMO 并发症认识的加深，导致缺血性卒中更多地被发现。

二、危　险　因　素

对于 ECMO 患者神经系统并发症的危险因素，以往研究多基于小型的单中心研究，此外很多研究未明确区分 ECMO 类型，而 V-V ECMO 和 V-A ECMO 在基础适应证和合并症特点等方面存在明显差异。

Lüsebrink 等[4]回顾性分析了五个心脏 ICU 的 V-A ECMO 患者，通过分析发现 V-A ECMO 脑出血的危险因素包括糖尿病病史、更高的乳酸水平、低血小板计数、低纤维蛋白原水平。

一些研究已经发现糖尿病与脑出血风险增加之间存在关联。Saliba 等[5]研究发现，出血风险还和糖尿病病程相关，出血风险和糖化血红蛋白水平呈"J"形相关，这提示不理想的血糖控制和过于严格的血糖控制均可能导致更高的出血风险。糖尿病与出血风险增加关系背后的病理生理机制目前还不清楚。推测糖尿病导致的微血管病变可能与出血相关，但是通过胰岛素治疗及血糖管理能否预防或改变颅内出血的病程，还有待进一步研究。

V-A ECMO 期间经常发生血小板减少，ECMO 驱动泵产生的恒定剪切力会导致获得性血小板功能障碍。血小板功能障碍的分子机制可能与糖蛋白 I ba（血管性血友病因子受体）和糖蛋白Ⅵ（胶原蛋白受体）水平降低有关，但具体机制还不清楚。Guennec 等[6]发现，在开始 ECMO 时，血小板计数 $<100\times10^9/L$ 是脑出血的独立危险因素。目前还不清楚及时纠正低血小板计数是否会降低脑出血的风险，这需要考虑禁忌证及血小板输注所致血栓形成风险。因此，对于所有 V-A ECMO，均需明确是否有凝血失调，包括评价血小板功能、进行凝血实验。基于新生儿 ECMO 支持中脑出血的回顾性研究已经证实，低纤维蛋白原水平是脑出血的独立危险因素。将纤维蛋白原维持在正常范围内似乎对预防新生儿 ECMO 支持中发生的脑出血至关重要。这一结论也可适用于成年人。在 V-A ECMO 治疗期间，由于持续的凝血酶形成和纤维蛋白原消耗，纤维蛋白原可能下降。然而目前尚无何时需要输注浓缩纤维蛋白原的推荐意见。一般推荐维持纤维蛋白原水平 $>1.5g/L$，如果有出血或出血相关的担忧，目标应 $>2g/L$。作为危重患者预后评估的标志物，乳酸早在 20 世纪 90 年代就被作为 ECMO 支持期间发生脑出血的标志物，并且 ECMO 支持期间乳酸的持续升高可以用来识别预后不佳的亚组[4]。

Hunsicker 等[7]对接受 V-V ECMO 支持的 ARDS 患者进行研究，发现发生脑出血的独立危险因素为 ECMO 起始时 $PaCO_2$ 的快速下降和 pH 的快速升高。$PaCO_2$ 和 pH 是强负相关关系。而 PaO_2 的变化不会导致脑出血风险的增加。ECMO 辅助开始后 $PaCO_2$ 降低 $<24mmHg$ 为评估出血风险的最佳临界值。$PaCO_2$ 的降低会导致脑血管痉挛，降低脑血流和脑血供。$PaCO_2$ 的降低还会导致神经兴奋性增强，脑氧代谢增加。这两种效应协同可导致短暂的局部脑缺氧。这种脑缺氧及随后发生的缺血再灌注损伤被认为是脑出血的推定原因。V-V ECMO 初始 7 天更高的 PEEP 和更低的血小板计数，在脑出血组和非出血组也有显著性差异[7]。$PEEP\leq14cmH_2O$ 和血小板计数 $>100\times10^9/L$ 可以作为预防脑出血的临界值。对于脑损伤而不伴肺损伤的患者，PEEP 的应用不会影响颅内压和脑灌注压。最近关于脑损伤患者的研究提示，当伴随严重肺损伤时，PEEP 的应用对颅内压和脑灌注压有显著但无临床相关性的影响[8]。PEEP 和脑血流动力学之间的相互作用受到多种患者特异性因素的影响。肺顺应性的显著降低和俯卧位的频繁应用可能对 V-V ECMO 期间脑出血的发生起到一定的促进作用[7]。

COVID-19 患者接受 V-V ECMO 支持，在全身抗凝时较其他 V-V ECMO 患者似乎有更高的脑出血风险，原因可能与其更高的抗凝目标和 COVID-19 相关内皮损伤有关。而选择更高的抗凝目标，与早期 COVID-19 患者血栓形成率高且死亡率增加的报道有关。有趣的是，Li 等[3]比较了与 2018 年 EOLIA 实验抗凝水平相似（抗 X a 因子活性在 0.2～0.3，aPTT 在 40～55s），或更高抗凝目标（抗 X a 因子活性 >0.3，aPTT $>55s$）的 COVID-19 行 V-V ECMO 患者，却发现两种抗凝目标的脑出血发生率没有显著性差异（$P=0.06$），这可能表明较高的抗凝目标并不会显著增加脑出血风险。而最近的一些研究表明，治疗性抗凝对中度 COVID-19

患者有益，而在危重或重度 COVID-19 患者中没有看到这种获益[9]。越来越多的证据表明，无抗凝或低剂量全身抗凝的 V-V ECMO 与较少的出血性并发症相关。神经系统并发症，尤其是脑出血，较血栓形成事件有更高的死亡风险，在危重 COVID-19 患者中应仔细考虑这些风险之间的平衡。

缺血性卒中的危险因素似乎很难确定。与 ECMO 期间血小板计数、纤维蛋白原及 aPTT 抗凝维持水平均无相关性，这其实并不难理解，ECMO 并不是患者缺血性卒中的唯一危险因素，心脏手术、心肌梗死、心搏骤停、低心输出量导致的脑血流降低或者其他疾病均可能是导致缺血性卒中的原因。很难确定 ECMO 和基础疾病两者中哪个对缺血性卒中的影响更大[6]。

三、预 后 分 析

对于体外心肺复苏（ECPR）患者，入住 ICU 时的年龄和格拉斯哥评分、CPR 时间、CPR 后的平均动脉压（MAP）是评估神经系统不良预后的预测因素[10]。ECPR 后 96h 内，维持 MAP 在 75mmHg 出现神经系统不良结局的可能性最小。而 MAP 低于 60mmHg，往往提示神经系统不良结局，但 MAP 高于 75mmHg 后仍继续增加，神经系统不良预后的风险也逐渐增加。过高 MAP 致神经系统不良结局的可能原因：①过高的 MAP 可能与显著的出血并发症有关；②当大脑自动调节功能受损，过高的 MAP 可能会导致更高的脑血流量和颅内压，因此过高的 MAP 可能加重 ECPR 幸存者的脑水肿[11]。

在 2000 年以前，V-A ECMO 并发脑出血的死亡率约为 90%，近年报道的死亡率 81%，而相对应的无脑出血患者死亡率为 63%，这表明 V-A ECMO 期间脑出血与更高的死亡率相关[1, 4]。而缺血性卒中患者死亡率 65%，无缺血性卒中患者死亡率为 36%，同样与更高的死亡率相关[1]。无论是出血性卒中还是缺血性卒中患者，与无卒中患者相比，均经历了更长的 ECMO 支持时间、更多的神经外科干预、更多的胃肠道出血和心律失常[1]。此外，经验丰富的 ELSO 中心通常死亡率较低，但出血性/缺血性卒中的检出率略有增加。而总例数很低的 ELSO 中心卒中死亡率变异很大。ELSO 中心的病例数与死亡率呈负相关。可能的原因是，更有经验的 ELSO 中心为 ECMO 患者提供了更成熟的基础设施和治疗方案，能够发现更多的并发症，并可通过及时干预来提高患者生存率。

V-V ECMO 患者中出血性卒中死亡率为 69.4%，而无出血性卒中患者死亡率为 44.6%，V-V ECMO 辅助 COVID-19 患者中出现神经系统并发症患者的院内死亡率为 84.9%，而 V-V ECMO 辅助 COVID-19 患者总体死亡率为 37%。与无神经系统并发症患者相比，患者死亡率风险比为 2.24[3]。

四、小结和展望

综上所述，ECMO 患者治疗期间神经系统并发症的发生率高，且一旦发生，病死率明显增加。糖尿病病史、更高的乳酸水平、更低的纤维蛋白原水平和血小板计数，是 V-A ECMO 脑出血的危险因素。V-V ECMO 起始时 $PaCO_2$ 的快速下降和 pH 的快速升高是脑出血的危险因素。目前缺血性卒中的危险因素似乎还难以确定，正因如此更需要引起重视，密切监测。

参 考 文 献

[1] Hwang J，Kalra A，Shou BL，et al. Epidemiology of ischemic stroke and hemorrhagic stroke in venoarterial extracorporeal membrane oxygenation. Critical Care，2023，27（1）：rs.3.rs-3200908.

[2] Nunez JI，Gosling AF，O'Gara B，et al. Bleeding and thrombotic events in adults supported with venovenous extracorporeal membrane oxygenation：an ELSO registry analysis. Intensive Care Med，2022，48（2）：213-224.

[3] Li CMF，Densy Deng X，Ma YF，et al. Neurologic complications of patients with COVID-19 requiring extracorporeal membrane oxygenation：a systematic review and meta-analysis. Crit Care Explor，2023，5（4）：e0887.

[4] Lüsebrink E，Zimmer S，Schrage B，et al. Intracranial haemorrhage in adult patients on venoarterial extracorporeal membrane oxygenation. Eur Heart J Acute Cardiovasc Care，2022，11（4）：303-311.

[5] Saliba W，Barnett-Griness O，Gronich N，et al. Association of diabetes and glycated hemoglobin with the risk of intracerebral hemorrhage：a population-based cohort study. Diabetes Care，2019，42（4）：682-688.

[6] Guennec L，Cholet C，Huang F，et al. Ischemic and hemorrhagic brain injury during venoarterial-extracorporeal membrane oxygenation. Ann Intensive Care，2018，8（1）：129.

[7] Hunsicker O，Beck L，Krannich A，et al. Timing，outcome，and risk factors of intracranial hemorrhage in acute respiratory distress syndrome patients during venovenous extracorporeal membrane oxygenation. Crit Care Med，2021，49（2）：e120-e129.

[8] Boone MD，Jinadasa SP，Mueller A，et al. The effect of positive end-expiratory pressure on intracranial pressure and cerebral hemodynamics. Neurocrit Care，2017，26（2）：174-181.

[9] Sadeghipour P，Talasaz AH，Rashidi F，et al. Effect of intermediate-dose vs standard-dose prophylactic anticoagulation on thrombotic events，extracorporeal membrane oxygenation treatment，or mortality among patients with COVID-19 admitted to the intensive care unit：The INSPIRATION randomized clinical trial. JAMA，2021，325（16）：1620-1630.

[10] Ryu JA，Chung CR，Cho YH，et al. Neurologic outcomes in patients who undergo extracorporeal cardiopulmonary resuscitation. Ann Thorac Surg，2019，108（3）：749-755.

[11] Lee YI，Ko RE，Yang JH，et al. Optimal mean arterial pressure for favorable neurological outcomes in survivors after extracorporeal cardiopulmonary resuscitation. J Clin Med，2022，11（2）：290.

第四篇

儿童 ECLS

第十九章

儿童循环支持

第一节　ECMO 治疗儿童脓毒性休克

国家儿童医学中心　复旦大学附属儿科医院　程　晖

脓毒症仍然是世界范围内儿童死亡的主要原因之一。《2020 拯救脓毒症运动国际指南：儿童脓毒性休克和脓毒症相关器官功能障碍管理》[1]中显示，据估计全球范围内每年有 120 万例儿童脓毒症患者；高收入国家的儿科重症监护病房中有 4%～8%住院儿童患有脓毒症，其病死率为 4%～50%；大多数死亡患儿患有难治性休克和（或）多器官功能障碍综合征。一旦进入难治性脓毒性休克（respiratory septic shock，RSS）阶段，传统治疗，包括液体复苏、血管活性药物、积极抗感染等无效，病死率更高[2, 3]，体外膜氧合（ECMO）技术作为儿童 RSS 的挽救性治疗方案，自 2002 年起被纳入拯救脓毒症运动国际指南[4]。

一、ECMO 治疗儿童 RSS 的机制

脓毒症时受体信号通路改变，一氧化氮过量产生，儿茶酚胺抵抗，血管活性激素包括皮质醇、血管升压素和血管紧张素Ⅱ等无法发挥生物学作用，造成难治性血管舒张，传统缩血管药物无效。同时，严重脓毒症诱导的心肌抑制，可导致难治性心源性休克。RSS 同时存在分布性休克和心源性休克，导致组织和器官灌注不足，氧输送明显减少，氧输送与氧摄取之间的失衡可造成组织失调和器官功能障碍甚至衰竭。无论是静脉-静脉（V-V）模式还是静脉-动脉（V-A）模式，ECMO 治疗均可以通过增加全身氧输送来逆转受损的组织氧输送，VA 模式还可以通过恢复灌注压力来支持受抑制的心肌[5]，通过减少升压药物和正性肌力药物的使用及降低通气支持力度，允许"代谢休息"。因此，ECMO 实现了维持器官灌注和功能，直至抗感染等集束化治疗起效。

二、ECMO 治疗儿童 RSS 的疗效评估

（一）生物标志物

组织灌注不足，细胞进行无氧糖酵解，导致高乳酸血症、代谢性酸中毒、细胞死亡，最终造成器官功能障碍。许多生物标志物，如肾脏的血尿素氮/肌酐、肝脏的转氨酶、心肌的肌钙蛋白 I/CK-MB 等可用于评估终末器官功能，但在器官灌注不足时存在时间滞后。而血清乳酸水平、中心静脉血氧饱和度（ScvO$_2$）、pH、中心动静脉 CO$_2$ 分压差等对流量敏感，对低灌注有及时的反应，可用于评估 ECMO 支持效果。Chen 等[6]的研究纳入 47 名接受 V-A ECMO 的儿童，成功撤离组在 ECMO 开始后的初始[（58.7±47.0）mg/dl *vs.*（108.0±55.3）mg/dl，*P*=0.003]、0～12h[（37.8±29.0）mg/dl *vs.*（83.5±60.0）mg/dl，*P*=0.005]和 12～24h[（29.4±26.9）mg/dl *vs.*（69.1±59.1）mg/dl，*P*=0.002]的乳酸水平显著降低；在多变量 Logistic 回归分析中，12～24h 高乳酸值是不良结果的独立因素（*P*=0.015，OR 1.1），最佳临界值为 48.6mg/dl（敏感度 48%，特异度 100%）。ScvO$_2$ 也被认为是反映组织灌注状态的可靠参数，但它有一定局限性，麻醉和弥散性血管内凝血中的微血栓及 V-A ECMO 流量的设置均对其有影响。近阶段的文献研究均表明，ScvO$_2$ 不能充分评估 ECMO 支持下微循环灌注的状态，并非良好的监测指标。Dib 等[7]对联合指标进行研究，纳入了 2005～2020 年接受 V-A ECMO 治疗的 572 名患者。根据 ECMO 插管时的 pH 水平，患者队列被分为三组：第 1 组（pH<7，*n*=60）、第 2 组（pH 7～7.2，*n*=115）和第 3 组（pH>7.2，*n*=397）。第 1 组、第 2 组和第 3 组的 1 年生存率分别为 13%、36%和 43%（*P*<0.001），并且得到了一个 pH 和乳酸之间强相关性的简单的"三七法则"，即 pH<7 和乳酸盐>7mmol/L 与<7% 的存活率相关。所以，乳酸等指标可能是判定 ECMO 预后的较可靠的生物学指标，但可能需要综合评估。

（二）微循环评估

虽然众多研究聚焦于生物学标志物评估，但这些指标主要体现了对大循环的支持效用。而目前认为微循环和组织灌注可能更为重要，它们与休克患者的器官功能障碍和死亡率更为相关。用于监测微循环的方法包括激光多普勒血流测量、视频显微镜（正交偏振光谱成像、侧流暗场或入射暗场照明）、近红外和临床评估（周围灌注指数、毛细血管再充盈时间、花斑评分和皮肤温度梯度）。但此类研究尚少，也无针对 ECMO 支持的 RSS 研究。Yeh 等[8]对 48 名行 V-A ECMO 治疗的成人心源性休克病例进行研究，发现 28 天非存活者和幸存者的心率、平均动脉压、血管活性药物指数和乳酸水平没有显著性差异；但 28 天非存活者的灌注小血管密度（PSVD）和灌注血管比例（PPV）低于存活者。对于微循环和组织灌注的研究可能是日后的重要研究方向。

三、ECMO 治疗儿童 RSS 的预后

对于 ECMO 治疗儿童 RSS 的预后，各文献报道的结果有较大差异。Melnikov 等[9]的研

究纳入了 2007~2016 年接受 ECMO 治疗的 31 名儿童患者，其中 10 名患儿接受 V-V ECMO 治疗，21 名接受 V-A ECMO 治疗。ECMO 的总撤机存活率和出院存活率分别为 71% 和 68%。V-V ECMO 和 V-A ECMO 的出院存活率分别为 80% 和 62%（ P=0.43）。一项来自 ELSO 对 340 个国际 ECMO 中心的回顾性注册研究，纳入了 1990~2015 年接受 ECMO 治疗的患有脓毒性休克、严重脓毒症、脓毒症、全身炎症反应综合征、中毒性休克综合征、感染相关休克和任何生物感染菌血症的 18 岁以下儿童共 744 人，出院存活率为 38.5%[10]。

四、展　　望

ECMO 应用于脓毒性休克治疗的时间尚短，目前多为回顾性研究，缺乏前瞻性、随机对照研究。但作为 RSS 的挽救性治疗，ECMO 的确切疗效、应用时机及临床决策等应是以后的重点研究方向。

参 考 文 献

[1] Weiss SL，Peters MJ，Alhazzani W，et al. Surviving sepsis campaign international guidelines for the management of septic shock and sepsis-associated organ dysfunction in children. Pediatr Crit Care Med，2020，21（2）：e52-e106.

[2] Kutko MC，Calarco MP，Flaherty MB，et al. Mortality rates in pediatric septic shock with and without multiple organ system failure. Pediatr Crit Care Med，2003，4（3）：333-337.

[3] Lin JC，Spinella PC，Fitzgerald JC，et al. New or progressive multiple organ dysfunction syndrome in pediatric severe sepsis：a sepsis phenotype with higher morbidity and mortality. Pediatr Crit Care Med，2017，18（1）：8-16.

[4] Carcillo JA，Fields AI. American college of critical care medicine task force committee members：clinical practice parameters for hemodynamic support of pediatric and neonatal septic shock. Crit Care Med，2002，30（6）：1365-1378.

[5] MacLaren G. In sepsis-induced heart failure，extracorporeal membrane oxygenation can provide support. Lancet，2020，396（10250）：515-517.

[6] Chen TY，Chang CH，Hsu JY，et al. Comparison of the predictive ability of lactate and central venous blood gas in pediatric venoarterial mode extracorporeal membrane oxygenation outcome. Pediatr Neonatol，2022，63（5）：474-483.

[7] Dib N，Belaroussi Y，Mansour A，et al. Association of arterial blood ph at cannulation with 1 year survival among veno-arterial extracorporeal membrane oxygenation recipients：the three seven rule. ASAIO J，2023，69（7）：e287-e292.

[8] Yeh YC，Lee CT，Wang CH，et al. Investigation of microcirculation in patients with venoarterial extracorporeal membrane oxygenation life support. Crit Care，2018，22（1）：200.

[9] Melnikov G，Grabowski S，Broman LM. Extracorporeal membrane oxygenation for septic shock in children. ASAIO J，2022，68（2）：262-267.

[10] Holloway A，Custer J，Patel R，et al. Outcomes of pediatric patients with sepsis managed on extracorporeal membrane oxygenation：an analysis of the extracorporeal life support organization registry. J Pediatr Intensive Care，2022，doi：10.1055/s-0042-1758480.

第二节 影响儿童循环支持 ECMO 预后的因素

上海交通大学医学院附属上海儿童医学中心 杨寅愉

循环支持 ECMO 的应用范围广泛，可应用于新生儿、婴幼儿和儿童等不同年龄段的患儿。然而，儿童循环支持 ECMO 的预后受到多种因素的影响，如年龄、病种、基础疾病、ECMO 支持时长、并发症等，在紧急情况下，还可能需要进行体外心肺复苏（ECPR）来维持患儿的生命。患儿的缺血缺氧程度及时间、ECPR 的效果和管理等多方面因素也会直接影响其预后。一般认为，ECPR 患儿总体预后较差。

一、现　　状

（一）ECMO 早期结果及预后影响因素

目前，儿童循环支持 ECMO 的短期随访已经获得一些结果。在一项基于 2001～2011 年 ELSO 数据库共计 4471 例新生儿 ECMO 数据的研究中[1]，患儿总体存活率为 41%。ELSO 2023 年 4 月公布的数据中[2]，新生儿与儿童循环支持 ECMO 患儿出院存活率分别为 55% 和 44%。

儿童循环支持 ECMO 的早期结果受多种因素影响，如支持的具体指征、患儿年龄、启动时机、支持的先天性心脏病（congenital heart disease，CHD）分型、存在的遗传或先天异常等。目前已经比较明确的儿童循环支持 ECMO 出现早期死亡的危险因素主要包括 ECMO 启动前后较低的 pH、ECMO 期间无法清除的高乳酸血症、早产或体重低于 3kg 和需要血管活性药物支持。

对于 CHD 患儿中需要循环支持 ECMO 的病例，早期发现残余的解剖问题会直接影响到其预后[3]。对残余解剖问题的类型和程度进行评估，判断其是否会影响血流动力学至关重要。早期（72h 内）发现残余解剖问题并给予及时干预是提高 ECMO 患儿存活率的有效方法。对于这种患儿，再次手术干预的时机往往很难抉择，需要在患儿血流动力学稳定的基础上，根据具体情况进行分析讨论。

文献报道的儿童暴发性心肌炎患者的存活率为 60%～83%[4]。由于暴发性心肌炎导致的心源性休克，其心肌损伤往往可逆，ECMO 非常适合辅助这类患儿。但对于极少数心肌炎造成心脏功能无法恢复的患儿，心脏移植可能是需要考虑的治疗方案。

儿童多系统炎症综合征（MIS-C）是发生于 COVID-19 后的一种可能危及生命的情况，其病理生理与川崎病类似，如心功能不全、冠状动脉扩张及心律失常，严重者可能需要 ECMO 支持。一项系统综述发现 917 例 MIS-C 患者中，58 例需要 ECMO 辅助，其存活率为 51%[5]。

（二）ECMO 长期随访结果及预后影响因素

1. 生存率　长期生存率是 ECMO 随访中需要重点关注的指标。一项包含 169 例心脏疾病 ECMO 患儿的研究发现，患儿的 5 年生存率为 32%，其中包括 6% 的出院后死亡率[6]。这些患有基础心脏疾病的患儿在随访过程中往往有更高的死亡率。费城儿童医院的一项研究回顾了 396 例接受循环支持的 ECMO 患儿，其中只有 43% 的患儿成功出院。在 6 年的随访中，66% 的患儿不幸去世[7]。

2. 神经系统发育随访　神经系统发育评估是另一个长期随访的重要结果。不同的研究设计、随访内容和患者情况可能导致不同的神经系统并发症发生率（20%～73%）[8, 9]。对于神经系统发育异常的危险因素，目前尚缺乏高质量研究证据的支持。一些研究已经发现神经系统发育异常与患者本身存在海马体和白质微观结构异常[10]，以及某些 CHD 患者术前脑容积减少的相关性[11]。

3. 生存质量（QoL）　近几年来，经 ECMO 辅助后的存活患者的 QoL 已成为研究热点。然而，全面而准确地评估这类患者的 QoL 是非常困难的，因为这些患者通常存在明显的发育落后。目前，国际上较常用的评估量表有儿童生存质量测定量表（Pediatric Quality of Life Inventory，PedsQL）4.0 和儿童心脏病生存质量量表（Pediatric Cardiac Quality of Life Inventory，PCQLI）。PedsQL 4.0 主要用于 2～18 岁患儿的核心评估，包括生理、心理、社交和学校表现，而 PCQLI 主要用于 8～18 岁有原发病患儿的治疗后评估。

目前，部分 ECMO 患儿的 QoL 低于正常人，这可能与 ECMO 本身、患儿的基础疾病或 ECMO 并发症有关。对于这些在随访中处于高危状态的患儿，仍然可以考虑通过密切监测和适当干预来改善他们的 QoL。

（三）ECPR

大部分儿童 ECPR 的实施是在能够监测生命体征的环境中完成的，如重症监护病房或手术室。一项关于儿童 ECPR 病例的研究显示，患儿在住院期间的生存率为 41%，与较差的临床结局相关的因素包括非心脏基础疾病、ECPR 时间延长及出现急性肾衰竭等[12]。

神经系统损伤是影响 ECPR 患儿预后的一个重要因素。根据 ELSO 的报告，22% 的儿童 ECPR 患者存在神经系统并发症，其中包括脑死亡（11%）、脑栓塞（7%）和脑出血（7%）。同时，出现神经系统并发症的患儿早期死亡率高达 89%。ECPR 前患儿原发病为心脏疾病及酸中毒程度较轻是神经系统并发症的保护性因素。

对于儿童 ECPR 患者的长期随访，THAPCA 研究[13]显示，在 147 例儿童 ECPR 患者中（85% 的患儿原发病为心脏疾病，51% 为心脏术后患儿），41% 的患儿存活超过 1 年，其中 60% 的患儿没有或仅有微小的神经系统改变。同时，尽管许多 ECPR 患儿在 1 年的随访中表现良好，但出院后长期随访中这些患儿的神经系统认知评分低于正常人。

二、预测指标的应用、进展及局限性

随着 ECMO 技术在全球范围内不断开展，存活患儿的数据也被不断纳入研究。除上述危险因素外，如今国外已经开始使用评分系统对儿童循环支持 ECMO 的预后进行评估，如 Pedi-SAVE 评分[14]。该评分系统通过回顾 ELSO 数据库中 10 091 例病例信息，可以有效地对儿童 ECMO 患者住院期间的死亡率进行预测分析，为临床医生规避严重风险事件提供帮助。

此外，随着近年来人工智能的不断升级和普及，在成人领域已经有将人工智能融入 ECMO 患者预后的研究[15]。该研究通过深度神经网络 ECMO 预测算法（ECMO PAL），对在 ELSO 注册的 18 167 例患者进行回顾性队列训练，并使用五倍交叉验证来衡量其预测效力。此外，该研究进一步使用自 2021 年以来的数据进行外部验证，并与现有预后评分系统进行比较。研究结果发现，ECMO PAL 表现出跨 ECMO 区域的高通用性，并且优于现有 ECMO 预后评分系统。相信随着类似系统的不断完善，对于 ECMO 患者的预测会更为准确。

需要注意的是，目前所有的预测评分指标或评分系统均存在一定的局限性，主要包括数据来源限制、缺乏大样本外部验证、缺乏长期预测及忽略个人差异。因此，在实际临床工作中，仍需要结合患儿的具体情况、现有医疗资源及临床经验进行多方面评估和分析，使患儿利益最大化。

参 考 文 献

[1] Ford MA，Gauvreau K，McMullan DM，et al. Factors associated with mortality in neonates requiring extracorporeal membrane oxygenation for cardiac indications：analysis of the extracorporeal life support organization registry data. Pediatr Crit Care Med，2016，17（9）：860-870.

[2] ELSO. ELSO Live Registry Dashboard of ECMO Patient Data. https：//www.elso.org/Registry/ELSOLiveRegistryDashboard.aspx[2023-4-10].

[3] Melvan JN，Davis J，Heard M，et al. Factors associated with survival following extracorporeal cardiopulmonary resuscitation in children. World J Pediatr Congenit Heart Surg，2020，11（3）：265-274.

[4] Xiong H，Xia B，Zhu J，et al. Clinical outcomes in pediatric patients hospitalized with fulminant myocarditis requiring extracorporeal membrane oxygenation：a meta-analys. Pediatr Cardiol，2017，38（2）：209-214.

[5] Alijanzadeh D，Soltani A，Afra F，et al. Clinical characteristics and prognosis of temporary miller fisher syndrome following COVID-19 vaccination：a systematic review of case studies. BMC Neurol，2023，23（1）：332.

[6] Iguchi A，Ridout DA，Galan S，et al. Long-term survival outcomes and causes of late death in neonates，infants，and children treated with extracorporeal life support. Pediatr Crit Care Med，2013，14（6）：580-586.

[7] Elias MD，Achuff BJ，Ittenbach RF，et al. Long-Term outcomes of pediatric cardiac patients supported by extracorporeal membrane oxygenation. Pediatr Crit Care Med，2017，18（8）：787-794.

[8] Schiller RM，IJsselstijn H，Madderom MJ，et al. Neurobiologic correlates of attention and memory deficits following critical illness in early life. Crit Care Med，2017，45（10）：1742-1750.

[9] Chao BK，Claessens NP，Lim JM，et al. Decreased brain volumes and infants with congenital heart disease undergoing venoarterial extracorporeal membrane oxygenatio. Pediatr Crit Care Med，2020，21（8）：738-745.

[10] Bembea MM，Ng DK，Rizkalla N，et al. Outcomes after extracorporeal cardiopulmonary resuscitation of pediatric in-hospital cardiac arrest：a report from the get with the guidelines-resuscitation and the extracorporeal life support organization registries. Crit Care Med，2019，47（4）：e278-e285.

[11] Farhat A，Ling RR，Jenks CL，et al. Outcomes of pediatric extracorporeal cardiopulmonary resuscitation：a systematic review and meta-analysis. Crit Care Med，2021，49（4）：682-692.

[12] Melvan JN，Davis J，Heard M，et al. Factors associated with survival following extracorporeal cardiopulmonary resuscitation in children. World J Pediatr Congenit Heart Surg，2020，11（3）：265-274.

[13] Meert KL，Delius R，Slomine BS，et al. One-year survival and neurologic outcomes after pediatric

open-chest cardiopulmonary resuscitation. Ann Thorac Surg，2019，107（5）：1441-1446.

[14] Geisser DL，Thiagarajan RR，Scholtens D，et al. Development of a model for the pediatric survival after veno-arterial extracorporeal membrane oxygenation score：the pedi-save score. ASAIO J，2022，68（11）：1384-1392.

[15] Stephens AF，Šeman M，Diehl A，et al. ECMO PAL. using deep neural networks for survival prediction in venoarterial extracorporeal membrane oxygenation. Intensive Care Med，2023，49（9）：1090-1099.

第二十章

儿童呼吸支持

第一节　儿童急性呼吸窘迫综合征的定义
与呼吸支持指南解读

中国人民解放军总医院第七医学中心　刘颖悦

急性呼吸窘迫综合征（ARDS）是一种多样性的临床综合征，可导致高死亡率和远期致残率。在过去几年中，关于儿童 ARDS（pediatri ARDS，PARDS）有了大量的深入研究，包括病理生物学、肺保护（驱动压力、机械动力、自主呼吸相关性肺损伤）、新技术如经鼻高流量氧疗（HFNO）和信息化、临床决策支持工具的使用等，以及其在不同资源地区的区域情况。故第二届儿童急性肺损伤共识会议（PALICC-2）对以下内容进行了更新[1]。

一、PARDS 的定义和诊断

1. PALICC-2 更新要点[2, 3]

（1）定义声明所有年龄<18 岁且除外围产期肺部疾病的患儿均应根据 PALICC-2 标准诊断为 PARDS，并声明新生儿可适用于 PALICC-2 或新生儿定义（蒙特勒 ARDS 定义）；青少年可适用于 PALICC-2 或成人定义（柏林 ARDS 定义）。

（2）指南提出新的诊断概念即"拟诊 PARDS"。在不能满足所有 PARDS 标准的条件下，当患儿的病史和体格检查结果与已知的诱发因素和临床特征一致时，应使用"拟诊 PARDS"诊断。同时强调拟诊 PARDS 应当视为确诊 PARDS 进行规范化治疗，但是这样可能会对 PARDS 进行过度诊断。因此，未来需要进一步验证研究。

（3）关于 PARDS 风险人群的认定标准：任何方式的氧气支持未达到"拟诊 PARDS"或 PARDS 的标准时，即可认定为 PARDS 风险人群。

（4）提出使用无创机械通气的 PARDS 也需进行严重程度分级，而且将 PRADS 的严重程度仅划分为轻/中度和重度两级。同时将分级阈值的界限设定为整数，在初诊 PRADS 至少

4h 后启动疾病严重程度分级，拟诊 PARDS 及 PARDS 风险人群不适用于该严重程度分级。

（5）因气道阻塞（如危重哮喘、病毒引起的支气管痉挛）而出现呼吸衰竭的儿童，不应诊断为拟诊 PARDS 和 PARDS 风险人群。

2. PARDS 诊断标准和拟诊 PARDS、PARDS 风险人群诊断标准　分别见表 20-1-1 和表 20-1-2[1]。

表 20-1-1　PARDS 诊断标准

年龄	0～18 岁，除外围产期肺部疾病患儿
发病时间	已知临床损伤出现 7 天内发生的低氧症状和胸部影像学改变
肺水肿来源	不能完全用心力衰竭或液体过负荷解释
胸部影响学	除外肺不张或胸腔积液引起的单侧或双侧新发肺实质病变
氧合（稳定状态下测量）	有创机械通气：OI≥4 或 OSI≥5
	无创机械通气（全面罩方式，压力≥5cmH$_2$O）：PaO$_2$/FiO$_2$≤300mmHg，或 SpO$_2$/FiO$_2$≤250
	在 PARDS 初诊≥4h 以后启动严重程度分级：
	有创机械通气：轻/中度 OI<16 或 OSI<12，重度 OI≥16 或 OSI≥12
	无创机械通气：轻/中度 PaO$_2$/FiO$_2$>100mmHg，重度 PaO$_2$/FiO$_2$≤100mmHg；或轻/中度 SpO$_2$/FiO$_2$>150，重度 SpO$_2$/FiO$_2$≤150
特殊群体（不适用于上述严重程度分级）	
发绀型先天性心脏病	符合以上标准，出现不能用心脏疾病解释的急性氧合恶化
慢性肺部疾病	符合以上标准，出现氧合较基线水平急性恶化

注：OI，氧合指数；OSI，氧饱和度指数。

表 20-1-2　拟诊 PARDS、PARDS 风险人群诊断标准

年龄	0～18 岁，除外围产期肺部疾病患儿
发病时间	已知临床损伤出现 7 天内发生的低氧症状和胸部影像学改变
肺水肿来源	不能完全用心力衰竭或液体过负荷解释
胸部影响学	除外肺不张或胸腔积液引起的单侧或双侧新发肺实质病变
拟诊 PARDS 时经鼻治疗氧合阈值	经鼻无创通气（CPAP/BiPAP，FiO$_2$>21%）或 HFNO[≥1.5L/（kg·min）或≥30L/min]：PaO$_2$/FiO$_2$≤300mmHg 或 SpO$_2$/FiO$_2$≤250
PARDS 风险人群氧合治疗阈值	任何方式的氧气支持确保 SpO$_2$≥88%，但又达不到确诊 PARDS 或拟诊 PARDS 的标准
特殊群体	
发绀型先天性心脏病	符合以上标准，出现不能用心脏疾病解释的急性氧合恶化
慢性肺部疾病	符合以上标准，出现氧合较基线水平急性恶化

二、PARDS 呼吸支持

1. 有创通气支持[4]

（1）通气模式：PALICC-2 中并未推荐首选的特定呼吸机模式。未来的临床研究应评估控制和辅助通气模式对预后的影响。

（2）潮气量：建议 PARDS 患儿为 6～8ml/kg。如果为了满足平台压和驱动压限制需要，应使用 4～6ml/kg 的潮气量，低于 4ml/kg 的潮气量慎用。

（3）通气压力：应在安静状态下测量通气压力，建议平台压≤28cmH₂O。对于胸壁顺应性降低的患儿，可将平台压提高至 29～32cmH₂O，建议驱动压限制在 15cmH₂O 以内。

（4）PEEP：建议在安静状态下，根据氧合、氧供、血流动力学状态及呼吸顺应性滴定最佳 PEEP。为了达到 PARDS 建议的氧气目标范围，应避免超过平台压和（或）驱动压限制。

2. 无创通气支持[5]　拟诊 PARDS 和 PARDS 风险人群，在使用常规氧疗或 HFNO 后有持续呼吸恶化的迹象，但暂无明确的气管插管指征时，建议在限定时间内尝试无创通气，并观察临床变化。在 6h 内没有临床改善或有疾病恶化的体征和症状，如呼吸频率和心率增快、呼吸做功增加、SpO₂/FiO₂ 恶化等征象时，建议进行气管插管。对无创通气支持的重度 PARDS 或合并其他严重器官功能障碍的患儿应更早进行气管插管。

3. 体外支持治疗[6]

（1）适应证：建议对有潜在可逆病因的重度 PARDS 患儿，当肺保护性通气导致气体交换不足，或者可能存在肺移植的需求，并且有能力提供肺移植时，评估是否需要 ECMO 治疗，但尚无证据支持以严格的标准选择接受 ECMO 治疗的群体是否会获益。

（2）ECMO 的建立：建立决议应当基于一个成熟的专家团队对患儿病史、临床状态的连续系统化评估；对心功能正常的 PARDS 患儿使用 V-V ECMO 而不是 V-A ECMO。有几项回顾性研究指出，V-A ECMO 支持后的神经系统预后更差。当使用最佳的非 ECMO 治疗仍不能稳定时，应考虑将患儿转移至 ECMO 中心进行救治。

（3）ECMO 期间的管理：建议在 ECMO 支持过程中维持正常的 PaO₂，而不是过高的 PaO₂。PaCO₂ 应缓慢下降，特别是在高碳酸血症的情况下，避免高氧和低碳酸血症可减少神经系统损伤和死亡。机械通气压力应符合先前确定的肺保护性通气压力限制，以避免发生额外的肺损伤。有研究表明，在 ECMO 支持开始时避免吸气压或平台压高于 25cmH₂O 是合理的。

（4）体外二氧化碳清除（ECCO₂R）：指南无法就何时使用 ECCO₂R 提出建议，需要进一步的研究来确定临床适应证。

（5）ECMO 后随访：所有 ECMO 幸存者应接受短期和长期的神经发育和身体功能评估，以判断损害程度。

三、小结和展望

PALICC-2 指南考虑了所有建议的可行性、安全性、公平性和实施情况，这对于早期规范化识别、诊断 PARDS 及集束化管理此类患儿具有较重要的指导意义。目前 ECMO 在许多患儿中的应用范围已经逐渐扩大，但何时启动 ECMO 的具体标准仍然不明确。尽管没有绝对的临界值，但对肺损伤严重程度和整体临床状态进行一系列评估仍然是最常用的确定方法，而且团队培训和多学科互动可以加强团队协作能力和提高治疗效果。

参 考 文 献

[1] Emeriaud G，López-Fernández YM，Iyer NP，et al. Executive summary of the second international guidelines for the diagnosis and management of pediatric acute respiratory distress syndrome（PALICC-2）. Pediatr Crit Care Med，2023，24（2）：143-168.

[2] Morrow BM，Agulnik A，Brunow de Carvalho W，et al. Diagnostic，management，and research considerations for pediatric acute respiratory distress syndrome in resource-limited settings：from the second pediatric acute lung injury consensus conference. Pediatr Crit Care Med，2023，24（12 Suppl 2）：S148-S159.

[3] Grunwell JR，Dahmer MK，Sapru A，et al. Pathobiology，severity，and risk stratification of pediatric acute respiratory distress syndrome：from the second pediatric acute lung injury consensus conference. Pediatr Crit Care Med，2023，24（12 Suppl 2）：S12-S27.

[4] Fernández A，Modesto V，Rimensberger PC，et al. Invasive ventilatory support in patients with pediatric acute respiratory distress syndrome：from the second pediatric acute lung injury consensus conference. Pediatr Crit Care Med，2023，24（12 Suppl 2）：S61-S75.

[5] Carroll CL，Napolitano N，Pons-Òdena M，et al. Noninvasive respiratory support for pediatric acute respiratory distress syndrome：from the second pediatric acute lung injury consensus conference. Pediatr Crit Care Med，2023，24（12 Suppl 2）：S135-S147.

[6] Rambaud J，Barbaro RP，Macrae DJ，et al. Extracorporeal membrane oxygenation in pediatric acute respiratory distress syndrome：from the second pediatric acute lung injury consensus conference. Pediatr Crit Care Med，2023，24（12 Suppl 2）：S124-S134.

第二节　ECMO 治疗严重儿童急性呼吸窘迫综合征

国家儿童医学中心　复旦大学附属儿科医院　程　晔

急性呼吸窘迫综合征（ARDS）仍是全球范围内危及儿童健康的重要疾病，是儿童面临的重大公共和临床问题。

最近的一项大型观察性研究报告显示，重症监护病房中儿童 ARDS（PARDS）发病率为 3.2%（95%CI：3.0%～3.4%），机械通气组为 6.1%（95%CI：5.7%～6.5%）[1]。PARDS 的病因以肺内因素为主（71%）[2]，其中肺炎/下呼吸道感染（63%）占绝大多数，其次是脓毒症（19%）等[1]。病毒性肺炎（21%）是最常见的肺炎/下呼吸道感染类型，尤其多见于 6 岁以下儿童。ARDS 患儿中约 55% 为重症[3]，即便已经给予集束化治疗方案，包括肺保护性通气策略等，其病死率仍在 22%～40%[3]。体外膜氧合（ECMO）技术作为肺保护性通气策略治疗失败患儿的挽救性治疗方案，仍是连续数版 PARDS 国际管理指南中的重要救治措施[4]。

一、ECMO 治疗 PARDS 的机制

ARDS 的特征是由间接或直接因素引起的肺损伤，而基础的治疗措施，即机械通气的应用可加重肺损伤。机械通气过程中，正压通气可致肺泡过度膨胀（产生容量伤）、肺泡周

期性复张和萎陷（产生肺萎陷伤），进一步损害肺部，并增加炎症介质的局部产生和释放（产生生物伤），患者出现难治性低氧血症，最终导致多器官功能障碍和死亡。ECMO 的应用可以降低潮气量、PEEP 和平台压水平及过高的 FiO$_2$，这些均能通过减少额外的肺损伤来改善患者预后。潮气量、气道压力等这些变量加起来，可以被量化为机械功率。有研究表明，肺损伤高度依赖于机械功率，即潮气量大小、平台压和呼吸频率的乘积。如果机械功率"过大"，那么构成细胞外基质的聚合物的化学键可能会被破坏。潮气量、PEEP 和平台压的变化会导致驱动压的变化，而目前研究认为驱动压与肺损伤存在因果关系，因为细胞和组织损伤与肺泡周期性受拉伸的幅度而非最大拉伸程度或持续拉伸更为密切相关。过高的 FiO$_2$ 可通过增加活性氧衍生自由基水平来增加氧化应激，随着炎症细胞的流入，导致通透性增加和内皮细胞损伤。

二、ECMO 治疗 PARDS 的疗效评估

（一）改良氧合指数

改良氧合指数（OI）可以综合测量氧合和通气支持水平，较好地反映肺顺应性，因此获得了 ARDS 指南的认可，成为 ARDS 危重度评定指标和 ARDS 定义的一部分。对于 PARDS，研究认为 OI>16 是一个区分中重度的拐点，中度 ARDS 的病死率为 23%，而重度可达 30%。此外，OI>20 的 PARDS 患儿病死率可达 40%[5]。OI 每增加 1，死亡率 OR 增加 1.04。所以，OI>20 可能是 ECMO 干预严重 PARDS 的理想阈值，可以确定不使用 ECMO 的 PARDS 患儿的病死率超过报告的严重 PARDS 的总死亡率。2022 年一项对 ELSO 数据的回顾性分析显示，在纳入的 2054 例儿童病例中，OI 在存活组和死亡组有显著性差异[39（26～56）vs. 44（29～64），P<0.001]。患儿病死率随着 OI 的增加而逐渐增加，但没有明显的阈值。然而，研究中超过一半的患儿在 ECMO 之前 OI<40，OI 值在 4～60 者死亡率为 32%～36%，OI 值超过 60 者死亡率为 46%，表明 ECMO 前 OI 低于或高于 40 的儿童均有可能是 ECMO 的合理候选者[6]。

（二）驱动压

近些年不少的研究表明，PEEP 升高导致的驱动压变化是 ARDS 患者预后的一个重要预测因子。一个纳入 545 例因难治性低氧血症而接受 ECMO 治疗的成人 ARDS 患者的观察性研究显示，在校正了混杂因素后，唯一与住院死亡率独立相关的通气参数是较高的驱动压[（19.4±7.3）cmH$_2$O vs.（16.9±6.4）cmH$_2$O，P=0.004][7]。而儿科近期的大样本量研究则显示，驱动压在存活组和死亡组无显著性差异[24cmH$_2$O（18～29cmH$_2$O）vs. 23cmH$_2$O（20～28cmH$_2$O），P=0.478]。但研究者指出，纳入患儿的呼吸机参数与 ARDS 临床试验网络（ARDSNet）的推荐值有较大的偏差，普遍有相对高的 FiO$_2$ 和低的 PEEP，可能是导致阴性结果的重要原因[6]。

（三）ECMO 前机械通气时间

关于 ECMO 前机械通气时间对 ECMO 疗效评估的作用，仍存在较大争议，但大多数

研究仍主张 ECMO 前机械通气时间较长提示预后不佳。RESP 评分和 PRESERVE 评分均显示，在机械通气 7 天内行 ECMO 支持是降低死亡率的时间节点，并且可能在 48h 内有着更好的效果[8]。也有对 545 例成人 ARDS 患者进行观察性研究的荟萃分析显示，从开始机械通气到 ECMO 开始的中位时间为 48h（24～120h）；幸存者和非幸存者从开始机械通气到开始 ECMO 的中位时间差异无统计学意义[48h（24～120h）*vs.* 72h（24～144h），*P*=0.061][7]。

三、ECMO 治疗严重 PARDS 的预后

从 2013 年到 2017 年，ELSO 报告了 2727 名儿童因呼吸系统疾病而行 ECMO 治疗，总死亡率为 37%[6]。该研究使用倾向评分将 61 名行 ECMO 支持的 ARDS 患儿与 61 名非 ECMO 病例进行匹配，ECMO 组病死率 25%，而非 ECMO 组为 30%，两组之间的病死率无显著性差异（*P*=0.70）[9]。但该研究并未说明 ECMO 后是否对呼吸机参数进行调整，而高呼吸机参数导致的肺损伤是严重 PARDS 致死的重要原因。Watanabe 等[10]通过对 110 名因 COVID-19 行 ECMO 支持患儿的 44 项研究进行系统回顾，显示总死亡率为 27%，似乎 COVID-19 PARDS 患儿的 ECMO 存活率高于其他原因 PARDS 患儿，尽管这可能受到发表偏倚和其他混杂因素的影响。

四、小结和展望

目前，ECMO 在严重 PARDS 治疗中取得了一些令人鼓舞的结果，但对于严重 PARDS，ECMO 干预的时机、ECMO 过程中如何评估预后等并未达成共识，这也将是未来研究的重点问题。另外，对于 ECMO 的拓宽应用，即在没有其他器官功能障碍的晚期肺衰竭病例中，ECMO 作为肺移植桥梁的作用也值得期待。

参 考 文 献

[1] Khemani RG，Smith L，Lopez-Fernandez YM，et al. Pediatric acute respiratory distress syndrome incidence and epidemiology（PARDIE）：an international observational study. Lancet Respir Med，2019，7（2）：115-128.

[2] Michael H，Sophia D，Jennifer BB，et al. Extended use of the modified Berlin Definition based on age-related subgroup analysis in pediatric ARDS. Wien Med Wochenschr，2019，169（3-4）：93-98.

[3] Cheifetz IM. Pediatric ARDS. Respir Care，2017，62（6）：718-731.

[4] Emeriaud G，López-Fernández YM，Iyer NP，et al. Executive summary of the second international guidelines for the diagnosis and management of pediatric acute respiratory distress syndrome（PALICC-2）. Pediatr Crit Care Med，2023，24（2）：143-168.

[5] Khemani RG，Smith LS，Zimmerman JJ，et al. Pediatric acute respiratory distress syndrome：definition，incidence，and epidemiology：proceedings from the pediatric acute lung injury consensus conference. Pediatr Crit Care Med，2015，16（5 Suppl 1）：S23-S40.

[6] Polito A，Dupuis-Lozeron E，Barbaro R，et al. Ventilation parameters before extracorporeal membrane oxygenator and in-hospital mortality in children：a review of the ELSO registry. ASAIO J，2022，68（2）：

281-286.

[7] Serpa Neto A, Schmidt M, Azevedo LC, et al. Associations between ventilator settings during extracorporeal membrane oxygenation for refractory hypoxemia and outcome in patients with acute respiratory distress syndrome: a pooled individual patient data analysis. Intensive Care Med, 2016, 42 (11): 1672-1684.

[8] Schmidt M, Zogheib E, Rozé H, et al. The PRESERVE mortality risk score and analysis of long-term outcomes after extracorporeal membrane oxygenation for severe acute respiratory distress syndrome. Intensive Care Med, 2013, 39 (10): 1704-1713.

[9] Barbaro RP, Xu Y, Borasino S, et al. Does extracorporeal membrane oxygenation improve survival in pediatric acute respiratory failure? Am J Respir Crit Care Med, 2018, 197 (9): 1177-1186.

[10] Watanabe A, Yasuhara J, Karube T, et al. Extracorporeal membrane oxygenation in children with COVID-19: a systematic review and meta-analysis. Pediatr Crit Care Med, 2023, 24 (5): 406-416.

第二十一章

儿童 ECLS 管理

第一节　儿童 ECMO 抗凝的管理

中国医科大学附属盛京医院　杨　妮

儿童由于自身凝血特点，在行 ECMO 期间较成人更易出现出血及血栓等并发症，尤其在新生儿群体中，故儿童 ECMO 过程中的抗凝管理面临更大的挑战，本节主要讨论抗凝药物及监测方法的最新进展。

一、抗凝药物的使用

普通肝素（UFH）主要通过与内源性抗凝血酶（AT）Ⅲ结合以增强抗凝活性、加速凝血酶及 Ⅹa 因子的失活而发挥抗凝作用，是儿童 ECMO 的首选抗凝药物。儿童普通肝素分布容积较成人大，半衰期较成人短，AT 浓度也较成人低，目前仍然缺乏相关研究来明确普通肝素在儿童 ECMO 期间的合适剂量及监测方法。

直接凝血酶抑制剂（DTI）可直接与凝血酶活性位点结合发挥短效的抗凝作用，其抗凝作用不依赖于 AT 水平，且不会引起肝素诱导的血小板减少。比伐芦定及阿加曲班是最常用的两种 DTI，但在儿童中应用经验较少。最新一项系统综述显示，比伐芦定是儿童 ECMO 中最常用的 DTI，其次是阿加曲班。比伐芦定的半衰期较阿加曲班更短，但价格更高昂[1]。目前国内尚无此方面的系统研究[2]，仅有关于阿加曲班在儿童体外循环中应用的个例报道[3]。

鉴于使用普通肝素监测过程中受许多因素影响，抗凝效果及安全性差异较大，故学者们一直在寻找可替代普通肝素的安全有效的抗凝药物。近期一项包含 1291 名成人及 210 名儿童的 ECMO 抗凝治疗的荟萃分析显示，比伐芦定降低了环路及患者血栓形成风险，降低了患者在院死亡率和出血风险，对 ECMO 患者的生存有积极影响，比普通肝素似乎更有效和更安全，且比伐芦定在儿童患者中可能较在成人患者中更显著地降低了出血风险[4]。另一项近期发表的系统综述显示，接受比伐芦定治疗的儿科 ECMO 患者中，出血、输血需求和血栓发生率均较使用肝素的患者有降低的趋势，两者死亡率没有差异，提示比伐芦定可能是一种安全、经济的可替代肝素抗凝的治疗方法[5]。当然，这些综述或荟萃分析中的研究多为回顾性研究，未来需要具有标准抗凝目标的前瞻性、多中心、随机对照试验来证实结论的准确性。

二、抗凝过程中凝血功能的监测

儿童 ECMO 过程中需合理抗凝并避免发生出血及血栓等并发症，故动态监测凝血指标评估患儿的凝血状态至关重要。目前常用的监测指标包括活化凝血时间（ACT）、活化部分凝血活酶时间（aPTT）、抗 Xa 因子活性。近几年对黏弹性止血试验（viscoelastic hemostatic assay，VHA）和血栓弹力图（thromboelastogram，TEG）也进行了相关研究。因各种监测指标均具有一定的局限性，故目前尚不能依据某种单一指标来指导抗凝药物的使用，临床医生也在积极探索更好的监测策略。

一项关于儿童 ECMO 研究（BATE 研究）的二次分析结果显示，每天的出血事件与前一天的 ACT 及纤维蛋白原水平相关，血栓形成的概率随前一天肝素剂量的增加而降低，较低的 ACT 值和较高的纤维蛋白原水平可以降低出血的概率[6]。与其他检测相比，抗 Xa 因子活性能更好地反映肝素的治疗效果。最新的一项二次分析回顾性研究显示，是否检测抗 Xa 因子活性与心脏指征和新生儿 ECMO 患者预后的显著改善具有相关性[7]。另一项研究将肝素剂量乘以 ATⅢ 水平定义为肝素-抗凝血酶产物（heparin-antithrombin product，HAP），首次在儿科 ECMO 患者中评估 HAP 作为肝素-AT 复合物活性标志物的价值。结果提示与单独的普通肝素剂量和 AT 活性相比，HAP 与抗 Xa 因子活性的相关性更强，可能作为儿科抗凝血滴定有价值的标志物[8]。

TEG 作为全血凝血状态的监测指标，近年来被广泛应用于临床。研究发现在儿童 ECMO 患者应用过程中，TEG 与传统常用的凝血监测指标有很好的相关性，但其并不能预测出血和血栓等相关并发症的发生，故尚不能证明其优于传统的凝血监测指标[9]。由于 ECMO 置管产生的剪切力可破坏 vWF 多聚体，减少 vWF 与血小板结合，从而增加出血风险，有学者在新生儿及儿童中进行了前瞻性的观察性研究，探究 vWF 水平是否能预测出血事件的发生。结果显示无论出血与否，进行 ECMO 治疗患儿的 vWF 水平及活性较健康儿童均降低，故儿童 ECMO 期间尚不能通过监测 vWF 水平来预测出血事件的发生[10]。

目前 ELSO 建议的 ECMO 抗凝监测仍是多种监测指标的联合，但已有学者开始探索单独的新型监测指标的意义。有研究者利用使用普通肝素或比伐芦定抗凝的 ECMO 患者的库存血液样本，检测Ⅱa 因子凝血时间评分（clotting time score，CTS），结果发现 CTS 似乎是一个有临床价值的凝血状态指标，可以通过快速识别病理性血栓事件高风险患者来降低抗凝相关并发症的风险[11]。

三、小结和展望

儿童 ECMO 抗凝药物中最常用的仍然是普通肝素。国外回顾性研究已显示比伐芦定在儿童患者中较肝素可能有更好的临床应用前景,需要前瞻性多中心大样本的临床研究验证。目前凝血指标监测仍为多种指标联合的监测模式,未来的挑战是开发更简便、精确及可预测并发症的快速床边监测指标。

参 考 文 献

[1] Kiskaddon AL, Do NL, Williams P, et al. Anticoagulation with intravenous direct thrombin inhibitors in pediatric extracorporeal membrane oxygenation: a systematic review of the literature. Semin Thromb Hemost, 2023, 49 (7): 756-763.

[2] Lin R, Wang W, Wang X, et al. Perioperative extracorporeal membrane oxygenation in pediatric congenital heart disease: Chinese expert consensus. World J Pediatr, 2023, 19 (1): 7-19.

[3] 刘桂良,王敏,庞小容,等. 阿加曲班抗凝在儿童 VA-ECMO 中的应用效果分析. 中国临床新医学,2023, 16 (7): 684-689.

[4] Liu L, Liu F, Tan J, et al. Bivalirudin versus heparin in adult and pediatric patients with extracorporeal membrane oxygenation therapy: a systematic review and meta-analysis. Pharmacol Res, 2022, 177: 106089.

[5] Valdes CA, Sharaf OM, Bleiweis MS, et al. Heparin-based versus bivalirudin-based anticoagulation in pediatric extracorporeal membrane oxygenation: a systematic review. Front Med (Lausanne), 2023, 10: 1137134.

[6] Bailly DK, Reeder RW, Muszynski JA, et al. Anticoagulation practices associated with bleeding and thrombosis in pediatric extracorporeal membrane oxygenation: a multi-center secondary analysis. Perfusion, 2023, 38 (2): 363-372.

[7] Meshulami N, Green R, Kaushik S. Anti-Xa testing for pediatric and neonatal patients on extracorporeal membrane oxygenation. Perfusion, 2023, 20: 2676591231185009.

[8] Rogerson CM, Hobson MJ. The heparin-antithrombin product: a novel value for pediatric extracorporeal anticoagulation. J Extra Corpor Technol, 2022, 54 (2): 115-122.

[9] Wagner ML, Johnston M, Jenkins T, et al. Use of thromboelastography in children on extracorporeal membrane oxygenation. J Pediatr Surg, 2022, 57 (6): 1056-1061.

[10] Van Den Helm S, Letunica N, Barton R, et al. Changes in von willebrand factor multimers, concentration, and function during pediatric extracorporeal membrane oxygenation. Pediatr Crit Care Med, 2023, 24 (4): 268-276.

[11] Frydman GH, Berger BM, Kostousov V, et al. Novel coagulation test detects anticoagulation resistance and is associated with thrombotic events in pediatric patients requiring extracorporeal membrane oxygenation. Crit Care Explor, 2022, 4 (10): e0776.

第二节 儿童 ECMO 时液体过负荷与急性肾损伤的管理

西安交通大学附属儿童医院 王 义

液体过负荷(fluid overload,FO)及急性肾损伤(AKI)仍是 ECMO 治疗患者的常见并发症,与预后不良相关[1-3]。连续性肾脏替代治疗(CRRT)是解决 FO 及 AKI 的常用方法,但 ECMO 患者的 CRRT 方案存在很大的异质性[4],本节将对相关内容做一论述。

一、液体过负荷

（一）FO 的评估

FO 即液体正平衡，是 ECMO 的常见并发症，可导致氧合受损、ECMO 持续时间延长甚至增加死亡率[4]。在脓毒性休克患儿中，美国重症医学会将＞10%的容量超负荷作为 FO 阈值[5]。目前，评估危重儿童 FO 的最常用方法是 Goldstein 等提出的如下公式：

$$FO\% = \frac{液体输入(L) - 液体排出(L)}{入ICU体重(kg)} \times 100\%$$

（二）FO 的基础管理

由于导致严重心肺衰竭的基础疾病，患者可能需要在初始复苏期间进行大量静脉输液，此外为了保证 ECMO 的顺利运行，需要输血和输液维持足够的血流，并且本身用于治疗的液体也会导致 FO 进一步加重。因此，在临床治疗中主要通过以下手段来预防 FO[6]：①最少每 12h 评估 1 次液体出入量；②每日监测体重；③减少不必要的静脉输液、药物及血液制品，注意输液速度；④监测尿量，目标尿量为 0.5～1ml/（kg·h）（未接受 CRRT）；⑤尽量使用肠内营养；⑥当白蛋白＜25g/L，积极纠正低蛋白血症。儿童 ECMO 期间出现 FO 的治疗方案包括液体限制、利尿剂和 CRRT。液体限制方法同上述预防手段；另可间断予以呋塞米利尿或呋塞米持续泵入，但缺乏相应的临床试验数据。

二、急性肾损伤

（一）ECMO 中 AKI 的发生率

在接受 ECMO 治疗的患儿中，由于患儿特征、AKI 定义及临床环境不同，报道的 AKI 发生率差异很大，从 26%到 85%不等[7]。AKI 在 V-A ECMO 中比在 V-V ECMO 中更常见（61% *vs.* 46%），最常出现在 ECMO 插管当天[1]。目前主要以 KDIGO 标准对儿童 AKI 进行诊断和分期。而在 ELSO 注册国际摘要中，AKI 被分为以下 3 期：①血肌酐 1.5～3.0mg/dl（0.13～0.27mmol/L）；②血肌酐＞3.0mg/dl（＞0.27mmol/L）；③需要 RRT。

（二）ECMO 中 AKI 的发生原因

在 ECMO 患儿中发生 AKI 的原因多种多样。ECMO 中 AKI 主要分为两类，一类为疾病本身因素所致。在 ECMO 治疗前，血流动力学不稳定、低心输出量、严重低氧血症、高碳酸血症等均会导致 AKI 发生。第二类为治疗所致 AKI。例如，ECMO 操作和血流动力学改变会导致炎症因子的释放，而炎症因子浓度本身是 AKI 发生发展和恢复的预测指标。ECMO 的成功建立，可导致缺血再灌注损伤和活性氧的产生而对肾脏造成损害。另外，ECMO 可能并发溶血、局部缺血引起横纹肌溶解、出血等均可能导致 AKI 的发生。

（三）AKI 的基本治疗

一旦确诊 AKI，可以通过尿液分析、肾脏 B 超及肾血管超声评估，同时需要维持足够的平均动脉压保证肾脏灌注；另外良好的液体管理可以减少 AKI 的发生[8]；治疗期间需尽可能避免使用肾毒性药物。

三、连续性肾脏替代治疗管理

（一）适应证

ECMO 支持患儿 CRRT 的主要适应证包括液体平衡管理、AKI 和危及生命的电解质紊乱。

（二）启动时机

目前 CRRT 的最佳启动时机仍不清楚。从理论上来讲，早期启动 CRRT 可以更快干预 FO，并有效管理 AKI 和酸碱平衡紊乱，同时可以通过 CRRT 清除循环中的炎症因子，但均缺乏多中心随机对照试验的证据。有研究发现，ECMO 患者早期 CRRT（ECMO 启动 72h 内）并不优于晚期 CRRT，且早期 CRRT 与晚期 CRRT 住院时间无显著性差异[7]。第 21 届急性透析质量倡议（ADQI）会议专家委员会得出结论，没有证据表明 ECMO 患者优先使用 RRT 有益[9]；但 FO 的程度和 AKI 相关的代谢紊乱超过肾脏的代偿能力，并且药物措施（利尿治疗、碳酸氢钠）效果不佳时，仍应考虑启动 CRRT。

（三）ECMO 与 CRRT 连接

目前基本选择 CRRT 和 ECMO 管路并联，此连接方式无须单独的 CRRT 血管通路，可降低血管导管感染和血栓形成的风险。但 CRRT 引血端和（或）回血端接于泵后的 ECMO 环路，可能会因压力过高触发 CRRT 压力报警[5]，导致 CRRT 难以持续顺利进行，使治疗中断，影响治疗效果。

（四）抗凝

1. 抗凝的方式及药物　在 ECMO 与 CRRT 同时运行期间，全身肝素抗凝可以同时满足两套环路的抗凝需求。另外，CRRT 的抗凝需求高于 ECMO，有文献报道可以尝试局部予以枸橼酸抗凝，但需警惕枸橼酸过量，密切监测内环境及肝功能[10]。

2. 抗凝的监测　ECMO 联合 CRRT 的出凝血功能监测与单一使用 ECMO 时的监测指标基本一致。

（五）保温

因 ECMO 水箱的控温作用，一般不需要额外使用 CRRT 设备的加热器，但 ECMO 支持往往要求患儿处于低代谢状态，因此温度不宜过高，一般控制血温 35～37℃。但低温易导致免疫抑制及凝血功能恶化，增加感染及出血的风险，因此其具体温度的设定控制需要根据患儿病情制订个体化方案。

四、小结和展望

CRRT 与 ECMO 联合使用被越来越多地用于危重患儿的救治。尤其，CRRT 可以提供稳定的血流动力学，降低 FO，治疗 AKI，纠正电解质平衡紊乱，同时可以清除炎症因子，从而协助解决 ECMO 治疗中的各项问题，但 ECMO 与 CRRT 的联合要求更高水平的技术和更精准的评估以保证治疗的安全性。联合 CRRT 时应个体化评估介入时机，选择合适的连接方法、抗凝策略，并密切监测并发症的发生。

参 考 文 献

[1] Thongprayoon C，Cheungpasitporn W，Lertjitbanjong P，et al. Incidence and impact of acute kidney injury in patients receiving extracorporeal membrane oxygenation：a meta-analysis. J Clin Med，2019，8（7）：981.

[2] Gorga SM，Sahay RD，Askenazi DJ，et al. Fluid overload and fluid removal in pediatric patients on extracorporeal membrane oxygenation requiring continuous renal replacement therapy：a multicenter retrospective cohort study. Pediatr Nephrol，2020，35（5）：871-882.

[3] Pettit KA，Selewski DT，Askenazi DJ，et al. Synergistic association of fluid overload and acute kidney injury on outcomes in pediatric cardiac ECMO：a retrospective analysis of the KIDMO database. Pediatr Nephrol，2023，38（4）：1343-1353.

[4] Thy M，Augustin P，Tran-Dinh A，et al. Renal replacement therapy for patients requiring extracorporeal membrane oxygenation：a multicenter international survey. Blood Purif，2022，51（11）：899-906.

[5] Selewski DT，Cornell TT，Blatt NB，et al. Fluid overload and fluid removal in pediatric patients on extracorporeal membrane oxygenation requiring continuous renal replacement therapy. Crit Care Med，2012，40（9）：2694-2699.

[6] Davis AL，Carcillo JA，Aneja RK，et al. American college of critical care medicine clinical practice parameters for hemodynamic support of pediatric and neonatal septic shock. Crit Care Med，2017，45（6）：1061-1093.

[7] Bridges BC，Dhar A，Ramanathan K，et al. Extracorporeal life support organization guidelines for fluid overload，acute kidney injury，and electrolyte management. ASAIO J，2022，68（5）：611-618.

[8] SooHoo MM，Shah A，Mayen A，et al. Effect of a standardized fluid management algorithm on acute kidney injury and mortality in pediatric patients on extracorporeal support. Eur J Pediatr，2023，182（2）：581-590.

[9] Ostermann M，Lumlertgul N. Acute kidney injury in ECMO patients. Crit Care，2021，25（1）：313.

[10] Joannidis M，Forni LG，Klein SJ，et al. Lung-kidney interactions in critically ill patients：consensus report of the acute disease quality initiative（ADQI）21 workgroup. Intensive Care Med，2020，46（4）：654-672.

第二十二章

其　他

第一节　儿童 ECMO 并发症的监测方法和预后分析

上海交通大学医学院附属儿童医院　史婧奕

在体外膜氧合（ECMO）的实施和运行过程中，可出现各种问题和并发症，尤其是血液和神经系统并发症，可能直接影响患儿生存及预后。积极监测并识别 ECMO 并发症，对改善患者的预后有重要作用。

一、ECMO 相关并发症现状

ECMO 并发症主要分为设备相关并发症及机体相关并发症。常见设备相关并发症包括循环管路凝血、氧合器功能障碍、氧合器或管路内血栓形成、动力泵故障、管道破裂、空气栓塞等。机体相关并发症主要包括出血和血栓、溶血、感染、肾功能障碍、神经系统损伤、心脏或血管穿孔等，其中出血和血栓、神经系统损伤（发生率 15%～35%）等与病死率及预后高度相关[1, 2]。

儿童及新生儿 ECMO 患者出血、血栓形成和溶血的总发生率为 43.7%、27.6% 和 34.3%。出血部位发生率由高到低依次为手术部位（21.6%）、插管部位（20.6%）、脑出血（12.2%）、肺出血（7.7%）、胃肠道（6.0%）。管路血栓形成的发生率较高（28.5%），其次为弥散性血管内凝血（DIC）（13.5%）和颅内血栓形成（4.5%）[3]。心脏术后无法撤离体外循环需桥接 ECMO 支持患儿的出血、血栓和溶血并发症发生率显著增高[4]。

ECMO 支持患儿中超过 13% 发生神经系统损伤，随访影像学和发育行为学研究发现 50% 的存活患儿存在长期神经认知障碍，38% 发生中度神经损伤，30% 发生重度神经损伤，癫痫发作、脑出血和脑梗死等是患者死亡和长期神经系统后遗症的主要原因[5, 6]。

二、ECMO 相关并发症的监测方法

ECMO 期间虽然受原发病、有创操作、镇痛镇静等影响，临床症状及体征监测对并发

症的识别依然具有指导作用，同时也需要开展电生理、超声、血清学标志物、影像学等检查。重症超声可早期评估插管相关并发症（插管移位、血管损伤、动脉夹层、血栓形成、远端肢体缺血）和心脏相关并发症（左心室扩张、肺水肿、心脏压塞等），并监测心肺功能及重要脏器灌注情况。另外，对于最为关注的神经系统并发症的监测，欧洲体外生命支持组织（EuroELSO）神经监测及预后工作组在欧洲进行了由 23 个国家 133 个 ECMO 医疗中心参与的欧洲儿童及成人 ECMO 患者的神经监测现状和神经功能结局调查，认为需要对患者进行多模态监测[7]。

（一）神经影像学

微血管成像（microvascular imaging，MVI）是一种先进的多普勒技术，可以实现脑微血管高分辨可视化，并评估 ECMO 患者脑微血管灌注。Tierradentro-Garcia 等[8]回顾性分析了 30 例接受 MVI 检查的 ECMO 新生儿，发现基底神经节-丘脑区域常见透镜状纹状血管扭曲（86.7%），皮质常见脑回周围血流增加（41.7%）。皮质白质血管充血与死亡、癫痫发作和（或）脑血管事件等不良结局均密切相关（$P=0.03$）。

漫射相关光谱（diffuse correlation spectroscopy，DCS）是一种与微血管脑血流成正比的血流指数（blood flow index，BFI）的干涉测量技术，通过直接测量局部脑血流，提高神经血流动力学监测的准确性。由 BFI 与动脉血压变化的相关性衍生的脑自身调节指数"DCSx"，可用于描述大脑的自动调节功能。Sanford 等[5]在对 16 例 ECMO 患儿神经影像的前瞻性队列研究中发现，DCSx 升高与脑自动调节受损及神经损伤呈正相关。

（二）近红外光谱法

近红外光谱法（NIRS）使用红外光源连续无创测量区域氧合血红蛋白饱和度，其主要应用价值在于 NIRS 值的变化趋势；但 NIRS 信号取决于进入组织的深度（通常为 1.7～2.5cm），且 NIRS 是根据血红蛋白浓度进行间接测量，其结果在血液稀释时可能受到影响，因此临床结果判读存在局限性[9]。

（三）神经电生理

持续或间断脑电图监测神经元自发电活动，可客观反映脑功能状态。ECMO 支持后 51%～80% 的 ECMO 患者有异常脑电图，脑电图癫痫发作的比例为 8%～20%[10]。

体感诱发电位（somatosensory evoked potential，SSEP）可检测体感传导通路功能状态，反映神经轴索传导、突触传递的功能完整性。McDevitt 等[9]对 14 例 ECMO 患儿行 SSEP 监测，发现 1 例硬膜下出血、2 例脑室内出血、1 例大脑半球内血黄素分散灶患儿均检测到振幅不对称性、从正常到缺失、逐渐不对称致单侧缺失[9]。

（四）颅脑超声及头颅 CT

在 ECMO 治疗的初始 3～5 天，每天进行颅脑超声检查可动态监测神经系统并发症，但对轴外病变、实质内出血和（或）脑缺血的敏感性有限。头颅 CT 在其他神经监测方式发现异常时可提供影像学证据，但涉及 ECMO 转运，亦需谨慎评估[9, 11]。

（五）生物学标志物

血清脑损伤生物学标志物，如胶质纤维酸性蛋白（GFAP）、S100b、神经元特异性烯醇化酶（NSE）、细胞间黏附分子-5（ICAM-5）、脑源性神经营养因子（BDNF）和单核细胞趋化蛋白 1/趋化因子（C-C 基序）配体 2（MCP-1/CCL-2）等均可作为监测脑损伤指标。S100b、NSE 和 GFAP 在神经放射学确诊脑部损伤的儿童和成人 ECMO 患者中均升高。

三、预后因素分析

Shah 等[12]回顾性分析了 7270 例接受 ECMO 支持的患儿 ECMO 启动后的 $PaCO_2$ 或平均动脉压（MAP）变化与神经系统并发症（癫痫发作、脑梗死、脑出血或脑死亡）的关系，发现当 $PaCO_2$ 下降分别>50%、30%~50%和轻微变化时，神经系统并发症发生率分别为 18.4%、16.5%和 13.9%；同样，当 MAP 增加>50%时，神经系统并发症发生率为 16.9%，而轻微变化时为 13.1%。在调整混杂因素的多变量模型中，$\Delta PaCO_2$>30%是神经系统并发症发生的独立危险因素；当 $\Delta PaCO_2$>30%时，MAP 越大，神经系统并发症发生率越高。

$\Delta PaCO_2$ 与 MAP 的变化导致脑血流和脑自动调节受损，Sanford 等在队列研究中发现，使用放射学神经损伤评分（neurologic injury score，NIS）对 CT 或 MRI 上的缺血/水肿、出血等进行标准化评分，每个域得分相加，得出 NIS 总分。NIS≥10 与儿童脑功能分类量表（pediatric cerebral performance category scale，PCPC）得分高相关；DCSx 升高与脑自动调节受损及神经损伤呈正相关。

四、小结和展望

儿童 ECMO 运行中可能发生各种并发症，是短期内影响预后乃至决定 ECMO 治疗是否成功的重要影响因素。神经系统并发症的识别和脑功能监测尤为重要，是 ECMO 患者管理的要素之一，但目前在 ECMO 患儿并发症的识别和管理方面，尚未形成统一的临床管理策略和方案，需要更系统、更科学的管理流程。

参 考 文 献

[1] Cashen K，Regling K，Saini A. Extracorporeal membrane oxygenation in critically ill children. Pediatr Clin North Am，2022，69（3）：425-440.

[2] Martin AA，Bhat R，Chitlur M. Hemostasis in pediatric extracorporeal life support：overview and challenges. Pediatr Clin North Am，2022，69（3）：441-464.

[3] Tang W，Zhang WT，Zhang J，et al. Prevalence of hematologic complications on extracorporeal membranous oxygenation in critically ill pediatric patients：a systematic review and meta-analysis. Thromb Res，2023，222：75-84.

[4] Jin Y，Cui Y，Zhang Y，et al. Hemostatic complications and systemic heparinization in pediatric post-cardiotomy veno-arterial extracorporeal membrane oxygenation failed to wean from cardiopulmonary bypass. Transl Pediatr，2022，11（9）：1458-1469.

[5] Sanford EL，Akorede R，Miller I，et al. Association between disrupted cerebral autoregulation and radiographic neurologic injury for children on extracorporeal membrane oxygenation：a prospective pilot study. ASAIO J，2023，69（7）：e315-e321.

[6] Kopfer S，Iacobelli R，Wood S，et al. Incidence and predictors of brain infarction in neonatal patients on extracorporeal membrane oxygenation：an observational cohort study. Sci Rep，2022，12（1）：17932.

[7] Cvetkovic M，Chiarini G，Belliato M，et al. International survey of neuromonitoring and neurodevelopmental outcome in children and adults supported on extracorporeal membrane oxygenation in Europe. Perfusion，2023，38（2）：245-260.

[8] Tierradentro-Garcia LO，Stern JA，Dennis R，et al. Utility of cerebral microvascular imaging in infants undergoing ECMO. Children（Basel），2022，9（12）：1827.

[9] McDevitt WM，Farley M，Martin-Lamb D，et al. Feasibility of non-invasive neuro-monitoring during extracorporeal membrane oxygenation in children. Perfusion，2023，38（3）：547-556.

[10] Kohne JG，MacLaren G，Shellhaas RA，et al. Variation in electroencephalography and neuroimaging for children receiving extracorporeal membrane oxygenation. Crit Care，2023，27（1）：23.

[11] Pandiyan P，Cvetkovic M，Antonini MV，et al. Clinical guidelines for routine neuromonitoring in neonatal and pediatric patients supported on extracorporeal membrane oxygenation. ASAIO J，2023，69（10）：895-900.

[12] Shah N，Li X，Shanmugham P，et al. Early changes in arterial partial pressure of carbon dioxide and blood pressure after starting extracorporeal membrane oxygenation in children：extracorporeal life support organization database study of neurologic complications. Pediatr Crit Care Med，2023，24（7）：541-550.

第二节　儿童 ECMO 转运现状、实施难点及预后

河南省儿童医院　原艳丽

　　体外膜氧合（ECMO）目前已成为临床上挽救难治性、可逆性呼吸和（或）循环衰竭患者的最后技术手段。ECMO 技术作为危重症患儿抢救的关键策略不容忽视。不管对于成人还是儿童，ECMO 技术均具有风险高、有创、专业化强等特点。成功率的提高需要一定的经验积累，一个国家能熟练开展此项技术的医院一般集中在几个中心，对于不具备 ECMO 条件或 ECMO 后续治疗手段有限的医疗机构，在常规转诊风险极大的情况下，就需要考虑 ECMO 院际转运。

一、儿童 ECMO 院际转运现状

　　早在 1977 年，Bartlett 等就首次报道了 2 例 ECMO 成功转运的患儿。自此以后，越来越多的 ECMO 中心证实了包括儿童患者在内的 ECMO 转运的安全性与可行性，与院内救治的 ECMO 患者相比，转运不会增加死亡率[1]。体外生命支持组织（ELSO）在 2015 年推出了第一部院际 ECMO 转运指南。随着近几年 ECMO 应用例数的增加，ECMO 院际转运已成为现代急救医学与重症医学不可或缺的重要组成部分[2]。已开展 ECMO 转运技术的国家由于国土面积与经济发展水平的不同，选择空中或者陆地转运交通工具。与成人 ECMO

院际转运相比，儿童 ECMO 院际转运实施起来具有更多的难点。

二、儿童 ECMO 院际转运实施难点

（一）区域化管理

儿童 ECMO 患者的生存率提高与病例数量有关，每年救治 ECMO 患者数量大于 30 例的医院，患者死亡率明显低于患者数量小于 30 例的医院[3]。相关研究结果支持规范建立区域化中心管理儿童 ECMO 患者。Combes 等[4]提出"中心辐射式"转运模式，建议由具备良好组织和转运能力的区域性 ECMO 中心通过"中心辐射式"配置为周边医院提供高级生命支持服务。

（二）专业的多学科 ECMO 团队

儿科 ECMO 转运必须由专门的团队制订细致的管理方案才能安全地进行[5]。评估危重症儿童的临床严重程度并建立远程 ECMO 指征需要大量的专业知识，疾病范围可能涉及新生儿重症监护、儿童重症监护、小儿心血管内科、心血管外科及其他各个专业。可能在任何时点接到 ECMO 转运要求电话，需要随时联系相关专业医师共同分析评估患儿原发疾病，在转诊医院的床边做出启动 ECMO 的最终决定[6]。

转运团队人员需要有丰富的急救及 ECMO 经验，能熟练识别患者可能出现的风险及并发症，从而能够处理路途中各种紧急医疗事件。带队医师应具备评估和决策能力，以便在床边启动或推迟 ECMO、实施置管，并安全转运。

（三）转运时机把控

基层儿科医务人员对 ECMO 技术及其应用指征认识可能不足，不能早期识别需要 ECMO 支持的患儿，以致延误转运时机。Broman 等[7]报道 4 年内有 13 例符合 ECMO 转运适应证的患者在转运启动前死亡，提示应尽早启动，以及在血流动力学或呼吸恶化前立即发出预警并联系 ECMO 中心的重要性。儿科 ECMO 中心除了要负责 ECMO 转运，还应注意对转诊医院进行 ECMO 理论及技术培训。

三、儿童 ECMO 院际转运预后

多个国家的报道证明，由经验丰富的团队负责儿童 ECMO 转运成功率高，不良事件发生率低，对给予常规治疗措施后无好转的危重患儿，在不能进行传统转运的情况下，ECMO 转运是明显有益的。ECMO 转运不会增加患儿的病死率和并发症发生率，决定这些患儿存活或者死亡的主要原因在于原发疾病的危重程度和可逆性。转运过程中的不良事件主要与患儿原发疾病有关，与设备、运输工具等有关的不良事件尽管存在较大风险，但均未造成严重后果[8]。

四、小结和展望

总之，儿童 ECMO 院际转运能够挽救一部分危重症患儿的生命，但这项工作的具体实

施有较多困难。由国家或者区域层面负责组织创建儿童 ECMO 转运治疗中心，制订标准化转运方案，与多学科紧密联系，有助于改善患儿预后。

参 考 文 献

[1] Corno AF，Faulkner GM，Harvey C. Mobile extracorporeal membrane oxygenation. ASAIO J，2021，67（5）：594-600.

[2] 中国心胸血管麻醉学会体外生命支持分会，中国医师协会儿童重症医师分会. 儿科体外膜氧合院际转运专家共识（2022 版）. 中华儿科杂志，2022，60（12）：1253-1257.

[3] Gonzalez DO，Sebastião YV，Cooper JN，et al. Pediatric extracorporeal membrane oxygenation mortality is related to extracorporeal membrane oxygenation volume in US hospitals. J Surg Res，2019，236：159-165.

[4] Combes A，Peek GJ，Hajage D，et al. ECMO for severe ARDS：systematic review and individual patient data meta-analysis. Intensive Care Med，2020，46（11）：2048-2057.

[5] Di Nardo M，Lonero M，Pasotti E，et al. The first five years of neonatal and pediatric transports on extracorporeal membrane oxygenation in the center and south of Italy：the pediatric branch of the Italian "Rete Respira" network. Perfusion，2018，33（1_suppl）：24-30.

[6] Broman LM，Dirnberger DR，Malfertheiner MV，et al. International survey on extracorporeal membrane oxygenation transport. ASAIO J，2020，66（2）：214-225.

[7] Broman LM，Frenckner B. Transportation of critically ill patients on extracorporeal membrane oxygenation. Front Pediatr，2016，4：63.

[8] Belda Hofheinz S，López Fernández E，García Torres E，et al. Primary neonatal and pediatric ECMO transport：first experience in Spain. Perfusion，2023，7：2676591231161268.

第五篇

ECLS 其他问题

第二十三章

ECLS 的人文

第一节　ECMO 患者的心理健康

中国医学科学院阜外医院　王　淼

心理健康是影响经济社会发展的重大公共卫生问题和社会问题。世界卫生组织指出心理健康是一种心理健康状态，它使人们能够应对生活压力，良好地学习和工作，并为社会做出贡献[1]。研究显示经历危重疾病与严重、负面心理和精神问题的发生关联密切[2]。接受体外膜氧合（ECMO）治疗的患者出现心理问题较为常见且可能导致不良预后，但目前并未受到充分关注。

一、ECMO 治疗与心理健康

目前探讨 ECMO 治疗对患者心理健康影响的研究数量较少。法国的一项研究对接受 ECMO 治疗的患者治疗后 6 个月和 12 个月的身体状态、心理状态和生活质量进行了评价[3]。该研究纳入了 COVID-19 后发生急性呼吸窘迫综合征并接受 ECMO 治疗的 62 名患者。上述患者平均接受了 18 天的 V-V ECMO 治疗。该研究采用医院焦虑抑郁量表（hospital anxiety and depression scale，HADS）对研究对象的焦虑或抑郁状态进行筛查，采用创伤后应激障碍量表-第 5 版（post-traumatic stress disorder checklist for DSM-5，PCL-5）评估患者是否存在创伤后应激障碍（post-traumatic stress disorder，PTSD）相关症状。结果显示 1 年后，43.2% 的患者有焦虑症状，42.9% 有抑郁症状，有半数的研究对象出现了 PTSD 相关症状。

一项国际回顾性队列研究以未接受 ECMO 治疗的重症监护病房患者作为对照，通过与接受 ECMO 治疗的患者对比，对 ECMO 治疗与心理健康问题的关系进行了分析[4]。该研究入选了 642 名接受 ECMO 治疗的患者，同时选取了 3820 名患者作为对照，采用重叠权重加权的方法，对 ECMO 治疗与心理健康问题的关系进行了探讨。该研究选取的心理健康相关研究结局有两个，一个是由抑郁、焦虑、PTSD、精神分裂症、神经症、癔症、神经衰弱及社会问题（如经济问题、婚姻困难等）组成的主要研究结局。另一个是在主要研究结局的基础上，增加了由药物滥用、自杀和自残组成的次要研究结局。通过对接受 ECMO 治疗组随访 2 年及未接受 ECMO 治疗组随访 3.8 年的观察结果对比分析，发现接受 ECMO 治疗组的主要研究结局、次要结局和焦虑状态或 PTSD 发生率依次为 22.1%、23.6% 和 18.0%，发生风险分别比未接受 ECMO 治疗组高 24%（95%CI：1%～52%，$P<0.05$）、24%（$P<0.05$）和 14%（$P>0.05$）。另外，在排除既往有心理健康问题的研究对象后，研究结果显示 ECMO 治疗者出现心理健康问题的风险高 43%（95%CI：2%～100%，$P<0.05$）。另外一项纳入 142 名接受 ECMO 治疗≥1 个月的患者的研究发现，接受 V-V ECMO 治疗的患者抑郁状态评分高于接受 V-A ECMO 治疗者，接受 V-V ECMO 治疗者中有抑郁倾向的患者占比更高，而两者中处于抑郁状态的患者占比接近（12.0% *vs.* 13.3%）[5]。

二、ECMO 治疗后的社会适应性

研究显示接受 ECMO 治疗且幸存的患者在接受 ECMO 治疗后 6 个月时只有 20% 的患者重返工作岗位，12 个月时为 38.0%[3]，3 年时有 25% 的患者依然无法重返工作岗位[6]。一项研究采用定性访谈的方法对接受 ECMO 治疗的患者出院后的生活体验（身体、心理、社会适应性和精神状态）进行了调查[7]，结果显示，13 名患者中有 6 名患者因身体问题无法回归正常的工作和生活，10 名患者因经济困难而出现心理负担，9 名患者在经历 ECMO 治疗后有害怕再次经历死亡威胁的感受。超过 60% 的患者需要更全面、便捷的医疗和健康知识。国际研究结果也支持上述发现[8]。基于目前的研究数据，接受 ECMO 治疗的患者后续的压力主要来源于对死亡的恐惧、经济负担和不能重返工作岗位[7, 9]。

三、ECMO 治疗与心理健康干预

小样本定性访谈研究结果显示，接受过 ECMO 治疗的患者中有 61.5% 认为家人和朋友的关心与时常的拜访是其重要的精神支持[7]，但目前缺乏专业化、系统化且行之有效的针对 ECMO 患者的心理健康干预措施和策略。国外一项针对心脏移植儿童心理干预的研究可以为未来开展 ECMO 治疗后的心理干预提供一些借鉴。该研究以为患儿及其家属提供个体化的心理干预为主旨，推荐在 6 个方面对患儿的心理进行评估和干预，包括：①评估患儿对疾病的适应情况；②为患儿适应疾病和应对重大变故给予精神心理支持；③给予认知功能训练；④实施对多种心理问题具有治疗作用的互动措施；⑤术前预防性心理干预；⑥出院前针对出院后的适应性进行心理干预[10]。

四、小结和展望

研究表明，较高比例的 ECMO 患者在出院后出现焦虑、抑郁、PTSD 及其他心理健康问题或精神障碍。复苏过程中涉及的气管插管、机械通气，以及使用精神药物进行镇痛和镇静等引发的急性应激反应会损害患者的心理健康，容易导致 PTSD 相关症状[11, 12]。目前关于 ECMO 治疗对患者心理健康影响的研究还比较少，并且研究设计异质性大，不同研究关注的心理健康问题不完全一致，研究中混杂因素调整不充分，缺乏大样本干预性研究。当前的研究尚不能提供可靠的数据来说明 ECMO 治疗与患者未来心理健康问题的因果关系，以及导致心理问题的致病强度，但 ECMO 患者出现心理健康问题的概率较高是现实问题，对于其出现心理健康问题的主要原因、最佳干预时点及有效干预策略需要关注和进一步探索。

参 考 文 献

[1] World Health Organization. Mental health：strengthening our response. https：//www.who.int/news-room/fact-sheets/detail/mental-health-strengthening-our-response[2023-10-25].

[2] Canavera KE，Elliott DA. Mental health care during and after the ICU：a call to action. Chest，2020，158（5）：1835-1836.

[3] Chommeloux J，Valentin S，Winiszewski H，et al. One-year mental and physical health assessment in survivors after extracorporeal membrane oxygenation for COVID-19-related acute respiratory distress syndrome. Am J Respir Crit Care Med，2023，207（2）：150-159.

[4] Fernando SM，Scott M，Talarico R，et al. Association of extracorporeal membrane oxygenation with new mental health diagnoses in adult survivors of critical illness. JAMA，2022，328（18）：1827-1836.

[5] Lin WJ，Chang YL，Weng LC，et al. Post-discharge depression status for survivors of extracorporeal membrane oxygenation(ECMO)：comparison of veno-venous ECMO and veno-arterial ECMO. Int J Environ Res Public Health，2022，19（6）：3333.

[6] Mojoli F，Venti A，Pellegrini C，et al. Hospital survival and long term quality of life after emergency institution of venoarterial ECMO for refractory circulatory collapse. Minerva Anestesiol，2013，79（10）：1147-1155.

[7] Wang F，Zhang Y，Wu S，et al. Post-discharge experiences of patients with extracorporeal membrane oxygenation support：a qualitative study. Perfusion，2024，39（1）：189-200.

[8] Kara KM，Alberto J. Family support，perceived self-efficacy and self-care behaviour of Turkish patients with chronic obstructive pulmonary disease. J Clin Nurs，2007，16（8）：1468-1478.

[9] Tramm R，Ilic D，Murphy K，et al. A qualitative exploration of acute care and psychological distress experiences of ECMO survivors. Heart Lung，2016，45（3）：220-226.

[10] Rojewska K，Sliwka JE，Pawlak S. Standards of psychological care for pediatric patients awaiting heart transplantation and those requiring mechanical circulatory support. Transplant Proc，2022，54（4）：1058-1059.

[11] Harley O，Reynolds C，Nair P，et al. Long-term survival，posttraumatic stress，and quality of life post extracorporeal membrane oxygenation. ASAIO J，2020，66（8）：909-914.

[12] Sanfilippo F，Ippolito M，Santonocito C，et al. Long-term functional and psychological recovery in a population of acute respiratory distress syndrome patients treated with VV-ECMO and in their caregivers. Minerva Anestesiol，2019，85（9）：971-980.

第二节　ECMO 的临终决策与关怀

漳州市第三医院　李　鑫

ECMO 被广泛应用于严重呼吸衰竭、循环衰竭等危重患者的治疗，是一种侵入性干预措施，并且既是资源密集型的，也是劳动密集型的。然而，在某些情况下，当患者的生命无法再通过 ECMO 得到有效延续时，医护人员需要面临艰难的临终决策。

ECMO 作为一种高度侵入性和昂贵的治疗手段，并不适用于所有患者。因此，在考虑使用 ECMO 之前，医生必须进行全面评估，并权衡其风险和益处，包括评估患者是否有其他可行的治疗选择及充分了解患者自身的意愿（非清醒患者之前的诉求）、家属的期望，同时需评估 ECMO 所带来的巨大经济、精神压力，并且应当让患者及其家属充分了解 ECMO 治疗的四种结局——恢复、死亡、移植和治疗终止（原发病不可逆时），并做好充分的心理准备。除此之外，姑息治疗（palliative care，PC）咨询在行 ECMO 的 ICU 患者中的作用也逐渐得到重视。

一、姑息治疗的咨询率

ICU 的姑息治疗已被证明是一种有效的综合方法。姑息治疗侧重于对症治疗、心理-社会-精神支持、照护目标谈话和预先护理计划。所有这些问题都与有决策能力的 ECMO 患者尤为相关，尤其是在没有任何恢复或移植可能的情况下。满足 ICU 中姑息治疗的需求，可以减轻患者及其家属的身体和心理-社会-精神负担，并改善临终关怀质量。但是 Peeler 等[1]通过一项观察性研究发现，尽管个人姑息治疗有很多好处，但它在接受 V-A ECMO 和 V-V ECMO 支持的 ICU 患者中使用率却很低。这项研究调查了 256 名患者，其中 177 名患者（69.1%）接受了 V-A ECMO 支持，79 名患者（30.9%）接受了 V-V ECMO 支持，只有 115 名患者（44.9%）在使用 ECMO 时接受了姑息治疗咨询。由此可见，姑息治疗咨询率仍明显偏低。

另一项关于儿童 ECMO 的姑息治疗研究[2]也显示，姑息治疗咨询率不高，说明姑息治疗咨询并不被视为紧急需求，只有在临床病程延长时才考虑，因此在 ECMO 幸存者和非幸存者及其家人的护理中，错过了更早、更频繁地参与姑息治疗的机会。

二、姑息治疗咨询的方式

1. 早期姑息咨询　COVID-19 大流行期间，ECMO 和 COVID-19 均给患者及其家属带来了挑战。在一项对接受 ECMO 治疗的 COVID-19 患者的描述性研究中，Siddiqui 等[3]通过调查显示，对于 COVID-19 患者强调早期和持续提供姑息治疗的一系列经验是可行且有用的。在 ECMO 早期与患者家属举行的 ECMO 确认会议中实施早期半结构化姑息治疗沟通，主要讨论的内容包括希望、对信仰的依赖、多个家庭成员患有 COVID-19、帮助儿童适应新常态、探视限制、对临床医生和护理的感谢及临终讨论。

ECMO 患者的重症护理和姑息治疗是一项具有挑战性的工作，需要对临床患者健康状况的急剧变化尽早且快速地做出反应。这种早期姑息咨询模式有助于使患者和家属了解 ECMO 治疗的益处和局限性，还可帮助临床医生讨论目标一致性护理，旨在使治疗决策与患者的选择一致。

2. 姑息咨询方式及团队配合　Grouls 等[4]的研究中针对姑息治疗临床医生给出了一些建议，包括除了掌握 ECMO 基础知识、启动 ECMO 的适应证及整个治疗过程中的复杂决策点外，姑息治疗临床医生还必须了解在讨论预后和复苏、明确护理目标和确定未来治疗时，专家与跨学科团队（interdisciplinary team，IDT）协调的关键需求选项。姑息治疗临床医生不仅要具备管理症状和社会心理需求所需的技能，也需要具备临终关怀期间所需的技能。团队需要快速达成共识，以确保临床过程在持续的家庭支持下顺利进行。理想情况下，在 ECMO 启动后 1 周内开始，并在此后每周，姑息治疗临床医生为患者和家属提供一致的意见和全局观点，而 IDT 的其他成员可以定期轮换。姑息治疗医生还将被要求协助 IDT 成员，汇报他们在为患者及其家属提供护理时可能经历的可以理解的道德和情感困扰。

三、姑息治疗的决策

1. 姑息治疗与停止生命维持治疗的决策问题　虽然 ECMO 延长了危重症患者的生存期，然而延长生存时间窗并不一定会转化为更好的结果，许多患者最终会停止维持治疗。新的证据表明，姑息治疗咨询在危重症患者接受的治疗中发挥着决定性作用。Patarroyo-Aponte 等[5]研究表明，在需要 ECMO 支持的 ICU 患者中，较长的 ICU 停留时间和较多的生命维持措施治疗似乎与姑息治疗就诊次数相关。危重症患者停止生命维持治疗（withdrawal of life- sustaining treatment，WLST）的根本原因似乎不受姑息治疗的影响。

2. 特殊情况下的决策　在医生和患者/家属之间出现分歧的情况下，继续或终止治疗之间的区别在于两者哪种心理占主导地位。Sade 等[6]在美国胸外科协会 2022 年年会的伦理会议上探讨了一个复杂的问题：有限的生命支持资源是否只用在更需要的患者身上？并对此进行了深入讨论。得出的结论是：当一项治疗无法实现合理的医疗目标时，有时可以不顾家属的反对而停止该治疗，特别是如果该治疗是一种有限资源，如 ECMO，而其他有更好生存前景的患者需要这种治疗时。当 ECMO 毫无意义时，违背家属意愿移除呼吸机或 ECMO 等生命支持有时是合理的。

四、小结和展望

ECMO 的临终决策与关怀，既牵涉到科学技术层面上正确判断何时开始或停止 ECMO 治疗，也涉及道德伦理层面，包括如何平衡效益与成本，如何尊重个体意愿，并为每位濒死或去世之前已经接受 ECMO 治疗的个体提供最佳的关爱与安抚，包括为临终患者提供优质、温暖、尊重个体价值观念及符合宗教信仰等的多元化关怀，确保家庭能够参与进来并得到支持。对于具有不可逆疾病的高危患者，超早期的姑息治疗咨询或许可以更好、更客观地使患者及其家属对疾病、并发症和预后等有一个早期的认识。同时，在姑息治疗过程中必要时需要多个专科共同参与，从而更全面地帮助患者/家属解决道德和情感上的困扰。决定是否停止维持治疗是极复杂而敏感的问题，需要结合专业知识与人文关怀，才能更好地处理相关事务。

参 考 文 献

[1] Peeler A，Davidson PM，Gleason KT，et al. Palliative care utilization in patients requiring extracorporeal membrane oxygenation：an observational study. ASAIO J，2023，69（11）：1009-1015.

[2] Delgado-Corcoran C，Wawrzynski SE，Flaherty B，et al. Extracorporeal membrane oxygenation and paediatric palliative care in an ICU. Cardiol Young，2022，33（10）：1846-1852 .

[3] Siddiqui S，Lutz G，Tabatabai A，et al. Early guided palliative care communication for patients with COVID-19 receiving ECMO. Am J Crit Care，2023，32（3）：166-174.

[4] Grouls A，Dobbie K，Neuendorf K，et al. Top ten tips palliative care clinicians should know about working with adults receiving extracorporeal membrane oxygenation. J Palliat Med，2023，26（9）：1270-1276.

[5] Patarroyo-Aponte G，Shoar S，Ashley DM，et al. The role of palliative care consultation in withdrawal of life-sustaining treatment among icu patients receiving veno-venous extracorporeal membrane oxygenation（VV-ECMO）：a retrospective case-control study. Am J Hosp Palliat Care，2023，41（2）：150-157.

[6] Sade RM，Gibney BC，Hawkins RB. When life support is pointless，stop it. J Thorac Cardiovasc Surg，2023，165（6）：2165-2168.

第二十四章

ECLS 培训及研究模型

第一节　ECMO 团队工作流程和模拟培训

河南省人民医院　黄晓佩

体外膜氧合（ECMO）是一种复杂且高风险的治疗方法，需要在有经验的医疗中心进行，更需要医务人员和足够的医疗资源来确保 ECMO 有效运行。ECMO 中心的建立应该以规模更大、经验更丰富的项目为蓝本，需要多中心参与，严格遵守标准化流程和 ECMO 各项详细标准，包括 ECMO 启动、支持、禁忌证、随访和退出策略[1]。

一、ECMO 团队合作流程

体外生命支持组织（ELSO）指南建议项目领导者应该是学会认可并接受过 ECMO 治疗培训、具有 ECMO 治疗经验的重症医学专家、心血管专家、血管外科或创伤外科医生、心脏和危重症麻醉医生，或者学会认证的其他专家，如体外循环科、急诊科、呼吸科和影像科医生等。ECMO 团队成员应具备快速充分评估呼吸、循环衰竭患者病情，准确启动 ECMO 辅助流程的能力。ECMO 团队成员间的协作很重要，须确保 ECMO 有序、安全、高效进行，而且能够为患者的后期治疗提供保障等。ECMO 团队由五部分组成：①ECMO 团队负责人；②ECMO 上机组；③ECMO 插管组；④ECMO 治疗组；⑤ECMO 护理组。

ECMO 的建立和维持需要医疗机构和医生的支持、多学科团队参与、ECMO 团队的持续培训，以及一个强有力的医疗质量保证，以尽量减少并发症、改善预后。一旦确定需要行 ECMO 治疗和（或）接到团队通知，应由一位主要的 ECMO 医生指导团队进行插管，并领导多学科医护进行 ECMO 治疗。重症护士负责给药，监测生命体征，进行实验室检测和 ECMO 数据监测及记录。灌注医生负责准备插管，预充 ECMO 管路，在循环建立后启动 ECMO 支持，固定插管位置并覆盖无菌敷料。X 线检查确认插管位置是否合适。持续 ECMO 支持需要以 1∶1 或 1∶2 的比例进行护理，ECMO 医生应该在床旁进行连续医疗管理[2]。

接受 ECMO 治疗的患者可转运至临床经验丰富的 ECMO 救治中心进行后续治疗，ELSO 提供了详细的 ECMO 患者转运指南。转运需要专业人员，以及相应的转运流程和转运所需物品清单。转运前需仔细核查相关物品，结合患者的病情、转运距离、设备条件等因素选择合适的转运交通工具，如救护车、轮船、直升机或固定翼飞机等，建议提前设计合理的转运方案，做好转运途中发生意外的准备，确保患者转运安全。

ECMO 中心可以是包括三个等级医院的中心辐射型区域网络：第一级别的医院提供各方面的管理，包括心脏移植、心室辅助装置、短期循环支持如 ECMO；第二级别的医院提供心脏介入及手术，可行短期机械辅助；第三级别的医院提供复苏、药物治疗和血流动力学监测。ECMO 的整体协调工作由一级中心承担，ECMO 转运团队 24h 待命。三级医院的严重心源性休克或者呼吸衰竭患者，如果情况稳定应该尽快转运至治疗中心。如果患者情况不稳定，则 ECMO 转运团队应至三级医院建立 ECMO 后再考虑转运。有研究发现，在 COVID-19 疫情之前和期间，共 100 例患者 ECMO 实施和转运均成功，且无相关并发症，其成功的关键因素包括合适的转运交通工具、专门的 ECMO 转运团队、准备具体的检查清单和标准操作程序[3, 4]。

ECMO 团队的合作贯穿 ECMO 上机及治疗的整个过程中。COVID-19 流行期间，为了更好地照顾 ECMO 患者，英国定点医疗机构成立了 ECMO 临床支持小组（ECMO clinical support team，ECST），对约 40 名重症护士进行问卷调查，调查了"ECST 经验知识""管理事项""转运 ECST""ECST 反应""情绪""ECST 整体体验"，护士详细描述了 ECST 成立后通过小组内的积极、有效合作和小组成员的精神支持，压力得以缓解[5]。同时重症患者的早期康复越来越受到重视，可预防 ICU 获得性肌无力，减少谵妄发生，缩短机械通气时间、ICU 入住时间和住院时间，降低死亡率，还能改善运动能力和生活质量。ECMO 治疗患者的康复需要来自不同专业的高度专业化的团队实施，初始风险评估和筛查、适当的物理治疗和运动监测是实现治疗目标的关键因素。为了建立更合适的个性化运动训练方案，需要更多的随机对照试验[6]。

二、ECMO 团队合作流程培训方式及其带来的影响

ECLS 模拟培训已成为多学科体外生命支持团队教育的重要方式，可提供提高技能的机会，降低人为错误的风险，加强单个团队及跨学科团队的培训，并且比传统培训更优越。临床和非临床技能的整合，对于提高需要体外生命支持的高风险和复杂患者的生存率和减少并发症非常重要。可以在医院、模拟室及学术会议等不同环境中提供模拟。

建立 ECMO 从业人员规范化培训，ECMO 团队成员的培训、资格晋升和审核均应标准化。以 ECMO 系统为基础的模拟数字患者系统，在培训过程中将实际临床数据录入模拟数字患者系统，学员观察模拟人状况及数据后，可以对患者的病情进行判断分析，通过实际操控模拟系统，处理患者当前遇到的各种问题，实现 ECMO 救治期间的高质量管理，确保患者的生命安全。模拟数字患者系统可以进行 ECMO 预充、插管、上机后并发症的处理、紧急转运及病例模拟还原等，帮助学员快速熟练地掌握 ECMO 技术。ELSO 欧洲分会年会

上进行了多达 43 场模拟培训，受到参会人员的一致好评[7]。ECMO 模拟器和（或）模拟（ECMO sims）技术水平在目的上有所不同，可以根据用户和开发人员的经验，通过采用专家意见、部分和个体化精准度中位数建立 ECMO 模拟，进行结构和客观的分类，可分为低、中、高精准度，目前只有中低精准度 ECMO 模拟机可用，这种方法可能在未来用于 ECMO 模拟器的新发展，使 ECMO 模拟器的设计者、用户和研究人员能够进行相应比较，并最终改善 ECMO 患者的预后[8]。

COVID-19 流行期间，全球 ECMO 治疗显著增加。然而，具备 ECMO 能力的医院数量有限，ECMO 培训可以补充这一需求，在以课程培训师为基础的培训中，将医护分为 17 个小组，每个小组由 1 名医生和 1 名护士组成，接受 5h 的 ECMO 强化培训，启动 ECMO 并处理常见并发症[9]。通过知识和信心评估、观察每个团队启动 ECMO 情况，排查试验猪并发症评估训练是否成功。最终，17 支团队均顺利完成课程，其中 16 个小组（94%，95% CI：71%~100%）成功对猪进行了 V-A ECMO，15 个小组成功地过渡到 VAV-ECMO。医护的知识评估和信心水平增加了 24.3%，表明通过 ECMO 培训讲座和以课程培训师为基础的 ECMO 课程，以及技能演示，提高了医生和护士的知识和信心水平[10]。3D 打印技术也可以提高 ECMO 相关并发症的诊断和治疗，2017 年加州心血管灌注的多学科项目团队教育计划增加了体外循环专业学生 ECMO 实施和改善临床决策培训。在这项培训中，采用 3D 计算机模拟技术，建立了一个标准化的过程，提高了体外循环一年级医学生的成人 ECMO 并发症诊断和治疗水平[11]。

儿科 ECMO 是一项高风险、小体量的技术，可能会出现对潜在威胁生命事件的识别和管理不熟悉的情况。在一所三级儿童医院的一项前瞻性观察性研究中[12]，在 18 个月中实施多学科 ECMO 模拟训练，模拟评估包括电路和患者紧急情况、团队合作和沟通能力及技术技能等。在模拟训练后，超过 90% 的参与者处理临床工作中紧急情况的能力得到提高，通过培训来确保实施者的能力，并通过加强团队沟通、知识和实践经验来改善患儿的安全。在三级医疗中心，采用计算机模拟技术开发了一种新的 ECMO 紧急复苏方法，通过模拟评估多学科团队、理论与实践相结合方法，使用信心评分、关键指标评估（解决管道断开所需时间）来评估团队合作能力。通过这种模拟评估方法增加了 ECPR 的成功率[13]。

在目前关于 ECMO 培训的研究中，对自 2009 年 1 月至 2021 年 10 月发表的 ECMO 文献进行了审查，采用医学教育研究质量量表（medical education research study quality instrument，MERSQI）进行质量评价，共有文献 1028 篇，97% 基于模拟培训研究，其中 50% 的研究针对 ECMO 医生和其他学科的医生。ECMO 培训研究中的 MERSQI 评分与其他基于模拟的医学教育研究评估工具相似。然而，开发具有多源有效性证据的评估工具和进行各种环境研究将是未来的工作[14]。与 ECMO 教育网络合作可提高 ECMO 培训的标准化和可重复性，最终改善患者的治疗效果。

三、小结和展望

ECMO 技术对救治心肺衰竭、心搏骤停等重症患者具有重要意义。近年来，我国 ECMO 临床应用例数迅速增长，ECMO 技术作为国家限制类技术，有着严格的使用要求与管理规范。临床人员必须经过 ECMO 技术相关系统培训并考核合格后方能使用该技术。虽然该技术操作复杂，管理难度大，对医疗机构的专业水平和管理水平要求高，但是经过系统的课程讲解与基于真实病例的模拟培训，医护人员可以正确熟练地掌握这项技术，并迅速投入一线 ECMO 临床工作，挽救患者的生命。

参 考 文 献

[1] Dhar AV，Morrison T，Barbaro RP，et al. Starting and sustaining an extracorporeal membrane oxygenation program. ASAIO J，2023，69（1）：11-22.

[2] Blackwood J，Nikitovic D，Spence T，et al. Setting up a rescue extracorporeal life support program. ASAIO J，2022，68（10）：e158-e162.

[3] Lucchini A，Gariboldi R，Villa M，et al. One hundred ECMO retrivals before and during the COVID-19 pandemic：an observational study. Intensive Crit Care Nurs，2023，75：103350.

[4] Salazar L，Bermon A，Vasquez R，et al. Improving extracorporeal membrane oxygenation survival in COVID-19 effect of a bundle of care. ASAIO J，2022，68（10）：1233-1240.

[5] Shaffi D，Driver K，Shaw Núñez E. Nurses' experience of an extracorporeal membrane oxygentation（ECMO）clinical support team during the COVID-19 pandemic：a service evaluation. Nurs Crit Care，2023，28（6）：1176-1183.

[6] Kourek C，Nanas S，Kotanidou A，et al.Modalities of exercise training in patients with extracorporeal membrane oxygenation support. J Cardiovasc Dev Dis，2022，9（2）：34.

[7] Cvetkovic M，Antonini MV，Rosenberg A，et al. "Bridging the Gap" international ECLS training and simulation—evaluation of the 10th educational corner on EuroELSO congress 2022 in London，United Kingdom. Perfusion，2023，38（1_suppl）：3-12.

[8] Duinmeijer WC，Fresiello L，Swol J，et al. Simulators and simulations for extracorporeal membrane oxygenation：an ECMO scoping review. J Clin Med，2023，12（5）：1765.

[9] Emmarco AK，Toy BK，Pavone JM，Experience of nurses caring for COVID-19 patients supported by venovenous extracorporeal membrane oxygenation（ECMO）after ECMO educational crash course. ASAIO J，2023，69（3）：267-271.

[10] Maddry JK，Paredes RM，Abdurashidov T，et al. Efficacy of a single-day task trainer-based extracorporeal membrane oxygenation training course. AEM Educ Train，2022，6（6）：e10806.

[11] McIntyre A，Schroder G，Amadi A，et al. A quality improvement initiative to increase adult ECMO decision-making abilities in a perfusion education program：the use of 3D ECMO simulation. Perfusion，2023，25：2676591231177903.

[12] Nater M，Nelson-McMillan K，Elzein C，et al. Development of pediatric multidisciplinary extracorporeal membrane oxygenation simulations：a novel educational program to enhance team communication and emergency preparedness. Perfusion，38（6）：1142-1152.

[13] Akhtar W，Pinto S，Gerlando E，et al. Mechanical life support algorithm for emergency management of patient receiving extracorporeal membrane oxygenation. Perfusion，2023，29：2676591231168291.

[14] Han PK，Purkey NJ，Kuo KW，et al. A scoping review and appraisal of extracorporeal membrane oxygenation education literature. ATS Sch，2022，3（3）：468-484.

第二节　ECMO 动物模型的建立和应用

首都医科大学附属北京世纪坛医院　韩俊燕

动物模型是体外生命支持研究的基础，基于动物模型进行的生理学、病理生理学和分子机制研究可以为临床试验提供重要的参考和理论依据。目前，国内外学者建立了多种 ECMO 动物模型，所用动物也由最初的大动物（如猪、犬、羊）模型拓展至小动物（如大鼠、小鼠）模型。本节针对现有 V-V ECMO 和 V-A ECMO 模型的应用、所用动物、研究目的、建立方法、疾病模型、血泵、膜式氧合器等进行综述，便于根据实验需求选择合适的动物模型，优化研究设计中模型建立的策略。

一、ECMO 动物模型的系统组成

（一）V-V ECMO、V-A ECMO 循环回路的组成

如图 24-2-1 所示，ECMO 循环回路系统主要由引流管、血泵、动物专用膜式氧合器（膜肺）、热交换器、血管内插管及连接管、监测装置等构成。

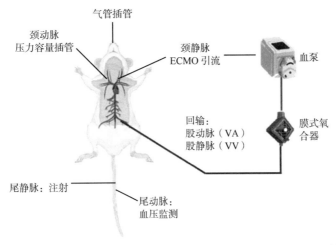

图 24-2-1　ECMO 循环回路组成（以大鼠为例，图片采用 BioRender 制作）

（二）动物的选择

ECMO 动物模型最初选择大动物，如绵羊、犬、猪，近年来有研究者逐渐建立了啮齿类动物模型，以大鼠模型较为常见（表 24-2-1、表 24-2-2）。大鼠价格低廉，饲养方便，其心血管系统与人类相似，也适合进行免疫反应、基因敲除、体外干预等分子机制研究。2022 年有研究者在生理状态下建立了小鼠 V-A ECMO 模型，以观察 ECMO 辅助下的病理生理改变，在无疾病状态下，ECMO 小鼠模型在 1h 的运行过程中平均动脉压、心率、体温和氧分压保持相对稳定[1]。小动物模型主要用于研究分子生物学机制，而大动物模型则用于理解生理学和探索临床转化意义。因此，在具体的研究中，根据研究目的选择合适的动物进行模型制备。

表 24-2-1　VA-ECMO 动物模型

文献	模式	动物	疾病/损伤模型	应用及研究目的	例数（例）	性别	体重	插管部位及插管型号	血泵	氧合器	抗凝	流量	辅助时间
[1]	VA	小鼠	无	VA-ECMO	15	9M 6F	21~36g	右颈外静脉（0.5mm）-左颈总动脉（0.2mm PE-8）	蠕动泵	微型氧合器	肝素 2.5IU/g	1~5min 缓慢增至 3~5ml/min	1h
[2]	VA	大鼠	急性心肌梗死	心功能	25	M	（350±50）g	右颈静脉（20G）-右股动脉（22G）	蠕动泵	膜式氧合器（西京医疗）	肝素 300U/kg	85ml/（kg·min）	2.5h
[3]	VA	大鼠	心搏骤停	ECRP 神经损伤	—	—	—	右颈内静脉（特制）-右股动脉（24G）	蠕动泵	膜式氧合器	肝素 400U/kg	初期较低流量，逐渐至 80ml/（kg·min）	3h
[4]	VA	大鼠	心搏骤停	吸氧浓度对心功能的影响	18	M	350~400g	右颈静脉（17G）-右股动脉（22G）	滚压泵	膜式氧合器 Micro-1（Kewei Rising Medical）	肝素	起始 45ml/（kg·min），维持 90ml/（kg·min）	2h
[5]	VA	大鼠	心搏骤停	联合治疗（氢气）	—	M	400~500g	右颈外静脉（14G）-右股动脉（20G）	滚压泵	膜式氧合器（Martin Humbs Engineerin）	肝素 300U	130~150ml/（kg·min）	0.5h
[6]	VA	大鼠	脓毒性休克	血流动力学	80	M	450~550g	右颈静脉-左股动脉（24G）	蠕动泵	膜式氧合器 Micro-1（东莞科威）	肝素 1000IU/kg	—	110h
[7]	VA	大鼠	急性心肌梗死	联用地塞米松	17	—	300~350g	右颈静脉-右股动脉（22G）	蠕动泵	膜式氧合器（西京医疗）	肝素 300U/kg	80~90ml/（kg·min）	2h
[8]	VA	兔	心搏骤停	血栓并发症	8	—	3.5~4.5kg	颈静脉（10~12Fr）-腹主动脉（6~8Fr）	滚压泵	Medos Hilite LT Infant 800 氧合器（东莞科威）	肝素	—	4h
[9]	VA	绵羊	—	免疫反应与血栓	10	M	54~63kg	VA: 右颈静脉（24Fr）-右颈动脉（18Fr）	离心泵	VA 氧合器套件（Hilite 7000LT, Medos）	肝素丸 120IU/kg	—	7天

续表

文献	模式	动物	疾病/损伤模型	应用及研究目的	例数（例）	性别	体重	插管部位及插管型号	血泵	氧合器	抗凝	流量	辅助时间
[10]	VA	犬	心源性休克	微循环稳态	10	—	—	右颈静脉（10Fr）-右颈总动脉（8Fr）	斜流泵	膜式氧合器（Medos Medizintechnik AG, Germany）	肝素丸	130ml/（kg·min）	6h
[11]	VA	犬	心源性休克	搏动性	16	—	10kg	右颈静脉（8Fr）-右颈总动脉（6Fr）	斜流泵	膜式氧合器（Medos Medizintechnik AG, Germany）	肝素 20~50U/（kg·h）	130ml/（kg·min）	6h
[12]	VA	猪	心源性休克	心脏负荷	11	F	53~58kg	左股静脉（21Fr）-左股动脉（15Fr）	离心泵	膜式氧合器（Quadrox, Maquet）	肝素 50IU/kg	40~80ml/（kg·min）	—

注：F，雌性；M，雄性。

表24-2-2　VV-ECMO 动物模型

文献	模式	动物	疾病/损伤模型	应用	例数（例）	性别	体重	插管部位及插管型号	血泵	氧合器	抗凝	流量	辅助时间
[9]	VV	绵羊	—	免疫反应	10	M	54~63kg	上腔静脉（23Fr）-下腔静脉（23Fr）	离心泵	VV 氧合器套件	肝素丸（120IU/kg）	—	7天
[13]	VV	大鼠	ARDS	麻醉药物	15	M	300~400g	—	—	啮齿动物呼吸机	—	80~90ml/（kg·min）	2h
[14]	ECCO$_2$R 和 VV	猪	急性肺损伤	治疗方式	24	F	—	右股静脉（21~23Fr）-右颈内静脉（17~21Fr）	离心泵	Quadrox PLS 膜肺	肝素 200U/kg	ECCO$_2$R: 400ml/min ECMO: 50~60ml/（kg·min）	23h
[15]	CRRT联合 VV	犬	ARDS	模式选择	30	M	（21.5±1.2）kg	右股静脉和左颈内静脉（14Fr）	滚压泵	低阻力膜式氧合器（NoV-A Breath 0.5, Germany）	肝素 100IU/kg	350~400ml/min	—
[16]	VV	大鼠	ALI	肺功能	—	M	（350±50）g	颈静脉（20G）-静脉回输（22G）	蠕动泵	—	肝素 300U/kg	—	2h
[17]	VV	大鼠	ARDS	模型建立	18	—	（350±50）g	右颈静脉，远端管（20G）为静脉引流，近端管（22G）为静脉回输	蠕动泵	膜式氧合器（西京医疗）	肝素 300U/kg	80~90ml/（kg·min）	3h
[18]	VV	猪	ARDS	肺功能	24	M	（28.6±0.4）kg	颈静脉（23Fr BCDL）	磁力离心泵	HILITE 2400LT 聚甲基戊烯中空纤维膜式氧合器	肝素丸 100IU/kg	60ml/（kg·min）	24h

注：F, 雌性；M, 雄性；ALI, 急性肺损伤。

（三）血泵

小鼠和大鼠模型多采用蠕动泵或滚压泵，犬、羊和猪等大动物模型多采用离心泵或斜流泵[1-2, 17]。离心泵依靠泵头的高速旋转运动将液体从中心往周边单向运动，对红细胞、血小板等破坏较轻。ECMO 模型中,由于动物疾病模型的差异,心功能损伤程度不一,在 ECMO 运行过程中需要关注泵前和泵后压力,过高的泵速会增加泵前压力,从而导致血液破坏。挤压式蠕动泵,因其挤压管路的原理,容易损伤红细胞。但由于离心泵泵头预充量过大及小动物运转流速较低,目前小动物模型多采用蠕动泵或滚压泵。

（四）氧合器及流量

动物模型的氧合器要求预充量少并具有足够的气体交换面积。小动物的血量远远小于人体,因此需要专用的膜式氧合器（见**表 24-2-1** 和**表 24-2-2**）。大动物如羊、猪和犬的流量为 40～130ml/（kg·min）,大鼠模型的流量为 40～130ml/（kg·min）,小鼠模型流量为 3～5ml/min[1]。在运行过程中需密切观察泵头膜肺血栓的形成情况。

（五）热交换器

热交换器用于调节和维持 ECMO 辅助期间的血液温度,保持恒定体温,在 ECMO 模型中常用的热交换器有加热灯和恒温水箱。恒温水箱可以稳定控制体温,但会增加回路预充量。

二、ECMO 模型的应用

（一）心源性休克、心搏骤停和急性心肌梗死

V-A ECMO 动物模型主要针对心力衰竭、心源性休克、心搏骤停、急性心肌梗死等疾病模型的循环支持而建立（**表 24-2-1**）。ECMO 辅助可降低动物心肌酶,改善心功能和提高生存率[2]。

（二）ARDS 或急性肺损伤

V-V ECMO 动物模型主要建立在 ARDS 疾病或急性肺损伤模型上（见**表 24-2-2**）。

（三）凝血及血栓并发症研究

目前多采用大动物模型探讨 ECMO 运行期间氧合器及管路中血栓形成的机制。XII因子可促进 ECMO 相关器官损伤[8]。中性粒细胞胞外诱捕网（NETs）与血栓有关,是血栓形成的早期预警生物标志物[9]。

（四）ECMO 运行期间免疫反应研究

目前多采用大鼠和羊进行 ECMO 相关免疫反应研究,ECMO 联用地塞米松通过抑制炎症反应和细胞凋亡减轻心肌损伤[7]。

（五）ECMO 病理生理效应、联合疗法或麻醉剂的选择

研究 ECMO 辅助的病理生理效应，以及联合其他疗法的临床疗效，如联合选择性脑低温灌注可以减轻神经炎性反应，从而减轻脑损伤[3]，联合氢气治疗提高 ECPR 抢救心搏骤停大鼠的生存率[5]，联合使用地塞米松可以减轻大鼠模型心肌损伤[5]。与异丙酚相比，七氟醚在 V-V ECMO 治疗的 ARDS 模型大鼠中改善氧合和降低炎症反应更有效[13]。

三、ECMO 模型的局限性

理想的动物模型应该具有以下特点：可再现所要研究的人类疾病；动物背景资料完整；模型可复制性好。虽然近年来 ECMO 动物模型从大动物逐渐拓展到小动物模型，甚至小鼠模型，所采用氧合器也有所改进，但仍存在一些局限性和发展空间。第一，在小动物模型中，由于回路预充量比较大，在一定程度上造成血液稀释，体表可利用面积较小，也为小动物模型研究带来挑战。第二，抗凝剂的选择，ECMO 模型多采用大剂量的肝素或肝素丸抗凝。第三，动物模型辅助时间短，如表 24-2-1 所示，大鼠 V-A ECMO 辅助时间在 0.5～3h，羊，犬，猪的 V-A ECMO 模型辅助时间为 6～23h。虽然随着技术的进步，ECMO 运行时间也有所延长，甚至可达 7 天之久，但是动物模型存活率较低，对操作者要求比较高，需要长时间反复练习以提高成功率。第四，在 ECMO 动物模型中，目前尚缺乏脱机后长期观察的数据。

四、小结和展望

目前，ECMO 动物模型的应用主要集中在循环和呼吸方面的支持研究，近年来也有研究逐渐关注 ECMO 相关并发症、免疫反应、联合治疗疗效等方面，小动物模型的发展为研究其免疫反应提供了很好的工具。随着 ECMO 动物模型设备性能和基础研究的进步，未来将为优化治疗方案和防治并发症的研究提供更有利的支撑。

参 考 文 献

[1] Kharnaf M，Hogue S，Wilkes Z，et al. A murine model of veno-arterial extracorporeal membrane oxygenation. ASAIO J，2022，68（12）：e243-e250.

[2] Wei S，Cheng X，Li J，et al. Venoarterial extracorporeal membrane oxygenation improves survival in a rat model of acute myocardial infarction. Artif Organs，2023，47（7）：1163-1173.

[3] Zhai K，Li M，Li J，et al. Neuroprotective effect of selective hypothermic cerebral perfusion in extracorporeal cardiopulmonary resuscitation：a preclinical study. JTCVS Open，2022，12：221-233.

[4] Edinger F，Schneck E，Schulte C，et al. Impact of the inspiratory oxygen fraction on the cardiac output during jugulo-femoral venoarterial extracorporeal membrane oxygenation in the rat. BMC Cardiovasc Disord，2022，22（1）：174.

[5] Yin T，Becker LB，Choudhary RC，et al. Hydrogen gas with extracorporeal cardiopulmonary resuscitation improves survival after prolonged cardiac arrest in rats. J Transl Med，2021，19（1）：462.

[6] Kayumov M, Kim D, Raman S, et al. Combined effects of sepsis and extracorporeal membrane oxygenation on left ventricular performance in a murine model. Sci Rep, 2022, 12（1）: 22181.

[7] Cheng X, Zhang R, Wei S, et al. Dexamethasone alleviates myocardial injury in a rat model of acute myocardial infarction supported by venoarterial extracorporeal membrane oxygenation. Front Public Health, 2022, 10: 900751.

[8] Tweddell JS, Kharnaf M, Zafar F, et al. Targeting the contact system in a rabbit model of extracorporeal membrane oxygenation. Blood Adv, 2023, 7（8）: 1404-1417.

[9] Zhang Y, Peng R, Pei S, et al. Neutrophil extracellular traps are increased after extracorporeal membrane oxygenation support initiation and present in thrombus: a preclinical study using sheep as an animal model. Thromb Res, 2023, 221: 173-182.

[10] Li G, Zhu S, Zeng J, et al. Arterial pulsatility augments microcirculatory perfusion and maintains the endothelial integrity during extracorporeal membrane oxygenation via hsa_circ_0007367 upregulation in a canine model with cardiac arrest. Oxid Med Cell Longev. 2022, 2022: 1630918.

[11] Zhang Y, Zeng J, He X, et al. Pulsatility protects the endothelial glycocalyx during extracorporeal membrane oxygenation. Microcirculation, 2021, 28（7）: e12722.

[12] Mlcek M, Meani P, Cotza M, et al. Atrial septostomy for left ventricular unloading during extracorporeal membrane oxygenation for cardiogenic shock: animal model. JACC Cardiovasc Interv, 2021, 14（24）: 2698-2707.

[13] Zhang R, Zhai K, Huang J, et al. Sevoflurane alleviates lung injury and inflammatory response compared with propofol in a rat model of VV-ECMO. Perfusion, 39（1）: 142-150.

[14] Brusatori S, Zinnato C, Busana M, et al. High-versus low-flow extracorporeal respiratory support in experimental hypoxemic acute lung injury. Am J Respir Crit Care Med, 2023, 207（9）: 1183-1193.

[15] Zhang K, Ma M, Pan H, et al. Effect of CRRT combined with low-flow ECMO on canines with ARDS and hypercapnia. J Artif Organs, 2021, 24（3）: 336-342.

[16] Huang J, Zhang R, Zhai K, et al. Venovenous extracorporeal membrane oxygenation promotes alveolar epithelial recovery by activating Hippo/YAP signaling after lung injury. J Heart Lung Transplant, 2022, 41（10）: 1391-1400.

[17] Li Y, Huang J, Zhang R, et al. Establishment of a venovenous extracorporeal membrane oxygenation in a rat model of acute respiratory distress syndrome. Perfusion, 2023, 38（1）: 85-91.

[18] Araos J, Alegria L, Garcia A, et al. Effect of positive end-expiratory pressure on lung injury and haemodynamics during experimental acute respiratory distress syndrome treated with extracorporeal membrane oxygenation and near-apnoeic ventilation. Br J Anaesth, 2021, 127（5）: 807-814.